国家职业心理咨询师丛书
心理咨询的实践与案例分析系列

当代行为疗法 —— 第五版

Contemporary Behavior Therapy · 5nd Edition

[美] 迈克尔·D. 斯宾格勒
（Michael D. Spiegler）
戴　维·C. 格雷蒙特
（David C. Guevremont）　著

胡彦玮　译

上海社会科学院出版社
SHANGHAI ACADEMY OF SOCIAL SCIENCES PRESS

中 文 版 序[*]

感谢你读这篇序。很少人会读序,所以我想立刻强化你这个好行为。

本书将有机会能与数十亿中文读者见面,我感到又激动又高兴(当然我也深深怀疑是不是所有人都会读这本书)。请允许我向大家介绍一下这本书。《当代行为疗法》既是一本为大学低年级学生准备的启蒙教材,也是为高年级学生和专业人员准备的一篇学术综述和学习资源。我想把这本书作为一本"教科书"——一本可以使学生轻而易举地学到些什么的书。所以,我采取了非正式的写作风格,力争能做到引人入胜(希望这样的写作风格能满足中国读者的需要)。本书的教学特点有以下几点:

- 统一的原则及相关主题,他们将首先在简介章节中呈现,而后贯穿全书。
- 一个相辅相成的行为主义视角,包括行为主义原则的应用——例如提示、塑造、强化、示范以及行为预演——以此来教授行为主义的原则,操作步骤和实际应用,而非仅仅描述来访者问题的特征。
- 独一无二的概念框架,它整合了现有行为疗法领域内各分支流派的治疗手段。
- 丰富的个案,他们与教材内容相结合,对于行为疗法在一系列病症中的应用提供了翔实的细节描述。
- 参与性练习,能给予学生亲身实践行为治疗原则与操作步骤的机会,促进积极学习。
- 众多插画(包括照片和卡通),不仅有装饰性,更具有功能性。
- 综合临床实践、理论研究、专业发展以及道德伦理方面,多维度呈现行为疗法的实践过程。

《当代行为疗法》适用于各学科背景的读者,其应用与实例也取自不同领域。读者在开始阅读前,无需具备相关背景知识,第三章和第四章会论述所有的基本概念。在理论点(Theory Box)中,理论问题、方法论问题以及专业相关事宜都会被纳入其中,因此,当这些问题与本书课程内容缺乏必要相关性时,在正文中则会被省略。

本书具有涵盖面广、评估客观的特点,所以称得上是专业性较强的行为疗法综述。书中讨论了所有行为疗法的操作步骤,呈现了最新的研究进展,并对其加以整合,进行了批判性的评价。

《当代行为疗法》由三部分组成。第一部分呈现了行为疗法的基本原理,这些原理

---

[*] 本序是作者斯宾格勒先生专门为中国读者所写。

也会在以后的章节中被反复列举说明和被引用。第二部分主要涵盖了当今使用的主要行为疗法的操作步骤。第三部分首先说明了行为疗法原理的广泛应用，实施行为医疗的步骤，以及以生理症状为主的心理障碍；然后，本书总结并评价了行为疗法的现状和未来发展趋势。

我既是第五版《当代行为疗法》的作者，又是一名教师、一名研究员、一位临床工作者。作为一名教师，我在实际教学中融入了许多教学法的应用来帮助学生更好地学习，其中包括强调一般原则，积极鼓励学生参与行为疗法的学习，以及为学生提供许许多多的相关实例和日常应用。作为一名研究员，我欣赏实证支持在治疗程序中的重要地位。因此，在对研究进行描述的过程中，我摆出了行为疗法具有其效力与效果的证据。不仅如此，我还对他们进行了客观严谨的评估，对他们的缺陷也进行了讨论。作为一名临床工作者，我发现行为疗法的实践过程不仅具有挑战性，还振奋人心，同时又是一个不断自我强化的过程。我致力于在字里行间与读者分享这样的感受，希望能给未来的行为治疗师们一些启发。

特别致谢

我感谢本书的中文翻译胡彦玮女士。在翻译过程中，她提出了许多富有见地的问题，并致力于翻译的准确性。我们的共同合作，使得本书的部分写作得以达到"信达雅"的境界。

I wish that I read Chinese so I could appreciate Yanwei's rendering of my words in your language. I'll leave that pleasure(I hope) to you. My only contribution to the translation is that I supplied(below) the date in the Chinese calendar that I wrote this preface. As I learned about your holiday on the ninth day of the ninth month, *Chong Yang* Festival, I discovered that the way you celebrate it has personal meaning for me. When I eat dim sum, which I love, I drink chrysanthemum tea. Perhaps your reading this book will be enhanced by sipping chrysanthemum tea(or, more traditionally, wine).

我真希望自己能懂中文，这样就能从另一角度欣赏本书翻译版的语言之美。我希望，读者能享有这份愉悦。我对本书翻译版的唯一贡献只有三个字，重阳节，这是我写下这篇序的日子。重阳节，中国农历九月的第九天，如今对我而言又有了一层新的意义。在这样的日子里，我就爱吃一块点心，抿一口菊花茶。也许，读者朋友会有同感，边喝菊花茶（或者选择传统的美酒）边读本书，是一件多么相映成趣的事情。

迈克尔·D.斯宾格勒

2014 年 10 月 2 日

（九九**重阳节**）

致乔治·A·雷蒙德(George A.Raymond)

在我的一生中,从未遇见第二个人,能像你这样学富五车,天下之事,无论大小,也无论是否与心理学有关,你都有所涉猎;你追求细节的精准,也热爱英语语言之细微奥妙;多年来,你我之间的友谊和你慷慨无私的人格,丰富了我的人生。以上评价,句句肺腑之言。

序

感谢你读这篇序言。很少人会读序,因此,我会对你可能好奇的问题之一作回答,以此来强化你这个出色的行为:这本书与其他行为疗法的教材相比,有哪些不同?《当代行为疗法》既可以作为初学者的入门介绍,也可以充当高年级学生和专业工作者全面专业的综述材料和参考资料。为了使这本书成为名副其实的"教材"——即学生可以轻松地从中学到东西——我以轻松、引人入胜为写作风格,同时也兼备了教学法所具有的一些特点,包括:

- 统一的原则及相关主题,将首先在章节简介中呈现,而后贯穿全书。
- 一个相辅相成的行为主义视角,包括行为主义原则的应用——例如提示、塑造、强化、示范以及行为预演——以此来教授行为主义的原则、操作步骤和实际应用,而非仅仅描述来访者问题的特征。
- 独一无二的概念框架,整合了现有行为疗法领域内各分支流派的治疗手段。
- 丰富的个案,结合教材内容,对行为疗法在一系列病症中的应用提供了翔实的细节描述。
- 参与性练习,能给予学生亲身实践行为治疗原则与操作步骤的机会,促进积极学习。
- 众多插画(包括照片和卡通),不仅有装饰性,更具有功能性。
- 综合临床实践、理论研究、专业发展以及道德伦理方面,多维度呈现行为疗法的实践过程。

《当代行为疗法》适用于各学科背景的读者,其应用与实例也取自不同领域。读者在开始阅读前,无需具备相关背景知识,第三章和第四章会论述所有的基本概念。在理论集合(Theory Box)中,理论问题、方法论问题以及专业相关事宜都会被纳入其中,因此,当这些问题与本书课程内容缺乏必要相关性时,在正文中则会被省略。

本书具有涵盖面广,评估客观的特点,所以称得上是专业性较强的行为疗法综述。书中讨论了所有行为疗法的操作步骤,呈现了最新的研究进展,并对其加以整合,进行了批判性的评价。文献综述中涉及到了两千两百余篇参考文献,其中四分之一的文献是 2003 年再版以后新加入的。

第五版《当代行为疗法》较之以往版本有哪些地方不同呢?首先,本书由迈克尔·

斯宾格勒独立编写。当戴维·格雷蒙特(David Guevremont)告诉我,由于他忙于其他专业工作,而不能继续我们的合作时,我感到怅然若失。不仅仅是因为戴维对编写工作所贡献的价值,还在于我们以往的合作过程十分愉快。写一本教材是一项艰苦的长期工作,在此过程中不断产生的满足感远胜于最终完成时的如释重负。我怀念以往与戴维共事的时光,同时也对他在书中仍保有的珍贵贡献心存感激,当然,也感谢我们天长地久的友谊。

自上一版《当代行为疗法》出版以来,行为疗法领域已有了迅速发展,因此第五版也相应扩充了内容。现在,本书内容包括:

- 更加注重行为疗法对多元文化背景来访者的应用
- 涵盖了新的治疗手段,例如行为激活、功能分析心理疗法以及认知再处理疗法
- 扩展范围包括复发的预防、成瘾行为治疗、整合的配偶关系行为治疗、与9·11袭击和伊拉克战争相关的创伤后应激障碍的治疗
- 疗效评价中对效力与效果的新讨论,以及元分析研究所起的作用
- 增添了关于第三代行为疗法的章节,对接纳与承诺疗法,辩证行为疗法和正念认知疗法作了主要阐述

和以往版本一样,《当代行为疗法》由三部分组成。第一部分呈现了行为疗法的基本原理,这些原理也会在以后的章节中被反复列举说明和引用。第二部分主要涵盖了当今使用的主要行为疗法的操作步骤。第三部分首先说明了行为疗法原理的广泛应用,实施行为疗法的步骤,以及以生理症状为主的心理障碍;然后,总结并评价了行为疗法的现状和未来发展趋势。

我既是第五版《当代行为疗法》的作者,又是一名教师、一名研究员、一名临床工作者。作为一名教师,我在实际教学中融入了许多教学法的应用来帮助学生更好地学习,其中包括强调一般原则,积极鼓励学生参与行为疗法的学习,以及为学生提供许许多多的相关实例和日常应用。作为一名研究员,我重视实证支持在治疗程序中的重要地位。因此,在对研究进行描述的过程中,我摆出了行为疗法具有其效力与效果的证据。不仅如此,我还对它们进行了客观严谨的评估,对它们的缺陷也进行了讨论。作为一名临床工作者,我发现行为疗法的实践过程不仅具有挑战性,还振奋人心,同时又是一个不断自我强化的过程。我致力于在字里行间与读者分享这样的感受,希望能给未来的行为治疗师们一些启发。

致　　谢

感谢曾经帮助我完成本书编写的人们。

我的编辑，乔恩-戴维·黑格(Jon-David Hague)，如果没有他的经验与智慧，就没有这本书的诞生。

艾比盖尔·格雷希克(Abigail Greshik)的指导贯穿全书。她的学识、能力、关心和可靠使你手中捧着的这本书更有质感。对此，我表示感激。另外，艾比也是一个令人愉快的人，与她合作是我的荣幸。

凯特琳·奥唐奈(Kaitlin O'Donnell)仔细阅读了修订版原稿及其论据，她以敏锐的视角在多方面提出了许多建议，使得文字更加简明扼要。劳伦·摩西(Lauren Moses)对我所读的成百上千条文献追踪溯源，黛安娜·威尔克斯-史密斯(Diane Wilkes-Smith)是我的 Word 魔术师，劳伦·朱班维尔(Lauran Jubinville)使我去年产生的一些奇思妙想变成了现实，亚当·米勒(Adam Miller)在人名索引方面作出了重要贡献，扎克·奥克霍夫斯基(Zach Odachowski)在证据校样方面作了重要工作。安玛丽·马伦(Annmarie Mullen)，作为一个完美的秘书，在多方面提供了帮助。还有，辛西娅·菲尼斯(Cynthia Finis)是我保持对细节专注的永远的支柱。

我感谢艾米·伍兹坦纳斯加(Amy Ustjanauskas)在写作过程中对我提供的多方面无价的帮助。她不仅追求细节的完善，对全局框架也了然于胸；她所给出的关于概念和编辑的反馈和建议富有见地；工作高效，本书的高质量绝对离不开她突出而无私的奉献。

感谢我的同事兼朋友们，他们给予我反馈、建议和支持，克里斯·布鲁姆(Chris Bloom)，汤姆·吉耶梅特(Tom Guilmette)，玛丽·哈尔蒙-武基奇(Mary Harmon-Vukić)，玛丽·奥基夫(Mary O'Keeffe)，乔治·雷蒙德(George Raymond)和詹妮弗·范·瑞特(Jennifer Van Reet)。

我的好朋友，里奇·麦克尤恩(Rick McEwan)一如既往地在每个关键时刻给予我支持和帮助。

一段时间以来，"这本书"占据了我的生活重心，感谢我的家人对此的理解，或者说最大程度的忍受。在我焦躁狂热的时期，是我的两个孙女，阿米莉亚(Amelia)和梅根·芬克(Megan Fink)源源不断地给我欢乐，我知道我是她们的骄傲，这些是我平衡心态的力量源泉。我所有的一切,包括写这本书,受到了两个人的鼓舞,并且她们也是我的榜样。她们是把我从医院的台阶上抱起来的两个人(至少她们是这么跟我解释的),我至爱的双亲,莉莲(Lilian)和朱莉·斯宾格勒(Julie Spiegler)。最后,最重要的,灿烂的军功章归属于一个女人,她以妻子和灵魂伴侣的身份伴随在她的男人身边,阿琳(Arlene)。我永远感谢她对我的爱和支持,以及对我长时间伏案工作需要的理解,谢谢你,我的"主心骨"。

迈克尔·D.斯宾格勒

致　读　者

当你通览全书时,有几个结构性特点需要注意,留意它们的布置将帮助你更容易地学习行为疗法。

- 每个章节都从内容大纲开始,我的建议是在阅读正文前,可以将它们先浏览一遍。
- 凡文献都以数字上标为标记,在每章的末尾处附有相应的参考文献。
- 所有主要的行为疗法术语被首次提到时,会用**粗体字**表示。这些术语的简明定义完整收录于书后的行为疗法术语表中。
- 如果在阅读过程中,遇到一些不熟悉的心理障碍,书后同样附有心理障碍与问题的术语表供查阅。

关于正文有三个特点。

- **个案**始终贯穿正文的讨论中,所以你应当及时阅读它们。
- **参与性练习**综合了行为疗法的原则和操作步骤,会给你亲身实践体验的机会。正文或脚注中给出了何时阅读和完成每个参与性练习的指导意见。有些练习需要工作表,有些附有答案,你可以在《学生资源手册》中找到。网址是:www.wadsworth.com/psychology/spiegler。
- **理论点**描述了与行为疗法相关的理论问题、方法论问题以及专业问题。当它们在正文中出现时,合理的做法是仔细阅读它们。

最后,重要的信息和理念将以图表和数字的形式加以呈现。因此,读者必须对它们在正文中指代的内容加以仔细推敲。然后,花一点时间看看照片和卡通画,这可以帮助你学习材料,加深记忆。

在编写第五版《当代行为疗法》的过程中,我还听取了曾经阅读过先前版本的学生的意见。我也非常愿意听到你的评价和建议。请写信给我:spiegler@providence.edu,我会回信的。

希望在阅读和学习行为疗法时,你能乐在其中。

目　　录

第一部分

基本原理

想象一下，你将享用三道美味的大餐。

请把这本书的三个部分当作这三道美味佳肴。在第一部分，我们首先享用的是开胃菜。各种奇思妙想将刺激你的味蕾，为接下来的正餐作好准备。第一章以行为疗法领域的概述作为开头，接下来的第二章将从历史角度，说明当代行为疗法的形成。第三章将引入行为疗法模型，以及行为疗法的原理。第四章将解释行为模型如何应用于行为疗法，描述实施行为疗法的基本步骤，讨论如何评价行为疗法的成效。最后，第五章将描述行为的评估，行为治疗师用来收集来访者问题信息及测量来访者治疗进程的方法。

第一道大餐即将奉上。祝您好胃口。

第一章　行为疗法介绍

4 学生初读一本教科书时的心境,与一名来访者第一次踏入心理治疗师办公室大门时的心境有相似之处。两者都怀有共同的期待:接下来会发生什么? 学生们假设作者会教他们些什么,就像初来乍到的来访者期待治疗师会针对他们的问题给予帮助。

太多的教育和帮助都是在被动过程中完成的。作为教师和行为治疗师,我们相信,要想让教育和心理治疗有效,学生和来访者必须以积极的姿态投入整个过程中。在行为治疗中,来访者需参与治疗过程的选择与实施;在教育中,当学生主动学习时,才会取得最好的学习效果。本书亦将说明促进主动学习的种种方法。

上文提到的进行主动学习的方法之一,便是通过参与性练习,即亲身实践行为治疗中所用到的理念、定义及操作程序。有些参与性练习所需的完成时间较短,读者可以在阅读相关章节的同时完成它。另一些练习需要我们稍费些功夫,最佳选择是继续阅读下去,利用额外的空闲时间来完成它。也有另外的一些治疗方法,需要我们先完成该章节的阅读,掌握较全面的知识以后再投入练习。在本书中,何时进行"参与性练习"会在正文或脚注中进行标注。现在我们将花几分钟时间进行第一次参与性练习,完成后,读者可以继续阅读。

参与性练习 1-1 你对行为疗法了解多少?

毫无疑问,你一定对"行为疗法"有所耳闻。然而,在你的印象中,行为疗法究竟为何物? 下面这个练习将帮助你回答这个问题。请逐条阅读以下陈述,并作出正误判断。

1. 行为疗法是对已有学习的应用。

2. 行为疗法直接改变障碍的症状。

3. 对于行为疗法最终是否取得疗效,医患间的信任关系并不是必要条件。

4. 行为疗法不针对情绪问题,例如抑郁或者愤怒。

5. 通常,在治疗过程中,治疗师和来访者之间鲜有语言交流。

6. 来访者的合作对于治疗是否会取得成功来说,并非必要条件。

7. 大多数来访者在 5 个疗程之内就可取得痊愈。

8. 行为疗法不适用于改变心理过程,例如思维和信念。

9. 相对成年人来说,正强化更适用于儿童。

10. 行为疗法的程序中采用了许多令人痛苦或令人反感的治疗方法。

5 11. 行为疗法主要针对相对简单的问题,例如恐怖症(如怕蛇),或摆脱不良的习惯(如抽烟)。

12. 治疗师制定治疗目标。

13. 治疗师对治疗的成败负主要责任。

14. 由于行为疗法针对的是障碍症状而非背后的原因,因此一旦某个症状消失,其他新的症状会随之出现,其根本原因是行为疗法治标不治本。

读者可能已经发现,上述陈述中有许多是错误的。事实上,它们全部都有问题。这些陈述都可归结为对行为疗法的误解和杜撰。

术语与范围

行为疗法(*behavior therapy*)也叫行为矫正(*behavior modification*)和认知行为疗法(*cognitive-behavioral therapy*)。行为疗法治疗师偶尔会在定义之间进行细分,但这些细分并不标准[1]。行为矫正起初是指对行为结果(例如强化)和行为唤起的刺激条件(例如,物理环境设置)进行改变的过程。然而有时候,为改变行为而进行的任何步骤都可以被称为行为矫正,包括一些极端的干预手段,从脑叶切断术到野外生存课程[2],这些干预手段和行为治疗一点关系都没有。术语**认知行为治疗**(**cognitive-behavioral therapy**)专指改变影响心理问题的认知部分(例如思维和信念)的治疗方法。行为疗法是众多提法中最广义,也是最"单纯"的术语,我们将用它指代接下来要学习了解的领域内所有治疗手段。

行为疗法的主要目标是帮助来访者解决心理问题,这个目标也是其他心理疗法所共有的。所针对的心理问题包括焦虑症、抑郁症、人际交往困难、性功能问题以及怪异行为(例如幻听)等。心理问题通常令个体适应不良,给来访者带来困扰,也可能会违反社会规范,给他人造成困扰(例如,孩子的攻击性行为给家长带来麻烦)。通常,此类问题都会被称作心理疾病(*mental illness*)、情绪困扰(*emotional disturbance*)、精神病(*psychopathology*)和变态行为(*abnormal behavior*),上述心理问题都有与之相对应的涵义。在本书中,我们将采用比较中性的术语:心理问题(*psychological problem*)、心理或精神障碍(*psychological or psychiatric disorder*)、问题行为(*problem behavior*)和问题(*problem*)。

另外,除了用来治疗心理障碍,行为疗法的原理和操作程序还被用于其他各种方面,包括提高日常生活能力,例如工作能效和儿童抚养能力[3];应对社会问题,例如安全隐患和废物回收利用[4];增强体能表现[5];减少研究生中的完美主义倾向[6];预防及治疗医学病症对生理或心理所产生的影响[7]。

6

什么是行为疗法?

如果练习 1-1 中的陈述向我们揭示了不属于行为疗法的部分,那么究竟什么是行为疗法呢？很可惜，一个取得所有人认可的定义从未存在过[8]。由于行为疗法具有许多分支，又是在不断发展过程中，因此很难对它进行精确的定义。

定义行为疗法的主题

我们提出用四个定义主题来取代一个广义的定义：科学性、积极性、关注当下和聚焦学习[9]。这些主题是行为疗法的核心，互相交织、重叠，影响着行为疗法的实践进程。

科学性

行为疗法的本质是对科学观的信奉，这种信奉包含了精准（*precision*）与实证评价（*empirical evaluation*）两方面[10]。行为疗法的方方面面都被"精准"地定义下来，包括需要改变的目标行为、治疗目标、评估步骤和治疗程序。治疗章程针对一些行为疗法，详细规定了其具体的治疗程序[11]。利用这种（统一的）章程，不同的治疗师就能采用同样的有效治疗手段。关于精准还有另外一个例子，治疗师采用量化（*quantitative*）的测量方法评估来访者在治疗前、治疗中和治疗后行为改变的程度，监控来访者所取得成绩。

行为疗法的有效性结论基于实证研究的结果[12]，既非治疗师的主观判断，也非满意的来访者所给出的证词[13]。治疗师们一直坚守着这条标准。随着近年来管理式医疗的进步，这条标准也越来越受到重视。许多行为疗法因其已被经验所支持，而被医疗保健公司列入推荐的治疗方法目录中；同时，只有当某种心理疗法能够成功治疗来访者确诊的精神障碍且能保持一定的治疗成功记录时，公司才愿意支付心理治疗费用。

积极性

在行为疗法中，来访者通过参与具体的行为来缓解症状。换句话说，来访者对他们的困难有所作为，而非仅仅谈论。行为疗法也是**行动治疗**（*action therapy*），与之相对的是**言语治疗**（*verbal therapy*，例如心理分析或来访者中心疗法）。在言语心理治疗中，来访者与治疗师之间的对话是主要治疗形式，治疗技术的实施是通过对话完成的。在行动治疗中，来访者与治疗师之间的谈话主要是为了交换信息。治疗的主要内容由来访者所要完成的任务组成。在疗程中，此类任务的例子有：各种问题情境中的角色扮演；应对技能的预演；在想象焦虑唤起情境的同时，以肌肉放松积极对抗焦虑感。在疗程外，比如说，来访者可以在日常行为过程中监控自己的问题行为，并练习在疗程中学到的应对技能。**家庭作业**（**homework assignments**）作为行为疗法不可或缺的一部分，是指来访者在日常环境中所需要完成的特定治疗任务[14]。我们不难理解让来访者在自然

7

情境中实施治疗的逻辑原因：在问题出现的地方解决问题，而问题出现的地方正是来访者的日常生活。"把治疗带回家"使得来访者在疗程中所起的变化能够迁移到他的生活中去，并且在疗程结束后也能一直延续下去[15]。举个例子，在反社会行为的治疗过程中，儿童和青少年在疗程中学习到了问题解决技能。然而，治疗的关键环节是要他们在家里和学校里练习这些技能[16]。例如，行为疗法的治疗进程在与学校干预相结合的条件下，已经在以下多个问题行为领域取得了良好治疗效果，包括注意障碍[17]，青少年抑郁[18]，破坏性行为[19]，欺凌行为[20]和肥胖症[21]。

术语**在现实中**(in vivo，本义为拉丁文"在活体内"，也就是"此乃进行于活体内"的意思)，用来指代来访者在自然情境中实施的治疗程序。这种治疗可以通过三种方式实现。第一，治疗师可以和来访者一起在自然情境中工作。这种方法会消耗治疗师大量的时间，代价较大，因此只能偶尔为之。第二，治疗师可以通过训练来访者日常生活中接触较多的人，比如父母、配偶和老师来协助治疗，训练内容可以是实施强化物等[22]。第三，来访者可以作为自己的行为改变代理人，自己实施治疗步骤，监控自己的行为是否按照治疗师的指示进行[23]。综上所述，治疗实施的负责人不仅包括治疗师，还可以是作为**行为改变代理人**的其他人，包括亲属、朋友、老师和来访者自己。

来访者做自己的行为改变代理人也体现了行为疗法中常见的**自我控制法**(self-control approach)[24]。自我控制方法有三个重要的优点。首先，对自己的行为改变负责是自我控制局势的过程[25]。第二，当来访者行为的改变是在自我指导下发生时，该行为改变更有可能会被继续保持下去。第三，当来访者慢慢熟练掌握应对问题的技巧后，将来他们可能更有能力自己处理问题[26]，长期以往，自我控制法会取得事半功倍的效果。

关注当下

行为疗法的聚焦点是现时现刻。行为治疗师认为，来访者当下发生的问题是受到了当时环境条件因素的影响。相应的，行为评估也聚焦于来访者发生问题当时的情境，找出导致其问题的因素，而非从历史中找原因。因此，行为疗法的操作步骤也用于改变当时影响来访者行为的因素。这个特点使得行为疗法与其他心理治疗的区别一目了然，例如，精神分析治疗认为，影响来访者问题的主要影响因素存在于过去。

聚焦学习

对于学习的重视是最后一个主题，它不但对行为疗法作出定义，还将它与其他心理治疗取向区别开来。学习的重要性体现在三个方面。第一，行为模型认为问题行为的发展、保持和改变主要是通过学习。但是，行为治疗师并不认为**所有的**行为都是学习的

8

主要产物,因为一些行为强烈地受到遗传生理因素的影响。在现实生活中,尽管所有的行为都或多或少有生理因素包含在内,但它们都受到了学习的影响。

第二,行为疗法赋予来访者学习体验,在这个过程中,新的(适应性)行为取代了旧的(适应不良)行为。因此,教育在行为疗法中占有很大比重,行为治疗师同时也扮演教师的角色。

第三,一些行为疗法的发展源于基本学习原理,而学习理论(例如经典条件反射和操作条件反射)经常被用来解释行为疗法的工作原理。

行为疗法的普遍特征

除了上文中已交代的行为疗法主题,行为疗法的 4 个普遍特征也有助于我们鉴别它与其他形式的心理治疗,这些特征是:个体化治疗、阶梯式渐进、整体治疗包和简洁性。

个体化治疗

在行为疗法中,根据每个来访者独特的问题,问题发生时的特定情境以及来访者的个性特征,对标准治疗程序和评估步骤进行修整[27]。例如,强化被用来促使各年龄层的来访者表现适应性行为。然而,具体强化物的选择因来访者的年龄不同而不同,除却年龄因素,其他的人口统计学因素也应当纳入考量范围,包括文化认同感。例如,奶酪可以作为一个 3 岁犹太裔美国孩子的强化物,但对于同样年龄的韩国裔美国孩子来说,强化物则可能是泡菜——一种辣味韩国卷心菜。

阶梯式渐进

行为疗法经常以阶梯式渐进的方式开展,由简至繁,由易到难,或由具有微弱威胁感的情境到具有强烈威胁感情境。例如,一个曾经有社会退缩行为的女孩——通过榜样行为的学习和强化——逐步开始与同伴互动:首先,她在同伴在场的情况下独自玩耍,然后和同伴一起玩耍,最后主动加入与同伴一起玩耍。相似地,一个患有恐高症的男人在治疗过程中逐步提高对高度的忍耐,由离开地面几英尺开始,最后能够站在 10 层楼大厦的楼顶。

整体治疗包

为提高治疗的有效性,**整体治疗包(treatment package)**通常整合了两个以上行为疗法的操作程序。这与许多医学问题的治疗有相似之处,例如对心血管疾病的治疗就结合了药物、饮食和运动治疗。

关于整体治疗包，有两点需要说明以防误解。首先，我们期望，与单一的治疗手段相比，结合了两种以上有效治疗手段的疗法能够给来访者带来更大的益处，但事实并不总是如此。把整体治疗包的成功与单个治疗成分的成功作比较，我们可能会发现其中一个或多个治疗手段具有更好的独立疗效。例如，对于强迫症和社交恐怖症的治疗来说，仅仅使用暴露疗法和将暴露疗法与认知行为疗法结合使用，有相同的疗效；然而，认知行为疗法治疗包对其他焦虑症的功效被证明远胜于使用单一特定的治疗手段[28]。第二，尽管整体治疗包可能比单一的治疗手段有效，但它可能会延长治疗时间[29]。

整体治疗包在现今的行为疗法中已是常态。记住这点非常重要，尤其是当你要开始阅读第六章中各种具体的行为疗法时。为了帮助你更好地学习各个疗法，它们将会被分别加以介绍。在你熟悉各个疗法的基础上，越来越多的由各种疗法组成的治疗包将不断地涌现出来。

简洁性

行为疗法相对简洁，与其他疗法相比，所涉及的疗程较短，所花费的整体时间较少。究其部分原因，从个体上说，可以归因于家庭作业的作用；从总体上说，自我控制方法发挥了作用。治疗时间的长短还与所要处理的问题有很大相关。通常，问题越是复杂严重，所需的治疗时间就越长。例如，一份调查问卷表明，利用行为疗法治疗特定恐怖症所需的平均时间为 13.4 个小时，而治疗强迫症则需要 46.4 个小时[30]。选用的具体行为疗法不同，疗程长短也会有变化。

行为疗法中的医患关系

治疗师与来访者的关系在所有形式的心理治疗中都是非常重要的[31]，甚至在某些心理治疗中，它是最关键的因素。医患关系被看作是行为治疗成功与否的**必要条件之一，而非充分条件**[32]。行为治疗师认为，具体的行为改变技巧在帮助来访者方面起了主要作用，而不是医患关系。然而，在来访者眼中，他们更可能把取得的进步归功于医患关系而非治疗过程[33]。尽管如此，在治疗师眼中，医患关系的作用就像手术时用到的麻醉剂。

　　病人去……做手术，是因为某些医疗手段的实施势在必行。为了手术的进行，病人必须接受麻醉；这么重要的事情(也就是手术过程)没有麻醉剂的帮助是不行的。然而，如果在手术中，麻醉环节出了问题，那么这件事反过来又成了头等大事。差不多道理，……良好的……（医患关系）是必要的，关键的。没有它，你就不可能继续下去[34]。

行为疗法中的医患关系可以在很多方面有助于具体治疗步骤的实施，包括增强来访者的积极期待和对成功的渴望；鼓励来访者完成带有冒险性质的家庭作业；克服治疗中遇到的困难，包括来访者的不配合；增加治疗师表扬和肯定的效果[35]。

治疗师与来访者之间的合作（collaboration）是行为疗法的标志[36]。行为治疗师与来访者分享经验，这样就和来访者建立了具有一定知识背景的合作关系。他们共同决定治疗目的和治疗程序。例如，治疗师对几个备选治疗方案提供相关信息，描述每种合适的治疗手段所包含的内容以及效果（基于研究结果）。来访者根据自己的需要和喜好来决定选择什么类型的治疗。

行为疗法的种种变式

行为疗法并不是一种单一的疗法。它有多种形式，换句话说，有很多治疗方法。在上文中，你已经读到行为疗法的主题和普遍特征，它们将不同的治疗方法统一起来。下文中的举例阐明了当今已有的一系列行为疗法；括号中注明了会具体介绍它们的章节。

- 自我指导训练（第十三章）：在一所以拉美裔学生为主的高中里，学生被要求在课堂上说英语。然而，许多是第一代移民的学生经常转用西班牙语，因为母语能让他们更好地表达。针对这种情况，学校要求他们每次在课堂上举手回答问题时，默念"只说英语"来提醒自己。

- 示范和行为预演（第十一章）：一位女士迫于上司的威慑，导致她不敢和他讨论工作中出现的问题。治疗师向她展示了几种有效的方法来向上司表达不满和个人喜好，这些说法明确有力同时又不失礼节（示范）。通过观察，她学会了如何合理表达自己的诉求。之后，这位女士开始练习这些行为——一开始是和治疗师一起，然后和其他威胁程度较轻的人——这些都发生在她尝试和老板谈话之前（行为预演）。

- 反应代价（第七章）：一个七岁的男孩，因为与同龄人相比长得魁梧些，所以常常欺负弱小。为了减少他的欺凌行为，男孩的老师建立了一条规则：每次他被发现打架，就不能进行课间休息，或者失去去健身房的机会，不能参加他最喜欢的学校活动。

- 正强化（第六章）：一个六年级的男孩学业表现欠佳，因为他平均每天只花20分钟在回家作业上。治疗师建议家长，可以让孩子通过在家庭作业上花费合理的

11

时间来赢取一定的特权奖励。当他这样做以后,家长可以允许他和朋友一起玩耍,晚上吃一点零食和打电话。

- **应激接种训练**(第十三章):一位男士是公司行政,当他在工作中受到挫败,并因此在办公室度过糟糕的一天后,他晚上回到家里就会酗酒。为了帮助他应付挫败感,治疗师教给他一些应对技巧,包括肌肉放松训练和自我指导。来访者通过在各种挫败情境下的角色扮演,练习使用应对技巧。然后,每当他在日常生活中遇到挫折,或强烈渴望喝酒时,就能使用这些技巧。

- **消退和对其他行为的差别强化**(第七章):有几次,年轻的妈妈曾在 3 岁儿子发脾气时打过他。母亲越是努力让孩子停止哭闹,她自己就越愤怒;最后她打了孩子。之后,孩子的母亲学会了在儿子发脾气时不予理会(消退),当他表现出其他行为的时候,给予他关注作为强化(其他行为的差别强化)。这样设计的治疗包不仅减少了孩子哭闹的频次,缩短了哭闹的时间,还帮助母亲应对挫折感,减少了她对孩子的虐待。

- **系统脱敏法**(第九章):一个大学生每逢考试就会恐慌,造成了她的学业不良。为了克服她的考试焦虑,她首先学习了肌肉放松训练。当放松时,她在脑海中想象焦虑等级不断被唤起的画面(从听到宣布两周后将有测验的消息开始,到不能回答试题结束)。目的是用放松来代替由考试情境带来的焦虑感。

- **代币经济和塑造**(分别在第八章和第六章):一位曾因患精神分裂而住院治疗的男士正饱受严重社会退缩的困扰。他被安置在一个代币经济项目中,通过不断提高社会互动的等级,他可以得到更多的代币(筹码)。起初,他可以通过最小程度的社会交往赢得代币(例如,向一个护士提出要求),然后扩展到更多的社会互动(比如,在与其他病人共同完成一个项目时进行交谈)(塑造)。他可以通过交换代币来得到一系列强化物(例如看电视和打桌球)。

- **认知行为配偶关系治疗**(第十三章):一对共同生活了 11 年的同性恋伴侣来寻求帮助,第一个原因是他们在处理矛盾时遇到困难,并且最近发展地越来越严重;第二个原因是他们觉得彼此已不相爱。为了解决矛盾,他们学习了问题解决策略,该策略帮助他们想出许多解决争议的潜在途径,评价这些方法,进而从中选出最理想的方案。对于他们的第二个问题,治疗师教他们每天都做一些能向对方表达爱意的行为来解决问题。

- **认知重建**(第十二章):一个大学生总是回避社会交往(这其实是他非常渴望做的事情),因为他害怕自己的表现会很笨拙。他学着用积极自信的想法(例如"我只需做好我自己,我会适应的")代替习惯性的消极自嘲想法(例如"我会让自己看起来像个傻瓜"),这样想不仅能够减少他的社交焦虑,还能让他参与到社会交往中去。

12

● **接纳与承诺治疗**(第十四章):一个大学生总是回避社会交往(这其实是他非常渴望做的事情),因为他害怕自己的表现会很笨拙。他学着接纳和缓和(远离)他习惯性的消极自嘲想法(例如"我会让自己看起来像个傻瓜"),认识到那只是一些念头(换言之,我只是产生了"我会让自己看起来像个傻瓜"的想法),这样,他在参加社会交往的同时,依然可以保持批判性的思考和渴望进行交往。

尽管以上只呈现了一小部分行为疗法过程,但已经非常清楚地表明了行为疗法广泛的适用范围。并且,同样的问题可以用不同的行为疗法策略解决,就像上文中最后两个例子中提到的那个饱受社交恐怖症困扰的大学生,既可以用**认知重建法**来治疗,也可以用**接受与承诺疗法**治疗。那么,为什么行为疗法要有那么多不同的策略呢?

对同一问题有多种治疗方案,这样做的好处之一是治疗手段可以随问题的特殊性,病人的不同,情况的不同作相应的调整。来访者的喜好也会对治疗的成功与否产生影响,因为当来访者主观相信这个方法会奏效时,他们才会更愿意投入并坚持治疗[37]。并且,不同治疗手段对问题的侧重点也不同。例如,在治疗儿童愤怒方面,研究表明问题解决策略和社交技能训练同样有效,二者都减少了攻击性,行为问题和愤怒表现的频次[38]。然而,问题解决治疗能更有效地减少愤怒唤起情境下儿童的敌意,能更有效地在矛盾情境中帮助儿童思考出适应性的解决办法;与之相对,社交技能训练在培养愤怒控制技巧方面更有效。因此,一个治疗方法是否比另一个方法更合适,取决于来访者具体问题的本质。

行为疗法中的道德伦理问题

行为疗法中两个潜在的主要道德伦理问题是**剥夺来访者的权利**(*depriving clients of their rights*)和**伤害来访者**(*harming clients*)。在本书中,我们会一而再,再而三地在相关上下文中提到这些问题。当你在阅读过程中看到这些道德伦理问题被提出时,一定要提高警觉。另外,读者也要想到,行为疗法的许多方面,实际上也保护了来访者,防止权力受到侵害。例如,你已经读到了来访者在确立治疗目标和制定具体治疗步骤时所扮演的积极角色。由于这样的实践要求提高了来访者参与治疗的积极性,因此它增加了治疗成功的几率[39],同时它也赋予来访者选择治疗方法的自由——这保护了他们的权利。

行为疗法中偶尔也有违背道德伦理原则的情况出现,少数事件也有详细的记载。大多数被涉及到的来访者都没有能力,或能力微弱,特别是那些受监管的个体,例如因犯[40]。为防止此类事件的发生,行为治疗师们制定了行为疗法道德伦理实践准则[41]。表1-1列举了每个行为疗法个案中必须作出回答的一些问题。

13

表 1-1　每个行为疗法个案中必须作出回答的道德伦理问题举例

A. 是否经常考虑到治疗目标?
　1. 为使治疗目标明确,有没有以书面形式记录下治疗目标?
　2. 治疗师有没有以口头形式或书面形式向来访者复述治疗目标,以保证来访者对目标的理解正确?
　3. 双方是否对治疗目标达成共识?
　4. 满足来访者的即时利益会不会和治疗师的长期目标相冲突?

B. 是否已充分考虑到治疗方法的多种选择?
　1. 已出版的文献中,是否表明该实施步骤是解决问题的最佳选择?
　2. 来访者是否被告知,他所偏爱的其他治疗方法,在舒适度、治疗时间、费用或已证明疗效方面的显著区别?

C. 来访者是自愿参加的吗?
　1. 有没有考虑过迫使来访者参加的压力来自哪里?
　2. 如果治疗是法定内容,那么有没有规定治疗的范围和治疗师的人选?

3. 如果来访者退出治疗,会不会蒙受超出实际治疗费用的经济损失或者罚款?

D. 治疗的评估是否充分?
　1. 有没有用量化的方法测量问题和治疗进程?
　2. 治疗过程中,来访者能不能接触到问题和治疗进程的测量结果?

E. 治疗关系中的保密工作有没有做好?
　1. 来访者是否被告知哪些人有权接触到记录?
　2. 是否只有被授权人才能接触到记录?

F. 治疗师是否有资格给予治疗?
　1. 对于来访者的问题,治疗师有没有相关的训练和治疗经验?
　2. 如果治疗师的资质有问题,那么来访者有没有知晓?
　3. 如果治疗师没有足够的资历,来访者是否被转介,或者该治疗师在一名合格治疗师监督下进行治疗? 来访者是否知晓监管人与治疗师之间的关系?

来源:摘自 Ethical issues for human services, 1977, pp. v-vi。

最后,在考虑行为疗法的道德伦理问题时,要谨记在行为疗法中潜在的道德伦理问题也会在其他心理治疗中出现。　　14

本书主旨

本书的目的是介绍当代行为疗法。首先,我们会呈现它的普遍原则,然后说明如何应用于治疗来访者问题。尽管本书的目标不是教你成为一名行为治疗师,但你仍可以把书中的许多原理和操作步骤应用到日常生活中。然而,如果你已经有了严重影响生活的心理问题,而且无法很快自行消失的话,你应该咨询专业人士。在附录中,你可以找到选择心理治疗师的指南。

小　结

1. 行为疗法的基本目标是帮助来访者应对心理问题。行为疗法的原理与操作程序也适用于矫正日常问题。

2. 行为疗法没有一个达成共识的,单一的定义。行为疗法有四个主题定义特征:科学性、积极性、关注当下和聚焦学习。

3. 科学观包括精准定义治疗目标、评估步骤和操作步骤;用量化的测量方法不间断地监测来访者的进步;通过可控的研究评估操作步骤的有效性。

4. 行为疗法的积极性表现在来访者不仅仅讨论他们的问题。来访者不仅要参加疗程中具体特定的治疗任务,还要完成他们问题所在的日常生活情境中的治疗任务。

5. 行为疗法关注当下。当下的条件被认为是影响来访者现在问题的原因,行为疗法中的操作程序致力于改变这些外部情况。

6. 在行为疗法中,问题行为的获得和改变是通过学习;因此行为疗法聚焦于学习。并且,学习理论也被经常用来解释行为疗法为何有效。

7. 四个普遍特征进一步定义了行为疗法。行为疗法对于每个来访者来说是个体化设计和阶梯式进步的,在整体治疗包中经常涉及到两个以上的治疗方法,行为疗法相对简洁。

8. 在行为疗法中,由于其特定的行为改变技术与治疗成功与否密切相关,因此医患关系被看作决定治疗是否成功的必要条件,而非充分条件。治疗师与来访者之间的合作,例如共同设定目标和选择治疗步骤,是行为疗法的特点。

15　　9. 行为疗法由一系列不同的治疗程序组成。

10. 与其他心理疗法一样,行为疗法也存在道德伦理问题。两个重要的潜在问题是剥夺来访者权利和伤害来访者。行为疗法的实践包含了一些内在保护机制,防止来访者的道德伦理权利受到侵犯。

文献注释

1. Martin & Pear, 2007; Wilson, 1978.

2. For example, Krakauer, 1995, p.75.

3. Hawkins & Forsyth, 1997.

4. For example, Austin, Hackett, Gravina, & Lebbon, 2006; Farrell, Cox, & Geller, 2007; Iyer & Kashyap, 2007; Spiegler & Guevremont, 1998.

5. For example, Sheard & Golby, 2006; Smith, Smoll, & Cumming, 2007.

6. Kearns, Forbes, & Gardiner, 2007.

7. For example, García, Simón, Durán, Canceller, & Aneiros, 2006; Hoffman, Papas, Chatkoff, & Kerns, 2007.

8. Kazdin & Wilson, 1978.

9. Compare with Cottraux, 1993.

10. Wilson, 1997a.

11. For example, Carroll & Rounsaville, 2008.

12. Barlow, 2000; Chambless & Hollon, 1998; Kendall, 1998; Kendall & Chambless, 1998.

13. Date, 1996; Persons, 1994.

14. For example, Addis & Jacobson, 2000; Burns & Sprangler, 2000; Kazantzis, Deane, Ronan, & L'Abate, 2005.

15. For example, Edelman & Chambless, 1993; Risley, 1995.
16. Kazdin, 2003.
17. For example, Fabiano & Pelham, 2003; Waschbusch, Pelham, & Massetti, 2005.
18. Possel, Baldus, Horn, Groen, & Hautzinger, 2005.
19. For example, Hawken & Hess, 2006.
20. Hirschstein & Frey, 2006.
21. Spiegel & Foulk, 2006.
22. Petronko, Harris, & Kormann, 1994.
23. For example, Israel, Guile, Baker, & Silverman, 1994; Rokke, Tomhave, & Jocic, 1999, 2000; Silverman, Ginsburg, & Kurtines, 1995.
24. Rehm & Rokke, 1988.
25. For example, Israel, Guile, Baker, & Silverman, 1994.
26. For example, Otto & Gould, 1995; Otto & Pollack, 1994.
27. Association for Behavioral and Cognitive Therapies, 2008.
28. Deacon & Abramowitz, 2005.
29. For example, Turner, Beidel, Spaulding, & Brown, 1995.
30. Turner, Beidel, Spaulding, & Brown, 1995.
31. Gaston, Goldfried, Greenberg, Horvath, Raue, & Watson, 1995.
32. Fleece, 1995; Raue, Castonguay, & Goldfried, 1993; Raue & Goldfried, 1994.
33. Raue & Goldfried, 1994.
34. Gaston, Goldfried, Greenberg, Horvath, Raue, & Watson, 1995, p. 5, italics in original.
35. Gaston, Goldfried, Greenberg, Horvath, Raue, & Watson, 1995; Keijsers, Schaap, & Hoogduin, 2000; Kohlenberg & Tsai, 1995; Raue & Goldfried, 1994.
36. Association for Behavioral and Cognitive Therapies, 2008.
37. DeAngelis, 2008.
38. Sukhodolsky, Golub, Stone, & Orban, 2005.
39. Bandura, 1969.
40. For example, Cotter, 1967.
41. For example, Davison, 1976; Davison & Stuart, 1975; Stolz, 1977.

第二章 当代行为疗法先驱

△ 历史前辈

△ 早期实验研究

△ 对心理分析与日俱增的不满

△ 当代行为疗法正式开始

      在北美的发展

      在南非的发展

      在英国的发展

△ 关于行为疗法的早期道德伦理问题

△ 行为疗法的接纳和成长

△ 行为疗法的出现

小结

文献注释

17   行为疗法有"一段漫长的过去,却只有短暂的历史"[1]。如果单看它的初级形式,那么行为疗法非常古老。千百年来,人类一直用行为原理来矫正行为(就像家长奖励孩子好的行为)。尽管这些日常应用通常很随意,但它们可以很有效。对于严重问题的治疗,一个系统性的方法是有必要的。应用规范系统的行为原理来处理心理问题——即行为疗法——大约有六十年的历史。

历史前辈

    许多历史上著名的心理障碍治疗与当代行为疗法高度相似。例如,老普林尼(Pliny the Elder),公元一世纪罗马学者,利用厌恶疗法的基本原理治愈了酗酒问题。他把腐烂的蜘蛛放在酗酒人的杯底,由此创造了对酒精的厌恶[2]。在一个 10 世纪的故事中,描述了早期人们用认知治疗策略治疗抑郁症的过程[3]。伊索寓言中,一位女儿通过让父亲投入一系列积极行为,使悲伤的父亲走出了严重抑郁的阴影,心情逐渐开朗。

    18 世纪末,让-马克-加斯帕尔·伊塔尔(Jean-Marc-Gaspard Itard)尝试社会化"阿韦龙的野孩子",一个在没有与人类进行接触的环境下长大的孩子[4]。为了教会孩子语言和其他社交行为,伊塔尔使用了类似行为疗法中用来治疗自闭症孩子的操作程序,包括示范、提示、塑造和暂停正强化[5]。

    19 世纪初,亚历山大·麦克诺基(Alexander Maconochie),一位皇家海军军官,被任命管理位于澳大利亚的诺福克岛(Norfolk Island)上的一块英国囚犯流放地[6]。为了使囚犯改过自新,他建立了一套点数系统,每个犯人都可以通过表现出恰当的行为来为自己赎身。用麦克诺基自己的话来说,"当一个人知道自己保管的是自己牢房的钥匙,他会马上相信只要努力就能用它打开那把锁"。尽管这种早期的代币经济取得了瞩目的成功,麦克诺基的上级还是否决了他的创意,抹杀了其效力[7]。

    一份写于 1845 年的报告呈现给了巴黎皇家医学院,这份报告记载了一名内科医生,弗朗西斯·勒雷(Francois Leuret)对一名 30 岁酒商的强迫思维所作的治疗。勒雷让这位男士背诵歌词,以此来对抗令人困扰的重复性念头[8]。另外,《贞洁,或是我们私密的原罪》(*Chastity or Our Secret Sins*)的作者戴奥·路易斯(Dio Lewis)曾经治疗过一个受困于有过多性爱想法的人。治疗师告诉他,这些感官刺激的念头十分危险,一旦它们进入脑海,就会使他受到惊吓。当这种情况发生时,路易斯指导他立刻参与一个竞争性反应,比如转移讨论的话题,或是参加体育锻炼[9]。这些操作程序与当今的一些认知行为干预相似。

    这些行为疗法操作程序的早期开拓者们所作的贡献仅限于具有历史性的意义,因为他们对于当代行为疗法的发展并没有实质性影响[10]。

早期实验研究

当代行为疗法的灵感来源于 20 世纪初开始的对学习进行的实验研究。俄国生理学家伊万·巴甫洛夫(Ivan Pavlov)被后人称为系统描述*经典条件反射*或*巴甫洛夫条件反射*(*classical or Pavlovian conditioning*)的第一人[11]。在这种学习形式中,一个无关刺激(即它不能引发特定反应)与一个能引发特定反应的刺激配对出现,并反复这个过程。最终,这样的反复会导致在仅有无关刺激的情况下,也能引起特定的反应。在巴甫洛夫著名的以狗为实验对象的实验中,一个无关刺激,例如亮光和声调,与食物配对,其中食物是能使狗分泌唾液的刺激物。当两个刺激物以配对形式反复出现后,即使亮光或声调单独出现,也会引起唾液分泌。图 2-1 说明了经典条件反射的过程。

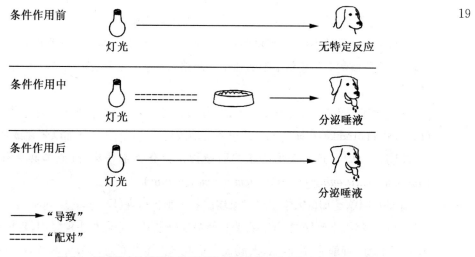

图 2-1　巴甫洛夫认识到的学习过程,后被称为经典条件反射

除了他重要的实验室动物实验,巴甫洛夫还撰写了关于如何把学习过程应用于心理疾病治疗的文章[12]。然而,巴甫洛夫对于行为疗法的重要贡献不在于此,而在于他所作的工作对约翰·霍普金斯(John Hopkins University)大学实验心理学家约翰·B.华生(John B. Watson)的影响。华生是*行为主义*(*behaviorism*)的奠基人,行为疗法的绝大部分内容正是建立在这个心理学流派上的。华生强调客观学习行为的重要性,也就是说,只对那些看得见摸得着的刺激和反应进行处理,同时否认心理概念,例如感知觉、思维和意象[13]。

1924 年,玛丽·琼斯(Mary Cover Jones),华生的学生之一,成功治愈了一名叫彼得(Peter)的 3 岁男孩对兔子的强烈恐惧[14]。治疗主要由两个基本程序组成。首先,彼得先观察其他孩子和兔子一起快乐地玩耍,这样可能让孩子意识到兔子并没有那么令人害怕。然后,琼斯让彼得逐渐接近兔子。当彼得在房间里吃他最喜欢的食物时,琼斯把一个被笼子关着的兔子放到房间里。笼子和彼得之间的距离足够远,这样既不会影响到彼得吃东西,也不会令他不安。过了几天后,琼斯把笼子放得更靠近彼得些,但他们之间的距离始终是在彼得觉得舒适的范围内。最后,琼斯把兔子抱出了笼子,并且靠近彼得。随着治疗的进行,彼得最终能自然地抱着兔子,并和兔子一起玩。多年以后,琼斯的两套治疗程序——塑造和现实脱敏法——被进一步细化,现在它们已被广泛应用于行为疗法对恐怖症的治疗中。

受巴甫洛夫经典条件反射原理影响的还有霍巴特·莫瑞尔(Hobart Mowrer)和威利·莫瑞尔(Willie Mowrer)。1935 年,他们在纽黑文儿童中心(New Haven Children's Center)开展了针对遗尿症(尿床)的治疗项目[15]。治疗中,孩子们学习一旦感觉膀胱紧张就马上醒来,这样他们就会去上厕所,而不是尿湿床单。为了实现这个效果,床单下放了一块特殊的垫子,垫子与铃铛相连,一旦有少量尿液接触到垫子就会引发铃响[16]。因此,孩子一旦开始小便,他们就会被铃声叫醒。当膀胱的紧张感和唤醒行为配对几次以后,单凭膀胱的充盈感就能唤醒孩子。铃铛和垫子的结合被证明是高度成功的,并且被沿用至今。

在巴甫洛夫研究经典条件反射的同时,哥伦比亚大学心理学家爱德华·桑代克(Edward Thorndike)在研究如何通过系统地改变行为结果(分别加以强化或惩罚)来增强或减弱行为[17]。这种类型的学习后被称作操作性条件反射(或工具性条件反射)(*operant conditioning or instrumental conditioning*)。

20

1930 年代,芝加哥大学生理学家埃德蒙·雅各布森(Edmund Jacobson)在另一个地方进行着骨骼肌肉放松的实验,希望它能治疗一系列的心理和生理障碍,包括广泛性焦虑症、恐怖症、抑郁症、高血压、大肠炎和口吃[18]。雅各布森的渐进式放松(*progressive relaxation*)奠定了在行为疗法中被广泛应用的肌肉放松训练的基础。

对心理分析与日俱增的不满

尽管早期对行为疗法的尝试已有了一些效果[19],但是当代行为疗法直到 1950 年代才正式开始发展[20]。在当时,心理分析占据心理治疗模型主导地位,而心理分析的根本性质与主导地位恰恰在很大程度上对行为疗法的开创产生了重大影响。

心理分析,最初由西格蒙德·弗洛伊德(Sigmund Freud)发展,聚焦于探索来访者的早期儿童经验,尝试揭示无意识的矛盾和需要,人们假设这些内容是导致心理障碍的因素。治疗的目标是让来访者认清他们问题的起源。这种领悟被认为是发生改变的关键,因此,心理分析及其他类似的治疗被称为**领悟疗法**(*insight therapy*)。

在 20 世纪上半叶,心理分析是心理治疗中唯一的主要方法。然而,二战结束后,越来越多人开始质疑作为当时主要心理治疗方法的心理分析的实用性。由于心理分析需要很长一段治疗过程——经常需要几年——因此,面对数量庞大的卸甲归田的二战老兵,它已经不能满足治疗的需要。

随着对传统心理分析治疗的不满越来越多,1952 年英国心理学家汉斯·艾森克(Hans Eysenck,英文发音与 EYE-zink 同)的一篇回顾性论文起到了进一步的推动作用[21]。通过检阅医院和保险公司的记录,艾森克调查了领悟疗法的有效性。他总结道,那些接受了传统领悟疗法治疗的病人,与那些从来没有接受过任何心理治疗的人没有任何区别。对艾森克所用数据的后续性分析表明,他夸大了研究结论[22]。尽管如此,艾森克最初的结论还是起到了一定的推动作用,它使心理治疗师们开始质疑传统心理治疗的优势,并开始寻求其他有效的办法。由此,行为疗法名列其中。表 2-1 突出显示了心理分析和行为疗法的区别。

表 2-1　心理分析与行为疗法的区别　　　　　　　　　　　　　　21

	心理分析	行为疗法
聚焦的时间	过去	现在
治疗模式	言语	以行动为中心
治疗策略	间接探索与来访者问题有关的过去和无意识内容	明确当时情况下来访者问题的维持条件,并加以直接的改变
如何应用技术	对所有来访者统一	为每个来访者定制
疗程长短	冗长	简短
有效性证据	质性的,缺乏控制的个案研究	控制的量化实验

当代行为疗法正式开始

当代行为疗法正式开始于 20 世纪 50 年代,同时在美国、加拿大、南非和英国发展开来。

在北美的发展

从 20 世纪 30 年代开始,心理学家 B.F.斯金纳(B.F.Skinner)在哈佛大学开始了他以猪和老鼠为实验对象的操作性条件反射的广泛研究。同巴甫洛夫一样,斯金纳对学习原理的治疗作用进行了思考[23],但他本人没能把理念变为现实。是他的学生和追随者们把操作原理应用在了治疗中。

20 世纪 50 年代初,当时与斯金纳共事的一名研究生,奥古登·林斯雷(Ogden Lindsley),主导了一系列研究,以确定操作性条件反射程序应用于治疗成人严重精神障碍的可行性[24]。起初,他的研究证明,当给予有意义的强化物时,精神病院中的病人可以连续完成简单的任务,尽管他们的行为表面上看似乎漫无目的。他的初期研究不能说是完整意义上的治疗。然而,它们却引发了植根于操作性条件反射原理的治疗程序的进一步发展,并被用于来治疗复杂的人类问题。机缘巧合的是,林斯雷可能是正式运用术语*行为疗法*(*behavior therapy*)来形容系统利用学习程序来治疗心理障碍的第一人[25]。

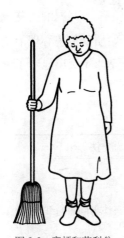

图 2-2 豪顿和艾利翁在证明性研究中的实验对象:病人站姿素描

来源: Haughton & Ayllon, 1965, p.96.

20 世纪 50 年代晚期,特奥多罗·艾利翁(Teodoro Ayllon,发音同"eye-YONG")在加拿大萨斯喀彻温医院实施了经典实验以证明操作性原理在矫正精神病病人严重的干扰行为中的有效性[26]。艾利翁的证明在随之而来的大规模抨击中,对行为疗法起了帮助作用。当时,心理分析仍居主导地位,按照心理分析的说法,心理障碍是植根于心灵深处的无意识矛盾的结果。也就是说,成功的治疗必然需要深入这些矛盾[27]。作为对此理念的间接挑战,艾利翁和他的同事艾瑞克·豪顿(Eric Haughton)说明了行为可能可以被看作是精神障碍的一种症状,它的出现是因为强化物的存在,那么去除这个强化就可以使症状消失[28]。他们选择的目标行为是"拿着扫帚站立"(图 2-2)。实验对象是一名 54 岁的女病人,她已经接受了 23 年的住院治疗,大多数时间她就在沙发上坐着或者是在床上躺着。在对病人拿扫帚站立这个行为的起因一无所知的情况下,一名精神病学家在观察病人的行为后作出了以下评价:

她拿着扫帚,时不时强迫式地……这可以看成是一个仪式行为的程序,一个有趣的动作。一旦倒退战胜了相互联系的过程,古代原始的思维模式便控制了行为。象征主义成了表达的主要形式,心灵深处未被满足的渴望和本能的冲动就这样流露出来……

她的扫帚可能是:

1. 一个给她爱的孩子,她用她的奉献来回报他;

2. 一个生殖器崇拜的象征;

3. 无所不能的女王的权杖[29]。

这个解释与心理分析模型的假设相符:行为的原因是复杂的,植根于心灵深处。然而,豪顿和艾利翁证明,对精神症状有其他更简单、更直接的解释,这在当时是革命式的理念。

1961 年,艾利翁与曾师从斯金纳的内森·阿兹林(Nathan Azrin)合作,在伊利诺斯的安娜州立医院中,设计了首个完整的代币经济[30]。代币经济以提供给病人的代币作为强化物(例如筹码或点数),来激励他们表现出令人满意的行为。病人可以把代币兑换成实际的强化物(例如一份零食或者看电视的时间)。安娜州立医院的代币经济制度为该疗法以后的广泛应用铺平了道路。

早期对行为疗法的反对

如同其他大多数行为治疗师一样,艾利翁和阿兹林在建立他们的代币经济时,遭到了医院职工的强烈反对。大多数员工不相信新的行为治疗方法会奏效,也不愿意支持艾利翁和阿兹林的项目。当时,安娜州立医院的代币经济项目是由一个研究基金资助的实验项目,该基金也被排除在医院的主流项目之外,这种情况在当时的行为疗法普及过程中很典型。其他项目中的医疗人员也反对行为治疗,因此他们不愿意把病人转介到代币经济项目中来,尤其是那些已经取得一些进展的病人。所以,被转介入艾利翁和阿兹林实验项目中的病人,都是一些对传统治疗没有反应,并且被认为是没有治愈希望的病人。自然,这样暗箱操作的本意是用来反对新的行为疗法项目。然而,讽刺的是,这些刁难反倒成了裹着伪装的恩赐。代币经济让那些所谓无法治愈的病人有了显著变化,这样的结果直接加强了行为疗法程序的有效性。从被传统专家怀疑(*skepticism*),到不得不在不利条件(*adverse conditions*)下工作,最后排除万难证明该疗法的有效性(*demonstrating effectiveness*),这样的循环为早期行为治疗师们共同经历,这样的情况一直延续到 20 世纪 70 年代中期。

在南非的发展

同时,在南非,精神病学家约瑟夫·沃尔普(Joseph Wolpe)对精神分析的治疗方法越来越不抱幻想。20 世纪 50 年代,他发展了几个具有重要意义的行为疗法,其中最著名的是被用于治疗恐怖症和焦虑症的系统脱敏法。系统脱敏的过程包括把病人暴露于会唤起焦虑的情境画面中,同时加入与焦虑对抗的行为,例如肌肉放松训练(基于雅各布森的渐进式放松法)。沃尔普以经典条件反射的术语和神经生理概念诠释了他的操作步骤[31]。他的工作具有开拓性质,并且他也常被称为是行为疗法的奠基人[32]。

在沃尔普于南非培养的专家中,著名的有阿诺德·拉扎勒斯(Arnold Lazarus)和斯坦利·拉赫曼(Stanley Rachman)。拉扎勒斯的重要贡献在于他较早地把系统脱敏法用于团体和儿童的治疗[33]。在他的职业生涯中,拉扎勒斯强烈提倡拓展行为疗法的领域。他强调基于疗效基础上的对治疗技术的创造,而非仅仅从现有理论中提取[34]——这一点与沃尔普相反,他的理论总是与学习理论紧密相连。从 1966 年以来,拉扎勒斯在美国实践和传播行为疗法。拉赫曼曾与拉扎勒斯在南非合作,他在 1959 年移民去了英国,在那里与艾森克共事。拉赫曼向英国的行为治疗师介绍脱敏法,之后他成为了英国最著名的行为疗法提倡者和研究者[35]。

24 在英国的发展

英国是当代行为疗法的第三块发源地。英国的行为疗法由伦敦大学精神病理学院的艾森克领衔。该工作受到了临床部门总监 M.B.夏皮诺(M.B. Shapiro)[36]的帮助。他提倡通过系统比较病人个体在治疗过程中的变化与没有进行治疗时的表现(参见第四章中的翻转研究)来证实行为疗法的作用,斯金纳和他的同事也曾采取过同样的方法[37]。对系统比较的强调是北美、南非和英国三地的早期行为治疗师的共同点。在科学发展的历史长河中,这样的例子屡见不鲜,相似的研究方法在同一时间分别在不同地方发展。鉴于以上情况,行为疗法在 20 世纪 50 年代的北美、南非和英国发展得日益壮大,并成为相对统一的替代传统心理分析的疗法。

关于行为疗法的早期道德伦理问题

在行为疗法的发展过程中,有关于它的道德伦理问题在很大程度上是时代的产物。其中一个方面的关注是担心行为疗法技术可能被用来控制人类,从而引发可能的危险。这样的想法部分来自于对行为疗法术语的误解,例如其中会提到控制(*controlling*)变量,实验控制(*control*)和对偶然事件的操控(*manipulation*)。巧合的是,行为疗法诞生于这样一个对外部控制(例如政府)高度紧张,对个人隐私的侵犯(通过电子窃听和个人信息的计算机储存)高度紧张,对滥用公民自由(病人和囚犯的制度化)高度紧张的时代。"面对这些与日俱增的无法控制的影响,许多公民的反应是对任何或所有可能影响行为的行动持高度批判的姿态"[38]。

对行为疗法的许多早期批评来自于对行为疗法的困惑:什么是行为疗法? 哪些不属于行为疗法? 当术语**行为矫正**(*behavior modification*),而不是**行为疗法**(*behavior therapy*),被用到时,批评声来得最为猛烈。行为矫正曾被误认为是改变行为的任何程序,包括精神外科学(例如前脑叶白质切除术)、电休克疗法(ECT)、药物治疗、洗脑、感觉剥夺甚至是折磨[39]。一份调查搜集了《纽约时代周刊》(*The New York Times*)在 5 年内用到**行为矫正**这个术语的文章,调查结果揭示,竟然有几乎一半的文章错误地使用了该术语[40]。在一些个案中,有些被称为**行为矫正**的治疗程序与行为疗法根本没有关系,比如利用药物使肌肉暂时瘫痪(包括呼吸系统的肌肉),以此来惩罚罪犯的行为[41]。

一篇题为《别名的玫瑰:对于行为矫正的标签化偏见和态度》(A Rose By Any Other Name:...Labeling Bias and Attitudes Toward Behavior Modification)的研究,解释说明了治疗步骤的冠名对人们感知的影响程度[42]。在这个实验中,本科生和研究生通过观看录像评估了一个特殊教育班中老师使用强化程序的情况。所有学生观看同一段录像,但是一半的学生被告知录像说明的是"行为矫正",另一半学生被告知录像是关于"人文教育"的。与那些把强化程序看作是"行为矫正"的学生相比,那些看"人文教育"录像的学生给予老师特别多的正面评价,并认为所用的教学法能显著提高课业学习水平,促进情感发展。显然,一旦玫瑰取了其他名字,闻起来可能就没那么香了。

25

行为疗法的接纳和成长

20世纪60年代,很少有行为治疗师开展私人业务,大多数仍旧在精神病院和门诊机构工作的治疗师依然遭到传统心理治疗师的反对。甚至,即便处于一般情况下易于接受和培养新理念的学术领域,行为治疗师们也被冷落在一边,因为他们的同事认为,行为疗法是有别于主流心理学的激进流派。

为了克服这些障碍,从而被接纳和得到成长,20世纪50年代末至60年代初的行为治疗师们花了大量时间收集证据,希望证明行为疗法是替代传统心理疗法的可靠选择。证明性项目的出版,例如艾利翁的实验,就是治疗师们的努力成果之一,他们向世人证明,行为疗法技术能够在相对较短时间内成功治疗一系列临床问题[43]。

20世纪60年代,已被成功建立的行为治疗程序(例如代币经济和系统脱敏)被进一步细化,与此同时,另一行为疗法诞生了。斯坦福大学心理学家阿尔伯特·班杜拉(Albert Bandura)发展了社会学习理论,理论中不仅包含了经典条件反射和操作性条件反射的原理,也包含了**观察学习**(*observational learning*)[44]——通过观看他人行为(榜样)改变自身行为的过程。另外,班杜拉的**社会学习理论**(*social learning theory*)[45]强调了认知(例如思维,印象和期望)在心理功能中的重要作用,也包括它们在心理障碍的发展和治愈中的作用。实际上,班杜拉现在把他的理论称为**社会认知理论**(*social cognitive theory*)。[46]

以认知为行为疗法的聚焦点有违华生的行为主义原则,因为认知过程无法被直接观察到。也许对于早期的行为治疗师来说,华生的行为主义更容易接受些,因为它明确反对根深蒂固的心理分析观点,当然也就反对它所强调的不能被直接观察到的无意识力量。现今,大多数行为治疗师认为,仅仅对能被直接观察到的行为作处理未免太过严苛[47]。毕竟,人类的确会思考、会期待、会计划和想象,显然,这些认知过程也影响着人们如何行为。

1960 年至 1970 年间,几位著名行为治疗师创立了认知行为疗法(*cognitive-behavioral therapy*),它致力于通过改变来访者适应不良的认知以改善心理障碍。花开两朵,各表一枝。宾夕法尼亚大学的艾伦·贝克(Aaron Beck)发展了认知疗法(*cognitive therapy*)[48];而在纽约开私人诊所的阿尔伯特·艾利斯(Albert Ellis)则设计了理性情绪疗法(*rational emotive therapy*)[49](之后,他在 1993 年把它更名为理性情绪行为疗法,*rational emotive behavior therapy*[50])。两位治疗师都试图矫正负面的,不符合逻辑的想法,因为它们与很多心理障碍都有联系,例如抑郁和焦虑。唐纳德·梅根鲍姆(Donald Meichenbaum,发音同 MIKE-en-baum)在安大略省的滑铁卢大学发展了认知行为整体治疗包,例如自我指导训练(*self-instrumental training*)和压力接种训练(*stress inoculation training*),被用来治疗广泛的心理问题,包括强迫行为、焦虑、愤怒和痛苦[51]。梅根鲍姆是第一个将行为干预应用于儿童治疗领域的治疗师之一。起初,认知行为疗法被作为当时行为疗法程序的补充内容,然而,随后它们迅速发展,成为了领域内的一个主要治疗流派。直到今天,大多数的行为治疗师都会用到认知行为疗法。

1966 年,行为疗法推广协会(Association for Advancement of Behavior Therapy)在美国成立。曾与艾森克和拉赫曼在伦敦精神研究所共事的西里尔·弗兰克斯(Cyril Franks)是协会的首任主席。协会成了推广行为疗法,促进该领域进一步发展的主要专业机构。另外,截至 1970 年,已有了 4 本专攻行为疗法的专业杂志。

20 世纪 60 年代,仍有一些批评认为行为疗法最终会随着同时代其他昙花一现的疗法一样自行消失,比如会心团体和原始尖叫疗法。然而,行为疗法在 20 世纪 70 年代的发展明确地向世人宣告,它绝不仅仅是稍纵即逝的幻想。行为疗法开始被承认是一种可接受的治疗形式,甚至对于某些心理问题来说,它是一种治疗选择(*treatment of choice*),即理想选择。

行为疗法的出现

20 世纪 70 年代,行为疗法作为心理学的中坚力量出现,并在精神病学、社会工作和教育方面影响显著。行为疗法的原则和技术被广泛应用于诸多方面,目的在于加强人们的日常功能,所涉及的领域包括工商业[52],儿童养育[53],生态学[54]和艺术[55]。它所包含的应用功能包括增强体能表现[56],加大人们服用处方药的意愿[57],提高养老院住户和年老病人的生活质量[58],更有效地教授年幼孩子学习乐器[59]。大规模行为干预的实例包括鼓励节能[60]，预防犯罪[61]，在大学人数较多的班级中提供个别化指导[62]，以及对整个社区产生影响的鼓励人们参与到降低心血管疾病风险的行动中[63]。

在20世纪80年代，行为疗法领域的两个重要发展成果提高了该疗法的应用度和接纳度。首先，认知行为疗法成为一股新的主要力量。其次，行为疗法开始向*行为医学*（*behavioral medicine*）领域迈进并作出了瞩目贡献，其中包括医学问题的治疗和预防[64]。

到了1990年，行为疗法推广协会已经经历了25个春秋，成员数目从1966年的18人发展到了约4 000人。如今，该机构更名为"行为与认知疗法协会"（Association for Behavioral and Cognitive Therapies），成员数目约5 000人。新的名称表示，传统行为疗法和认知行为疗法都被承认并包含在行为疗法中，并且行为疗法由多种不同的治疗技术构成。

同年，世界各地都建立了行为治疗团体，包括阿根廷、法国、德国、英国、以色列、日本、墨西哥、荷兰和瑞典[65]。正在出版的专业杂志中有二十多本是专门研究行为疗法的，领衔的临床心理学期刊上也出现了基于行为疗法的实证研究，精神病学、社会工作和教育学的权威出版物上也出现了同类型的文章。尽管行为疗法发源于南非、英国和美国，如今的它却在世界的各个角落被人们所实践，例如俄国[66]、波兰[67]、阿根廷[68]、波多黎各[69]、意大利[70]、日本[71]、新加坡[72]、新西兰[73]、古巴[74]等，不胜枚举。

当代行为疗法领域在不断发展进步着。20世纪末和21世纪初见证了两个主要趋势。一是越来越重视行为疗法的实证效力；另一个是采用正念法和接受策略中的不同方法来缓解来访者的痛苦（你将在第十四章读到）。

在20世纪80年代初，行为疗法的最大批评者成为了其主要推动者，这从侧面证明了行为疗法在其领域已变得逐渐成熟。其实，在当时的行为疗法领域，说服持怀疑态度的外行人已变得不再那么重要[75]。取而代之的是，行为疗法学家们开始仔细审视他们的治疗方法对于来访者，甚至对于更大范围的心理疗法领域所产生的影响[76]。

行为疗法的历史相对短暂，但变革始终寓于其中，当你读完本章后会更清楚地认识到这点：行为疗法的所有都是关于变化。　　28

小　结

1. 在千百年的历史中，行为主义原则早已被应用于治疗人们的问题行为。然而，对该理论系统化的应用仅发生在过去60年中。

2. 历史上已有数个真实个案表明前人已开始使用类似于现代行为疗法的治疗程序。然而，行为疗法来源于20世纪早期的实验性研究。这些研究包括巴甫洛夫对经典条件反射的概念化,华生所创建的行为主义理论(仅针对可以观察到的行为);琼斯所设计的早期在学习基础上进行的对恐怖症的治疗;以及莫瑞尔设计的基于经典条件反射理论的"铃和垫子"相结合的对于尿床行为的治疗方法。

3. 当代行为疗法开始于 20 世纪 50 年代,部分源于对心理分析与日俱增的不满。它在北美、英国和南非三个地方同时发展起来。林斯雷利用了由桑代克和斯金纳发展的操作性条件反射原理,来影响患有精神障碍的病人的行为。艾利翁和阿兹林发展了第一个代币经济。在南非,沃尔普发展了系统脱敏法,拉扎勒斯拓展了它的应用范围。拉赫曼把行为疗法从南非带到了英国,与行为疗法的提倡者兼心理分析法的批评者——艾森克,开展了合作。

4. 早期行为疗法的努力遭到了来自传统心理治疗法的强烈批评和反对。起初,行为治疗师们致力于证明行为疗法可以是有效的。

5. 由于人们担心外部控制可能会带来的危害,以及对行为疗法组成内容的迷惑,早期产生了对行为疗法道德伦理方面的批评,随着时间的推移,这些批评后被证实是没有根据的。

6. 20 世纪 60 年代,班杜拉发展了社会学习理论,该理论结合了观察学习、操作条件反射和经典条件反射。理论强调认知(思维)在心理功能中的关键作用——很大程度上脱离了华生的行为主义。

7. 同样在 20 世纪 60 年代,艾利斯、贝克和梅根鲍姆发展了首个认知行为疗法,该疗法改变心理障碍中的认知部分。起初,认知行为疗法是作为当时行为疗法操作程序的补充内容出现的,而后迅速发展成为一个主流的行为治疗方法。

8. 20 世纪 70 年代,行为疗法成为主流心理疗法之一。

29

9. 行为疗法推广协会(今天的行为及认知疗法协会)建立于 1966 年的美国,该协会是致力于提倡行为疗法的主要专业机构。

10. 尽管行为疗法在南非、英国和北美起源,如今它已遍布世界的许多不同国家。

文献注释

1. Franks & Wilson, 1973.

2. Franks, 1963.

3. Arnarson, 1994; Fell, 1975.

4. Itard, 1962.

5. Lovaas, 1977.

6. Kazdin, 1978.

7. Pitts, 1976.

8. Stewart, 1961.

9. Lewis, 1875; Rosen & Orenstein, 1976.

10. Franks, 1969.

11. Pavlov, 1927.

12. Kazdin, 1978.

13. Watson, 1914.

14. Jones, 1924; compare with Kornfeld, 1989.

15. Kazdin, 1978.

16. Mowrer & Mowrer, 1938.

17. Thorndike, 1911, 1931, 1933.
18. Jacobson, 1929, 1934.
19. Yates, 1970.
20. Sobell, 1994.
21. Eysenck, 1952.
22. For example, Cartwright, 1955; Luborsky, 1954; Smith & Glass, 1977.
23. Skinner, 1953.
24. Lindsley, 1956, 1960, 1963; Skinner, 1954; Skinner, Solomon, & Lindsley, 1953; Skinner, Solomon, Lindsley, & Richards, 1954.
25. Skinner, Solomon, & Lindsley, 1953.
26. For example, Ayllon, 1963, 1965; Ayllon & Michael, 1959.
27. Freud, 1909/1955.
28. Haughton & Ayllon, 1965.
29. Haughton & Ayllon, 1965, pp.97—98.
30. Ayllon & Azrin, 1968.
31. Wolpe, 1958.
32. Wolpe, 1990.
33. Lazarus, 1959, 1961; Lazarus & Abramovitz, 1962.
34. Lazarus, 1966, 1967, 1976.
35. Rachman, 1959, 1967, 1972.
36. For example, Shapiro, 1957, 1966.
37. Skinner, 1953.
38. Davison & Stuart, 1975, p.756.
39. Franks & Wilson, 1978.
40. Turkat & Feuerstein, 1978.
41. Reimringer, Morgan, & Bramwell, 1970.
42. Woolfolk, Woolfolk, & Wilson, 1977.
43. Ullmann & Krasner, 1965.
44. Bandura, 1969, 1977b, 1986b; Bandura & Walters, 1963.
45. Bandura & Walters, 1963.
46. Bandura, 1986b, 1997, 2008.
47. For example, Cloitre, 1995.
48. Beck, 1963, 1972, 1976.
49. Ellis, 1962, 1970.
50. Ellis, 1993.
51. Meichenbaum, 1974, 1975, 1977; Meichenbaum & Cameron, 1972, 1973.
52. Hermann, de Montes, Dominguez, Montes, & Hopkins, 1973; New tool, 1971; Pedalino & Gamboa, 1974.
53. For example, Becker, 1971; Christophersen, 1977; Patterson & Gullion, 1976.
54. Kazdin, 1977b.
55. Madsen, Greer, & Madsen, 1975.
56. For example, Rachman & Hodgson, 1980; Rachman & Teasdale, 1969; Rushall & Siedentop, 1972.
57. For example, Epstein & Masek, 1978; Lowe & Lutzker, 1979.
58. For example, Libb & Clements, 1969; Sachs, 1975.
59. Madsen, Greer, & Madsen, 1975.
60. Kazdin, 1977b.
61. For example, McNees, Egli, Marshall, Schnelle, Schnelle, & Risley, 1976; Schnelle et al., 1978.
62. For example, Keller, 1968.
63. Maccoby, Farquhar, Wood, & Alexander, 1977.
64. Arnkoff & Glass, 1992; Glass & Arnkoff, 1992.
65. Kazdin, 1978.
66. Lauterbach, 1999.
67. Kokoszaka, Popiel, & Sitarz, 2000.
68. Torres-Martinez & Spinetta, 1997.
69. Martinez-Taboas & Navas-Robleto, 2000.
70. Sanavio, 1999.
71. Sakuta, 1999.
72. Banarjee, 1999.
73. Blampied, 1999.
74. Dattilio, 1999.
75. Nezu, 1996.
76. For example, Baer, Hurley, Minichiello, Ott, Penzel, & Ricciardi, 1992; Kazdin & Wilson, 1978; Spiegler, 2005; Stolz & Associates, 1978.

第三章　行为模型

32

为了更好地理解行为疗法的本质,你必须理解它的模型是建立在什么样的基础上的。本章描述了构成行为疗法基础的一般人类行为模型。然后,第四章会逐条说明由各模型衍生出的行为疗法原理。第三章和第四章构成了行为疗法的核心。

成就我们的,正是我们所做的事:行为的支配地位

我们怎样来定义一个人究竟是谁? 是什么使每个人独一无二? 根据行为模型,每个人都被我们的**行为**(behaviors)所定义——换句话说,我们做了些什么。成就我们的,正是我们所做的事。

显性行为和隐性行为

行为被分为两大类:显性和隐性。**显性行为**(overt behaviors)是指人们可以直接看到或听到的行为;某种意义上说,它们是公开的行为。比如,进食、走路、说话、接吻、开车、写句子、烹饪、笑和歌唱。

隐性行为(covert behaviors)是私密的行为,其他人不能直接观察到我们做了什么;然而,如果我们自己参与到了其中,是能够觉察到它们的。隐性行为分为三类:包括思维、期待、归因和想象在内的**认知**,**情绪**(情感),**生理反应**;例如肌肉紧张、心脏跳动频率、血压和呼吸频率。

显性行为、认知、情绪和生理反应构成了四种**行为模式**(modes of behavior),它们在行为疗法中被评估和治疗。参与性练习 3-1 能帮助你区分显性行为和隐性行为。

参与性练习 3-1 **区分显性行为和隐性行为**[a]

区分显性(公开)和隐性(私人)行为是容易的。如果你能直接观察到别人也能参与到行为中来,那么它就是显性的。如果你不能直接观察到行为,那么它是隐性的。

在一张纸上写下数字 1 至 20,对于下列行为,显性行为记作"O",隐性行为记作"C"。然后,查阅学生资源手册检查答案。

33

1. 歌唱	8. 瞪眼	15. 饮用
2. 思考	9. 享受	16. 吸烟
3. 微笑	10. 写作	17. 希望
4. 学习	11. 聆听	18. 触摸
5. 进食	12. 观察	19. 专注
6. 回忆	13. 说话	20. 叹气
7. 喜爱	14. 做梦	

---

a 你必须先完成这个参与性练习,然后再继续下面的阅读。

隐性行为:特殊的考虑

隐性行为的重要性不亚于显性行为。事实上,许多把我们从动物王国中的其他亲戚区别开来的行为正是隐性行为,包括复杂的思维和推理。尽管行为治疗师既处理显性行为也处理隐性行为,但也并非总是如此。早期的行为治疗师追随华生的传统行为主义,只对显性行为作处理(见第二章)。

因为显性行为能够被直接观察到,所以评估它们相对直接。相反,评估隐性行为就复杂得多。我们每个人都对自己的隐性行为有直接的认识,但是对于其他人的隐性行为就只能间接了解了。

别人的隐性行为可以通过他们的显性行为推测到。(生理反应例外,它们是通过仪器测量的,例如听诊器和多导生理记录仪。)大多数时候,在别人告诉我们他们的想法和感受时,我们才能知道别人的隐性行为。谈论个体的私人经历是显性行为。

另一个我们了解他人隐性行为的办法是观察那人做了些什么,通过他/她的显性行为推测他人"内部发生了什么"。例如,如果你看到他人面带微笑和哈哈大笑,你很有可能推断这个人感到快乐。你也可以说,一个显性行为可以"锚定"一个隐性行为[1]。表 3-1 列举了显性行为是如何像锚一样锁定许多常见的隐性行为的。请注意,有些显性行为也可以被看作其他隐性行为的指标(例如,"错过了一个约会"除了表示遗忘,还能是其他什么隐性行为的指标?)

表 3-1　显性行为像锚一样锁定隐性行为的例子

显性行为	隐性行为
告诉别人"你在想什么"	思考
错过一个约会	遗忘
瞪眼、皱眉、保持静止	专注
颤抖、踱步、咬手指	感到害怕
拥抱、亲吻、说"我爱你"	陷入爱河
赞美、感谢	欣赏

行为描述与特质描述

在继续阅读之前,请花两分钟做个简单的演示。脑海里想一想你熟知的一个人。写下对那个人的特质描述,那么不认识这个人的其他人可以有一点感觉,知道他或她是怎么样的一个人。当你完成后,继续下面的阅读。

34 　　像你刚刚所作的那样,当我们描述某人的时候,大多数人倾向用个性特征而不是他们的行为。特质(*traits*)是我们归因于自己和他人的个性特点,例如友善、机智、有趣和诚实。特质是理论建构,并不真实存在,但它们是描述他人的捷径。特质由行为推导而来。例如,当我们看到某人为其他人开门并礼让其他车辆,让它们先进入交通车流的时候(行为),我们随之推导出这个人彬彬有礼(特质)。特质是抽象概念,而隐性行为不是,注意到这一点非常重要。

　　特质描述表面上为描述一个人提供了大量信息,但实际上提供的都是一般的普遍信息,而非特定的信息。想一想下面这个例子。当胡安妮塔(Juanita)的朋友都不安时,她试图安慰他们,然而胡安(Juan)尊重朋友们的隐私,并且与他们保持距离。胡安妮塔和胡安都可以被看作是体贴的。但是,单凭体贴的这个描述并不能告诉我们他们二人是如何行动的。

　　为了理解特质对于特定个体的意义,你必须去了解该特质首先是由个体的哪些行为推导出的,也就是循环推理。首先,你观察一个人的行为;然后,根据你观察到的行为你推导出他的一个特质;最后,为了解释(特定个人)特质的含义,你又回到那个观察行为。如果这个过程的开始和结束都是观察行为,那么特质的使用就是多余的。

　　与之相反,行为模型仅仅通过行为来描述人。行为描述比特质描述具体细致得多。坏处是,描述会显得更长("莉莲是个明智的人"的推导和"莉莲每天至少学习4小时,对她的功课计划得非常仔细,经常提前完成功课"的观察相比较)。然而,其准确性——也是行为描述的实用性——大大弥补了它描述较长的缺点。

　　通过行为来描述来访者的问题而不是通过他们的特质存在几个优点,这些优点之间都有一定的联系。行为描述更准确,并且具有个性化的特点。相反,特质描述把问题分为几个大类(例如抑郁和精神分裂)。还有,行为描述能够提供细节化的信息,为每个来访者独特的问题订制治疗计划恰恰需要这些信息。

35 　　能够区别行为和特质对于理解行为模型来说很重要。关于人们做什么的描述是行为的;关于人们是怎么样或他们所拥有的特征是特质的。参与性练习3-2可以检查你对这个区别的理解。

参与性练习 3-2　区分特质和行为[b]

　　在下文中,试试看你能不能区别特质描述和行为描述。在一张纸上写下数字1至20。然后,用字母 T 代表特质,B 代表行为,对下列陈述进行标记。

　　　(1)雷蒙的感知力很强。(2)他可以注意到别人情绪中的微小变化。(3)并且准确地说出他们的感受。(4)他博览群书。(5)且对天文地理,鸟兽鱼虫都有所了解。(6)他很睿智,(7)几年前学的东西他现在还能回想起来。(8)雷蒙是个温暖,真诚,脾气好的人。(9)他是一个好朋友,(10)总是能伸出援助之手,(11)也很慷慨。(12)他总是穿戴整齐。(13)雷蒙努力工作。(14)并且是一个投入工作的人。(15)他是体育健将。(16)夏天他游泳,冬天他滑冰。(17)他生性活泼,(18)充满活力。(19)尽管他有些啰嗦,(20)但是他还经常独处。

　　行为疗法处理来访者的行为,而不是他们的特质。然而,来访者还是经常用特质来描述他们自己和他们的问题(例如"我很害羞,而且还退缩")。因此,行为治疗师必须把特质"翻译"成行为。这包括界定与来访者特质描述相关联的独特行为。治疗师提出的关键问题是,"是什么让你把自己形容成(特质)?"如同你在表格 3-2 中看到的那样,一个特质描述可能和一系列的特定行为相关联。参与性练习 3-3 会给你将特质翻译成行为的体验。

表 3-2　显性行为可能暗示的独特特质的例子

行　　为	特　质
微笑、大笑、谈论高兴的感受	高　兴
哭泣、独坐、缓慢移动、说自己很沮丧("低落"或不高兴)	抑　郁
和人打招呼、对他人微笑	友　善
准时赴约、实行已计划的任务,保密	信　任
主动帮助他人、与他人共进晚餐时经常请客	慷　慨

参与性练习 3-3　　把特质翻译成行为[c]

　　把特质描述翻译成行为描述需要找到能够指示特定特质的行为。在一张纸上,列出可能有助描述个体下列特质的行为。你所列举的行为,应该是大多数人都会认同的具有该特定特质的人会做的活动(换句话说,行为)。

1. 善交际的　　　　　5. 可靠的

2. 敌意的　　　　　　6. 机智的

3. 有帮助的　　　　　7. 耐心的

4. 善变的　　　　　　8. 健康的

你能在《学生资源手册》中找到每个特质的行为举例。

---

b 你必须先完成这个参与性练习,然后再继续下面的阅读。

c 你必须先完成这个参与性练习,然后再继续下面的阅读。

为什么我们会有如此的行为？

你是否经常问你自己："为什么我做这些？"或是"为什么我会如此的表现？"人类总是痴迷于对自己的行为刨根究底，心理学家就此发展理论以及模型试图解释人类行为。根据行为模型，一个人的行为是由行为产生之前和之后的当前事件所导致的。**前因(Antecedents)**是在当事人实施特定行为之前所发生的事件；**后果(Consequence)**是发生在特定行为之后的事件或行为的结果。例如，人感觉累了是睡觉的前因，第二天感觉精力恢复了是睡觉的后果。

ABC 模型

ABC 模型(ABC model)主要阐述了前因、行为以及后果的时间顺序(见图 3-1)。导致个体实施特定行为的特定前因与后果被称为**维持条件(maintaining conditions)**，并不是所有的前因与后果都是维持条件。只有一小部分相对少数的前因与后果能维持(或是影响)某个行为，我们将这些事件称为**维持前因(maitaining antecedents)**与**维持后果(maintaining consequences)**。

37

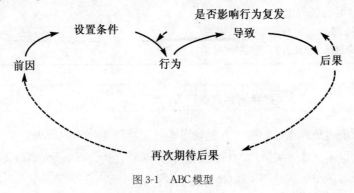

图 3-1　ABC 模型

维持前因

维持前因分两种：*先决条件(prerequisite)*和*刺激控制(stimulus control)*。这两种维持前因都可以通过自然产生或有意的引入来改变特定行为。

为了引发特定行为，你必须首先拥有先决的知识，技能以及资源。例如，*去看电影之前需要知道电影院在哪里以及电影几点开始，当事人需要有能力到达电影院以及有足够的钱来买电影票*。这些先决条件看似琐碎，但是想想：如果没有这些，当事人是否能看成电影(当然偷偷溜进电影院不包含在内)？

刺激控制(stimulus control)是指起到了行为发生"铺垫"作用的提示和条件。刺激控制分两种:提示(prompts)以及环境事件(setting events)。**提示**是引发行为的指令,例如家长在吃晚饭前对孩子说"去洗手"。**环境事件**是激发行为的外部环境条件,这比提示更为宽泛与复杂。环境事件可能包括谁在场以及他们在做什么,当时的时间,以及现场的物理环境。例如,有两个房间,一个房间里安安静静的,其他人都在学习,而另一个房间里的人都在社交,那么如果是你,你可能更愿意在那个安静的房间里准备考试。

想想你的行为在以下特定场合下是否会不同:在教室里,在派对中,和挚友在一起,或是和陌生人在一起。以上的每一个环境事件都会激发不同的行为。人们经常通过改变日常生活中的环境事件来影响自己的行为。例如,一个女人如果希望减轻体重同时改善健康,那么她更有可能将油腻食品从家中扫除并采购健康食品。行为疗法利用提示与环境事件来改变来访者的问题行为。

理论点 3-1 **我们身处何方才是决定性的(而不是我们是谁):行为具有情境特殊性**

我们对身边的人所采取的行为的预测通常都会准确,这是因为人的行为具有一致性。很多理论都曾经解释过这种一致性的来源。根据行为模型,这种一致性是由行为发生所在的环境决定的。**情境**(situation)是指一种上下文(context),包括当时我们所在的地方,谁和我们在一起以及当时发生了什么。设置的环境事件会暗示可预期哪些行为,或者哪些行为是合乎特定情况的,因此很可能会导致正面的后果。同样,设置的环境事件也可以告诉我们哪些行为是不恰当的,因此有可能会招致负面的后果。

由于我们自己在每个情境中找寻的线索会影响我们的行为,因此我们很可能在相同或相似的情境下会表现出行为的一致性。对于我们来说,预测一个人的行为的最可靠信息来自那些行为发生的特定上下文情境。由此,我们说行为具有**情境特殊性(situation specific)**[2]。

一个简单的例子就能说明情境特殊性的意义。维尔伯特(Wilberto)是一个大学生,几乎每堂演讲课他都静静地坐在一边,和朋友在餐厅吃饭时用中等音量说话,在篮球比赛中呼喊直到声音嘶哑。在每个情境中,特定情境中的社会期待和限制影响着维尔伯特说话的音量。他说话的音量在相似情境中有一致性,但是当环境改变时,它也会改变。另外,尽管维尔伯特在演讲课中总是安静地坐着,但他经常在研讨会和讨论环节发言,那时情境的要求就和演讲课时候的要求不一样了。

以此类推,用情境特殊性来解释行为一致性的这个主要方法也可以用到解释个体特质一致性上。我们可以说维尔伯特是个安静的人或者是吵闹的人。然而,无论是哪个描述都不准确,因为安静不能预测他在篮球场上的行为,吵闹也不能预测他在演讲课上的行为。因此,形容维尔伯特在不同情境中的行为比专指他可能的特质来的更准确。

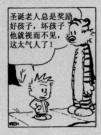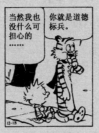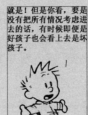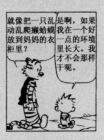

CALVIN AND HOBBES © 1990 Watterson. Dist. by UNIVERSAL PRESS SYNDI-CATE. Reprinted with permission. All rights reserved.

39

维持后果

鉴于维持前因是对行为执行的首要保证,维持后果决定了行为是否会再一次发生。通常,当行为执行的后果是有利的,个体更有可能重复这个行为。不利的后果使个体不愿意在将来加入行动。后果包括直接发生在个体身上的事情,或是发生在别人身上的事情,和行为结果对物理环境的作用。后果既可以是即时的也可以是延迟的,可以是短期的也可以是长期的。

你可能会想,行为发生之后的事件是怎么影响那个行为的。事实上,行为实际上的后果只能对将来行为的出现产生影响。然而,个体对可能后果的预期会影响个体是否在当下表现行为的决策(见表3-1)。这些期待是前因。换句话说,个人对作出特定行为后可能发生的结果的预测是决定他会不会在以后做出这个行为的因素之一。我们对自己做出的行为可能会发生后果的预期,很大程度上受我们经历过的过去相似行为所产生的维持后果影响。今天行为的维持后果是明天行为的维持前因。例如,参加朱利叶斯晚宴的客人在上周表扬了他的凯撒色拉,那么他就会在这个星期再尝试做一个。他的客人的表扬是上周做色拉的结果,但是它变成了本周同样行为的前因。显然,如果结果会影响行为将来是否出现,那么对这个行为结果的记忆是必要的[3]。

维持前因和后果的确定

不同于常见的误解,行为疗法并不直接改变症状和问题行为。行为疗法通过改变维持行为的条件来治疗问题行为。治疗的第一步是必须先确定维持问题的条件,然而才能改变他们。这个过程由确定行为所有的前因和后果开始,因为它们之中有一些就是维持问题的条件。参与性练习3-4会给你一些关于这方面的练习。

如前文所述,不是行为所有的前因和后果都是它维持的条件。在行为疗法中,治疗师和来访者一起确定可能影响(导致)问题行为的前因和后果。改变**可能的行为维持条件(probable maintaining conditions)** 才能矫正问题行为。

下面这个例子可能有助于明确维持前因、维持后果的概念以及它们在决定行为中的作用。考虑一下你现在正在做的行为——阅读你的课本中的某一个章节。是什么样的先决条件、刺激物和环境事件导致你阅读这个章节？阅读本章会有什么可能的后果？花一点时间写下这些前因和后果,然后看看表3-3。

表3-3　表现"阅读某一布置章节"这个特定行为可能的维持前因和维持后果中的一部分

维持前因	行　　为	维持后果
● 拿到一本书 ● 能看见文字 ● 能阅读文字 ● 布置的章节 ● 阅读前面的章节 ● 期望通过阅读章节获益	阅读布置的章节	● 理解材料 ● 学到新东西 ● 发现材料有趣 ● 感到成就感 ● 完成部分章节 ● 记住已读的内容 ● 在期末问卷中正确回答相关问题

参与性练习 3-4　　区分前因和后果[d]

这个练习包含了六个特定行为以及围绕他们的一些细节。请根据细节列出每个描述行为的前因和后果。事实上,所有的前因和后果都已经在情景描述中提到过了,所以不要妄加推测没有提到的内容。完成后,可以在《学生资源手册》中核对答案。

行为1:报警。一个炎热的夏夜,克里格尔太太(Mrs. Kriegel)在她二楼的公寓里坐着。当她向窗外望去时,她发现有两个年轻人在攻击一个老太太,随后抢了老太太的包就跑了。她立即报警。警方向她表示了感谢,并随即赶往犯罪现场。克里格尔太太觉得她做了正确的事。

行为2:看戏。昆妮莎(Quanisha)了解到城里有一出新戏正在上演,并且收到了如潮的好评。她知道她能凭学生证去看,并且如果去看的话还能给她的英语课加分。结果,她却对戏非常失望,觉得简直是浪费时间。但是那些加分却提高了她的成绩。

行为3:晚起。奥尔(Al)直到凌晨3点才上床睡觉,因为酒醉得厉害,所以也忘记调闹钟。第二天早上,他比平时晚了两个小时才醒,也错过了去办公室的最后一班巴士。当他最终赶到办公室时,他发现自己已经错过了两个与客户的重要会谈。

行为4:做一桌盛宴。布伦丹(Brendan)的父母会来看他,他想给他们一个好印象。这也是他尝试新配方的完美机会,而且他也喜欢做饭。尽管他的努力把厨房弄得一团糟,但是晚宴很成功,他的父母也非常享受。布伦丹自己也很享受那顿丰盛的晚餐,总体来说他对那晚是满意的。

行为5：买新衣服。简(Jane)需要新衣服，而且她在夏天攒下的钱也足够购物了。她跟家里人借了车，确认了去购物中心的路线。回到家时，她买了满满一柜子的舒适又时尚的服装。她很喜欢新衣服，她的妈妈和朋友也赞美她穿上新衣服很漂亮。

行为6：拉火警警报。曼尼(Manny)看到角落里有个火警警报箱。他想给他的朋友们留下深刻的印象，脑海里想象着如果他拉下警报会有多刺激。读完火警警铃上的指示，他四处张望发现周围没有人，然后他拉了警铃。消防车在几分钟之内就赶到了，人群也聚拢开始围观。愤怒的消防队长宣布这是一次误报。消防警开始展开调查，人群渐渐散去，消防车也回到消防站。

41

理论点 3-2 症状替代的神话

在行为疗法早期——20世纪50年代和60年代早期，心理分析师们利用症状替代的概念来攻击行为疗法是个不完整的治疗[4]。症状替代(*symptom substitution*)是指治疗行为——而不是他们所谓的"潜在动因"——会导致另外一个适应不良的行为(症状)更换(代替)被治愈的行为。一个假设的例子是这样的：当一个来访者不再害怕在公开场合说话时，他会逐渐形成对在更衣室不穿衣服的恐惧。一位心理分析师会说，这样的情况会发生，因为其潜在的动因——对公开讲话的焦虑没有被治愈，也就是关于在公开场合暴露自己的潜在矛盾没有被解决。尽管来访者再也不会害怕在公开场合说话了，无意识矛盾依然存在，只是会用其他症状显现——害怕在更衣室里不穿衣服。

对于行为疗法症状替代的批评是错误的，原因有两个。首先，它建立在了错误的前提上，即认为行为疗法是治疗症状(问题行为)的[5]。就如你刚刚读到的那样，行为疗法直接治疗维持条件——也就是导致问题行为(症状)的原因。第二，也是最重要的原因，所谓行为疗法中的症状替代缺乏实证的支持[6]。有些研究专门想找一些症状替代的证据，但是一无所获；来访者没有发展出替代形式的适应不良行为[7]尽管如此，在一些不熟悉行为疗法的心理健康专家中间，症状替代的神话依旧存在[8]。

当下的维持条件和起源于过去的条件：一个关键的区分

根据行为模型，当下的条件导致我们现在的行为。那么我们过去的经验在决定现在的行为中起了什么作用呢？答案是，过去的事件仅间接影响了当下的行为。直接导

---

d 你必须先完成这个参与性练习，然后再继续下面的阅读。

致现在行为的因素正在现在,此时此刻正在发生。

我们来看个个人的例子。你上一次打扮你自己是什么时候?除非你现在是穿着睡 42
衣在家懒洋洋地打发时间,否则你很有可能会说,"今天的早些时候吧"。实际上,你一
天至少要换一次衣服,每天如此。那么,**打扮自己**的维持前因有哪些呢?维持前因可能
包括知道怎么样打扮自己,拥有衣服,早晨起来和打算到外面什么地方去。维持后果可
能包括打扮得体的感觉,获得别人对你着装的赞美,以及不会因为不得体的出场而被别
人注意。

你还回想得起小时候第一次尝试打扮自己的情形吗?可能一开始,你拒绝打扮自
己。毕竟,你习惯了别人为你穿衣服,为自己穿衣服又困难又充满了挫败感。尽管如
此,你还是学着自己穿衣服。是什么条件影响了你,使得你自己开始学习穿衣服呢?最
主要的维持前因很可能是你的父母告诉你要打扮自己。维持后果可能包括父母对你的
表扬,要是你自己穿衣服就允许你参加一些你会喜欢的活动(例如出去玩)。

这个例子说明,同样的行为——穿衣服——在当下被保持的条件和过去使它产生
的条件有很大的不同。这是当下维持条件和**过去产生条件**之间的本质区别。

过去的事件可以对现在的行为有**间接影响**,就像先前的记忆对你现在的行为模式
产生影响一样[9]。例如,回想当你哭泣时,妈妈令人愉悦的安慰可以让哭泣这个行为保
持多年,尽管妈妈那时的同情已经过去了很久。但是我们要注意,妈妈给你的舒适感没
有影响你现在的行为。对舒适感的**记忆**反而成为了一个维持条件——因此,回忆是**当
下的事件**。

综上所述,行为治疗师认为当下的条件直接影响现在正在发生的行为。换句话说,
当下的维持条件保持了当下的行为。因此,改变当下行为的方法是改变它当下的维持
条件。理论点 3-3 继续讨论过去事件对现在行为的作用。

环境和学习与生物和遗传

我们所有的行为——包括行为治疗针对的异常行为——是在生物/遗传因素和环
境/学习因素作用下发展和维持的。学习是通过环境因素影响行为的过程。**环境(envi-
ronment)**包含了所有对行为产生影响的外在因素,包括物理设置,物理环境和当时在场
的人。至于生物因素和环境因素的比重则因行为的不同而不同,但是,即便一些行为包
含特别多的生物成分,它仍旧受环境因素影响。例如,许多证据表明,智力行为(例如理
解,推理和问题解决)有较强的遗传成分[10]。然而,在个人遗传天分的宽泛界限内,环境 43
因素能对智力行为起到辅助性的加强作用(比如一个刺激的环境)或抑制作用(比如刺
激最小化)[11]。

理论点 3-3　莫回首：过去的事件对现在的行为所起的作用

我们广泛秉持的观点是我们的过去,特别是童年早期,对我们现在的生活有深远的影响,但事实恰恰相反,过去的事件对我们现在的行为仅有微弱且间接的影响。"童年是成人世界的起源"这个理念植根于心理分析,如同其他心理分析概念一样,它已经成为了我们日常信念系统中的一部分。

行为观点与心理分析观点也并非完全不同。两者都认为成人是他们先前经历的结果。但是二者在如何看待这个影响的本质问题上持不同意见。心理分析认为早期经验对后期的行为有直接和永久的作用,也就是说现在的情境对成人(或童年后期)的行为没有影响。行为模型认为,行为虽然是早期经历的结果,但是通过学习能改变它,因此早期经验对后来的行为没有影响或影响甚微。

回顾过去来找寻当下行为的决定因素会导致许多问题。检验过去事件很难,而且它通常需要通过回想来收集信息,这样会不准确。我们不仅会忘了当时的一些细节,而且我们不可避免的会重塑过去的事件,这样我们才能弥补遗忘的细节或修正我们回忆中显然不合情理的地方。另外,就算我们对过去事件的回忆是可行和可靠的,我们也无法知道是不是就是这个特定事件导致了行为的发生,因为我们不能回到过去来测试这样的假设。

相反,评估当下影响我们行事方式的因素就非常方便了。首先,因为它们在当下发生,所以获取准确的信息就成为可能。第二,与过去的条件不同,发生在当下的条件能够被系统地修正,这些修正对行为改变的影响也能被评价。因此,就能对当下(并非过去)影响行为因素做效力检测。

综上所述,在实践中,行为治疗师可能会对来访者问题开始时的情境进行提问,目的是为了搞清楚当时维持条件的本质。但是,治疗的焦点是现在的条件。

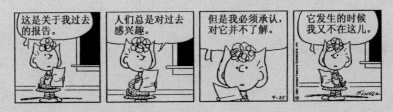

© United Features Syndicate, Inc.

以现在的角度回忆过去总有它的缺陷。

44　　学习能影响包含生物或遗传成分的行为[12]。例如,患有科尼利亚德兰格综合征(一种罕见的伴有生理和心理发展迟缓的先天疾病)的个体所具有的自残行为与特定的环境设置有关,例如个体是单独一个人还是与其他人在一起[13]。学习可以改变那些看似受遗传或生物性起源影响较大的心理障碍,例如自闭症、抑郁症和精神分裂症[14]。尽管在妥瑞氏综合征的发展中,基因和神经生理因素起了主要作用[15],作用于行为层面的行为疗法技术在显著减少(面部或颈部)抽搐方面取得了成功(你会在第十六章读到)[16]。另外,成功的行为疗法可以使中央神经系统发生可测量的变化。例如,有研究表明,痊愈的患有蜘蛛恐怖症的病人的脑神经回路已趋于正常化[17],还有,与药物治疗的疗效相同,经行为疗法治愈的强迫症病人的中央神经系统也发生了变化[18]。

理论点 3-4　交互决定论中的自由

　　根据行为模型,环境因素在决定人们如何行为中起了主要作用。如果你把这条陈述理解为"受环境控制",那么这种理解会使你的观点狭隘。事实上,与之相反的观点恰恰是正确的。环境,显性行为和隐性行为之间存在交互关系或给予—索取的双向关系。每个作用因素与其他两个因素互相影响——换句话说他们是**交互决定**的(如图 3-3 所示)[19]。表 3-4 以写一篇文章为例子,说明环境、隐性行为和显性行为是如何交互影响的。

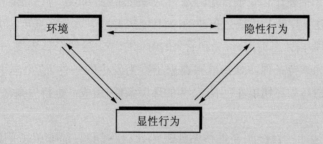

图 3-3　根据交互决定论的原理,环境、显性行为和隐性行为三者之间互相影响

表 3-4　以写一篇文章为例,说明环境、显性行为和隐性行为是如何交互决定的

环境影响显性行为
当郑(Chung)在安静的地方写作时,他能写得更多。
显性行为影响环境
当梅根(Megan)在她的寝室写作时,她善解人意的室友调低了音响的音量。
隐性行为影响显性行为
当琼(Joan)认为一个特定的题目非常有趣时,她会花更多的时间写这个题目。
显性行为影响隐性行为
当卡洛斯(Carlos)成功写完一篇有难度的文章时,他觉得自己作为学生很有能力。
环境影响隐性行为
当曼尼(Manny)直到交作业前一天晚上才开始写文章时,他感到焦虑。
隐性行为影响环境
当印第安纳(Indiana)专心写文章时,她的室友停止跟她说话。

45

交互决定论的概念对个人自由有重要意义。我们如何行为并非严格受外力决定。我们能改变或创造改变我们行为的因素。例如,对于一位很少锻炼的女士来说,参加一个健康俱乐部会增加她按时锻炼的机会。同样的,对一位因为事业失败而认为自己很差劲的男士来说,可以换一个他会成功的工作,进而影响他对自己的看法。得到个人自由的关键是理解影响我们行为的因素,接纳我们对其进行控制的责任。

小　结

1. 行为模型通过行为对人下定义。

2. 行为是一个人做的任何事。显性行为是其他人能直接观察到的行为。隐性行为是私密行为,由认知、情绪和生理反应构成。隐性行为由显性行为推测而来,生理反应除外,它可以由仪器测量得知。

46　　3. 用特质来描述个体是最普遍的方法。特质描述的问题是它们是普遍的,而非特定的。行为描述不仅比特质描述更准确,而且能更好地保留个体差异。

4. ABC 模型描述了前因、行为和后果的时间顺序。导致个体表现一个行为的特定前因和后果称为维持条件。维持前因建立了行为发生的条件,它由先决条件、刺激物(表现行为的线索)和环境事件(引起行为的环境条件)组成。维持后果决定了行为是否会再次发生。

5. 行为疗法通过直接改变维持条件来治疗行为问题,而非改变问题行为及其症状本身。对此区别的混淆会导致产生症状替代的误解,症状替代是指对行为本身进行治疗,而非治疗潜在的导致原因,这样做会导致一个新的适应不良行为替代旧的行为。

6. 一个行为过去的起始条件——对它起初的发展负责的那些条件——对我们现在的行为仅起间接的影响作用。

7. 我们的行为具有情境特殊性。它们在相同或相似的情境中具有一致性,也会因情境不同而不同。

8. 尽管行为疗法通过操控学习/环境因素来改变问题行为,它也可用于受生物/遗传因素影响较大的问题行为。

9. 一个人的环境、隐性行为和显性行为是交互决定的;其中的每个都对其他两个因素产生影响并反过来受它们的影响。

文献注释

1. Craighead, Kazdin, & Mahoney, 1976.

2. Mischel, 1968, 1973.

3. Compare with Greene, 2001.

4. Cahoon, 1968; Ullmann & Krasner, 1965.

5. For example, Sahakian & Charlesworth, 1994.

6. For example, Bandura, 1969; Kazdin & Wilson, 1978; Sloane, Staples, Cristol, Yorkston, & Whipple, 1975.

7. Paul, 1966.

8. Otto, 2006.

9. For example, Sahakian & Charlesworth, 1994.

10. Willerman, 1979.

11. For example, Lee, 1951; Skeels, 1966.

12. For example, Iwata, 1994; Otto & Pollack, 1994; Schwartz, Stoessel, Baxter, Martin, & Phelps, 1996.

13. Moss, Oliver, Hall, Arron, Sloneem, & Petty, 2005.

14. O'Leary & Wilson, 1975.

15. McCracken, 2000.

16. Cook & Blacher, 2007; Himle, Wood, Piacentini, & Walkup, 2006; Peterson, 2007.

17. Paquette et al., 2003.

18. Baxter et al., 1992; Schwartz, Stoessel, Baxter, Martin, & Phelps, 1996.

19. Compare with Bandura, 1986a, 1986b.

第四章 行为治疗过程

48   你在第三章刚刚读完的行为模型是行为疗法的基础。在本章中,我们会概述行为模型是如何应用于行为疗法的。首先,我们由一个于 1965 年出版的经典个案开始。个案中的资深治疗师名叫阿诺德·拉扎勒斯,是一位著名的早期行为治疗师。个案说明了行为模型中的许多原理。同时,它也提供了许多例子,说明了曾在第一章中进行过描述的行为疗法的一些定义主题和普遍特征。在你阅读个案的过程中,你可以看看自己是否能把那些主题(科学性、积极性、关注当下、聚焦学习)和特征(个体化治疗、阶梯式渐进、整体治疗包和间接性)找出来,它们在个案中体现得非常明显。我们在为这个个案取名的时候,特地为它取了一个与弗洛伊德(1909/1955)经典个案相对应的名字——"一个 5 岁男孩的恐怖症分析"[1],这样的提法也具有幽默感。这两个个案的相似点仅仅在于案主都是男孩。

个案 4-1   **一个 9 岁男孩的恐怖症行为分析[2]**

    刚升入四年级时,9 岁的保罗(Paul)开始强烈地害怕学校。起初,他躲在衣帽间里,然后,他每天在学校的时间越来越少。当他被转介到治疗师那时,他已经旷课三周了。保罗在刚进幼儿园和二年级的时候,也曾经拒绝过上学。

    在保罗升到四年级的四个年头里,他的生活里发生了一系列创伤性事件:差点溺水而死,经历过程复杂的手术,还见证了一次别人的溺水,而这使他一直非常不安。就在他刚升上四年级的时候,与家里关系非常密切的一个朋友突然去世,而保罗的爸爸承受着巨大的工作压力。还有,保罗的大姐曾经警告他说,四年级会变得非常困难。

    从第一次会谈就可以非常清楚地知道,保罗的学校恐怖症是这个"被吓坏了的手足无措"的孩子当下所面临的最紧迫的问题。这个孩子既有家庭紧张的历史,又曾经历过某些情境中的危机,其中还包括了一连串的创伤性事件。

    保罗住在距离学校两个半街区的地方。通常,他早上 8:30 从家里出发走去学校,下午 3:30 学校放学后再走回来。治疗刚开始的时候,保罗"早晨表现得极其不安和沮丧,拒绝吃早饭,几乎不自己穿衣服,当时间慢慢接近 8:30 的时候他就会显得越来越害怕"。他的父母试图安慰他,哄骗他去上学,但是这样做只会让保罗哭泣和退缩。

    治疗主要由两名治疗师实施,治疗中包含了一系列关于他对学校恐惧的行为,这些行为的难度是递增的。在一个星期天的下午,治疗开始了。治疗师陪着保罗走去学校,
49 一边走路一边说着笑话来分散他的注意力,以此缓解保罗的焦虑。在接下来的两天里,每天上午 8:30,其中一名治疗师会陪着保罗从他的家步行到学校的后院。治疗师通过各种方法减少保罗的焦虑感,比如鼓励他,教他放松下来,脑海中想美好的画面,以及和他在学校的后院玩耍。在学校的后院停留了 15 分钟后,他们回到家里。接下来,在学

校放学后,治疗师鼓励保罗走进教室,坐在他的课桌前,这时,以游戏的形式呈现学校的部分常规活动。在接下来的三个早晨,治疗师陪着保罗和其他孩子一起走进教室,然后他们和老师进行了一番交谈,随后两人就离开了学校。

一周后,保罗和治疗师一起在教室里和全班同学度过了整个早晨。每当保罗和同学或老师互动的时候,治疗师都以微笑表示赞许。两天后,当保罗在教室外和同学们一起排队的时候,治疗师则在教室内等他。

接下来,虽然治疗师仍然每天早上和保罗一起走去上学,但是保罗已经能够在治疗师不在场的情况下待在教室里了,治疗师则在保罗所在教室隔壁的图书馆里花上一天时间。然后,保罗同意治疗师能在放学前一个小时离开学校。渐渐地,保罗能够在治疗师不在场的情况下在学校停留越来越长的时间。通过提供一些特定的强化物,包括漫画书和最终能换到一副棒球手套的代币,保罗在没有治疗师陪同下的学校出勤率达标了。保罗的妈妈继治疗师之后,成为了向保罗强调学校出勤率重要性的角色。当保罗得到了足够的代币并把它们换成棒球手套时,他和他的父母一致决定,这个特定的强化物已经没有必要了。

保罗的治疗实施时间超过了四个半月,其中也有几次反复。然而,在治疗结束后,保罗不仅能够按时去上学,而且根据他母亲的报告,他在校外的行为也得到了改善。例如,保罗比以前更少发脾气,也更愿意分担家务,和同伴的交往更自然,也更从容自信。治疗结束后又过去了十个月,保罗不仅保持了积极的改变,而且进步更大了。

个案 4-1 中的定义主题和普遍性特征

保罗学校恐怖症的治疗中有许多特点在行为疗法中非常典型。在保罗的个案中,科学性在评估和治疗的精确性中显而易见。例如,治疗师收集了围绕问题行为的情境中高度特定的细节,例如准确的时间。治疗聚焦于特定而明确定义的显性行为:学校出勤。

治疗师鼓励保罗参加积极的活动过程,这样能帮助他减少恐惧,增加他的学校出勤,培养对上学的积极情绪。另外,保罗的治疗是落实到个人的,亲身的;治疗师在问题的发生地——学校——场景中与保罗直接接触。因为治疗师必须和保罗在学校共处好几个小时,所以多名治疗师被雇佣。使用多名治疗师并非典型情况,但是对于儿童来说,采纳家长和老师的帮助来实施特定治疗是常见的,就像保罗的情况。另外,与行为疗法的合作本质相符,尽管保罗只有九岁,治疗师还是在一系列治疗决策中征求了他的意见。

50

治疗也聚焦于当下。在保罗的问题出现之前,他有一个充满困难,甚至是创伤的童年,因此,他的父母在保罗四年级一出现问题的时候便向治疗师寻求帮助,发生在童年的事件无疑对保罗产生了影响。然而,对于保罗对学校的回避行为(当时的行为)的治疗聚焦于当时的条件,因为它们才是维持他问题的因素。

尽管治疗师用了标准的治疗步骤,但是他们仍旧根据保罗的独特之处进行的个性化治疗(例如,强化物对应保罗的兴趣)。保罗的治疗还涉及到了阶梯式渐进法,保罗是逐渐接触到越来越强的焦虑唤起情境的。最后,一系列的行为治疗程序构成了整体治疗包。

行为治疗过程:概述

行为疗法通过一系列相互关联的步骤实现,如图4-1所示。这些步骤是:

1. 明确来访者的问题
2. 形成初始治疗目标
3. 设计一个目标行为(要被改变的特定行为)
4. 确定目标行为的维持条件
5. 设计一个治疗计划(特定的治疗程序)来改变维持条件
6. 实施治疗计划
7. 评价治疗计划的成功
8. 进行跟踪评估

另外,设计目标行为(第三步)之后,应马上对目标行为进行测量,接着再通过治疗的评价(第七步)继续下去。

如果治疗成功改变了目标行为,那么,要么治疗就此结束,要么由另一个目标开始另一段治疗过程。如果治疗过程还没有取得成功,治疗师和来访者应回到治疗中断的那个步骤。例如,目标行为可能定义得不是非常准确,或者治疗步骤的实施不正确。

第一步:明确问题

来访者通常会用宽泛和模糊的词来描述他们的问题(例如,"很多时候我都不高兴"或"我似乎不能胜任我的工作")。行为疗法的第一步便是弄清来访者的当下问题,也就是治疗寻求解决的问题。例如,对于当下问题是"我压力太大了"的来访者,搞清楚到底什么是"压力"和怎么样是"太大"是重要的。

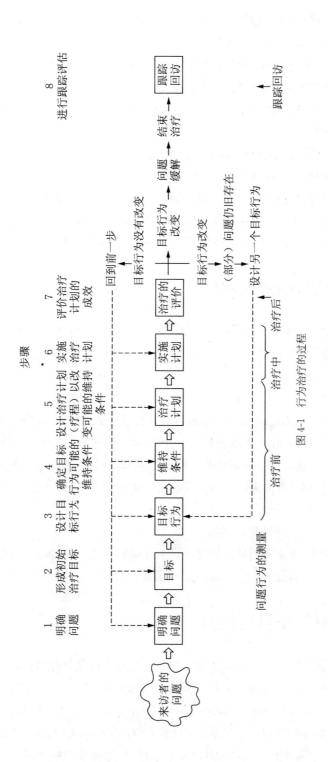

图 4-1 行为治疗的过程

来访者经常带着几个问题来寻求治疗。行为疗法可以从把来访者的问题缩减到一到两个开始。一次治疗针对一个问题有三个好处。第一，相比多个任务，来访者更容易把注意力集中到一个问题上。第二，专注于一个简单的问题往往可以得到相对较快的转变，这样也能激励来访者继续解决下面的问题。第三，一个问题可能与另一个问题相连，因此缓解一个问题可能使另一个问题减轻甚至消除[3]。因此，每次治疗一个问题从长远看来是有效的。

举个例子，一位患有精神分裂症的 38 岁男士已经承受了 8 年的痛苦，一些抗精神病药物治疗已经对他的病症收效甚微[4]。另外，与精神分裂症有直接关系的被害妄想和幻听使得他害怕狗，并且拒绝出现在公开场合。尽管治疗针对的是他的这两个恐惧行为，通过系统脱敏法(第九章)这两种症状已经被成功治愈，这位男士所表现出的精神分裂症其他症状也得到了显著改善，特别是关于他被害妄想的症状。

第二步:形成初始治疗目标

一旦搞清楚什么是来访者的问题，来访者和治疗师即形成初始治疗目标，此目标将直接指导治疗进程的后续步骤。来访者总是带着一些目的走进治疗室，但是这些目的往往宽泛、模糊(例如，"帮我解决问题"或者"让我感觉好些")。明确来访者的问题可以形成更多的具体目标。

来访者主要负责决定他/她想实现的具体目标是什么，而治疗师帮助来访者明确他们对治疗结果的期望。在以下两种情况下，治疗师可以采取较积极主动的姿态决定目标的设定:(1)当来访者的目标明显不合实际时(例如，再也不要对着我的孩子发火);或者(2)当所设的目标可能对来访者本人或他人产生负面作用时(例如，一个高中生希望赶在毕业舞会前，在两周内减去 20 磅体重)。一旦目标建立，治疗师会帮助来访者陈述目标，确保它们具体、不模糊和可测量。

53　　　　在治疗过程中，来访者的目标可能被再次评价和改变。例如，随着评估的进行，来访者可能会提高或降低他们对目标行为改变程度的期望。

第三步:设计一个目标行为

在治疗目标形成后，下一步就是设计一个目标行为。**目标行为(target behavior)**是指问题狭义和独立的方面，它可以被清晰地定义和测量。因此，每次治疗只聚焦于问题的一个方面，而不是尝试解决问题的全部。你会明白，目标行为可以是来访者需要消除的行为(例如进食过度)，也可以是来访者需要去做而没有做的事情(例如按时锻炼)。

在个案 4-1 中设计有一系列针对保罗的目标行为，每个目标行为的处理都是有序的,由最简单和最少焦虑唤起的行为开始。例如,第一个目标行为是"在休息日跟治疗师一起从家走到学校";之后的目标行为是"在治疗师在场的情况下在教室里待一上午"。请注意目标行为的具体化以及是如何清晰无误地确定目标行为有没有达成的。尽管保罗有一系列的目标行为,但是每个都是相互分离运作的。每次聚焦一两个问题的优点也在每次治疗一两个目标行为中适用。

良好目标行为的特点

目标行为需要满足以下四个要求:

1. **范围上狭隘**。目标行为通常只强调问题的一部分而非问题的全部。例如,"和亲近的朋友一起出去"可能是一个患有广泛性社交焦虑的来访者的目标行为。另外,目标行为的定义里可能还包括特定的时间和地点,来确保行为的参与是合适的(例如"在离开家之前铺好床")。

2. **忌模糊定义**。只有当目标行为被精确定义的时候,测量结果才会可靠。在显性行为中,只有了解了目标行为的定义,其他人才能观察来访者以确定他/她是不是在做目标行为。

3. **可测量**。只要有可能,目标行为都应该是量化的。独立的数字比质性的分类更准确(例如"改进"和"没有改进")。测量指标可以是(1)**频次**,即多久,(2)**持续时间**,即时间长短,(3)**强度**,即力度,或(4)目标行为的**副产品数量**,如用皂液器中液体肥皂的量来作为"洗手"的指标[5]。表 4-1 描述了这些测量指标并予以举例。使用何种测量指标取决于目标行为的本质,治疗目标和实际考虑(例如测量的难易度)等因素。

54

表 4-1　用于评估目标行为的测量指标类型

类　　型	描　　　　述	举　　　　例
频　　次	行为出现的次数	1. 孩子上学的天数 2. 吸了多少支烟
持续时间	a. 参与目标行为所花去的时间长度	1. 孩子待在学校的小时数 2. 吸烟的分钟数
	b. 潜伏期(开始目标行为所需的时间)	1. 父母送到学校门口后,进入学校的分钟数 2. 坐在书桌旁后,过了多少分钟点燃一支烟
	c. 反应间隔(目标行为与目标行为之间的时间长度)	1. 缺席的天数 2. 两次吸烟之间的分钟数
强　　度	目标行为的力度	1. 孩子在校时的焦虑程度(以分数 1—10 表示) 2. 吸气的力度
副产品数量	参与目标行为所产生的副产品数目	1. 午餐券上的打孔数 2. 在烟灰缸里留下的烟蒂数

4.合理性与适应性。目标行为必须符合来访者的特定问题,并且适用于来访者。这个要求包括治疗不能导致其他问题出现(例如,在治疗肥胖症的过程中,以香烟来代替零食会导致健康危害)。目标行为也应适用于特定来访者的情况和能力。例如,每天跑步5英里对超重100磅的人来说可能不是一个合适的目标行为。

两种目标行为:加速和减速

目标行为有两种。**加速目标行为(acceleration target behaviors)**的数目是需要增加的,**减速目标行为(deceleration target behaviors)**的数目是需要减少的。加速目标行为用在**行为缺陷(behavioral deficits)**的治疗上,即来访者对适应性行为的作为频次不够、时间不够或强度不够(例如,在课堂上集中注意和维护个体权益)。减速目标行为用在**行为过度(behavioral excesses)**的治疗上,即来访者对适应不良的行为作为频次过多、时间过长或强度过大(例如打架和吸烟)。

处理加速目标行为是简单而直接的。行为疗法的过程正是用来直接增加加速目标行为的。例如,对于一个患抑郁症的住院病人来说,社会交往是加速目标行为,那么护士可能在每次看到他与其他人互动的时候就给予表扬。处理减速目标行为要更复杂一些。

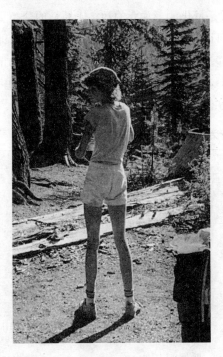 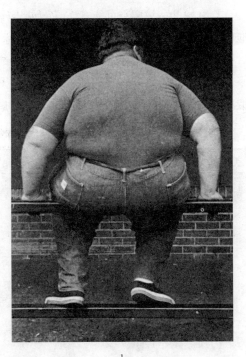

a   b

© Elizabeth Crews/Stock Boston

照片4-1a 和 4-1b 进食行为中(a)行为缺陷和(b)行为过度所产生的后果

对于减速目标行为的特殊考虑

在对待减速目标行为方面,有两个基本策略可用。一种是直接减少减速目标行为,就像父母经常试图惩罚孩子的错误行为。这种简单的策略经常导致问题不能彻底解决。当一个问题行为被消除或者逐渐减少的时候,个人生活中便产生了空白。无论原先的问题行为有多大的破坏性,可是它终究对于个人来说有一定的功能,也填补了时间。一个曾经努力戒酒的人曾经说道,"不喝酒以后,生活里缺少它的那部分就变成了一个洞"[6]。

治疗减速目标行为比较理想的策略是用一个加速目标行为代替一个减速目标行为。这个策略能用合适的适应性行为填补具有暂时性和功能性的空白。例如,如果减速目标行为是"批评朋友",那么"赞美朋友"就会是一个合适的加速目标行为。通常,治疗师会同时采用两种治疗减速目标行为的方法——也就是说,减速目标行为减少的同时,一个合理的替代性加速目标行为相应增加。

用一个加速目标行为代替一个减速目标行为必须满足三个条件。首先,它必须作用于同一个普遍功能(例如赞扬和批评都属于交流反馈)。第二,它必须是适应性的,用一个适应不良的行为代替另一个适应不良的行为是毫无意义的。第三,加速目标行为应该是一个**竞争性反应(competing response)**,意思是说它难以与减速目标行为同时出现(就像赞扬和批评)。

用加速目标行为代替减速目标行为是有效的,因为随着来访者表现加速目标行为越来越多,来访者参与减速目标行为的机会就越来越少。治疗涉及减速目标行为时,在治疗计划中加入一个加速目标行为,这在行为疗法中属于标准惯例。表4-2罗列了与减速目标行为相对应的合理竞争加速目标行为的例子。当你读完表格时,完成参与性练习4-1,然后再继续阅读。

表 4-2　合理竞争加速目标行为治疗减速目标行为的例子

减速目标行为	竞争加速目标行为
在电视机前学习	在图书馆学习
咬手指甲	把手放在口袋里或身体一边
醉醺醺地从派对开车回家	乘出租车回家
到凌晨三点才睡觉	在凌晨一点关灯睡觉
和"声音"谈话(也就是幻听)	和其他人谈话
批评他人	表扬他人

56

参与性练习 4-1　　竞争可以是好事：为减速目标行为寻找竞争加速目标行为

写出一个或多个加速目标行为来对抗下列令人不快的行为——换句话说,哪些行为一旦实施,下列令人不快的行为就不可能发生了。请确保你的每个加速目标行为满足一个良好的目标行为的要求(在本章之前的文字中描述过)。

1. 在正餐之间吃垃圾食品
2. 考试前"临时抱佛脚"
3. 花光工资
4. 说脏话
5. 不随手关灯
6. 浪费时间
7. 上课迟到
8. 延迟还款
9. 乱扔垃圾

在《学生资源手册》中列有恰当的竞争加速目标行为。

死人规则

鉴于加速目标行为指代了来访者的期望行为,那么减速目标行为仅仅代表来访者不应该做的事情,这样就产生了一个问题。想象一下在一个小学课堂中经典的一幕。当老师想要全班默读的时候,海瑟(Heather)在跟奈杰尔(Nigel)说话,破坏了课堂纪律。如果老师告诉海瑟,"别跟奈杰尔说话"(一个减速目标行为),那么海瑟仅仅知道,她只是不能和奈杰尔说话而已。她可以和凯蒂(Katie)或者其他同学说话,或者在走廊上玩,照样也是服从了老师的指令。如果老师这样告诉海瑟就会好的多,"做你的作业",这也是老师希望海瑟加入的加速目标行为。

当在处理过度行为时,说明来访者不应该做的事比告诉来访者应该做什么要容易,但是效果不好。为了避免这个错误,行为治疗师要遵守**死人规则**(dead person rule)：**永远不要要求来访者做死人能做的事情**。只有死人才能什么都不干！"不要说话"违反了死人规则,因为死人的确"不会说话"。应用死人规则意味着要让来访者做一些积极的事情。"做你的作业"遵守了死人规则,因为死人不能做作业。

讽刺的是,死人规则也有自相矛盾的地方。"永远不要要求来访者做死人能做的事情"恰恰是一个死人能做的事情。其实这个普遍原则可以被转化成活人规则："永远让来访者做一个活人能做的事情"。然而,死人规则的目的是为了提醒治疗师要致力于形成能让来访者积极进行的目标行为,而死人规则这个容易被记住的名字能较好地服务于这个目的。参与性练习 4-2 给了你一个把死人规则应用于常见的违背规则的情景中的机会。

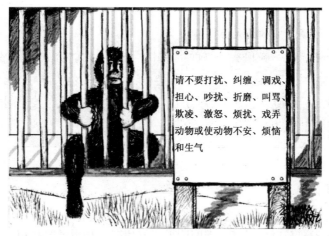

请不要打扰、纠缠、调戏、担心、吵扰、折磨、叫骂、欺凌、激怒、烦扰、戏弄动物或使动物不安、烦恼和生气

Courtesy of Michael D.Spiegler

参与性练习 4-2　起死回生：确认并修正死人行为[a]

日常生活中存在死人规则被违反的情况。这个练习将帮助你意识到违反规则的普遍性，并让你练习如何把死人行为转化为活人行为。

第一部分：将死人行为改成活人行为

表4-3中罗列了一些常见的和经常听说到的指令。每个指令都是要求表现一个死人行为。针对每个指令，写下适合于该情景的活人行为。当你完成后，与《学生资源手册》中的答案比较一下。

表 4-3　日常生活中违反死人规则的情况

情境/上下文情况	指　　　　令
家长对孩子	"别不礼貌"
公园指示牌	"请勿乱扔垃圾"
教师对学生	"别在走道中奔跑"
在两扇并排的门上	"请勿进入"
家长对一个系鞋带有困难的男孩	"别哭，小男子汉不哭"
在餐桌上，家长对孩子	"别用手吃饭"
动物乐园里的指示牌	"请勿喂食动物"
家长对即将上床的孩子	"我不想再听你说一句话"
马路上水塘边的交通指示牌	"请勿左转"
教师对学生	"请不要看别人的考卷"
书面表格中的指导语	"字体不要超过红线"
救生员对游泳的人	"请不要在泳池边潜水"
家长对孩子	"妹妹拿你的玩具时候，你不要打她"

59

第二部分:确认常见的死人行为

在接下来的几天里,在口头和书面指令中,寻找对他人发出的违反死人规则的指令。简要记录当时的情境或者上下文情况(遵照表 4-3 的示范),再写下符合死人行为的指令,最后转化这个指令使它指代活人行为。你会惊讶的发现常被用到的死人行为是如此之多。

测量目标行为

一旦目标问题设计好,目标行为的测量就应在治疗开始之前开始。最初的测量提供了**基线(baseline)**。由于目标行为在治疗前会自然而然地反复出现,因此,最初的测量包括了重复的测量。基线提供了评估的标准,说明了目标行为在治疗开始后的改变程度[7]。目标行为的测量作为一个持续的对来访者进步的评估过程,贯穿于整个治疗进程。

第四步:确定维持条件

确定目标行为的维持条件是关键步骤,因为改变这些条件的最终目的是要改变目标行为[8]。使用一系列行为评估步骤(在第五章会详细说明)可以准确定位维持前因和维持后果。

60

一般,评估由治疗师对来访者的访谈开始,访谈内容是关于目标行为的前因和后果的细节部分[9]。比如,问题可以是"哪些情境中你最可能频繁参与目标行为;哪些情境中你参与目标行为的频次最少?""你在做目标行为之前想的是什么? 感觉如何?""在你做完目标行为之后,会发生什么?""参与目标行为的长期效果是什么?"

在访谈中,回顾性信息的收集可以和其他评估步骤同时开展[10]。治疗师可以让来访者记录下一周内目标行为发生的时间,并在每个个案中记下前因和后果。家长可以在指导下,观察他们孩子是在何种情境下参与目标行为的。有时候,治疗师可以建立一个模拟情境。在这个模拟情境中,可能的维持条件被系统地引入和移除,目标行为的效果也可以被记录下来[11]。例如,对于一个难以集中注意力在学校作业上的孩子,可以让他/她在家长在场或不在场的情况下做作业。

---

a 在继续阅读之前,请先完成第一部分的参与性练习,第二部分你可以稍后完成。

第五步和第六步：设计和实施治疗计划

通过直接改变目标行为的维持条件，目标行为可以被间接地改变。**治疗计划** (**treatment plan**)将治疗程序具体化，这些治疗程序是用来改变目标行为的维持条件的，包括如何将它们个体化以适用于每个特定来访者的细节。比如在个案 4-1 中，保罗的加速目标行为——上学——很少发生，因为它的后果(焦虑)是消极的。相应地，为保罗制定的治疗计划涉及通过逐渐将他暴露于学校场景中(现实脱敏法)来增加他上学的行为，同时将去学校上学这个行为的后果积极化(强化)，强化物包含了来自治疗师的支持和友谊，以及特定的有形强化物。

大多数的行为由多个前因和后果维持。例如伴有严重发展障碍的个体的自残行为(例如撞头)中，常见的维持后果有社会关注，直接的感官刺激，以及来访者可以从受挫的任务中离开[12]。通常，为了改变行为而改变所有的维持条件没有可行性，也没有必要，因为一个行为的多个维持条件有互相关联的倾向。行为治疗师会选择改变以下维持条件：(1)对目标行为有最大控制力的；(2)在可用的行为疗法程序中，最有可能有效率地矫正行为的。

尽管行为治疗师精通于使用何种方法可以改变目标行为，经历治疗过程的主题仍然是来访者。相应的，在选择特定治疗程序的时候，来访者也起了一定的作用。在大多数的个案中，针对来访者的问题可能会有几种不同的有效行为疗法。治疗师向来访者逐一解释可用的治疗程序，包括(1)基本原理，(2)治疗内容，(3)来访者将要做些什么，(4)疗效产生时间的大致估计，(5)对于来访者问题，该疗法的成功率。最后，治疗师要描述每个疗法的优点和缺点。

一旦来访者和治疗师讨论确定治疗程序，就可以实施治疗计划了。治疗过程中，需要继续测量目标行为以评估治疗进展。实际操作中常会出现问题或反复，这时，需要对治疗计划进行修订。

第七步和第八步：评价治疗的成功和跟踪评估

评价治疗的成功与否首先涉及与基线水平——也就是在治疗实施以前——相比，目标行为是否已经产生了显著改变。如果目标行为没有变化，那么就有必要回到先前的某一步骤，改正一些错误(例如，没有正确定义目标行为的维持条件)。如果目标行为有所变化，接下来的问题是：治疗目标是否达成，问题是否有所缓解？这个问题的答案并非总是肯定的，因为目标行为的处理仅仅是问题的一部分。很可能，还有必要处理一

61

个或多个其他的目标行为,直到问题可以被彻底解决(就像在个案 4-1 中,每次只处理目标行为中的一个)。

当治疗目标达成后,治疗终止。然而,治疗师和来访者可能还要安排回访检查(例如,在 3 个月内、6 个月内和 12 个月内)来确保来访者的治疗效果随着时间推移依旧不变。这被称为**跟踪评估**,或简称为**跟踪**(**follow-up assessment**, 或简称为 **follow up**)。如果跟踪评估的结果显示治疗效果没有保持,那么就需要进行额外的治疗。

行为疗法研究

鉴于行为疗法的科学本质,研究工作也是行为疗法实践的一个重要部分。行为治疗师参与两种形式的研究:结果研究和过程研究。结果研究的目标是(1)评价针对特定来访者的具体治疗是否成功,或(2)评价一个治疗程序的有效性(即针对许多不同的来访者)。结果研究回答的基本问题是:治疗有用吗? 个案研究、翻转研究和多基线研究都是用来评估来访者个体治疗的成功程度的方法,偶尔也可以提供某种治疗程序普遍有效性的证据。涉及几组来访者的实验研究仅用于证实某个治疗程序的普遍有效性。

过程研究回答了这个问题:为什么治疗是成功的? 或者,变化的原因是什么?[13]过程研究中,既可以使用在结果研究中用到的任意定量方法,也可以用质性的方法(例如对疗程进行内容分析)。尽管看起来,治疗是否成功比知道它何以成功来得更重要,但两个问题都是重要的。对治疗成功背后的改变机制的理解可以帮助进一步细化治疗步骤,提高其有效性。遗憾的是,与数目可观的行为疗法结果研究相比,过程研究则屈指可数[14]。

个案研究

个案研究(**case study**),比如本章开始时所用的个案 4-1,是针对特定来访者治疗进程中发生了什么的细节化描述[15]。除了记录对个体治疗的成功,个案研究还用来描述新的治疗程序的使用以及现有疗法的创新应用[16]。个案研究还可以用来证明一个治疗技术的推广可行性——针对特定的人群或问题或在一个特定的情境中——为以后的实证测试作铺垫,其中使用到的研究方法将在接下来的内容中作描述[17]。最后,个案研究可以用作教学目的,对于行为疗法的实践提供一个幕后的视角,如同本书中所提及的个案一样。(注意:本书中所指代的"个案",不仅包括个案研究,还包括翻转研究、多基线研究和实验。)

个案研究的局限性在于它不具有对其他来访者普遍适用的特点,因为单单一个个案不具有代表性。然而有时候,一定数目的证明某一治疗程序有效的个案研究可以被用来记录这个治疗程序的有效性[18]。个案研究的另一个局限性是它无法排除除治疗本

身以外的其他可能因素对所获改变的影响。例如,来访者生活情况会随治疗进程发生
相应改变——例如一份新工作——这样的生活改变可能对来访者问题的改变负责。

翻转研究

　　翻转研究(reversal studies)是指系统引入或撤销一个治疗以检验来访者的目标行为
会发生何种改变的研究。翻转研究通常至少有三个阶段:基线、治疗和翻转。在第一阶
段,获得目标行为的**基线**(治疗前)水平来为将来的比较提供基准。

　　在第二阶段,治疗师引入**治疗**并继续评估目标行为。如果治疗有效,那么相较于基
线水平,来访者的目标行为将会改变。加速目标行为增多,同时减速目标行为减少。
图 4-2 显示了加速目标行为在基线(A)和治疗(B)之间的典型变化。　　63

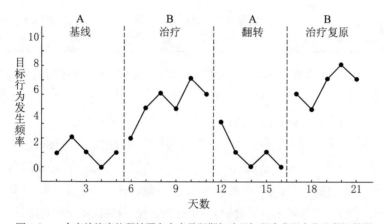

图 4-2　一个有效治疗的翻转研究中表示预期加速目标行为典型变化的假设数据

　　目标行为从基线阶段到治疗阶段的变化并不一定是治疗本身的原因。来访者生活
中一些未予说明的因素可能是导致变化的原因。第三阶段的研究就是为了确定目标行
为的变化是否受治疗影响。治疗中止,但是继续评估目标行为。这个阶段被称为**翻转
阶段**(reversal phase),因为所有的条件都被翻转到基线水平,也就是说,只有目标行为被
评估。如果治疗对目标行为的改变负责,那么目标行为就会回复到没有治疗参与的基
线水平(如图 4-2 所描绘)。

　　这三个阶段——基线,治疗和翻转——组成了 **ABA 研究**(ABA study)。A 代表没有
治疗参与(只有评估)——在基线和翻转阶段——B 代表治疗。ABA 研究提供了治疗
对目标行为改变负责的证据。然而,如果治疗在翻转阶段就此结束,那么来访者会一无
所获。因此,第四阶段,*治疗复原*(reinstatement of treatment)的加入使来访者能从治
疗中获益。自此,该研究就变成了 **ABAB 研究**(ABAB study),其中第二个 B 代表了治疗

复原。如果治疗有效,那么目标行为会再次朝令人满意的方向发展(如图 4-2 所示)。第二个 B 阶段再次提供了治疗对目标行为改变负责的证据。与 ABA 研究相比,ABAB 研究能提供额外的有力证据,使人们对行为的改变是治疗的结果这一点更有信心。表 4-4 总结了 ABAB 翻转研究的阶段。

表 4-4 一个翻转研究的阶段

		阶 段		
	A 基线	**B** 治疗	**A** 翻转	**B** 治疗复原
程 序	测量目标行为	引入治疗; 测量目标行为	撤消治疗; 测量目标行为	复原治疗; 测量目标行为
目 的	评估目标行为的正常水平	改变目标行为	检查治疗是否对目标行为的改变负责	目标行为的改变复原
期 望	无	目标行为朝满意方向发展	目标行为会回到基线水平	目标行为朝满意方向发展

翻转研究有三个主要缺陷。第一,把一位来访者在治疗上取得的成功到其他来访者身上是不合理的。如同个案研究一样,可以通过对某个特定治疗程序在不同来访者的同一问题上进行的系列研究,以此在一定程度上克服其缺陷[19]。

第二,翻转研究不适用于所有类型目标行为的成效评价。当目标行为的保持受外部因素控制时,翻转研究是合适的,例如一个少女通过学习取得了好成绩后得到的特权。当干预可能会给目标行为带来持续性变化时,翻转研究是不合适的,比如治疗师教来访者一个行为,当来访者一旦学会后,这个行为将被保持(比如学习技能)。

第三,翻转研究中的治疗的撤消可能是不道德的。例如,如果治疗减少了来访者的自残行为,如在不清醒的时候驾车,那么在治疗中进行翻转阶段是不道德的(尽管它对于评估治疗的有效性是重要的)。多基线研究规避了翻转研究的第二个和第三个缺陷,同时也在一定程度上规避了第一个缺陷。

多基线研究

多基线研究(multiple baseline study)是指根据研究目的,对多个目标行为、来访者或情境下的治疗进行效果评价。其目的之一是确定治疗是否对多个目标行为有效;目的之二是确定治疗是否对不同来访者有效;目的之三是治疗是否在不同情境中有效(例如上班时和在家时)。如果治疗对目标行为的改变负责,那么只有在引入治疗时变化才会发生,而不是在治疗前。表 4-5 总结了三种多基线研究之间的区别。

表 4-5　三种类型的多基线研究之间相同和不同的变量

研究类型	变　　　量		
	目标行为	来访者	情境
相同		相同	
不同		相同	
相同		不同	

　　我们会通过审视一个多基线研究的假设实例来说明多基线研究的基本原则和基本程序。在这个例子中,多基线研究被用来检验三种不同加速目标行为在同一特定疗法中的有效性,该治疗过程中的来访者相同,情境相同(同样的基本程序将被用来评价针对不同来访者或不同情境中的治疗效果)。

　　在图 4-3 中你可以看到,在 5 天的基线水平之后,治疗被引入到行为 1 中,对于行为 2 和行为 3 则没有干预,继续保持基线水平。请注意,只有被干预的目标行为(行为 1)增加了,由于治疗没有应用于其他行为,因此如果治疗对改变负责的话,那么这个结果是在预期中的。

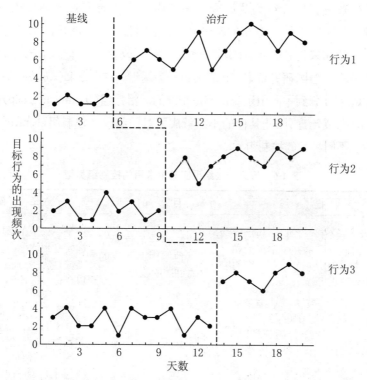

图 4-3　一个有效治疗的多基线研究中的假设数据,三个不同的加速目标行为均发生了预期的典型变化

　　当治疗在第 10 天被引入到行为 2 中时,它改变了,而同时行为 1 维持了原先的变

化,因为二者都受到了干预。然而,行为3继续保持不变,这也是在意料之中的,因为它没有被干预。

最后,在治疗的第14天,治疗被应用于行为3。如同其他两个行为一样,在治疗介入后,行为3也增加了。由于每个目标行为的增加仅发生于治疗被引入之后,且来访者和情境都保持一致,因此,可以合理推断改变的发生归功于治疗而非其他因素。

与个案研究相比,翻转研究和多基线研究在研究的因果效应方面提供了更多的信息,因为它们系统比较了有治疗参与和没有治疗参与的情况。然而,对于特定疗法的普遍有效性评定还需要搜集不同组来访者为实验对象的实验证据。

实验

实验(experiments)研究的对象是多组的来访者,他们都接受同一治疗方法,除非其中一些来访者接受被评价的治疗而其他来访者不接受治疗。实验研究是评价治疗普遍有效性的主要研究手段,而不是在特定个案中的具体有效性。实验研究强调这个问题,"治疗是否对来访者目标行为的改变负责?"由于实验研究对**外部因素**(*extraneous factors*)的控制、说明和影响,这个问题一定能够被回答——也就是说,除治疗之外的其他因素也可能影响来访者的问题(例如改变的动机和改变为个体生活带来的好处)。

在最简单的实验中,研究者把来访者随机分为两组。随机分配(*random assignment*)是说每个来访者被分到不同组别的概率是相同的。**治疗组**(treatment group)接受治疗,而另外的组不接受治疗,因此其他的小组就成了对照组或者**控制组**(control group)(表格4-6列举了不同种类的控制组)。

表4-6 行为疗法结果实验中常用的控制组类型

控制组	描　述	目　的	举　例
无治疗	来访者不接受治疗。当治疗组中的来访者接受治疗前和治疗后评估时,无治疗组的来访者也接受评估	控制由除特定治疗程序外的其他原因而导致的来访者问题的改善	一个小孩子由于攻击性行为被转介到治疗中。孩子的攻击性行为被评估,十周以后再进行一次评估
等待组	在一开始,来访者不接受治疗。当治疗组中的来访者接受治疗前和治疗后评估时,等待组的来访者也接受评估。治疗组最后的评估结束后,等待组的来访者开始接受治疗	控制来访者对治疗期望的影响	一对夫妻来为他们的婚姻矛盾寻求帮助,在进行了婚姻关系评估后,过了两个月再一次进行评估。之后,他们参与了两个月的婚姻治疗后,又一次接受了评估

（续表）

控制组	描　述	目　的	举　例
无接触	来访者不接受治疗。来访者的目标行为评估，是在他们没有意识到自己是治疗研究的一部分，以及不与治疗师和研究人员接触的情况下进行的	控制由来访者参与治疗研究而导致的问题改善，而非特定治疗程序本身	在地震发生三天后，一个小区里所有 21 岁到 35 岁的人都收到了一封邮件，邮件是关于他们的焦虑水平的，五个月后他们又收到了同样的邮件
关注组	来访者与治疗师见面的时间和治疗条件中的来访者一样多，但是他们并不接受治疗	控制由于治疗师对来访者的关注而导致的问题的改善，而非特定治疗程序本身	患有严重考试焦虑的大学生们接受了一个 12 周的讨论，他们每周见治疗师一次，主要讨论焦虑的发展理论和考试焦虑的课程
安慰剂	来访者被引导相信一种治疗是高度有效的，并且接受其治疗，而事实上，没有证据支持这种治疗的有效性	控制由于来访者相信治疗的有效性，并由此产生的对治疗的期望，而非特定治疗程序本身	告知焦虑症来访者，在睡前听一段特别准备的有节奏的敲击声并持续三周这么做，可以非常有效地改善他们的心情

理论点 4-1　行为治疗就像一次实验

68

　　行为疗法与实验类似。一个实验开始于一个假设，其中自变量（直接变化的条件）影响了一个特定的因变量（要研究的行为）。为了检验假设，研究者引入了自变量和因变量的测量，以此来观察因变量是否会随之变化——同时控制可能会引起因变量变化的外部因素。如果自变量被引入时因变量变化了，那么就支持了假设。换句话说，实验提供了自变量对因变量有因果效应的证据。

　　如果你把行为疗法中的术语维持条件换成自变量，把目标行为换成因变量，那么你就可以发现实验和行为疗法之间的共通点。行为治疗师假设某些条件是维持目标行为的原因。治疗师在治疗中通过改变维持条件，观察目标行为是否会随之变化来检验假设。如果目标行为（向令人满意的方向）变化了，那么假设成立，治疗成功。如果目标行为没有（向令人满意的方向）变化，那么假设不成立，治疗不成功。表 4-7 罗列了行为疗法与实验的共通点。

　　行为疗法和实验之间有一个主要区别。在实验中，控制程序会阻止除自变量以外的其他因素影响因变量。相应地，实验也能建立高度确定的因果关系。然而，在行为疗法中却不尽如此。如果假设的维持条件改变了，目标行为也随之改变，那么治疗是成功的。然而，我们没有办法知道是实验中被矫正了的假设维持条件导致了变化，还是治疗中没有被控制的外部条件起了作用。例如，在治疗过程中，来访者发生在生活中的变化

69

可能对问题有好的影响(例如从疾病中复原)。在临床实践中,可以接受不清楚到底是什么促成了治疗成功,因为最终的目的是缓解来访者的问题。

表 4-7　行为疗法与实验的共通点

步　骤	行为疗法	实　验
1. 定义要改变什么	目标行为	应变量*
2. 评估基线水平	治疗前测量目标行为	实验前测量因变量
3. 寻找影响因素	确定目标行为的维持前因和维持后果	决定自变量*
4. 形成假设	"如果维持条件的确定是正确的,那么矫正他们就能改变目标行为"	"如果自变量确实影响因变量,那么改变自变量就会使因变量也发生改变"
5. 检验假设	实施治疗(也就是矫正维持条件)	进行实验(也就是改变自变量)
6. 结果检验	治疗后测量目标行为	实验后测量因变量
7. 当以下情况发生时,得出结论		
a. 改变向预期方向发展	治疗成功	假设成立
b. 没有变化或变化向非预期方向发展	重新评估维持条件(也就是回到步骤3)	寻找其他的自变量(也就是回到步骤3)

　　* 在一个实验中,可以直接变化的条件叫做自变量(*independent variable*)。实验的目标是观察自变量对对象行为中因变量的影响。调查中的特定行为被称为因变量(*dependent variable*),因为实验假设,因变量受控于或被实验者改变的条件(也就是因变量)影响。

　　考虑到外部因素两方面的原因,两组成员的成分是同质的。第一,随机分组通常保证了在总体上,两组来访者在先存条件方面(例如年龄、教育程度和婚姻情况)没有不同。第二,使用同种方法(例如,评估方法相同)对两组来访者进行处理,即进行或不进行治疗。因此,如果治疗组的来访者与控制组的来访者比较,取得了显著的进步,那么我们可以有信心地总结说,他们所取得的进步是因为治疗本身而不是其他的外部因素。

　　在与合适的控制组相关联的情况下,一旦该治疗方法的有效性被证实,研究者可以开始另外的实验来比较该疗法与其他治疗方法在有效性上有何不同。在这种实验中,对照组的来访者接受其他疗法的治疗,此时,控制组的存在可能就没有必要了。

　　相对于个案研究或者是翻转研究的结果来说,实验研究的研究结果更具有普适性,因为实验的结果代表了一定数量的来访者的平均水平。然而就普适性来说,其对于其他来访者的精确程度则依赖于实验中的来访者及其问题与其他来访者和他们的问题的相似程度。

有效的行为疗法由什么组成?

评估行为疗法的有效性通常使用四种结果测量或标准:改变的意义、改变的迁移和泛化、改变的持续时间和治疗的可接受度。在临床实践中,这些结果测量既适用于评估一个治疗是否能应用于普遍来访者,也适用于评估能否应用于个别来访者。

改变的意义

有效的治疗所导致的改变应该是有意义的,对于来访者来说这样的改变是显而易见的,我们把这样的改变称作**临床意义(clinical significance)**[20b]。

临床意义的评估通常有两个标准:相关常模[21]和社会效度。考虑一下一个关于麦·李(Mai Lee)的假设个案,一个 5 岁的小女孩,她在学前班中与其他小朋友互动的时间,仅占她与同伴在一起时间的 5%。假设在治疗后,麦·李与小朋友互动的时间占到了她在校总时间的 35%。尽管 35% 这个数字显然是实质性的改变,但是,如果在社会常模中五岁女孩社会交往时间应占 55%,那么考虑到相关常模,我们认为治疗结果不具有临床意义。

临床意义的第二个标准**社会效度(social validity)**[22],它是指可接受的适应性功能的普遍接受标准。社会效度的评估是由合适的人选判断,在治疗下,来访者的行为是否具有适应性,是否是可接受的[23]。在麦·李的例子中,除了评估她参与社会交往的时间,可能还会让她的老师观察她与同伴的互动,并(根据她的年龄)对她的行为合理性打分。

改变的意义的另一个方面在于,临床变化在多大程度上提高了来访者的生活质量。治疗成功与否的度量通常是靠测量症状减轻程度;由于临床症状通常是适应不良的、令人痛苦的,所以人们期望症状的减少会使来访者的生活更好。但情况是否的确如此有必要进行评估[24]。

改变的迁移与泛化

治疗的目的是为来访者的日常生活带来改变。那么显然,有效的治疗需要把在治

---

b 临床意义并非统计显著性,它仅表示结果的可靠度。一个统计显著的结果意味着,如果该治疗方法用于其他个案,其结果很有可能会再次出现,但是并不表示这个结果的重要性。例如,假设一个戒烟的治疗使每天抽烟的根数从 36 支降低到了 33 支。假设治疗小组内的人数足够,那么这个结果可能在统计意义上具有显著性,也就是说很有可能该治疗在其他研究中也会减少每天吸烟的根数。然而,每天少吸三支烟对于来访者的健康并没有帮助,所以研究的结果没有临床意义,因为他们并没有实际的好处。

疗中达成的改变迁移到来访者的生活中。**迁移(transfer)**的发生是指在治疗中学到的东西和所练习的内容能转移到其他场景中。举一个在愤怒控制方面有困难的男士的例子,原因是他在家庭生活方面感受到了挫败感。在治疗中,他学习了如何利用自我指导技术来应对挫折感和回避愤怒的情绪,在参与治疗师安排的角色扮演中他也能做到。然而,为了使治疗有效,他必须在家庭场景中也用到自我指导技术。

在大多数的个案中,治疗师除了要改善疗程中特别提到的方面,还要正面影响来访者的行为和生活的各个方面,这个过程被称为**泛化(generalization)**[25c]。上文例子中提到的这位男士用自我指导技术不仅处理了他以愤怒来回应挫折感的行为,而且还利用这个技术处理了他的酗酒问题和工作压力问题[26]。

一般来说,当一个治疗被证明对于某种特定障碍(例如恐怖症)有效的时候,不能理所当然地认为对于其他障碍(例如惊恐障碍)的治疗,该疗法也会同样有效。它对其他障碍的治疗效果需要另外的实证支持。

改变的迁移和泛化并不总是成功治疗的自然结果,因此在治疗计划中有必要包含促使迁移和泛化发生的特定程序。例如,对于社会退缩的孩子,社会技能训练可以由多名伙伴实施(以增强泛化)以及在一系列场景中进行(以增强迁移)[27]。

改变的持续时间

治疗结束后,其所导致的改变必须持续一段时间。治疗效果的持续通常被称作**长期维持(long-term maintenance)**,或简称维持(maintenance)。

对来访者在治疗后不同时间间隔内进行的功能评估决定了治疗效果的维持程度——最佳理想状态是持续几年[28]。在行为疗法结果研究中,这样的跟踪评估已趋于标准化。在研究文献中,跟踪评估结果的典型说法是,"该治疗成果会维持两年以上"。这样的说法可能会引起歧义。它真正想表达的意思是,在一个两年的跟踪评估中,治疗成果被维持了;而不是说,治疗成果只能维持两年或少于两年。实施跟踪评估的现实障碍是难以了解来访者的行踪,以及指引来访者接受额外的评估程序[29]。

一个成功的治疗结果并不能保证在治疗后治疗成果一定会被维持,例如迁移和泛化。可能需要在治疗中和治疗后纳入特定的程序来保证治疗成果的持续性。例如,在一个治疗反社会行为的当地项目中,青少年来访者在表现出了合理的社会行为后,就能得到花钱的机会作为强化。随着治疗接近尾声,强化物被转换成了口头表扬,因为在项目外的世界里,赞扬比金钱更有可能成为合理行为的强化物。另外,来访者生活中的重

---

c 上文中提到的迁移和泛化都是广义的泛化形式,分别属于刺激泛化和反应泛化。我们选择使用术语"迁移"是为了防止对两种泛化形式的混淆。

要人物,例如父母和老师,也可以被训练成为合理行为的社会强化。这些程序都有助于确保来访者在离开项目之后还能继续表现出相应的合理行为。

在一定程度上,长期维持有赖于迁移和泛化。只有当改变迁移至来访者的日常生活中以后,维持才会实现。另外,治疗的变化迁移到的情境中越多,改变泛化的行为越多,那么行为维持的可能性就越大。

治疗的可接受度

结果测量的最后一个考量是治疗程序对来访者来说的可接受度,在儿童为来访者的个案中,有时是对重要他人来说的可接受度[30]。也就是说,**接受度(acceptability)**是指治疗程序合乎意愿的程度。它并不是指来访者对治疗是否有效的信任程度[31]。接受度的测量通常是以标准化测量的方式进行,例如治疗满意度问卷(Satisfaction with Therapy Questionnaire)[32]。

有一些形式的行为疗法可能更能为来访者接受。在许多对药物问题的治疗中,行为疗法随许多方面因素的不同而不同,包括行为疗法的受欢迎程度,治疗在多大程度上干扰了来访者的生活方式,以及这些治疗需要多长的时间完成和需要来访者多大的努力。这些变量影响了来访者对于行为疗法的接受度或忍受度。并且,显然不同来访者对不同的治疗方法的喜爱程度不同[33]。在其他条件相等的情况下,来访者接受度高的治疗程序更具有实用性,因为来访者更有可能尝试该治疗并持续接受治疗[34]。相反,对于接受度低的治疗,来访者更有可能中途退出[35]。不出所料的是,也有证据表明治疗的可接受度和疗效相联系[36]。

除了治疗程序的普遍接受度,接受度还可能决定于人口统计学变量,包括年龄、教育程度和文化[37]。为了使特定组群的来访者能更接受治疗,对标准程序的修改可能是有必要的,例如,在举例和比喻方面更符合特定文化[38]。

治疗的可接受度同样也适用于治疗师,因为,如果治疗师不接受治疗,那么治疗师也不会使用它。即使某种治疗被证实有用,这种情况也可能发生,其中的原因有很多:从一个治疗师对一个疗法的误解到治疗师发现对于操作者来说实施这个疗法太难或太无聊[39]。相似的,非专业的行为改变代理人,例如家长和老师[40],更有可能会持续实施他们认为可接受的治疗程序,对于他们不能接受的治疗程序则会停止或断断续续地使用[41]。底线是,就算是最具疗效的治疗,也只有当它们被使用时才会有助于来访者,而这部分内容首先决定于推荐这个疗法的治疗师,然后是治疗的实施者以及最后必须经历治疗过程的来访者对治疗的可接受度。

元分析研究

为了对某个指定行为疗法的疗效作出普遍性陈述,有必要对相关研究进行调查并从中得出结论。考虑到所涉及的研究数量庞大,且它们所使用的方法论也都不同,这将会是一个艰巨的任务。幸运的是,**元分析(meta-analysis)**作为一种数据分析程序,可以针对一个特定的研究问题,从多个研究中综合并比较它们的实证发现,类似的问题有"疗法 X 对障碍 Y 的治疗是否有效?"[42]。元分析研究针对一组研究提问,而非单个研究。

元分析的第一步是要决定一系列标准,用来选择哪些研究会被包含在内,例如方法论的特性,使用的评估方法,以及跟踪评估的长度。然后就可以在已发表的文章中广泛搜索能回答研究问题并满足以上标准的研究了。

为了能比较符合要求的文献中的研究成果,一种数值指标常被用来度量每篇文章。这种指标被称作**效应量**(*effect size*),代表了来访者在治疗结束后对自己所经历的改变程度的描述[43]。元分析的数据取自所有文献中的效应量,然后对数据取平均数。平均数的权重来自于来访者的数量,有时也来自于研究的质量;研究中涉及的来访者数目越多,质量越好,则权重越大[44]。最后的结果被称为**平均效应量**(*average effect size*),它是基于所有文献基础上的来访者所经历的改变程度的测量指标。

相较于单个研究来说,元分析更全面地回答了某个疗法对于一个特定问题的治疗是否有效,因为它基于多个研究,且通常这些研究都是高质量的。另外,元分析还可以在多个个别研究中,找出共同的重要变量,以此来细化研究问题[45]。例如,元分析研究可能揭示,尽管治疗 X 对障碍 Y 普遍有效,但是每周两次的治疗疗程比每周一次的疗程更有效,或者与青少年相比,该疗法更适用于儿童。

元分析正在被越来越多地应用于评估行为疗法的有效性中。元分析的优点是它结合了许多文献中的研究,因此也就包括了许多来访者——数量是它的强项,如果你愿意这样说的话。然而,聚集如此之多的研究的坏处在于,这些研究所用的研究方法是不同的,那么它们的可比性如何就有待考量了。另外,尽管元分析的结果是量化客观的,但对总体效应量的解释却是主观的。

目前普遍接受的表示不同程度改变的意义的标准的界定具有随意性。对于最常用的效应量——均数比较(Cohen's *d*),0.2 表示变化较小,0.5 表示变化显著(或临床显著),0.8 表示变化极其显著[46d]。然而,对于效应量的解释应取决于治疗的具体情况。

---

d 效应量为 0 表示没有变化,效应量为负表示来访者的问题恶化。

例如,即便当一个极难改变的障碍发生了微小的变化,较小效应量也可能会是临床显著的。另外,对于高效并且本轻利厚的治疗来说,较小的效应量也可能是有意义的,因为某些改变可能不需要花费时间或经历就可以发生[47]。总的来说,元分析是一个实用但并不完美的评估治疗有效性的方法。

理论点 4-2　　评价行为疗法的效力和效果

在标题中同时使用术语**效力**(*efficacy*)和**效果**(*effectiveness*)可能会看上去重复累赘,因为在日常用语中,它们两个是同义词。然而,在科学研究中,它们有不同的意思。**效力**是指当一个研究在"完美"条件下进行——在研究环境中采用标准步骤和严格的控制来评估治疗的成功。**效果**是指在可能缺乏严格控制和标准化流程的"真实"临床场景中(例如社区的门诊和私人诊所)治疗的成功。对于治疗来说,具有效力和效果都很重要。(记住,这里的讨论内容是为某个特定治疗程序提供广义上的实证支持,而不是针对个体来访者。)

效力研究通常在研究条件下进行,而非临床环境。被试都患有相同的单一的已被权威诊断的障碍,他们要么接受免费治疗,要么能从他们的参与中获得报酬。被评价的特定治疗在**治疗手册(或治疗协议)**中(**treatment manual or protocol**)得到全面定义,其中提供了一个疗程接着一个疗程的细节化描述,治疗师会按部就班[48],疗程的数目通常也是明确规定的。因此,所有的被试都接受了同一治疗[49]。除了治疗本身,其他可能会导致变化的外部因素都要被控制(例如医患关系)。大多数的效力研究都是实验,接受治疗的被试与不接受治疗的控制组,其他治疗组或者安慰剂组的同质被试相比较。被试被随机分配到不同组中,这样的研究被称为临床随机对照试验(*randomized clinical trials*)[50]。由于在效力实验中,条件被高度控制,如果治疗组的被试相较于控制组的被试取得了进步,那么就可以把进步归功于治疗本身(而非其他因素)。

效力研究的主要局限性在于,所设的环境是人造的,不能复制来访者寻求的和予以治疗的"真实"世界[51]。例如,在效力研究中招募了患有同样障碍的来访者,并将他们随机分配到治疗中,治疗免费且遵循标准的程序,治疗师都掌握实施治疗的技术。与之相反,**效果研究**发生在真实的临床机构;来访者经常患有几种障碍,他们选择想接受的治疗方法类型;为治疗付费,那些可能对特定疗法技术不熟悉的治疗师可以根据需要自由转变治疗程序(而不是严格按照治疗手册上的程序)。

因为这些区别,一个有效力的治疗只有经过有效性研究才能证明它在日常临床实践中的效果[52]。效果(有效性)研究——可以是实验、翻转研究、多基线研究或个案研究——通常不需要和效力研究一样有一致的严格标准和控制,但是其研究方法是合理的,并且具有在"通常治疗"条件下接受检验的优点。

尽管检验一个疗法的逻辑顺序是先进行效力研究再进行效果研究,在实践中却没有发生这样的情况。实际上,只有很小一部分的评价行为疗法的研究是效力研究,绝大多数的行为疗法实证支持来自于效果研究。原因之一是因为效力研究的花费极大,耗时较多,因此不经济;常见的效力研究是跨越不同地点和跨越不同年份的跟踪调查,可能会耗费几百万美元。并且,对行为疗法的效力检验研究的实践刚兴起,在效力研究之前已经出现且建立完善的行为疗法目前仅被效果研究支持。

最后,对于我们将在本书中使用到的关于行为疗法成功的术语,有一点需要注明。我们将用*有效/效果*(*effective/effectiveness*)来作为通用的术语,指代一个取得满意结果的治疗,*效力/有效力的*(*efficacy/efficacious*)来指代效力研究的结果。

小　结

1. 行为疗法的过程涉及八个基本步骤:明确来访者问题、形成目标、设计一个目标行为、确定目标行为的维持条件、设计一个治疗计划来改变维持条件、实施治疗计划、评估其有效性以及进行跟踪评估。评估开始于目标行为的设计,贯穿于疗程的整个过程,一直延伸到治疗结束后。

2. 每次只能同时解决一到两个问题。每个被定义为目标行为的问题都只是问题的一方面,相对较小,独立且可被测量。一个好的目标行为是狭义的、被准确定义的、可测量的、对于来访者和问题来说是合适的、具有适应性的。

3. 加速目标行为是来访者没有足够形式的适应性行为,增加这种行为用来治疗行为缺失。一个加速行为目标的治疗是通过直接增加它的数量。减速目标行为是来访者表现了过多的适应不良行为,减少这种行为用来治疗行为过度。一个减速目标行为能够被直接减少。然而,比较好的策略是通过增加一个具有适应性的加速目标行为来与减速目标行为竞争,以此来间接减少它。

4. 死人规则,即"永远不要让来访者做死人也可以做的事情",提醒治疗师要将目标行为具体化以便让来访者能积极主动地表现它。

5. 一旦选择了一个目标行为,那么它可能的维持条件也随之确定。然后,一个通过改变维持条件来改变目标行为的治疗计划便可诞生了。

6. 对治疗计划是否有效的评价是通过治疗目标实现的。如果计划成功,那么治疗结束,周期性的跟踪评估随之开始进行。如果治疗没有缓解问题,那么将要确定额外的目标行为并对其进行治疗。

75

7. 结果研究评估了治疗是否有效,评估的对象可以是个体来访者或者普遍意义上的治疗程序。过程研究调查了治疗何以成功的原因以及治疗是如何使行为改变的。

8. 个案研究是对个体来访者在治疗中发生转变的内容的细节化和描述性说明。个案研究的局限性在于难以把它的研究成果泛化到其他来访者身上,也难以说明是否是治疗本身导致了目标行为的改变。

9. 翻转研究是通过系统引入和撤出治疗来评估它对来访者目标行为的影响。在多基线研究中,针对不同的目标行为、来访者和情境,研究者按照一定次序引入一个特定的治疗程序。

10. 实验研究多组来访者,并控制外部变量的影响。在一个简单实验中,来访者被随机分配到两组中。一组来访者接受治疗而另一组不接受治疗,后者为控制组或比较组。实验可以考量治疗是否导致了来访者行为的变化,实验的结果可以被泛化。

11. 行为疗法可以被视作一个检验有关来访者目标行为假设的科学实验。

12. 四种结果测量可以用来评价行为疗法的有效性:改变的意义、改变的迁移和泛化、改变的持续时间和治疗的可接受度。

13. 元分析研究针对某个相关的特定研究问题,综合比较多个研究的实证结果。个体研究的效应量被平均计量和权重,得出一个能表明包括所有研究结果在内的变化程度的平均效应量。

14. 效力是指在"完美"控制情境(在人力范围之内)中评估得到的治疗的成功。效果是指治疗在"真实"临床场景中(缺少严格控制和标准化)所取得的成功。对于治疗来说,效力和效果同样重要。

文献注释

1. Freud, 1909/1955.

2. Lazarus, Davidson, & Polefka, 1965.

3. For example, Rosales-Ruiz & Baer, 1997; Voeltz & Evans, 1982.

4. Dudley, Dixon, & Turkington, 2005.

5. Finney, Miller, & Adler, 1993.

6. Bryson, 1999, p. 257.

7. Barlow & Hersen, 1984.

8. For example, Derby et al., 1992; Iwata, Vollmer, & Zarcone, 1990.

9. O'Neill, Horner, Albin, Storey, & Sprague, 1990.

10. For example, Storey, Lawry, Ashworth, Danko, & Strain, 1994.

11. For example, Chapman, Fisher, Piazza, & Kurtz, 1993.

12. For example, Smith, Iwata, Vollmer, & Zarcone, 1993.

13. For example, Ablon & Marci, 2004; Doss, Thum, Sevier, Atkins, & Christensen, 2005; Garratt, Ingram, & Rand, 2007; Weersing & Weisz, 2002.

14. Kazdin, 2008.

15. For example, Campbell & Lutzker, 1993.

16. For example, Cautela & Kearney, 1993; Davison & Lazarus, 1995.

17. Borckardt, Nash, Murphy, Moore, Shaw, & O'Neil, 2008; Soroudi et al., 2008.

18. For example, Perlis et al., 2000; Wolpe, 1958.

19. For example, Guevremont, Osnes, & Stokes, 1986a, 1986b.

20. Kazdin, 1977a, 1999; Kendall, 1999.

21. Kendall & Sheldrick, 2000; Jacobson, 1988.

22. Kazdin, 1977a; Wolf, 1978.

23. For example, Bellini & Akullian, 2007a; Clarke & Dunlap, 2008; Dunlap, Ester, Langhans, & Fox, 2006.

24. Diefenbach, Abramowitz, & Norberg, 2007.

25. Risley, 1995.

26. Belchic & Harris, 1994.

27. For example, Beidel & Turner, 1998; Beidel, Turner, & Morris, 2000.

28. For example, Foxx & Faw, 1990.

29. For example, Heimberg, Salzman, Holt, & Blendell, 1993.

30. For example, Borrego, Ibanez, & Spendlove, 2007; Jones, Eyberg, Adams, & Boggs, 1998; Miller & Kelley, 1992.

31. For example, Johnston, Hommersen, & Seipp, 2008.

32. Beck, Wright, Newman, & Liese, 1993.

33. For example, Pemberton & Borrego, 2007; Renfrey, 1992.

34. Meichenbaum, 1991.

35. For example, Callahan & Leitenberg, 1973; Smith, Marcus, & Eldredge, 1994; Wilson & Tracey, 1976.

36. For example, MacKenzie, Fite, & Bates, 2004.

37. For example, Borrego, Ibanez, Spendlove, & Pemberton, 2007; compare with Miles, Peters, & Kuipers, 2007.

38. For example, Otto & Hinton, 2006.

39. For example, Becker, Zayfert, & Anderson, 2004; Feeny, Hembree, & Zoeliner, 2003.

40. For example, Eng, 2008.

41. McConnachie & Carr, 1997.

42. Neill, 2008.

43. Neill, 2008.

44. Graziano & Raulin, 2007.

45. Konstantopoulos & Hedges, 2006.

46. Cohen, 1988.

47. Neill, 2008.

48. Carroll & Rounsaville, 2008.

49. Nezu & Nezu, 2008.

50. Kendall, Holmbeck, & Verduin, 2004; Ollendick, King, & Chorpita, 2006.

51. Depp & Lebowitz, 2007; McEvoy, 2007.

52. For example, Scheeres, Wensing, Knoop, & Bleijenberg, 2008.

第五章　行为评估

78 　　行为评估与行为疗法之间的关系就像香蕉与香蕉船之间的关系——两者密不可分。行为评估程序通过收集相关信息,以明确来访者的问题,设定目标,选择和设计目标行为,确定目标行为的维持条件,设计一个治疗计划并监控来访者的进步。

　　我们将会讨论八种最常用的行为评估方法:访谈、自陈量表、自我记录、检核表/等级量表、系统自然观察法、模拟观测、角色扮演和生理测量(见表 5-1)[1]。前三个方法——访谈、自陈量表和自我记录——所提供的信息来自于来访者对自己的报告。接下来的四个方法——检核表和等级量表、自然观察、模拟观察和角色扮演——需要借助他人的力量来评估来访者的行为。最后,生理测量主要依靠仪器来提供信息。在接下来的章节中,你会了解到各基本行为评估方法在行为疗法中的使用。

表 5-1　最常用的行为评估方法

等级	方　　法	在行为疗法中使用的频次百分比
1	访谈	90
2	自陈量表	63
3	自我记录	56
4	检核表或等级量表	51
5	系统自然观察	30
6	模拟观察	23
7	角色扮演	20
8	生理测量	19

* 表示在过去的一年中使用该方法评估六名及六名以上来访者的治疗师人数的百分比。
来源:Guevremont & Spiegler, 1990。

多方法和多模型评估

　　在实践中,对于来访者信息的收集通常采用多种评估方法[2]。相较于使用单个方法,**多方法评估(multimethod assessment)**是更全面的评估。它从不同的评估程序中得出的支持性证据增加了评估的信度和效度。并且,每个方法都有其强项和局限性,所以使用多种方法能得到一个各方面均衡的评估。

79 　　在行为评估中通常包含有关于行为多种模式(*mode*)的信息[3]。**多模型评估(multimodal assessment)**的重要性体现在心理障碍通常涉及多个模式[4]。以抑郁症为例子,它可能由行为减少(显性行为)、绝望的念头(认知)、悲伤(情绪)和体重减轻(生理反应)组成。

　　评估行为的哪个特定模式以及使用哪些方法决定于问题的本质以及对实际的考虑。表 5-2 举例说明了这八个常用的行为评估方法是如何评估愤怒和攻击性行为的四个模式的。如表中所示,某些方法是评估某个行为模式的最佳选择,而非所有的方法都适合于

表 5-2 举例说明行为评估方法如何用于评估愤怒和攻击性行为(常用方法用**粗体字**表示)

方法	行 为 模 式			
	显性行为	认 知	情 绪	生理反应
访谈	"形容一下当你生你妻子的气时,你的行为。"	"当你生你妻子的气时,你脑海中有什么想法?"	"你在打你妻子的时候,有什么感觉?"	"当你生你妻子气的时候,你有什么具体的身体反应?"
自陈量表	判断正误:"我经常用暴力来表达自己。"	判断正误:"我愤怒的时候,我就想着要攻击某人。"	判断正误:"当我愤怒的时候,我感觉我快要爆炸了。"	判断正误:"当我愤怒时,我开始出汗。"
检核表和等级量表	家长勾选少年在上星期中出现的具体攻击性行为。	不用	教师用5点量表评定学生的愤怒严重程度。	母亲在观察到儿子可能愤怒的时候,勾选他可能的生理反应(例如出汗和颤抖)。
自我记录	来访者把攻击性行为写成日记。	来访者把愤怒事件和攻击性行为出现前,进行中和结束后的想法写成日记。	来访者记录每天愤怒情绪出现的次数。	来访者测量愤怒唤起时的脉搏。
系统自然观察	治疗师在家庭环境中观察家长—孩子互动,并把家长抚养过程中的言语和身体愤怒行为的例子用编码的形式记录下来。	不用	治疗师观察可能表示来访者感到愤怒的显性行为(例如挥舞拳头或者作出威胁性的评价)。	在来访者的家里,治疗师观察生理反应的明显信号(例如脸红和呼吸急促)。
模拟观察	治疗师蓄意激怒来访者并注意来访者的明显反应。	不用	治疗师蓄意激怒来访者并注意可能表示来访者感到愤怒的显性行为(例如挥舞拳头或者作出威胁性评价)。	治疗师蓄意激怒来访者并注意明显的生理反应信号(例如脸红和呼吸急促)。
角色扮演	情景设置为来访者的老板批评来访者迟到的行为。治疗师扮演老板,来访者对老板的批评作出反应。治疗师观察来访者说了什么。	情景设置为来访者的老板批评来访者迟到的行为。治疗师扮演老板,来访者对老板的批评作出反应。来访者描述在回应批评时的想法。	情景设置为来访者的老板批评来访者迟到的行为。治疗师扮演老板,来访者对老板的批评作出反应。治疗师观察可能表示来访者愤怒的显性反应(例如痛苦的表情)。	情景设置为来访者的老板批评来访者迟到的行为。治疗师扮演老板,来访者对老板的批评作出反应。治疗师观察来访者明显的生理反应信号(例如脸红)。
生理测量	不用	不用	当来访者想到具有挫败感的情境时,测量血压和心跳,这些是表明愤怒唤起的信号。	当一个父亲看自己孩子行为失当的录像之前、之中和之后,测量他的心跳,血压和皮肤电反应。

80

77

所有的模式[5]。例如,在评估来访者的思维方面,访谈、自陈量表和自我记录是理想的方法,可能还会使用角色扮演;但是其余的四个方法是不适用的。在实践中,通常选择最高效和最经济的方法,这也是为什么行为访谈和自陈量表被使用得最频繁的原因之一。

行为评估的特征

在某种意义上,行为评估的定义独立于使用了何种方法。该评估在本质上是否隶属于行为评估取决于它是被如何实施和使用的。例如,访谈不仅针对于行为评估。然而,行为访谈中的聚焦点(例如聚焦于当下的情境)把它与其他类型的访谈区别开来。一些行为评估方法与非行为(传统)评估方法区别类型的总结罗列在表 5-3 中。

行为评估程序有五个特征。行为评估是(1)个体化的,(2)聚焦于当下,(3)对相关行为直接取样,(4)窄聚焦,(5)结合的治疗。这些强调点与行为模型相吻合,并且与第一章中行为疗法的定义主题和普遍特征相吻合。

表 5-3　行为评估与传统评估比较

	行　　为	传　　统
目的	为了确定目标行为	为了描述个性化的运作
	为了确定维持条件	为了确定病因(起源)
	为了选择合适的治疗	为了诊断或归类
	为了评价和修正治疗	
假设		
1. 行为的作用	在特定情境中来访者典型行为的取样	来访者的个性特点的表征(例如特质和心理动力)
2. 过去的作用	不重要(现在的行为是受现在事件的影响)	关键(现在的行为是过去事件的结果)
3. 行为的一致性	在同样的情境中一致	在不同情境中一致
解释		
1. 直接或间接	直接(取样)	间接(表征)
2. 干预的程度	低(行为对行为)	高(行为对个性)

来源:摘自巴里奥斯(Barrios, 1988)

个体化

行为评估是用来收集有关来访者问题及其维持条件的独特细节化信息的[6]。因此,在选择评估方法的时候,必须谨记来访者和来访者问题的独特性。如有需要,标准测验和操作步骤也应该定制。这些实践操作符合行为疗法的个体化特征。个体行为评估与心理问题的诊断相对,这点你可以参见理论点 5-1。

理论点 5-1 诊断在行为疗法中是否占有一席之地?

诊断(*diagnosis*)涉及将来访者的问题归于各个分立的障碍种类中。美国精神病协会发展了当今被使用的标准诊断门类,收录在 1994 年出版的《精神疾病诊断与统计手册》第四版(*Diagnostic and Statistical Manual of Mental Disorders*, *4ᵗʰ edition*)中,它也被简称为 *DSM-IV*,在 2000 年出版了内容经过微调的 *DSM-IV-TR*[7—8]。

在心理学上,诊断与行为疗法和行为评估的基本前提相对[9]。与个体化的方法相反,诊断是将来访者的问题分到各个类别中形成组别[10]。例如,DSM-IV 把来访者看成患有某种疾病,而不是处理来访者特有的问题行为。所以,来访者独特的行为问题就无法与其他被诊断患有同样障碍的人所具有的问题区分开。这样经常就会得出两个错误的假设:(1)所有患有同种障碍的个体都会表现出相同的行为;(2)一个个体的问题一旦被诊断完毕,这个人就被扣上了全部,至少是大多数的符合诊断病症的特点。因此,基于诊断,来访者可能会被强加上本来不属于他/她的特点。

来访者的问题一旦被冠以一个独立的诊断,就会使来访者的问题被归入一个特定的门类。然而在大多数情况下,来访者问题所涉及的特征会符合多个门类。这样的重叠在最近引起了越来越多的关注,跨诊断法(*transdiagnostic approaches*)随之应运而生,例如把焦虑和抑郁看作具有相同特征和维持条件的情绪障碍(*emotional disorder*),相似地,把神经性厌食和神经性贪食视作相同的基本进食障碍(*eating disorder*)[11—13]。

诊断是一个特质概念,这也是它与行为方法背道而驰的另一个原因。严格来说,诊断针对的是个人行为,而非人们本身。不幸的是,人们经常忘记这一点。来访者变成了诊断结果,导致了例如把来访者视作精神分裂者而不是一个患有精神分裂的人。这个错误导致人们被侮辱和歧视。另外,在某些障碍的个案中,来访者一旦被诊断为某种障碍,就算症状可能不会永远存在,但是这个人仍将永远患有此障碍[14]。这种无根据的假设说明了人们经常说的一句话"一朝酒醉,世世酒鬼",这句话也集中体现了人们常常遗憾地把诊断等同于个人。从行为角度来说,来访者应被视为患有障碍,而不是障碍本身。

精准的诊断可能使治疗师转向普通的治疗策略。然而,治疗并没有说清(1)困扰个体来访者的特定行为;(2)在何种条件下这些行为会成为问题;(3)出现问题行为的频率,强度和持续时间,以及指定具体治疗计划所需要的最重要考量因素;(4)问题行为的维持条件。

是不是这就意味着行为治疗师就不用诊断标签来指代来访者的问题了呢?不,并不是这样。事实上,大多数的行为治疗师还是使用 DSM-IV 诊断的。在临床实践中,这样做的主要原因是临床机构、医院、学校和社会服务机构要求在提供治疗和服务前需要这么做,保险公司也只对那些在治疗之前进行了诊断的项目进行赔付。诊断的另一个潜在优点是为临床工作者提供了公共的交流语言来描述障碍,也允许不同的治疗师方便假设他们正在研究的同一类基本临床现象。

行为疗法的另一诊断方法是对来访者独特的问题及维持它的前因和后果进行细节描述。一方面,完整的行为评估的最终成果与诊断分类相比,篇幅要长得多,同时,完整的行为评估使得不同来访者之间的比较(例如为研究用途)难度加大。另一方面,行为评估为个体化治疗的设计提供了必要信息,而诊断不能提供。

83　聚焦当下

同行为疗法一样,行为评估也聚焦于有关来访者当下的功能和生活条件信息。弄清楚问题行为的原因涉及对当下的维持条件进行评估。有关来访者过去的细节,尤其是早期童年经历,被认为是相对不重要的。

对相关行为直接取样

行为评估程序通过检验来访者的行为*样本*(*samples*)来为来访者在特定情境中会表现出怎样的典型行为提供信息。假设约瑟芬的父母担心他们的女儿不和其他同伴进行社会交往。他们可能会在不同的社会情境下观察她,分别记录她和同伴交往的时间和独处的时间。如果她与同伴交往的时间之占到总时间的 10%,那么可能表示约瑟芬在社会交往方面存在缺陷。他们的评估采取了直接的方法:个体的行为取样被用来归纳其行为表现。与此相反,传统的非行为评估是*间接*(*indirect*)的。行为脱离了它本身的意义,也没有被研究者取样,而是被当作(特质或心理状态的)*信号*(*signs*)。在约瑟芬只花一小部分时间与同伴相处的例子中,如果以传统评估角度来看这个问题的话,可能表示约瑟芬是个内向的(通过观察她的行为而得到的间接人格特质)。

窄聚焦

行为评估处理单个行为和特定情境,而不是像传统评估那样处理来访者的整个人格或者生活方式。这个策略与行为疗法聚焦与来访者问题——目标行为这个事实相吻合。这样也使得行为评估更有效率。

结合治疗

行为评估不仅是治疗的一部分,也是治疗的延续部分。在行为治疗的初级阶段,评估针对来访者的问题和它的维持条件,之后,评估继续进行以评价来访者目标行为中的改变。事实上,很多时候要把行为治疗和行为评估区分开是困难的[15]。例如,在肥胖症的治疗中,来访者需要自我记录所吃所有食物的量。除了能提供信息,保持食物记录能使来访者意识到他们的进食量和他们的饮食习惯。这种意识是肥胖症治疗的关键部分,它通常能使来访者减少食量。因此,来访者的自我记录既是评估又是治疗。

行为访谈

通常,行为疗法的第一部分由一个访谈开始。除了评估作用,初始的访谈具有两个作用。首先,它是为了治疗师和来访者能开始建立友好的关系,其中涉及互相之间的信任关系。通过专注的和不带个人评价的倾听,让来访者感到自己被理解,这是治疗师与来访者建立和睦关系的途径。起始访谈的另一个作用是为来访者提供关于行为疗法的信息。治疗师向来访者描述行为模型,行为疗法是如何看待心理问题的,以及行为疗法的普遍本质(你在第三章和第四章读过的内容摘要)。治疗师还要解释在记下来的治疗中所会牵涉到的道德伦理问题和保密性的法律规定。

访谈作为一种评估工具,使得治疗师可以收集有关来访者问题和它维持条件的相关信息[16]。来访者在形容他们的问题时,通常会使用模糊的描述特质的语言。他们可能会说自己"害羞"或者"鲁莽"。治疗师需要向来访者提问,弄清楚他们特定问题的具体细节是什么。比如,仅仅知道来访者"和男人建立关系有困难"是不够的。这里所说的"困难"到底是指她不能接近男人还是当有男人在场陪她的时候她会觉得不自在? 来访者所说的"关系"是随意的还是亲密关系?

一旦问题的轮廓被描绘出来,治疗师和来访者就能设计目标行为了。下一步是确认目标行为可能的维持条件。治疗师向来访者询问目标行为前因和后果。尤其是在来访者会在什么时候和什么地点(在什么情境下)会对男人产生焦虑? 当她焦虑时,来访者会怎样,她与男人之间的互动又会怎么样? 她是会尝试着"逃避"该情境还是继续在情境中? 男人有没有试图"逃避"情境?

在行为访谈中,典型的问题(在其他行为评估方法中被间接问到的问题)是什么(*what*),何时(*when*),何地(*where*),怎样(*how*)和多久一次(*how often*)? 这些类型的问题提供了有关于问题本质和它的维持条件的相关信息。与此相反,传统评估注重用问题"为什么"来收集有关来访者问题原因的信息。用问题"为什么"来收集信息的难点在于来访者经常没有意识到什么导致了他们的行为(这也就是他们来寻求治疗的原因)。另外,根据行为模型,导致行为的原因是它的维持条件,而维持条件正是通过标准的行为访谈问题(什么、何时、何地、如何和多久一次)来评估的。

行为访谈聚焦于当下而非过去。表5-4罗列了一个行为治疗师在一次初始面谈中经常会问到的典型问题。治疗师可能还会采访来访者生活中的重要人物(例如父母和配偶),以取得额外的支持性信息。有时候亲属和机构工作人员能提供最有效信息,在这种情况下,治疗师就只采访这些人(例如,对于儿童或患有严重智力缺陷的来访者)[17]。

表5-4 行为治疗师在初始行为访谈中的典型问题举例

1. 你到这儿来是为了什么?
2. 问题是什么时候开始的?
3. 问题多久发生一次?
4. 问题什么时候(在什么情况下)发生?
5. 在问题发生前比较可能发生什么(前因)?
6. 在问题发生后比较可能发生什么,以及问题是如何影响你的生活的(后果)?
7. 当问题发生时,你的想法是什么?
8. 当问题发生时,你感觉如何?
9. 为了缓解问题,你已经采取了哪些办法,结果怎样?

参与性练习 5-1　什么、何时、何地、怎样和多久(一次)行为提问[a]

来访者普遍采用模糊和广义的语言来描述他们的问题。这个练习罗列了来访者或来访者的陈述中经常给出的描述。对于每个描述,写下五个有助于治疗师明确问题,选定目标行为和确认可能的维持条件的问题。请确保你的问题的形式适用于行为访谈——也就是,什么、何时、何地、怎样和多久(一次)的问题。完成后,请你比较学生资源手册中罗列的问题举例,检查你的问题是否与手册中的问题是同种类型并考虑你本来还可能提出哪些问题。

1. 一个9岁女孩的父亲报告说:"我女儿的自我概念太差了,她一点也没有信心,以至于她尝试的大多数事情几乎都失败了"。

2. 一个37岁的商务行政说:"最近我压力好大。我被夹在工作和家庭责任之间,我觉得我要爆炸了。"

3. 一个5岁男孩的母亲报告说:"我儿子真是个魔头。他无视权威,总是按照自己的想法做事,要不然就倔得要死。"

4. 一对还在读大学低年级的恋人报告说:"我们有时候亲密无间,有时候想掐死对方。我们似乎有双重的关系。"

5. 一个 22 岁的女士说:"我有逃避责任的习惯,这让我感觉自己很懦弱。就是因为我愚蠢的态度,使我在过去的 6 个月里失去了 2 份工作。"

a 这个参与性练习可以在你继续下面的阅读之前或之后进行。

直接自陈量表

直接自陈量表(direct self-report inventories)是要求来访者对其中包含简要陈述和问题进行简单反应的问卷,例如回答"是"或"否",或者对某个陈述的准确性进行 5 级评分。行为自陈量表是直接的,因为它所提的问题都是直截了当的,所得到的答案也是取其表面意思。例如,当一个来访者对"我回避去派对"这个陈述回答"是"或"经常"的时候,这个回答提供了来访者回避特定情境的信息。相反,同样的答案在传统评估中可能会间接反映(*indirectly infer*)害羞的特质[18]。这样的对比说明,行为评估的定义是根据它评估的过程,而不是它方法的本身。

恐惧调查表(fear survey schedule)是自陈量表的例子之一,它提供了通常能唤起人们焦虑的一系列刺激事件,并让来访者根据他们害怕这些事件的程度逐一打分。表 5-5 为成人恐惧调查表[19]。儿童恐惧调查表罗列了可能唤起儿童恐怖情绪的事件,例如在黑暗中和被独自留下[20]。

表 5-5 恐惧调查表部分内容

指导语:问卷中所罗列的项目是可能引起害怕、焦虑或其他令人不快感觉的物件、经历或想法。利用以下量表,在每个项目后面写下合适的数字,描述该项目使你害怕、焦虑或产生其他不快感觉的程度。

1=一点都不
2=一点
3=中等
4=许多
5=极多

1. 皮开肉绽	7. 牙医	13. 感到愤怒
2. 单独一人	8. 雷电	14. 昆虫
3. 公开演讲	9. 失败	15. 突如其来的噪音
4. 跌落	10. 高处	16. 人群
5. 机动车	11. 接受注射	17. 空旷地
6. 被讥笑	12. 陌生人	18. 猫

（续表）

19. 在工作时被人看着	29. 闪电	39. 迷路
20. 灰尘	30. 医生	40. 警察
21. 狗	31. 失去控制	41. 打电话
22. 病人	32. 犯错误	42. 爱人死去
23. 火	33. 老人	43. 痛苦
24. 老鼠	34. 失明	44. 自杀
25. 血液	35. 溺水	45. 战争
26. 封闭的空间	36. 考试	46. 发疯
27. 乘飞机	37. 癌症	47. 暴力
28. 黑暗	38. 雾	48. 心理学家

来源：Spiegler & Liebert，1970。

　　几百种直接自陈量表被用来评估来访者呈现的所有问题行为,包括恐怖和焦虑[21]、抑郁行为[22];社会技能,包括自我确定行为[23];与健康相关的障碍,例如经前综合征、A型行为和进食障碍[24];性功能紊乱[25]婚姻问题[26]。自陈量表有为成人设计的[27],也有为儿童设计的[28]。表5-6列举了针对不同问题行为,直接自陈量表中可能出现的项目。

表 5-6　直接自陈量表中针对不同问题的项目举例

问　　题	项　目　举　例
不自信行为	当你对餐厅里提供的食物不满意时,你会向服务员抱怨。(同意或不同意)
抑　郁	我常常哭。(正确或错误)
焦虑/恐惧	密闭空间(从1—5打分,1代表没有不适感,5代表在该情境下极度不适)
肥　胖	我在正餐之间吃一次以上的零食。(正确或错误)
性功能紊乱	我会被性幻想唤起。(同意或不同意)
社会技能	我经常和其他小朋友一起分享玩具。(是或否)
婚姻不和	我的配偶不理解我。(通常、有时,或从不)

　　直接自陈量表的高效是此类工具被频繁使用的原因之一。来访者可以自行完成量表,问卷的记分也很快。由于自陈量表包含的标准化问题适用于广泛人群,对于个体来访者来说,自陈量表可能不能收集到具体的细节化信息。相应的,自陈量表在首次筛查中最有用;然后,可以进行更个体化的评估手段,例如访谈和自我记录。

　　聚焦于特定问题的自陈量表,例如贝克抑郁量表(Beck Depression Inventory)通常被普遍用来测量治疗过程中发生的改变[29]。例如,在对来访者的认知治疗中,在进行下一个疗程前让来访者完成贝克抑郁量表是标准程序,这样,治疗师和来访者就可以评价自上个疗程以来所取得的改变。

参与性练习 5-2　　**你有没有形成好的学习习惯？　用直接自陈量表来找到答案**

完成一份直接自陈量表是什么样的？想要知道的话,在纸上写下数字 1—15,然后使用以下量表,对你参与以下 15 项学习习惯行为的频繁程度打分。

3＝一贯

2＝时常

1＝偶然

0＝极少或从不

1. 我每天晚上复习课堂笔记。

2. 我在没有干扰的环境里学习。

3. 我在上课前预习材料,但是我直到临近考试才学习它。

4. 在我阅读过程中,遇到不认识的词会去查阅它的意思。

5. 在重要考试之前我都可以好好睡觉。

6. 当我学习的时候,我用背景音乐使自己放松。

7. 我至少在考试 3 天以前就开始复习应考。

8. 在阅读课程材料之前,我会先浏览一遍以掌握其包含的概要。

9. 在阅读课程材料的时候,我会尽可能多地划出或高亮出重点,而不是对我所读的内容做笔记。

10. 有可能的话,我做练习测试(如学习指导中包括的那些)。

11. 当我得到考试结果时,我确信自己已经知道了那些错题的正确答案。

12. 如果我对老师上课讲的内容不理解,我会记在笔记里,然后试图以后弄明白。

13. 在我读本章内容之前和之后,我都会读本章小结。

14. 完成阅读作业后,我会写下重要的观点。

15. 我以同样速度阅读所有的作业。

这个练习的主要目的是给你完成一个直接自陈量表的体验。所以,在检查"你做得怎么样"之前,先想一想这个经历。你认为量表在什么程度上评估了你的学习技能？你的回答是完全诚实的吗？例如,你有没有注意到你倾向于回答你应该怎么学习,而不是你是怎么学习的？自陈量表有什么优点？你注意到了它的哪些局限性？

如果你打算对量表记分,先把描述不理想的学习习惯的项目分数倒置。项目 3、6、9、12 和 15,把 3 分记作 0 分,2 分记作 1 分,1 分记作 2 分,0 分记作 3 分。现在把 15 个项目的分数相加。分数越高(越接近 45 分),说明你的学习习惯越好。你会发现,如果你改变那些你记作 0 分或 1 分(分数倒置之后)的学习习惯,那将会对你有所帮助。并且,如果你不确定为什么一个学习习惯是好习惯或者是坏习惯,咨询你的老师,你的学习辅助中心,或者一本讲学习技能的书。

---

b 这个参与性练习可以在你继续下面的阅读之前或之后进行。

89

自我记录

通过**自我记录(self-recording)**或自我监控(self-monitoring),来访者观察和记录自己的行为。自我记录是建立在大多数的来访者总是能够观察和记录他们自己的行为的事实上的。与其他人所作的观察相比,自我记录在时间上是高效的,特别是不经常出现的行为(例如惊恐发作),如果靠别人来观察的话可能需要持续的观察[30]。自我记录可以是显性行为,也可以是包含情绪[31]和思维的隐性行为[32]。自我记录保护了来访者的隐私,而当其他人来观察时是做不到这一点的。

在自我记录的最简形式中,来访者记录行为出现的频率(他们参与行为的次数)。计数方式可以是,例如,在一片小纸片或手环上作记号,或者用一个便宜的高尔夫计数器或针织计数器(如图 5-1a, 5-1b, 5-1c)[33]。还有更多精巧的计数器[34],比如可以显示拿走了几支烟的烟盒[35],一个在瓶盖上装有芯片以显示瓶盖开启次数的药瓶[36]。

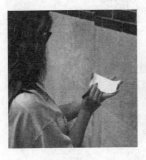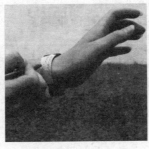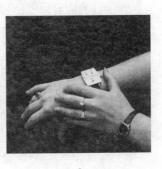

a   b   c

© 1997 Michael D. Spiegler and David C. Guevremont

照片 5-1a, b, c 一些简单廉价的自我记录装备举例
——(a)指示卡(b)手环(c)高尔夫计数器

记录的内容由需要被治疗的问题决定。记录既可以是量化的数据,例如频率和持续时间,也可以是质化的数据,例如情境、时间、心情和想法。治疗师教来访者在相关行为出现的时候,立即记下相关行为[37]。记录越是具有回顾性——哪怕只有几分钟的延迟——他们就越不精确。

参与性练习 5-3 提供了一个与来访者自我记录相似的经历。由于该练习需要几天时间,所以你不能现在马上完成。但是,现在先读一遍(在接下来的几星期里实施),因为指导语中有一些涉及到自我记录的内容。

参与性练习 5-3　　你在干嘛呢?　自我记录

来访者作自我记录的经历是怎样的呢? 现在有个机会可以让你发现。

在你开始作自我记录前,有三个准备步骤。

1. 首先,选择一个简单的自我记录行为。比如可以是阅读,慢跑,迟到,白日梦,发短信,发誓和听音乐。无论你选择什么行为,请确保它(1)相对容易观察(2)能在不受干扰的情况下被快速记录(3)以中等速率出现。如果你经常表现这个行为(例如,眨眼),它就难以记录;如果你极少参与这个行为(例如,买一辆新车),你也会没有什么可记。

2. 决定一个合适的行为单位(例如阅读的页数,慢跑的英里数或打电话的分钟数)和行为的时间单位(每小时或每天)。

3. 最后,设计一个记录器。最简单的程序是剪一张长 5 英寸,宽 3 英寸的指标卡,并标记下时间间隔。每次你做完行为后就作一个记号,如图 5-1 所示。在指定时间段结束后,合计记号的总数。在你的记录中还应该包括简短的笔记,记下关于你在记录时生活中发生的事件,它可能会帮助你理解你表现行为次数的变化。

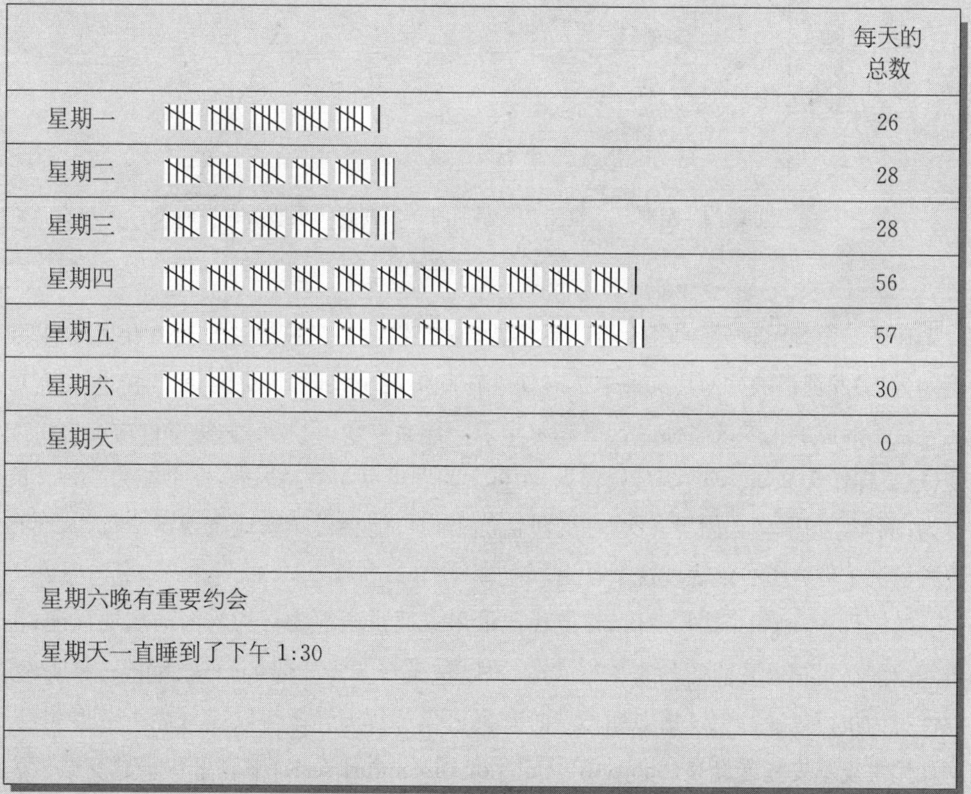

		每天的总数
星期一	𝍶 𝍶 𝍶 𝍶 𝍶 |	26
星期二	𝍶 𝍶 𝍶 𝍶 𝍶 |||	28
星期三	𝍶 𝍶 𝍶 𝍶 𝍶 |||	28
星期四	𝍶 𝍶 𝍶 𝍶 𝍶 𝍶 𝍶 𝍶 𝍶 𝍶 𝍶 |	56
星期五	𝍶 𝍶 𝍶 𝍶 𝍶 𝍶 𝍶 𝍶 𝍶 𝍶 𝍶 ||	57
星期六	𝍶 𝍶 𝍶 𝍶 𝍶 𝍶	30
星期天		0
星期六晚有重要约会		
星期天一直睡到了下午 1:30		

图 5-1　以指示卡记录一周内的阅读次数

91 　　现在你已经准备好观察和记录你的行为了。确保你随身带着记录卡(或其他记录器),因为你随时有可能参与行为。为了能在不同情境中观察行为,你的观察至少持续一周时间。

　　当你完成观察后,将它们描画在数轴中,横轴代表单位时间,竖轴代表单位行为(如图表5-2所示)。图表和你在记录过程中发生事件的笔记一起组成了你自我记录的结果概况。例如,在图5-2中,这个人在前三天读书的页数差不多(26页到28页之间)。周四所读的页数几乎是前一天的两倍,周五也是如此。周六读书的页数下滑至周一到周三的频次,可能是由于周六晚上有社交联谊。星期天一页也没有读(上帝在第七天也要放假)。

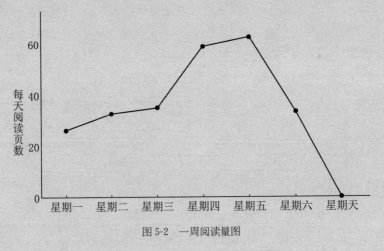

图5-2 一周阅读量图

　　在做这个练习时,你的经历与那些被要求做显性行为自我记录的来访者经历相似。例如,你会发现记录行为其实不那么方便。在此情况下,你可能会延迟记录,而这有可能导致不准确的记录或者你会彻底忘记记录。你会发现,自我记录使得行为发生了改变(这被称作**反应性**(reactivity),详见94页上的理论点5-4)。另外,你可能会了解你的行为,例如它每隔多久出现一次,在何种情况下你可能会更频繁地表现这个行为,而在哪种情况下你会更少地表现这个行为。

92 　　隐性行为,例如想法和感受,其自我记录形式通常表现为行为的简洁质性描述,也可能出现在日记或其他简易表格形式中,[38]以记录行为发生时的情境,如图5-3所示。隐性行为也可以通过记录频率和持续时间来量化。行为强度可以通过先决量表测量,例如用**主观不安程度量表(Subjective Units of Discomfort scale)**来测量焦虑感。该量表的单位被简称为SUDs,范围从0到100(有时是0到10)。0代表无焦虑感,100是来访者可想象到的最高等级的焦虑[39]。如主观一词所表示的,SUDs 仅与个体来访者相关。两个报告同样 SUDs 等级的人,所经历的不安等级并不一定相同,意思是说,该量表不适用于在人与人之间作比较。然而,该量表可以用于在同一名来访者身上比较不同时间和不同情境下,他的 SUDs 等级。例如,在相同的情境中,来访者上周报告的 SUDs 等级是 60,而今天报告的等级是 40,那么可以合理推断来访者今天的焦虑感较轻。为了理解 SUDs 的实用性,在接下来的几天里请完成参与性练习5-4。

日 期	时 间	地 点	活 动	想 法	感 觉
9/6	下午 2:45	家里	看电视	我在浪费时间。我好懒惰。	抑郁 无助 孤独
9/8	上午 10:00	单位	休息	我又要加班完成工作了。	不安 疯狂 挫败
9/13	晚上 7:30	家里	准备赴约	我看上去够好了吗? 会不会说些蠢话? 晚上结束的时候会发生什么呢?	紧张 焦虑

图 5-3 用来记录无节制饮食的表格样例,其中包含了相关的情境事件,想法和感觉

参与性练习 5-4 日常主观不安等级记录

选择一个你每天生活中规律发生的(至少是每天)使你感觉不安的情况或者是经历。当情况发生时,评定你的 SUDs 等级(1—100),将它记录在工作表5-1 中(见学生资源手册)。并且你还要附上对(1)你的感觉和想法,以及(2)当时发生了什么事情的描述。你可以随身带着工作表,也可以在一张纸上记录信息,然后再把它转填到工作表上。至少要记录 10 次你所选择的情况。图 5-4 显示了一名学生在工作表上检测她在历史课上发言时 SUDs 等级的部分内容。

在 SUDs 等级量表收集完毕之后,以图表形式呈现结果,这样,你就能看到不同不安程度的大致情况。为了更好说明变化的情况,参阅你的工作表来获知特定情境对你不安程度的影响。

情况:在历史课上发言			
日期	SUDs	感觉和想法	发生了什么
9/4	80	怕得要死:我听上去肯定很傻	教授问我们选课的原因
9/6	\		什么都没做
9/9	75	太难了;忐忑不安	阅读后回答问题
9/11	70	紧张;最好我快点说些什么有用的	参与讨论

图 5-4 一名女学生的工作表的部分内容,用来记录她每次在历史课上
发言时的 SUDs 等级,感觉和想法,以及事件描述

94　　　　自我记录有三个潜在的局限性。第一,它的实用性取决于来访者的能力,以及来访者记录的仔细程度和真实性的意愿。通过简化记录程序,在观察后即刻进行记录以及让独立观察者偶尔做一下检查,可以提高自我记录的准确性。

第二,自我记录中断了正在进行的活动。无论来访者在做什么,他们至少需要短暂的停歇来进行记录。如果目标行为频繁地出现,就会出现大量的中断。不出意外,来访者会觉得自我记录非常烦人,这将会导致记录失败。

第三,反应性也是自我记录的潜在问题,即自我记录作为一个行为会影响观察行为的表现,这点会在理论点 5-2 进行讨论。

理论点 5-2　反应性

当来访者意识到他们的行为正在被评估时,他们可能会表现得不同于平常。这种现象被称为**反应性(reactivity)**,它会导致对来访者典型行为的了解不准确[40]。例如,当儿童自我监控他们自己在课堂上集中精力于布置任务的表现的时候,他们的相关行为显著增加[41]。同样的,当来访者检测他们自己"拔头发"的自残行为时,他们的行为也急剧减少了[42]。一旦来访者意识到他们正在被评估,反应性就出现了。这也意味着,同自然观察,模拟观察和角色扮演一样,自我记录中也存在这个潜在问题,它是我们在这里要关注的问题。

自我记录的结果可能会影响反应性[43]。来访者可能会发现,自我记录他们的行为令人生气和烦恼,因此,自我记录结果变成了令人厌恶的事情,这就让自我记录的次数减少了。相反,如果所记录的行为是来访者希望增加的,那么记录会是一个积极的反馈,这将会增加它的出现几率。

　　自我记录也并不总是会导致反应性,有些测量手段相对于其他的测量手段更具有反应性。例如,对于一些来访者来说,自我记录热量的摄取可能会导致体重减轻,但是自我记录饮食习惯就不太可能和减肥相关[44]。因此,减少反应性的方法之一是采取引发较轻反应的测量手段。

　　一方面,当我们需要知道来访者目标行为的当前状态的准确信息的时候,例如建立基线水平的时候,反应性的确是一个问题。另一方面,如果来访者的自我记录使他的行为向良好的方向发展,为什么还要在治疗中限制反应性呢? 事实上,自我记录偶尔也会被当作一种治疗程序[45]。例如,在治疗惊恐发作的过程中,把对惊恐发作的自我监控聚焦于经历的具体细节上,例如 SUDs 和发作的持续时间。这样具体化的自我监控创造了*客观的自我意识*(*objective self-awareness*),它与普遍存在的,夸张的评估(例如,"受不了;我要失去控制了")形成对比,从而减轻了焦虑[46]。当来访者对他们问题的程度不清楚时,自我监控还发挥了重要的治疗作用,例如治疗进食障碍[47]和神经性习惯(例如抽搐)[48]。然而,在通常情况下,靠自我记录产生的改变相对较小,持续时间也短[49]。相应地,自我记录通常作为整体治疗包中的一个治疗程序,而不会作为一个单独的治疗。

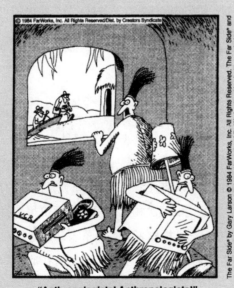

THE FAR SIDE By GARY LARSON

"Anthropologists! Anthropologists!"

　　我们目前所看到的所有行为评估方法——访谈、自陈量表和自我记录——都是*自我报告*(*self-report*)的测量方法。自我报告测量由于其独特的优点被行为治疗师们频繁使用。它们当然也有局限性。行为评估的利弊是理论点 5-3 的主题。

理论点 5-3	自我报告的益处与害处

目前,治疗师收集治疗相关信息最简单也是最高效的方法是直接询问来访者。信息来源有访谈问题的答案,自陈量表的反应以及通过自我记录收集到的数据。如果信息有效,那么它们在治疗中是极具实用性的;然而,信息的有效性有赖于来访者的能力及其提供真实准确答案的意愿。由于种种原因,这可能不会发生,比如来访者倾向粉饰自己(比如讨好治疗师),高估或低估自己的行为,还有人们经常会出现的言行不一。

即使如此,自我报告的测量方法依旧是评估来访者隐性行为的主要途径——他们想些什么,感受如何。还有,对于某些问题行为,主观自我报告是测量治疗成功的标准。婚姻问题就是这样,对双方关系的满意度是最重要的[50]。对于婚姻问题中的性生活是否和谐,夫妻双方对彼此进步的满意程度是评价治疗是否成功的最好测量指标[51]。

由于自我报告的测量方法所提供的信息具有有效性和实用性,它们经常被用于行为治疗中。然而只要条件可行,不依赖于来访者自我报告的独立测量方法仍会被用来支持在自我报告测量中得到的结果。例如,一位男士在自陈量表中表示,他在主张自己的意愿方面有困难。那么在角色扮演中,治疗师可以要求他做出这样的行为,或者可以请一位他的密友,来观察他对合理主张的反应。如果在其他不同评估方法中收集到的信息与在自我报告方法中收集到的信息具有一致性,那么治疗师可以依赖这些信息,并且用它来指导来访者的治疗。

行为检核表和等级量表

检核表与等级量表在形式上与自陈量表相似,但是他们的完成不是由来访者进行的,而是由其他人,例如家长、老师或者配偶。检核表和等级量表中罗列了潜在的问题行为。凭借**检核表(checklist)**,可以清点对于来访者来说是问题的行为。凭借**等级量表(rating scale)**,可以通过行为发生的频次和严重程度来评价每个行为。因此,等级量表能够比检核表提供更多的信息[52]。检核表和等级量表都是通过回忆来完成的,也就是说,他们是基于信息收集者对来访者行为的回忆。例如,在放学后,老师可能会完成一个学生当天的行为检核表。

尽管检核表和等级量表的典型用途是评估目标行为,它们也可以用来确定维持条件。例如,利用《儿童头痛评估量表》(Children's Headache Assessment Scale),家长可以评定与他们孩子头痛行为相关联的环境前因[53]。

目前已经发展出许多适用于成人和儿童的检核表和等级量表[54]。有些是广义的,测量普遍的问题行为;有些是狭义的,评估特定的问题领域。例如,《儿童行为量表》(Child Behavior Checklist)包含了关于童年的 113 个普通问题领域[55]。相反,《儿童注意力概况》(Children's Attention Profile)是一个专为评估注意力缺陷和多动儿童在课堂环境中的表现而设计的(见图 5-5)等级量表[56]。

检核表和等级量表是评定行为的有效方法,大多数能在 15 分钟内完成(个别需要更多的时间)。因为它们完全是回顾性的,即时反应不是重点。随着研究趋势的变化,检核表和等级量表通常被用于初步筛选,而有时也被用于选择目标行为。[57]

儿童注意力概况等级量表

儿童姓名: 日期: 填表人:	仅限官方用途

下列选项是关于学生的描述。每个选项都描述了学生本周或者过去的一周中的表现,在方框内勾选"否""有时或某种程度上来说如此""是或经常这样"。请尽量检阅所有的项目,尽管有些可能不适用于该学生。

	否	有时或某种程度上来说如此	是或经常这样
1. 她/他做事虎头蛇尾 ……………………………	☐	☐	☐
2. 不能专注,不能长时间集中注意力 …………	☐	☐	☐
3. 不能静坐,多动或焦躁不安 ………………	☐	☐	☐
4. 烦躁 ……………………………………………	☐	☐	☐
5. 做白日梦或沉浸在自己的想法中 …………	☐	☐	☐
6. 冲动,做事之前不思考 ……………………	☐	☐	☐
7. 难以听从指令 ………………………………	☐	☐	☐
8. 说话不合时宜 ………………………………	☐	☐	☐
9. 作业乱七八糟 ………………………………	☐	☐	☐
10. 不专注,容易被分散精力 …………………	☐	☐	☐
11. 说话过多 ……………………………………	☐	☐	☐
12. 不能完成布置的任务 ………………………	☐	☐	☐

请对上周学生的作业或行为作出尽量多的评价。

图 5-5 儿童注意力概况

来源:© 1986 Craig Edelbrock

检核表和等级量表的效用取决于报告者对来访者行为的准确观察和可靠评分[58]。**信度**(*reliability*),通常是指观察的一贯性和可靠程度。**评分者信度(interrater reliability)**是针对检核表和等级量表信度的特定信度,它是两位或两位以上的评分者之间的意见一致程度。它的测量是通过比较不同评分者的反应,并计算他们之间意见一致部分的百分比。

参与性练习5-5提供了你一个利用行为检核表的机会——可能你会觉得使用过程很有趣。

98

参与性练习5-5　考查一位教授[c]

如同大多数的行为检核表一样,本次练习中的检核表只需要几分钟时间就可以完成。表5-7罗列了教授可能会表现出来的40种行为。选择一位你曾经在他那儿上过超过一个月以上课的教授,可以是现在的,也可以是过去的。使用工作表5-2(参见《学生资源手册》),在教授至少表现过一次的行为旁边打上勾。选择在这位教授的课堂以外的任何时间完成检核表,这点与检核表在行为评估中的使用非常相似。

为了知道你的反应和检核表之间的信度如何,你会需要在这个教授班上上课的另一位同学的帮助。复制一张检核表5-2(参见《学生资源手册》),让这位同学填写检核表。然后,比较你们两个的检核表,以此获知你的评分者信度。计算你们反应相同的次数(你们都勾选了同一个选项或者都没有勾选某个选项)。把你合计出的反应相同的数目总和除以40(你们可能的最大相同数目),然后再乘以100。这个同意的百分比就是你评分者信度的指数。

这个参与性练习可以让你进一步了解检核表方法。显然,它可以很快完成。在完成检核表的过程中,你有什么问题吗?你是不是对每个行为的指向很清楚,所以你可以轻易地说你已经注意到了教授做了这个行为?你观察的信度如何?如果在检核表上,任一行为的意思有模糊不清的地方,那么就会降低你的评分者信度。还有什么其他的因素,能说明你们之间的意见一致比率小于100%的原因呢?

表5-7　教授可能会做出的行为

踱步	咳嗽	自我重复
随意翻查笔记	眼神接触	在课上喝咖啡
迟到	柔声说话	拿学生开玩笑
说话时打手势	留堂	专心聆听学生
微笑	挖鼻孔	考试出难题
用笔轻敲桌面	揉眼睛	讲个人的故事
长时间暂停	摸胡子	睡着
玩头发	说笑话	关节发出"咯吱"的响声
急速地说话	口吃	用黑板
哼唱	思路被打断	课前与学生交谈
提早下课	和学生争论	课后与学生交谈
对手表	读笔记	取消上课
坐在桌上	扯衣服	点名

[c] 完成检核表后再继续阅读,但你以后可能会需要查看你的评分者信度。

系统的自然观察

系统的自然观察(systematic naturalistic observation)是指,当来访者自然参与某些行为的时候,观察并记录来访者的具体的先决显性目标行为[59]。精确定义行为十分重要,其中包括对每个目标行为设定标准,从而把它们与其他类型的行为区分开来。表5-8列举了三个不同目标行为的定义,并附有符合和不符合定义的行为举例。

表5-8 将在行为观察中用到的目标行为定义举例,以及符合或不符合定义的举例

身体攻击行为
定义:来访者利用自己身体的某部分或者一个工具来对他人施加潜在或明显的疼痛。
举例:击打、打耳光、用拳猛击、绊倒、抱起、推、咬、踢、把东西扔向其他人、用棍子打其他人
反例:吐口水、做鬼脸、叫其他人的名字、言语威胁或用手势威胁他人

言语表示赞美
定义:来访者在言语上对其他人表扬、赞扬、表达喜爱或崇敬,或者对其他人的行为或成就表达敬重。
举例:"你做得好""我真喜欢你""你看起来很英俊""你是怎么那么快做完的?""和你谈话我非常高兴""你的快球真是不可思议"
反例:"你愿意和我共进晚餐吗?""亲一下怎么样?""你知道吗,他最后竟然拿了个好成绩"(用讽刺的口气说恭维话),拥抱、接吻或其他只有身体表现而没有伴随言语表达喜爱的动作。

发起社会接触
定义:(1)来访者通过口头打招呼或开始一个与他人的互动来发起社会接触,(2)与人交谈时,使用中性或令人愉悦的语气,(3)发起接触时与别人直接目光接触,(4)社会接触开始时,与别人的距离在15英尺之内。
举例:向他人作自我介绍,向他人提问(例如,"请问你能告诉我出口在哪儿吗?"),叫他人的名字,用一句评论来开始与其他人的对话(例如,"今天这支队伍表现得不错")。
反例:吼叫或者用令人不快的语调,只有当别人发起接触以后才开始跟别人说话,与别人交谈时没有目光接触,或者在超过15英尺远的地方发起社会接触。

选用何种测量方法——例如频率、时间或强度——取决于目标行为的本质和评估的目的[60]。如果观察需要在相对较短的情况下持续进行,例如一个小时或两个小时,那么就要求相对长的观察时间。相对更高效的程序是*时间抽样*(*time sampling*)。在时间抽样中,观察被限定在特定的时间间隔中,例如每小时的第一个5分钟[61]。用来做记录的仪器从简单的到复杂的都有,包括纸和铅笔、钟和计数器、电子机械设备,例如事件记录器和键盘;声像记录。

训练观察者尤其重要。观察者通常是非专业人士,例如家长,老师和精神病治疗的技术人员[62]。观察者首先要学习行为的定义,并且熟悉记录系统。然后,练习观察,直到观察变得准确。观察的准确性是由**观察者信度**(interobserver reliability)决定的,它和评分者信度是同义词。观察者信度的最低可接受程度介于80%到90%之间[63]。

系统的自然观察存在三个潜在问题:反应性,观察者错误或偏见以及不切实际。

来访者被他人观察的时候经常会出现反应性,这点和人们在日常生活中遇到的情形一样。有时候,别人在旁的观察会加强我们的行为表现,就像如果有家长观战,孩子在跑步比赛中会跑得更快。在其他情况下,我们可能会因为受到观察而表现欠佳,比如我们在写文章的时候,有人在我们的肩头看着我们打字。

为减少自然观察中的反应性,最基本的原则是减少来访者的被观察的意识。这就涉及**无干扰观察**(*unobtrusive observation*),比如观察者不在来访者的视野范围内,或者用隐形摄像头记录行为。

当不可能实行无干扰观察时,可以用**适应期(adaption period)**将反应性降到最低。在适应期中,来访者在真正的观察开始之前,慢慢适应观察程序[64]。通过这样的方法,来访者可能会忽略或者忘记他们的行为正在被观察的事实。例如,如果要观察一个孩子在教室中的情形,观察者可能会先在教室中进行短时期的模拟记录观察(例如,在题板上记笔记),几天之后才开始进行真正的观察。这样,孩子就很可能适应了观察者在场,就像新家具放在房间里一段时间以后,我们就不会盯着它看了。

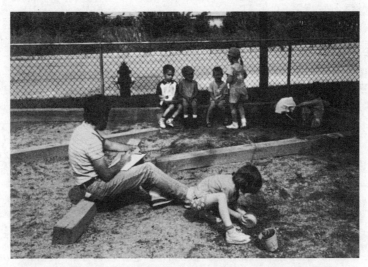

© 1997 Michael D. Spiegler and David C. Guevremont

照片 5-2　系统自然观察一个 4 岁的孩子在幼儿园操场上和她的同伴交往。
由于遵照了适应期的方法,孩子慢慢习惯了观察者在场。

大多数观察错误的起因是由于行为没有被清晰定义,或者定义得模棱两可。即使行为被清楚定义了,观察者个人的偏见也可能导致观察无效。例如,观察者的期望会是偏见的主要来源,即期望观察到治疗结果在何种程度上改变了目标行为[65]。偏见的另一个来源是没有把行为的文化背景考虑在内。考虑一下在非洲裔美国家庭里所观察到的互动[66]。

青少年:我还以为你是我朋友。

家长:我可不是你的兄弟。

欧洲裔美国观察者可能会把这段互动看作"严格的管教"(harsh discipline)。然而，熟悉该文化背景的非洲裔美国观察者会把它记作"建构式管教"(constructive discipline)。在使用标准行为编码时，文化事宜必须被考虑在内，因为对某个人群的编码并不一定适用于其他人群[67]。

通过系统的自然观察来做评估通常是不切实际的[68]。因为这需要大量的时间，例如训练时间，到来访者的自然观察环境中的交通时间，以及实际的观察时间。如果来访者目标行为出现得并不频繁，那么观察者可能要花额外的时间来等行为出现。另外，由于自然观察侵犯了来访者的隐私，所以它有可能没有办法实现，例如，如果是在来访者的家中或者是在来访者的办公室里。当这些实际困难和道德伦理的限制使得系统的自然观察无法实际操作时，模拟观察就是取代它的一个办法。

102

模拟观察

在**模拟观察**(simulated observation)中，环境的设置模拟来访者问题发生的自然情境[69]。观察通常发生在一个房间里。这个房间允许观察者通过单面镜或内部通话系统看到来访者和听到来访者的声音(见图 5-3)。观察者在来访者的视线之外通常能将反应性最小化。在观察者耗时方面，模拟观察较系统的自然观察来说更高效[70]。

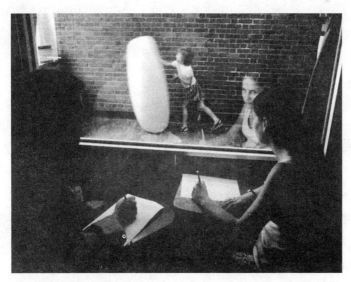

Cary Wolinsky/stock, Boston

照片 5-3　在单面镜后观察儿童的攻击性行为

在模拟观察中,通过系统改变外部维持条件,治疗师可以观察来访者目标行为的变化以检验假设[71]。例如,假设治疗师怀疑,当一对夫妇谈论财务事项的时候,他们的交流最没有效果。为了检验这个假设,治疗师可以在这对夫妇尝试解决关于金钱和一系列其他问题的时候,观察他们之间的互动[72]。

行为趋近测试(behavioral approach test)或者**行为回避测试**(behavioral avoidance test)是用来评估恐惧的模拟观察程序[73]。治疗师让来访者参与一系列逐渐诱导恐惧加大的行为步骤。来访者完成此项任务的步骤数目被用来评估恐惧情绪。例如,为了评估来访者害怕蛇的程度,治疗师可能(1)先让来访者接近一个20英尺外的关有蛇的笼子,(2)戴上手套碰蛇,(3)然后举着蛇一会儿,(4)下一步脱掉手套碰蛇,(5)然后举着蛇一会儿,(6)最后拿起蛇,走到椅子边,坐下,把蛇放在他/她的膝盖上。

治疗师有时候会用先前发展出的且被证实对特定问题有效的模拟观察程序。《限制性学科环境测验》(Restricted Academic Situations Test)就是一个例子,它是用来评估学生在教室中,独立完成书面作业时的注意力集中能力[74]。儿童在观察室中的一张桌子前就座,并且被告知要求在桌前完成一项书面作业。治疗师透过单面镜,在每隔20分钟的30秒内记录儿童的行为。需要特别记录的行为包括:离开座位,围着桌子玩耍物件,坐在位子上烦躁不安,大声说话和视线离开作业。如果来访者在30秒的时间里表现出某种行为,那么观察者简单地在相应行为的选项中打勾就可以了。儿童在每个行为上花的时间比例能为准确定位目标行为提供数据,也为治疗中和治疗后的评估进步情况提供了数据。

模拟观察的主要局限性在于,能在多大程度上把在模拟环境中得到的观察推广到来访者在自然情境中的表现中去。对自然环境的模拟程度越高,推广的程度就越大[75]。

角色扮演

在**角色扮演**(role-playing)中,来访者通过在问题情境中的表演,来向治疗师提供他们在那些环境中典型表现的例子。角色扮演对社会技能的评估尤为适用,例如逞能行为[76]。

角色扮演是一种有效的模拟观察类型。由于相关的环境条件是想象的——来访者表现得就好像他们在问题情境中一样,所以不需要特别的物理布置。在人际关系问题上,治疗师扮演其他人。例如,一个来访者报告说,在给她的秘书布置任务方面有困难,那么治疗师就会要求她向扮演秘书的自己提出有关工作的要求。

来访者如果越能表现得像他们在真实情境中那样,那么,他们被观察到的行为就越有可能是他们典型表现行为的有力指标。在一开始加入角色扮演的时候,许多来访者会感到不安或尴尬。然而,随着练习越来越多,很多来访者会"入戏"。治疗师对角色的表演也必须是逼真的,这就要求治疗师对周围其他人是如何与来访者互动的有具体了解。其中,包括了要避免对角色扮演概念的成见,例如"典型"的父子关系。反应性是角色扮演的一个潜在问题,来访者在角色扮演过程中表现出来的行为要比他们在真实情境下的典型表现要更合适些。

104

生理测量

当目标行为的生理反应部分与治疗相关时,就需要测量生理反应。使用最频繁的测量指标有:心率、血压、呼吸频率、肌肉紧张和皮肤电(测量焦虑的常用方法)[77]。这些反应被用来评估复杂的行为,例如感到焦虑[78]和性唤起[79]。生理反应也可以是单纯的目标行为,比如针对过度紧张而进行的放松训练的目标就是降低来访者的血压。

生理测量通常在装有特殊设备的实验室中进行。这些仪器虽然能获得精确的生理测量结果,但是,其高昂的设备费用使得它不能普遍应用于大多数的诊所和私人办公室。理想状态下,应该在来访者问题发生时的自然情境中记录生理学数据。这点可以通过移动测量设备满足,但是,它们的数据准确性一般比静态的实验室设备得到的数据准确性差。

由于人们要么把生理测量看作是"单纯"的测量,要么认为生理测量使用了高科技设备,所以,人们有时候会更相信生理测量。尽管如此,这并不表示生理测量就比其他任何评估方法更有根据。

有一种生理测量,它不仅不需要设备,而且来访者可以轻易地在自然环境下进行测量,那就是心率(也可以通过脉搏得到),它可以被用来测量焦虑。如果你想监控你的心率,看看它在不同情境中是如何变化的。你可以在接下来的几天里完成参与性练习5-6。

参与性练习 5-6 **走进物质的核心:测量你的脉搏**

在本练习中,你会比较日常生活中,在安静状态下和焦虑唤起情境下的心率。由于在安静时或正常的心率会因人而异,因此在测量中以个人的静息心率作为基础,把它的改变量作为依据,而不是绝对心率。

第一步:采集脉搏

你可以容易地从你的桡动脉和颈动脉中摸到你的脉搏。为了确定桡动脉的位置,你要拿掉所有在你手腕上的东西,然后掌心向上。把另一只手的中间三根手指放在靠近大拇指的一侧手腕,如照片5-4所示。为了确定颈动脉的位置,轻轻地把手的中间三根手指放在头颈的另一侧,如照片 5-5 所示。在桡动脉和颈动脉上都摸一下脉搏,然后用你觉得比较强烈的脉搏。

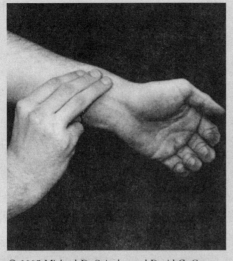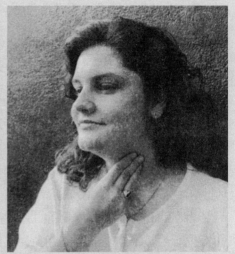

© 1997 Michael D. Spiegler and David C. Guevremont

照片 5-4　测桡动脉脉搏时手指的摆放位置　　　　照片 5-5　测颈动脉脉搏时手指的摆放位置

105

第二步:评估你的静息心率

为了测量你的静息心率,平躺或舒适地坐着,然后放松。当你感到非常放松时,在 15 秒内数一下你的脉搏;然后继续休息一分钟。然后再一次数脉搏 15 秒。将这两个数

106 相加,乘以 2,就得到了你的静息心率。将你的静息心率记在工作表 5-3 的左上角处(参见《学生资源手册》)。

第三步:评估你在活动时的心率

在接下来的几天里,随身带着工作表。当你发现自己在某个情境下感到焦虑(例如,在考卷发下来前),测量脉搏 15 秒,然后乘以 4;在工作表的"每分钟心率"一栏中写下你的脉搏数。然后,在"情境"一栏中,简单描述你当时的情境。把你的静息心率与每分钟心率相减,把差别填在"改变"一栏中;如果你的每分钟心率小于静息心率,要添上一个负号。在至少五个你觉得焦虑的不同情境中检查你的脉搏。

第四步:评价

最有可能的是,你发现你在产生焦虑的情境下所测得的心率比静息心率高(正改变);然而,有些人在焦虑时心率会减少,这也就是为什么我们用心率的*改变量*而不是绝对值。无论在何种情况中,通过比较两栏中的数字,你可能会发现你的心率改变量和焦虑程度之间存在相关。

现在为止,你已经学习了八个主要的行为评估方法,那么我们现在可以以一位接受过度愤怒和暴力行为治疗的女士为例,说明多方法/多模型行为评估的本质。

| **个案 5-1** | 一个家庭暴力个案中的行为评估 |

蒂娜·T(Tina T)是一名36岁的本科毕业生,职业是一名计算机销售代表。她有对丈夫和10岁女儿5年的家庭暴力史。当丈夫威胁她说,如果她不寻求帮助,就带女儿搬到另外的城市去,她联系了一位行为治疗师。

在初次访谈的时候,蒂娜承认她有着严重的问题,用她的话来形容就是"无法控制的愤怒发作"。治疗师问了她一系列的问题来明确她问题的本质和问题的维持条件。这些问题包括:

1. 当你有"不可控制的愤怒发作"的时候,你做了什么事?你感觉怎样?你在想什么?你的身体有什么反应?

2. 什么似乎激发了你的"愤怒发作"?它们是不是和你丈夫或者女儿说的话或者做的事有联系?有没有什么情境会使你更容易"发作"?你最常"发作"的地点在哪里?那时候有谁在场?一天当中的什么时候,或者是一星期中的哪几天你会发怒?"愤怒发作"之前,你有什么感觉和想法?

3. 在你"愤怒发作"之后,又发生了什么?你丈夫和女儿对你的"发作"做何反应?他们说了什么,做了什么?"发作"结束后,你感觉怎么样,脑海中有什么想法?

4. 你曾经采取过哪些措施来处理你的问题,它们的成效如何?

在初次访谈中,蒂娜告诉治疗师,她一开始的"愤怒发作"形式是喊叫和咒骂,然后是向女儿和丈夫扔东西,最后是用拳头和家居用品来打他们。一旦她觉得对某种情境无力控制因而产生挫败感的时候(例如别人的无理要求),她就会发怒。她的"发作"最多是在刚下班回到家的时候发生。一次"发作"不会超过5分钟,然后就会逐渐消退。当她觉得"怒气都发泄走了"的时候,暴力程度就会逐渐减轻。那时,她就会开始哭,然后乞求家人对她的原谅,这通常会紧接着怒火消退后发生。

治疗师还采用了其他的评估程序来确定蒂娜在访谈中给出信息的准确性,并得到了更多的数据。

1. 蒂娜填写了诺瓦科愤怒问卷(Novaco Anger Inventory)来评估她在其他更广泛情境中的愤怒反应[80]。问卷包含了对80个情境的描述,来访者评定自己对这些情境(假设这些情境真实发生的话)将会感觉到的愤怒的程度。

2. 蒂娜开始写一本愤怒日记,她将(a)描述每次她发怒的时刻,(b)对她愤怒的强度进行评级(利用量表,从"不生气"到"暴怒"评价),(c)记下她是如何对自己的愤怒反应

107

的(包括显性行为和隐性行为),以及(d)描述她反应的后果[81]。这本"愤怒日记"能为治疗师提供关于引起蒂娜愤怒的情境信息,她典型的回应方式,以及她愤怒的后果。它还能帮助蒂娜进一步认识自己的愤怒和自己对愤怒的反应。蒂娜在治疗中也持续使用"愤怒笔记",作为一种对治疗进展的持续性测量。

3. 为了直接观察她的行为,治疗师在连续的三个星期二,在蒂娜下班回到家不久的时候,访问了她的家。除了评估蒂娜对丈夫和女儿的攻击性行为(例如喊叫和殴打),治疗师还记录了积极的行为(例如表扬和身体爱抚)。《修订版帕特森编码系统》(modified Patterson Coding System)中罗列有 18 种不同的攻击性和积极行为[82]。治疗师利用它记录下了在蒂娜身上表现出来的每个行为,观察时间长度为 30 分钟。

4. 在第三个疗程,蒂娜和她的治疗师进行了角色扮演,所选取的几个麻烦的情境是治疗师从她的愤怒笔记和愤怒量表中得到的。治疗师扮演她的丈夫或者女儿,观察蒂娜对刺激的反应。在角色扮演过程中,蒂娜的心率和血压同时被监控着,所得数据将与蒂娜在平静时记录的基线水平相比较。

在从这些评估程序收集到的信息的基础上,治疗师和蒂娜针对两个相关行为制定了治疗计划:与家庭成员间的积极互动和对挫败感的适应性反应。在蒂娜家中进行的系统自然观察揭示了蒂娜极少与丈夫和女儿有积极的互动。因此,蒂娜治疗计划的一部分就涉及教她积极参与家庭生活的具体方法。在家庭观察和角色扮演中,治疗师观察到蒂娜对刺激的反应是冲动的。相应的,蒂娜通过自我指导训练(提醒自己停下来想一想)学会了一些策略,来帮助她在反应之前暂停下来,思考一下。从访谈、愤怒笔记和家庭观察中可以越来越清楚地看到,蒂娜愤怒和攻击性的一个重要维持后果是来自家人对她的同情反应——在"发作"后蒂娜会感到懊恼和自责。结果,蒂娜的丈夫和女儿就被要求,在蒂娜表示出她对自己"愤怒发作"的懊恼而对家人道歉时,要控制住同情的情绪。

蒂娜的治疗持续了 5 个半月,在这过程中,她的愤怒笔记提供了对她进步的持续性测量,并且也显示了她稳步的进步。在过去几周的两次家庭观察治疗中,显示了蒂娜现在能用控制来处理挫败感和其他潜在的愤怒刺激,经常还伴有亲社会行为。在治疗的尾声,蒂娜再一次填写了愤怒问卷,无论是不同种类的愤怒唤起的情境数量,还是她经历过的愤怒强度,都得到了显著减少和降低。另外,在最后一个疗程中,伴有生理记录的角色扮演表明,蒂娜对潜在的刺激情境唤起程度变低了,并且,与治疗初期相比,她能以更多的合理社会化方式进行回应。在治疗后的 6 个月和 12 个月分别进行了两次对蒂娜的跟踪电话回访,回访表明她的愤怒和暴力已经不再是她和她的家庭的问题了。

个案 5-1 强调了行为评估的重点。评估程序为明确问题,设计目标行为,确定维持条件,制定治疗计划和监控来访者的进步提供了信息。评估采取渐进的方式,逐渐收集和充实数据。使用多方法/多模型的方法能成就全面的评估。最后,治疗和评估是紧密联系在一起的。

综述:行为评估

如果我们把行为疗法比作飞行员,那么行为评估就是导航仪。行为评估决定了治疗前进的方向,在治疗的道路上提供了必要的疗程修正信息,并指示了何时到达治疗目标。

每个行为评估方法都有其强项和弱项。多方法评估可以帮助克服单个方法所具有的缺点,同时提供关于来访者问题的更全面的信息。由于多模型评估检验了问题行为的不同方面,因此它可以引导出更有效的治疗。例如,焦虑可能会涉及来访者的思维,感觉和行动。只评估其中的一个模式可能会导致不完全的治疗。由于不同的评估方法的侧重点不同,可以用这些方法开发行为的各个模式,因此,不同的评估方法可以积极有效地评估问题行为的不同模式[83](如你在表 5-2 中所读到的那样)。另外,从一个评估方法中得到的信息可以用其他方法来检验。

在本章中,我们大概描绘了行为评估在新千年伊始的发展概况。行为评估历经 50 年的演变,其本质也在继续发生着改变。例如,从历史上来说,行为评估(和疗法)聚焦于显性行为。行为治疗师认为,系统的自然观察是评估的理想手段,自我报告的测量方法则欠根据。

如今,人们已不再认为系统的自然观察是行为评估中必不可少的部分[84]。然而,对于很多目标行为来说,系统的自然观察仍保留了其在治疗师心目中高度满意的地位[85],而且也可能用在治疗中[86]。由于自我报告的方法(例如直接的自陈量表和自我记录)具有高效和直接处理行为认知和情绪模式的能力,其应用已经越来越普及,而这点是系统的自然观察不可能做到的[87]。

一直以来,评估在行为疗法中占有重要地位,然而,近年来,迅猛发展中的它已经取得了一些成果,尤其是自陈量表。另外,人们也越来越认识到需要设计更多的评估技术来迎合不同文化背景下的来访者的需求[88]。

小 结

1. 行为评估是行为疗法不可分割的一部分。行为评估通过收集信息来明确问题,设定初始目标,设计目标行为,确定维持条件,设计治疗计划和监控来访者的进步。

110　　2. 行为评估是多方法的(采用一种以上的评估方法)和多模型的(评估行为的一种以上模式)。

3. 行为评估是个体化的,聚焦于当下,对相关行为直接采样,窄聚焦且结合治疗。

4. 通常,对障碍的诊断与行为评估和行为疗法的基本前提相对。行为评估还包括对来访者独特问题的详细描述及其特定的维持条件。

5. 行为评估程序通过检验来访者行为的样本,为来访者在特定情境中的典型行为表现提供信息。传统评估把被评估的行为看作心理状态的特质表征。因此,行为评估与传统评估在这一点上的意见是相反的。

6. 通常,治疗会用到的第一个评估方法是访谈。除了访谈在评估中的作用,初次的行为访谈还能使治疗师与来访者建立和睦的关系,并教授来访者关于行为疗法的知识。为了收集关于来访者问题和维持条件的信息,行为访谈聚焦于当下,所问的问题是关于什么、何时、何地和多久(一次),而不是为什么。

7. 直接的自陈量表是包含简要陈述和问题的问卷,它要求来访者做出简要回答和评分。自陈量表十分高效,并经常用作初次筛查的工具。量表的效度取决于来访者回答的真实性和准确性。

8. 自我记录涉及来访者对自己行为的观察和记录。它在时间上高效,既可以用来评估显性行为,也可以用来评估隐性行为。来访者必须被鼓励做自我记录,并且要保证记录的准确性。反应性是指访者由于知道他们正在被观察而发生行为改变。反应性是大多数行为评估程序的潜在问题。

9. 行为检核表和等级量表罗列了潜在的问题行为,这些问题行为是一些对来访者了解的人认为他会做出反应的行为。行为检核表列出了来访者会表现出的所有行为信息。等级量表用频率和程度来评价来访者的行为。检核表和等级量表是高效的评估方法。

10. 系统的自然观察是在目标行为常态发生的情境中进行的。当目标行为的定义清晰,观察者训练良好的时候,观察是最准确的。观察信度的评估是通过比较两个以上的独立观察者的观察结果得到的。系统的自然观察存在三个潜在问题:反应性、观察者错误和偏见、不切实际。

11. 模拟观察的情境是模拟来访者所在的自然环境而设的情境。通常会使用到单面镜。模拟观察潜在的缺陷是在模拟情境中观察到的结果难以泛化到来访者的自然情境中。

111　　12. 角色扮演是模拟观察的一种形式。来访者表演问题情境,以提供给治疗师他们的典型行为表现。由于来访者在角色扮演中的行为会表现得和一般情况下的不一样,所以其观察结果泛化到自然情境中就受到了限制。

13. 生理测量评估了伴随目标行为而出现的生理反应。

14. 每个行为评估方法都有其强项和局限性。多方法/多模型的评估帮助我们克服单个方法的局限性，并提供了关于来访者问题的更全面信息。

15. 起初，行为评估聚焦于显性行为，并多用系统的自然观察。如今，直接的自陈量表和自我记录被用来处理行为的认知模式和情绪模式。

文献注释

1. Guevremont & Spiegler, 1990; compare with Swan & MacDonald, 1978.
2. King, Ollendick, Murphy, & Tibge, 1997; Schwartz, Houlihan, Krueger, & Simon, 1997.
3. Eifert & Wilson, 1991; Kazdin, 1992; Peterson & Bell-Dolan, 1995.
4. Compare with Jorgensen & Carey, 1994; Lazarus, 1989a.
5. For example, Wilfley, Schwartz, Spurrell, & Fairburn, 1997.
6. Goldfried & Sprafkin, 1974.
7. American Psychiatric Association, 1994.
8. American Psychiatric Association, 2000a.
9. Tryon, 1999.
10. Compare with Kutchins & Kirk, 1995.
11. Harvey, Watkins, Mansell, & Shafran, 2004.
12. Allen, McHugh, & Barlow, 2008.
13. Fairburn, 2008; Fairburn, Cooper, Shafran, & Wilson, 2008.
14. For example, Rosenhan, 1973.
15. Goldfried & Sprafkin, 1974.
16. For example, Storey, Lawry, Ashworth, Danko, & Strain, 1994.
17. For example, McGill, Teer, Rye, & Hughes, 2005.
18. Liebert & Spiegler, 1994.
19. For example, Geer, 1965; Spiegler & Liebert, 1970; Wolpe & Lang, 1964.
20. McCathie & Spence, 1991; Ollendick,

1983; Ramirez & Kratochwill, 1990.
21. Beidel, Turner, & Morris, 1995; Glass & Arnkoff, 1994; Nietzel, Bernstein, & Russell, 1988.
22. Beck & Steer, 1993; Rehm, 1988.
23. Becker & Heimberg, 1988.
24. Williamson, Davis, & Prather, 1988.
25. McConaghy, 1988.
26. For example, Margolin, Michelli, & Jacobson, 1988; Snyder, 1997.
27. For example, Peters, 2000; Sedlar & Hansen, 2001.
28. For example, Burham & Gullone, 1997; Reitman, Hummel, Franz, & Gross, 1998.
29. Beck & Steer, 1993.
30. For example, Craske & Barlow, 2008.
31. For example, Allen, McHugh, & Barlow, 2008.
32. Franklin & Foa, 2008.
33. Lindsley, 1968.
34. Schwitzgebel & Schwitzgebel, 1973.
35. Azrin & Powell, 1968.
36. Chamberlin, 2008.
37. For example, Fairburn, Cooper, Shafran, & Wilson, 2008.
38. For example, Allen, McHugh, & Barlow, 2008; Miklowitz, 2008.
39. Wolpe & Lazarus, 1966; see also Spiegler & Agigian, 1977, p.100.
40. For example, Johnson & Bolstad, 1973;

Kirby, Fowler, & Bear, 1991.

41. Reid, 1996.
42. Rothbaum, 1992.
43. Kazdin, 1974e.
44. Green, 1978.
45. For example, Clees, 1994—1995; Critch-field & Vargas, 1991; Maletzky, 1974.
46. Craske & Barlow, 2008.
47. Fairburn, Cooper, Shafran, & Wilson, 2008.
48. Miltenberger, Fuqua, & McKinley, 1985.
49. Thoresen & Mahoney, 1974.
50. Christensen, Atkins, Yi, Baucom, & George, 2006.
51. Rosen, Goldstein, & Huang, 2007.
52. Aiken, 1996.
53. Budd, Workman, Lemsky, & Quick, 1994.
54. Gross & Wixted, 1988; Morrison, 1988.
55. Achenbach, 1978.
56. For example, Guevremont, DuPaul, & Barkley, 1990.
57. Gross & Wixted, 1988.
58. Glaser, Kronsnoble, & Worner Forkner, 1997; Smith, Pelham, Gnagy, Molina, & Evans, 2000.
59. For example, Cook, Peterson, & DiLillo, 1999; Hummel & Gross, 2001.
60. Foster, Bell-Dolan, & Burge, 1988.
61. For example, Davis & Chittum, 1994.
62. For example, Barton & Ascione, 1984; Hartmann & Wood, 1982.
63. Hartmann, 1982.
64. Haynes, 1978.
65. Kent & Foster, 1977; Rosenthal, 1969.
66. Cauce, 1995.
67. Markman, Leber, Cordova, & St. Peters, 1995.
68. Wade, Baker, & Hartmann, 1979.
69. Jones & Friman, 1999.
70. Foster, Bell-Dolan, & Burge, 1988.
71. For example, Guevremont & Dumas, 1996.
72. For example, Burman, Margolin, & John, 1993.
73. For example, Buchanan & Houlihan, 2008.
74. Guevremont, DuPaul, & Barkley, 1990.
75. Bellack, Hersen, & Turner, 1979; Foster & Cone, 1980.
76. For example, Blumberg et al., 1997; Eisler, Hersen, Miller, & Blanchard, 1975.
77. Sturgis & Gramling, 1988.
78. Nietzel, Bernstein, & Russell, 1988.
79. Wincze, Bach, & Barlow, 2008.
80. Novaco, 1975.
81. For example, Bornstein, Hamilton, & Bornstein, 1986; Nomellini & Katz, 1983; Novaco, 1975.
82. Patterson, Ray, Shaw, & Cobb, 1969.
83. Tryon & Pinto, 1994.
84. Guevremont & Spiegler, 1990; Jacobson, 1985.
85. Cone, 1998; Foster & Cone, 1986.
86. Cone, 1993.
87. Jensen & Haynes, 1986; Kendall, 1987.
88. Ollendick & Greene, 1998.

第二部分

行 为 疗 法

食欲已被激发,精美的正菜已准备就绪:精心料理的行为疗法。我们将从相对简单的治疗程序开始说起,再到更加复杂的治疗。疗法的呈现是循序渐进的,所以你只有先尝过一个已经被讨论过的治疗,然后才能彻底欣赏和理解下一组新疗法。

第六章论述了用刺激控制和强化升序来增加来访者的适应性行为。第七章说明了用来减少来访者适应不良行为的减速行为疗法。第八章的主题是代币经济、后效契约法、家长行为训练。它们是基于第六章和第七章中的治疗程序和原则所建立的治疗包。第九章和第十章中所述的暴露疗法是通过在安全的前提下将来访者暴露于威胁性刺激,以此来治疗焦虑障碍以及其他的情绪问题。第十一章介绍的感应式学习消除和技能训练是基于范式的治疗,用以培养适应性行为和缓解适应不良行为。第十二章和第十三章讨论了认知行为疗法,该疗法致力于改变维持来访者心理障碍的认知内容。最后,第十四章论述了所谓的"第三代行为疗法"——引入接受和正念策略。

现在,正菜的选择已摆在你的面前(我们希望你全部都选择),邀请你加入行为疗法的饕餮。

第六章　加速行为疗法:刺激控制和强化

第七章　减速行为疗法:差别强化、惩罚和厌恶疗法

第八章　强化与惩罚的结合:代币经济、后效契约法和家长行为训练

第九章　暴露疗法:短时的/逐级上升的

第十章　暴露疗法:长时的/强烈的

第十一章　示范疗法:感应式学习消除和技能训练

第十二章　认知行为疗法:认知重建

第十三章　认知行为疗法:应对技能

第十四章　第三代行为疗法:基于接受和正念认知的干预

第六章　加速行为疗法:刺激控制和强化

116 　　为治疗来访者的问题,行为治疗师矫正维持前因,维持后果,或两者皆备。在本章中,我们首先探索通过控制前因来诱发目标行为的治疗程序,然后再转向改变目标行为强化后果的治疗程序。

刺激控制:诱发行为的前因

　　前因,即 ABC 模型中的 A(在第三章中讨论过),为行为的发生"搭建了舞台"。在某些个案中,由于没有前因的诱导,来访者可能不会表现出满意的行为;对于这样的加速目标行为,可以通过刺激控制程序引入前因来发起令人满意的行为。在另外的一些个案中,现有的前因诱发了一个不令人满意的行为;对于这样的减速目标行为,可以运用刺激控制程序改变前因。这些干预要么涉及了提示(*prompts*),要么涉及了环境事件(*setting events*),它们是刺激控制的两大类。

提示

　　开到马路的尽头,你看到你一直在找的一块路标,于是你减速。坐在你旁边的朋友告诉你左转。你变道然后左转,这样做因为你收到了路标和朋友指令的提示。**提示(prompting)**是给人们线索(提示)来提醒他们做出某个行为,或者暗示做出某个行为的合理性。每天我们都依赖提示来指导我们的行为,例如当我们在红灯前停下的时候,或者检查我们的预约日程表的时候。提示的类型有四种:言语的,环境的,身体的和行为的。它们中的每个都可以被单独使用,或与其他提示形式结合使用[1]。

　　言语提示(*verbal prompts*)涉及告诉来访者他们被期望做的事情。患有中度到重度智力发育迟缓(智商在 20 到 55 之间)的青少年是一个社区职业训练项目的学员。他

117 们通过一个 MP3 播放器来接受一系列的言语指令,使得他们能持续工作。与进行工作的行为(on-task behavior)的强化相比,这种干预模式同样有效,甚至更胜一筹[2]。在一项非同一般的提示应用中,孩子被教授通过提示他们的老师来促进老师的合理行为[3]。例如,孩子会拿着完成的作业走近老师,并说"我把所有的数学题都做完了",以此来提醒老师来表扬他们。行为治疗师经常把言语提示与示范和强化结合起来使用。然而,在许多不同应用中,言语提示单独使用也同样有效,例如增加安全带的使用[4]和在药物滥用临床诊所中领取免费的避孕套[5]。

　　环境提示(*environmental prompts*)是环境中的线索,例如提醒来访者做出特定行为的信号标志。还有一些例子比如:提醒老年人吃药[6],通过写线索卡片来提醒患有轻度残疾的成人完成家务[7],用图片信号来提醒患有自闭症的孩子行使日常生活技能(例

如穿衣服)[8],用书面便条来提醒糖尿病来访者自我监控血糖指标[9]。

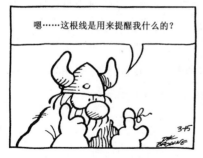 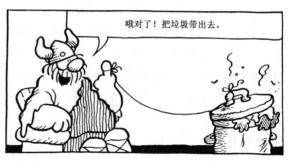

HAGAR © KING FEATURES SYNDICATE

身体提示(*physical prompts*)或称身体指导(*physical guidance*)是指利用身体接触来指导来访者表现出一个行为。教师握住孩子的手,帮助孩子做出要求的动作来学会书写就是其中一个例子。身体提示被广泛用于教授有发展迟缓问题的个体学习自理技能,例如训练既聋又盲的孩子自己吃饭技巧[10]。

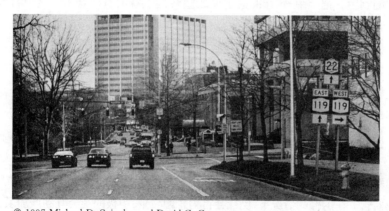

© 1997 Michael D. Spiegler and David C. Guevremont

照片 6-1 你能在图中找到多少不同类型的环境提示?

行为提示(*behavioral prompts*)是用一个行为提醒另一个行为。例如,在一个婚姻治疗中的丈夫学会了把妻子的哭泣当作要求回应同情的信号,而不是用恼怒来回应。个体自身的一个行为可以是引发另一个行为的信号,就好像当父母觉得要对孩子发怒的时候,把它当作离开房间"冷静冷静"的线索。

实施提示的指导意见包括以下几点:(1)实施提示要在表现目标行为的合适时机之前,(2)提示要足够明显,以便让来访者注意到它,(3)提示应具体和清晰,(4)提示应提醒来访者参与令人满意的行为的后果(例如,一个指示牌写道,"吃药会让你感觉更好"),(5)参与提示行为后应有后续的带有强化的提示[11]。

提示通常是暂时的步骤。当来访者越来越多地表现出目标行为时(因为行为被强

118

化),提示的必要性就会越来越小,进而慢慢地退出——这个过程叫**渐隐(fading)**。提示是诱导来访者做出极少做出的行为的标准程序。一个很好的例子是教授患有自闭障碍的孩子语言和社会交往技能[12]。例如,如果要教物体的名称,那么治疗师可以指着物体说,"这是什么? 铅笔。"(治疗师说"铅笔"这个词就是一个言语提示)。当孩子开始模仿提示的时候,治疗师通过用越来越轻的音量来渐隐这个提示。最后,治疗师用耳语来说这个提示,然后仅仅用口型,最后不用任何提示来问孩子,"这是什么?"。

环境事件

环境事件是影响某个行为发生几率的环境条件。当确定一个环境事件是目标行为的维持前因时,那么就可以通过矫正它来使行为发生令人满意的改变。考虑一下这个例子:他是一个患有自闭障碍的男孩,会对自己年幼的同胞表现出攻击性[13]。一个详细的行为评估表明,男孩攻击性行为的环境事件之一是他的弟弟/妹妹在用金属盘子吃东西时发出的响声。把弟弟/妹妹的盘子换成塑料盘子就没有声音了。这个看似简单却重要的干预减少了来访者的攻击性行为。

如同提示一样,改变环境事件也是致力于改变一个以上目标行为维持条件的治疗包的组成部分[14]。然而,当目标行为主要是由环境事件维持的时候,简单改变环境事件可能就足够了,就像前面那个例子中说到的那样。在另外的个案中,对于两个患有注意力缺陷多动障碍的男孩来说,修正环境事件是唯一的治疗,他们的问题是在玩耍中采用了不恰当的互动方式[15]。男孩们的不恰当社会互动(例如互相叫对方的名字并拒绝分享玩具)发生在活动室中,当时活动室里有 12 个不同的玩具,没有规则也没有成人的监管。治疗师重新调整了活动室,使它里面只有两个玩具,建立了具体的行为规范,并且有一名成人在场监管。在这样的情况下,反社会行为急剧减少,积极的社会互动增加了。

119　　教师们经常通过改变环境事件来增加任务集中行为,减少或预防孩子在教室中的问题行为[16]。实例包括重新安排座位(例如,把一个破坏课堂纪律的孩子安置到离老师近的地方),去除干扰物(例如放下百叶窗,让孩子没法向外张望)[17],和修正作业量(例如,减少作业中的问题量以增加可管理性)。

改变环境事件也被用于治疗成人问题行为,例如促进减肥[18],减少病理性赌博[19],鼓励低胆固醇饮食[20]和治疗拔毛症(强迫性拔头发)[21]。改变环境事件还被广泛用于治疗成人失眠,你将在第十六章学到相关内容。

正确看待刺激控制

通常,刺激控制程序是整体治疗包的一部分,尽管它们可以独立用于行为干预。对于前者来说,刺激控制所起的作用不用接受评估(换句话说,整体治疗包是有效的,不用考虑单个治疗部分的贡献)。相应的,较少有直接的实证支持可以说明刺激控制程序比其他行为治疗来得更有效。当刺激控制成为治疗主体时,技术的有效性已经被实证所证明。例如,用单纯的环境事件矫正技术来治疗失眠是高度有效的[22]。

与其他加速适应性行为的行为治疗干预方法相比,刺激控制程序因其简单操作,耗时耗力少的特点而成为一种非常有效的干预方法。教授来访者做某件事情和设置一个标牌以提醒来访者做出某一特定行为都是有效提示的例子。对环境事件做简单的改变也可以是有效的,比如把酒从一个有酗酒问题的人家里移走一样。

刺激控制干预手段的另一个优点是可以预防适应不良行为。当我们确定了环境事件中引起不良行为的条件后,这些条件就可以被系统地矫正以防止不良行为的发生。例如,如果一个试图戒烟的来访者会被一个允许抽烟的酒吧诱惑,那么来访者可以控制只光顾禁烟的场所。

相似地,利用**计划活动安排(planned activity scheduling)**,行为改变代理人可以为来访者在更可能诱发问题行为的情境中安排积极的良好行为;这样就减少了行为不良的发生机会[23]。例如,在一个可能会引起不愉快和同胞间矛盾的长途汽车旅行中,家长可以为孩子安排一系列的活动,如让他们玩喜欢的游戏。计划活动安排普遍适用于儿童,但是对治疗患有脑部创伤和精神分裂症的成人也同样有效[24]。

当前因和后果都维持了严重的减速目标行为,这时,可能要以刺激控制为主要手段来进行干预。例如,一个男青年在玩暴力的电子游戏之后,经常会卷入斗殴中,那么他的电子游戏类型就要被限制于那些非暴力类的。用矫正前因而不是后果的治疗方法的优点是,但凡有效的后果干预都可能涉及厌恶性后果的使用。通常,考虑到人道主义和实际问题,治疗师都尽量避免使用厌恶性的程序(你将在第七章读到相关内容)。

刺激控制程序的目的是为了让来访者表现出目标行为。然而,为了最后能让行为继续下去,它必须被强化。

强化:使行为加速的后果

教师通过奖励测验中的高分获得者来激励学生学习。家长通过让孩子在完成家务后看电视来让孩子做家务。雇主通过付费来确保有持续性的工作成果。这些都是日常生活中常见的强化应用。人们经常通过强化别人(或自己)的行为来使别人(或自己)以某种特定方式行动。行为治疗师并不是强化概念的发明人。然而,行为治疗师所做的,是将强化的基本原理系统地应用于有效改变行为中去。

什么是强化?

强化即是加强。术语**强化**(*reinforcement*)是指通过加强一个行为使得个体能继续表现这个行为。形式上,当一个行为的后果会增加个体重复行为的可能性时,**强化(reinforcement)**就出现了。由于该定义是基于对行为再次发生的观察,因此它是一个实证定义。

强化的后果被称为**强化物(reinforcer)**。只有当个体参与了行为之后,他/她才会得到强化物——换句话说,行为是否被行使是强化物出现的条件。

一个后果是否是强化物取决于它对行为的影响,而不是取决于个人对后果的主观愉悦或满意评价。强化物的定义是根据其对之前行为的加速作用而得到的。然而,在大多数的情况中,强化物对于个体来说是愉悦的和令人满意的后果,我们接下来的讨论也基于这样的情况。

强化物与奖励不同。**奖励**(*rewards*)虽然也是行为的愉悦或满意后果,但是他们不一定会增加个人再次表现出该行为的可能性[25]。获得驾照就是一个例子。你被奖励通过了驾照考试,但是这个奖励并不会导致你再参加额外的驾照考试。

行为治疗师并不把后果默认为强化物。首先确认一个潜在的强化物,然后它会随来访者参与目标行为而出现。如果行为增加了,那么治疗师才会认为这个后果是强化物。

121   除了增加行为再次发生的可能性,强化物还有第二个功能:提供**积极反馈**(*positive feedback*),这样可以使得人们知道他们参与的是合适的行为,并且行为的表现是恰当的[26]。当你在写作课上写的诗歌得到一个 A 的时候,这个分数告诉你,你写了一首好诗。

正强化和负强化

强化通常都会**增加**行为的频率。这个加速的作用可以通过两种方式实现。当一个令人愉悦或满意的刺激作为一个个体表现行为后果**呈现**(加入)的时候,我们称它是一个**正强化(positive reinforcement)**,这个后果是**正强化物(positive reinforcer)**。例如,你为跟在你后面的朋友开门,你朋友说"谢谢"。如果听到"谢谢"能增加将来你为朋友(或其他人)开门的可能性,那么"谢谢"就是一个正强化物,一个正强化就发生了。

加速行为的另一个办法是通过**移除、避免**或**回避(减去)**一个作为个体行为表现后果的不令人愉悦或不令人满意的事件来使强化发生。这叫做**负强化(negative reinforcement)**,其后果是**负强化物(negative reinforcer)**。许多日常行为都是靠负强化来维持的。例如,吃阿司匹林是由痛苦的缓解而强化的,小睡是由疲劳感的减轻而强化的,即时交作业是避免失分而强化的,在限速内驾驶是由避免一张罚单而强化的。在每个情

114

况中,我们都避免或逃避了令人不快的东西。在一个个案中,一位患有自闭障碍的 19 岁男士曾经一度偷取药丸并吞咽他们[27]。在任何时间任何地点,只要他能找到药丸,他就会这么做。在寻找这个危险行为的维持条件过程中,治疗师发现,只要当他吞下药丸的时候,他马上就可以离开他不喜欢的工作。显然,离开工作是他潜在威胁生命行为的负强化。

尽管负强化在维持人们行为的过程中起了重要作用,治疗师在干预中也只是偶尔用到它[28]。相应的,本章的大多数内容是针对正强化的。

负强化与惩罚

把负强化等同于惩罚是常见的错误[29]。当行为的后果降低了个体再次重复行为的可能性的时候,**惩罚(punishment)**出现,其行为后果被称为**惩罚物(punisher)**。惩罚削弱了行为而非加强了行为,因此它与负强化的作用相反。**正惩罚(positive punishment)**涉及呈现(加入)一个令人不快或不满的后果。**负惩罚(negative punishment)**涉及移除(减去)一个令人愉悦和满意的后果。惩罚总是减少行为的,无论是正惩罚还是负惩罚。同样,惩罚物是由他们减少行为的能力定义的,而非根据他们对来访者而言的愉悦度和满意度。然而,通常对于来访者而言,惩罚物是令人主观不快或不满的,因此我们也这样假定。我们在下一章中才会讨论惩罚,但我们在此引入该概念的目的是把它和负强化做重要的区分。

为了区分强化和惩罚,及其之间正与负的意义,你只要记住两点:(1)强化涉及*加强*(加速)行为而惩罚涉及*削弱*(减速)行为;(2)对于正的,脑子里想"＋"(加);对于负的,脑子里想"－"(减)。你可以参看图 6-1,图中描述了一个特定的问题行为(物质滥用)是如何通过正强化和负强化,以及正惩罚与负惩罚来治疗的例子。

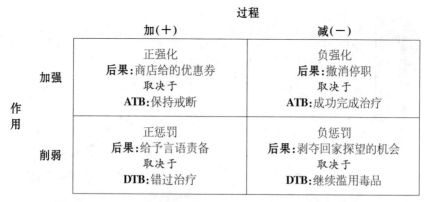

	过程	
	加(＋)	**减(－)**
加强	正强化 **后果**:商店给的优惠券 取决于 **ATB**:保持戒断	负强化 **后果**:撤消停职 取决于 **ATB**:成功完成治疗
削弱	正惩罚 **后果**:给予言语责备 取决于 **DTB**:错过治疗	负惩罚 **后果**:剥夺回家探望的机会 取决于 **DTB**:继续滥用毒品

（左侧纵向标注：**作用**）

图 6-1　举例说明如何通过用强化来改变一个加速目标行为(acceleration target behavior,简称 ATB)的后果和用惩罚改变一个减速目标行为(deceleration target behavior,简称 DTB)的后果来治疗物质滥用

来源:Higgins & Silverman, 2008

（页边标注：122）

在你继续下面的阅读之前,花两分钟时间列一张表,罗列一下你觉得可能对你来说可以作为强化物的后果——换句话说,会增加你将来表现某个行为可能性的东西。保存好这张表,在参与性练习 6-2 中将会用到。

正强化的类型

正强化可以被分为四类:有形强化物、社会强化物、代币强化物和强化活动。有些强化物可以被划分入一种以上的类别。

有形强化物

有形强化物(tangible reinforcers)是物质对象。食物、衣服、电子产品、珠宝、CD 唱片、书籍和娱乐设备都是适用于成人的有形强化物[30]。用单纯的有形强化物来作为强化物是普遍的,你刚刚罗列的你自己的潜在强化物可能很多都是有形强化物。然而,他们只是强化物中的一种。

社会强化物

社会强化物(social reinforcers)由他人的关注、表扬、赞同和感谢组成[31]。他们的实施是通过言语(例如,"干得不错!"),书面语(例如,一封感谢信),身体接触(就像拍拍肩膀),和身体语言(例如微笑)[32]。关注作为重要的社会强化物,可以导致来访者行为急剧的变化,如同你在图 6-2 中看到的那样;图中显示了一个 6 岁的女孩在母亲关注她收拾衣服之前和之后,留在她卧室地板上的衣物数量[33]。

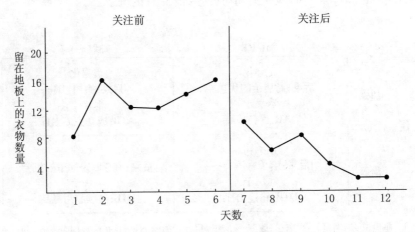

图 6-2 一个六岁的女孩在母亲关注她整理衣服的行为之前和之后的留在地板上的衣物数量变化

来源:Hall & Hall, 1998b.

社会强化物有四个优点。第一,他们易于实施。所需要的全部只是一个他人。第二,社会强化物不需要花一分钱,人们有无穷无尽的社会强化物可以提供给他人。第三,当个体表现出了目标行为后,通常可以马上给予社会强化物,这样做增强了强化物的效用。第四,社会强化物是**自然强化物(natural reinforcers)**——它是人们日常生活中的一部分,是人们常常会收到的后果。在治疗中使用社会强化物增大了目标行为在治疗后仍被保持的可能性,因为强化物在治疗结束后仍是可得到的[34]。

社会强化是能发起和维持行为的最有力的后果之一。所有年龄阶段的人,包括年幼的儿童,都会因参与了令人满意的行为而积极寻求他人的关注,喜爱和表扬[35]。想一想你自己的日常行为(例如穿衣打扮),也受到了他人赞许和关注的影响。个案 6-1 中谈到的主要内容是社会强化。案主是一个由于心理原因而非身体原因导致腿部瘫痪的病人,也就是患有**转化障碍(conversion disorder)**的病人。

124

个案 6-1 　用社会强化治疗转化障碍[36]

来到精神病院报告的第一天,这个 42 岁的已婚男人弓着身子向前倾,身体无法直立,也不能移动腿。15 年来,尽管已经经历了两次整形手术,他还是不停抱怨后背下部疼痛。每隔 4 到 6 周,他就会经历一个完全不能行走的周期(大约 10 到 14 天),据他的描述就是"拖来拖去"。病人已经接受住院治疗无数次,也接受过热松弛和肌肉放松治疗。

整形科和神经科的评估显示无异常情况。然而行为评估显示,病人可以由他对身体情况的抱怨得到家人相当大的关注。

治疗首先在医院开始,由一名年轻有魅力的女助手实施。助手让病人离开轮椅,站起来并能走多远走多远,然后,她表扬了他的努力(例如,"你今天站得很好"和"我真为你骄傲")。

在阶段 1,只对站立行为进行社会强化。如图 6-3 所示,它导致了最小距离的行走。在阶段 2,站立和行走行为都被强化了,这时,行走的距离增加了。为了检验社会强化是否是针对行走距离增加的强化物,引进阶段 3。阶段 3 是翻转阶段,其中只有站立行为被强化。结果,除了第 11 天,病人都没有增加行走距离。在阶段 4A 中,站立和行走的强化恢复了,行走距离进一步增加。在阶段 4B 中,除了继续保持对站立和行走的强化外,病人的轮椅还被换成了学步车,这时,站立和行走距离都得到了额外的增加。在阶段 4C 中,学步车被撤走。到了第 18 天,病人可以正常行走,并被允许出院。四个星期后,病人每天的步行距离增加到了 350 码。

跟踪评估后(见图 6-3),病人又经历了一个严重的"拖来拖去"的周期,不能走路,所以又重新入院治疗。治疗师了解到,来访者的家人对他的"病人角色"行为给予关注,而关注强化了他的行为。

在阶段5,社会强化又被重新引入进来,病人又开始走路了(见图6-3)。在阶段6中,对站立和行走行为都给予了社会强化,病人的行走距离显著增加了(见图6-3)。在治疗的最后阶段,病人与家庭成员之间的互动被以录像方式记录下来。对录像的分析显示,通常当病人站立或行走的时候,家人都会忽视他。因此,治疗师教他的家人对病人站立和行走的尝试给予社会强化,而忽视他对身体的抱怨。先前由医院里的助手实施的社会强化程序为家庭成员提供了学习的榜样。在第二次出院后,病人又再一次把他每天的行走距离增加到了350码。在之后12周的跟踪评估中发现,他能够继续正常走路了。

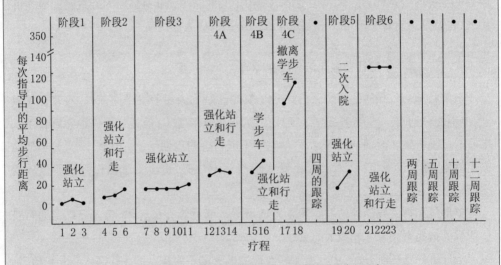

图6-3 在治疗的所有阶段及跟踪中来访者的平均步行距离

来源:Kallman, W. M., Hersen, M., & O'Toole, D.H. (1975). The use of social reinforcement in a case of conversion reaction. Behavioral Therapy, 6, 411—413. Reprinted with permission.

个案6-1说明了社会强化的重要性。起初,病人对身体上疼痛的抱怨似乎因为收到来自家人的关注而加重。然后,医院护士的关注和表扬使得他的走路行为增多了。个案还指出,在治疗中获得的改变并没有被自然而然地迁移到个体的自然情境中。通常,必须要采取特定的程序来保证治疗成果的迁移。在个案6-1中,迁移的完成是通过确认在治疗中的强化也在病人的家庭环境中被继续使用。

代币强化物

代币强化物(token reinforcers)是正强化物的第三种形式。代币强化物是有价值的象征性物体,他们可以用来交换或者用来代表什么。代币强化物是**条件强化物**(*conditioned reinforcers*)——也就是说,只有当它们与已经是强化物的东西建立起联系,它们才具备强化物的属性。金钱,作为最普遍的代币强化物,已经成为了我们社会中的条件强化物。因为它已经和有价商品和服务建立起了联系,金钱可以用来交换他们[37]。我们日常生活中另外的一些代币强化物的例子包括高分和绩效工资。

当强化物紧随行为发生出现的时候,强化是最有效的[38]。然而,要做到这一点有时候不切实际。例如,卡维塔(Kavitha)的父母想把从学校骑自行车回家作为女儿早上铺床的强化物。当卡维塔在早晨铺好床的时候,父母立刻就在当天的日历上贴上印有自行车标志的贴纸,表示当天下午卡维塔可以骑自行车回家。贴纸就是具有重要作用的代币强化物,它连接了行为发生和实质强化物给出之间的时间间隔。

代币强化可用于治疗药物滥用[39]。例如,用食物和汽油优惠券,以及可以用来买零售物品的代金券来强化毒品戒断[40]。在一项控制研究中,有70名依赖可卡因的门诊病人。用来交换零售商品的代金券被用作强化物,这强化了病人可卡因尿样检测阴性(即不服用毒品)行为。在疗程中和疗程后一年的跟踪中,强化被证明促成了毒品戒断[41]。相似地,对于依赖大麻的来访者也给予取决于戒断与否的代金券强化,这样的措施帮助他们更有效学习如何应对毒品冲动以及避免高危情境的技巧[42]。

另外一些代币强化物的例子包括,增加患有严重焦虑的儿童上学的出勤率的贴纸[43],对自闭症儿童的关注[44],为促进内城区学校里叛逆青少年合作的快餐食品优惠券[45]。在商业领域,一个最近的代币强化物的使用是给予那些达到了周期性表现目标的雇员一个电子代码[46]。用这个代码,员工可以玩网上的游戏。在这个游戏中,员工可以赢得至少50刀的奖金或者带薪休假一天的福利。一个大公司报告说,这样的干预使得公司业绩上升,并更好地保留了员工。代币强化物被广泛应用于代币经济中,你将在第八章读到相关内容。

强化活动

强化活动是正强化物的第四种形式。对于很多人来说,可以作为强化物的活动有购物,看电视,听音乐,上网浏览,玩电脑游戏,做按摩,和朋友交际,打电话,晚睡和出去吃饭[47]。

强化活动通常是令人愉悦的。然而,个体经常参与的行为也可以作为强化物,它不一定是令人享受的,这就是皮墨克原则(Premack principle)。

皮墨克原则

127

和我们大多数人一样,卡伊(Kaj)每次发动车子的时候都打开收音机。然而,她不系安全带。如果,当卡伊只有系上安全带的时候她才能打开汽车收音机的话,你觉得会发生什么? 卡伊很有可能会绑安全带了。

45 年前,戴维·皮墨克(David Premack)发现,人们的行为,无论它是否是种享受,如果这个行为发生的可能性较高(较频繁),那么它就可以作为一个发生可能性较低(较不频繁)的行为的强化物。这个原则后来被称作**皮墨克原则(Premack principle)**[48]。在行为疗法中,行为的*相对出现频率(relative frequency of occurrence)*通常被用作概率测量,因为用频率来测量和估计概率相对简单。

加速目标行为通常是低概率行为——也就是说,他们的发生是不频繁的,这也就是他们需要被加速的原因。因此,高概率行为可以被用作许多加速目标行为的强化物[49]。尽管以高概率行为来作为强化物时不需要它是使人愉悦的,但是令人厌恶的高概率行为通常也不具备强化物的功能[50]。另外,高频率行为的发生也不能太过频繁,因为这样会削弱他们在鼓励来访者参与低概率目标行为中的作用。就像老话说的,物极必反,乐极生悲[51]。如果各项参数都在以上标准之内,那么任一高概率行为都可以作为低概率行为的强化物。例如,患有注意力缺陷及多动症(attention deficit hyperactivity disorder,简称 ADHD)的孩子得到了参与一个剧烈活动的机会(对于该类人群来说这是一个高概率行为)。这样做显著增加了他们平静和注意力集中的行为(对于患有 ADHD 的人群来说这是一个低概率行为)[52]。

对于那些难以确定潜在强化物类型的来访者来说,使用高概率行为来作为强化物尤其有用。例如,对于患有慢性精神障碍的住院病人来说,有形强化物和社会强化物可能没有什么效果[53]。如果我们观察一下此类病人的日常行为,我们可以注意到的典型行为有站立,望着窗外,踱步和在椅子上睡觉。这些单纯的,平凡的行为(可能会被错误地标记为"无所事事")是高概率行为。因为,按皮墨克原则,这些行为可以充当强化物,如个案 6-2 所述。

个案 6-2　用皮墨克原则增加社会互动[54]

B.H.是一所精神病医院 44 岁的女病人。她极少与其他病人或医院员工互动。她用点头或者单个单词来回答问题。医院员工报道说,他们"从来没有看到 B.H.对任何东西感兴趣"。她每天醒来以后,就把所有的时间花在坐在房间里一个特定的椅子上。病房工作人员决定用这个高概率行为来强化社会互动,而社会互动正是 B.H.的低概率行为。

监护心理学家这样通知 B.H.,只有她与其他病人或员工互动以后,她才能被允许坐在最喜欢的椅子上。起初,坐 30 分钟需要 2 分钟的社会互动。B.H.点头表示同意,这

128

时,心理学家马上用允许她坐在椅子上 30 分钟来强化这样的交流。心理学家明确地告诉 B. H.,她通过聆听和交流理解了心理学家刚刚所说的话,这样的行为赢得了坐在椅子上的时间。这样,心理学家把交换条件明晰化了。

在最初的 30 分钟时间段快结束的时候,一名工作人员走近 B. H.。工作人员建议说,他们可以在一起喝杯咖啡,并提醒 B. H. 说为了坐在椅子上,她必须要和其他人在一起互动 2 分钟。B. H. 不情不愿地接受了邀请。在当天接下来的时间里,每隔 30 分钟间隔,就会有一名员工走近 B. H.,建议一些微小的社会活动以使得她可以继续被允许坐着。

在接下来的日子里,逐渐增加了用来允许 B. H. 坐在椅子上 30 分钟的互动时间。随着 B. H. 的进步,工作人员逐渐减少了对于如何社交的建议(渐消言语提示),并让 B. H. 根据以前工作人员给出的例子,自己负责决定她想怎样与别人消磨时间。到了第 12 天的时候,B. H. 已经不需要工作人员的提示,自己在 30 分钟后从座位上站起来了。

在 3 周内,B. H. 在社交上花的时间已经超过了标准时间,并且坐在椅子上的时间也少于 30 分钟。例如,她经常和另一个病人一起玩多米诺骨牌。起初,她一旦认为自己已经积累了可以重新回去坐在椅子上的社交时间,她在游戏中途就马上放弃了。过了一阵子,她已经可以先完成一个游戏,而这个游戏花去了她大于 30 分钟的时间。最后,B. H. 把每天的大多数时间都花在了一些社会活动上。

在利用皮墨克原理加速 B. H. 社会行为的过程中,医院工作人员并没有认为她享受坐在椅子上的过程。他们知道的只是坐在椅子上这个行为发生的概率比社会互动的概率高。从对 B. H. 社交行为的增加上来看,似乎坐在椅子上是一个强化物。皮墨克原则也适用于你,完成参与性练习 6-1 后你就会发现。该练习的完成可能需要几周时间,但是你有必要现在就读一读,因为它更进一步描述了皮墨克原则的应用。

行为激活

1970 年代,查尔斯·费斯特(Charles Ferster)[55] 和彼得·卢因森(Peter Lewingsohn)[56] 假设,低程度的强化行为与抑郁行为有密切的理论联系。简单地说,该理论认为,抑郁的人会回避不愉快的环境事件;这可以在短期内缓解他们的不安,但也同时降低了他们在长期内接触愉快事件的可能性。

129 **参与性练习 6-1** 不做顺其自然的事：应用皮墨克原则

通过使用皮墨克原则,你可以发现它能轻易地增加你的低概率行为。选择一个你"应该"每天至少做一次而你很少做的行为。对很多人来说,吃完饭以后马上洗碗,用牙线清理牙齿,铺床,整理房间和运动都可以是例子(尽管对你来说他们可能不是)。用一周时间,对你所选择的低概率行为的每天完成次数作记录,把它作为基线水平。

接下来,把你日常生活中的高概率行为列成一张表,也就是你每天一定会至少做一次的行为。这些日常行为可能是洗澡,刮胡子,化妆,梳头发,吃早餐和看邮箱(或者是你随便什么有规律的行为)。你不用考虑这些日常行为是否是你喜欢的。

选择其中一个高概率行为作为强化物。它必须是你在参与完低概率行为*以后*才能发生的。例如,如果你的低概率行为是在早晨离开家之前铺床,那么你用来强化它的高概率行为可以是你在离开家以后做的任何事,比如听汽车无线电或者停下来喝杯咖啡。

在记录基线水平一周以后,遵守下列规则施行皮墨克原则:*只有在你做完了低概率行为之后才能做高概率行为。*在接下来的一周中,继续记录你每天表现低概率行为的次数。在这周结束后,比较下你低概率行为的基线水平和实行了皮墨克原则时表现低概率行为的频率。你有没有发现频率增加了?

这个被称为**行为激活**(behaviral activation)的理论是抑郁症治疗的基础。治疗首先确定来访者的回避行为和潜在的强化行为。来访者的生活目标是让他们参与强化行为,减少回避行为。行为激活的策略建立要与这个目标一致[57]。例如,一个刚刚离婚的男人表现出了回避行为,比如把自己和孩子们疏远开来(因为和孩子们联系是对家庭破裂的痛苦提示)以及不和朋友们一起参与社会活动(社会活动需要夫妻成对参加)。由于这位男士的生活目标包括改善与孩子们的关系以及维持过往的友谊,因此治疗师建议了一些激活策略,包括计划与他的孩子们见面和参加有朋友参与的社会活动。同时也探索了与生活目标相关联的其他潜在强化活动,例如重新开始约会或者找到有价值的兴趣爱好。

对于抑郁症治疗的行为激活的初始评价是鼓舞人心的[58]。这些评价显示,对于认知疗法无能为力的一些严重抑郁症个案来说,行为激活可能尤为有效,因而认知行为疗

130 法被认为是最有效的抑郁症治疗方法(见第十二章)[59]。一个仅涵盖九个疗程的简易版行为激活[60]也同样成功缓解了抑郁症状[61],其应用对象包括癌症病人在内[62]。行为激活也被证明它可能对成年拉丁美洲来访者有特别的疗效。行为激活聚焦于环境事件,改变显性行为而不是思维和信仰,这点与拉丁美洲文化中的聚焦外部因素具有一致

性[63]。行为激活还被应用于解决其他问题,例如焦虑症[64],与边缘型人格障碍联系的自杀行为[65]和创伤后应激障碍[66]。

确定强化物

当强化物对于每个来访者来说都具有个体化特点时,强化物最有效。首先,我们要确定潜在的强化物,然后再对其加以检验,看看是不是会真的加速目标行为。行为治疗师会用许多方法来确定潜在强化物,包括直接询问来访者,从一般强化物中选择,以及观察来访者日常规律行为。

询问来访者

询问来访者潜在的强化物是最简单,也是最常被用到的程序。治疗师可能会从一个笼统的问题开始(例如"你觉得什么事很享受或者有价值?")然后,问题可以进一步具体化,询问强化物比较狭隘的类别(举个例子,"你晚上喜欢做些什么?"或者"如果你有些闲钱,你会用来买什么?")。

直接询问来访者来确定潜在的强化物有其局限性。例如,对于患有严重智力缺陷和缺失语言能力的来访者来说,这个方法就不适用了。并且,对于抑郁症病人来说,他们经常想不出强化物,因为对于他们来说,好像没有什么是令人高兴的或是值得去做的。在这样的个案中,治疗师可以询问了解来访者的人。

把来访者暴露于一般强化物中

对于许多人来说,强化物的后果被称为**一般强化物(generalized reinforcers)**[67]。常见的例子包括食物、金钱和社会关注。一般强化物随来访者的人口学特征不同而不同,例如年龄、性别和文化背景[68]。例如,对于大多数人而言食物是一般强化物。然而,对于年幼的孩子和成年人,或者是西班牙人和日本人来说,具体的食物种类是不同的。相似道理,一般强化物的种类也可能随特定临床人群不同而不同。例如,对于治疗海洛因依赖的人来说,在家里而不是在诊所里注射美沙酮的特权是一般强化物[69]。

确定潜在强化物的方法之一是将来访者暴露于一系列的一般强化物下,然后让他们选择他们觉得可以作为强化物的东西。例如,儿童可以被带到一个玩具店里,让他们选择他们想要的玩具。成人或许可以从一本商品目录或者星期天报纸上的娱乐版里做出选择。还有为智力缺陷和言语缺陷的来访者准备的特殊程序[70]。例如,患有严重心智障碍的来访者将在一个包含 16 个潜在强化物的房间里花上一点时间。这个房间里的强化物里包括一个风扇、果汁和秋千[71]。来访者接近每个物件的频次决定了他对强

131

化物的偏好程度。通过观察这些强化物是否能加速目标行为这个实证的方法,我们就可以确定这些偏好物体能否作为强化物。

行为治疗师们已经做出了一般强化物的标准清单。对于成人来说,强化物调查明细表(Reinforcement Survey Schedule)是一份罗列了常见的一般强化物的直接自陈量表。其中罗列的强化物包括了看电视、购物和解决问题[72]。来访者按照他们对强化物的喜爱程度进行 5 级评分,从"一点都不喜欢"到"非常喜欢"。对于愉悦事件明细表(Pleasant Events Schedule),来访者对一些宽泛的行为从两个维度上进行打分:(1)对于各个行为,他们多久参与一次(出现频率)和(2)通过参与该行为,他们能获得多大的愉悦感[73]。

对于还不能阅读的孩子,如图 6-4 所示的强化物菜单能让他们指认自己喜欢的一般强化物[74]。利用《儿童强化物调查明细表》(Children's Reinforcement Survey Schedule),成人可以为孩子勾选他们喜欢的一般强化物(例如,玩游戏、吃糖、和家人出游和与朋友们一起玩要)[75]。

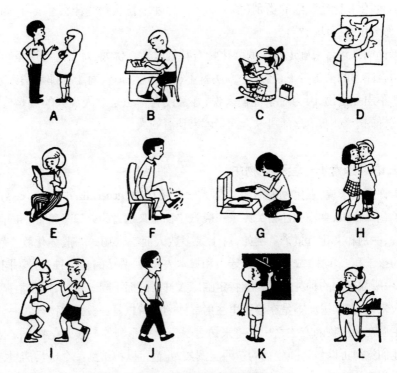

图 6-4 强化菜单的部分内容

来源:Daley, 1969, p.44

参与性练习 6-2 确定你自己的潜在强化物[a]

早些时候，你已经列出了你的潜在强化物清单。现在，你可以利用刚刚读到的确定潜在强化物的两种方法，做出一张更全面的清单。

I：直接询问

当你在回答下列问题的时候，把问题诱导出的潜在强化物记下来，去除重复的内容。下列问题中，有些问题是直接确定强化物的，而有些问题是为了帮助你找到生活的各个不同领域中的潜在强化物。

1. 你喜欢用些什么东西？买些什么东西？消费什么东西(例如，哪种食物)？

2. 你喜欢什么样的礼物？

3. 在商店里，广告里或商品目录中，什么东西会引起你的注意？

4. 你参与哪些活动时会很享受？

5. 你闲暇时做些什么事？

6. 你工作时做的最多的事是什么？

7. 如果你晚上想要出去玩，你会做什么？如果晚上在家你会做什么？周末做什么？假期做什么？

8. 你获得什么样的成就会比较有满足感？

9. 你感到高兴的时候你会做什么？感到有活力的时候做什么？感到有自身价值的时候做什么？感到自己很重要的时候做什么？

10. 你喜欢什么样的社会活动？你会参加的是哪些社会活动？

11. 你喜欢别人为你做哪些事？你喜欢别人对你说什么？

12. 当你很好地完成某件事情的时候，你会期待发生什么？

II：确定令人愉悦的活动

表 6-1 罗列了 50 个潜在强化物。对每个项目评分两次。首先回答这个问题，"在过去的 30 天中，我参与该活动几次？"对于每个项目的评分参考下列等级。

1＝在过去 30 天中一点都没有

2＝在过去 30 天中有过几次(1—6)

3＝在过去 30 天中经常(7 次或以上)

在工作表 6-1 中的"频率"一栏中填上发生的次数[b]。

在对 50 项活动内容评分完毕后，再把每一项都重新读一遍，然后参考下列等级来回答问题，"在过去的一个月中，这些活动的愉悦感，享受程度和回报程度如何？"

---

a 你需要在以后才能完成这部分参与性练习，但是你现在应该读一读它。

b 你会在《学生资源手册》中找到这张工作表。

1＝这个活动没有令人高兴。(它不令人愉悦或中性。)

2＝这个活动在某种程度上说是令人高兴的。(它的愉悦程度在轻微到中度之间)

3＝这个活动非常令人高兴。(它令人很或非常高兴的。)

133

表 6-1　作为潜在强化物的常见活动

参加一个俱乐部的会议	听电台里的脱口秀
参加音乐会	玩电子游戏
独处	体育运动
和父母在一起	演奏乐器
赞美或表扬某人	和宠物玩耍
烹饪	读小说
跳舞	看报纸
约会	骑自行车
做白日梦	祷告
做艺术工作	收发邮件
做志愿者	购物
驾驶	晚睡
出去吃饭	熬夜
吃零食	整理(房子或车子)
锻炼	上网浏览
穿衣打扮	打盹
享受按摩或给别人按摩或捶背	洗澡
早起	散步
度假	打电话聊天
逛商场	讲故事或说笑话
参加派对	看电视节目
看电影	看录像
帮助某人	观察人
听音乐	观看体育赛事
听或看新闻	写信

来源:摘自麦菲拉美和路易威森 MacPhillamy and Lewinsohn, 1971

在工作表"愉悦度"一栏中填上数字。如果你在过去的一个月里,参与活动的次数大于一次,那么做出一个平均愉悦程度的评定。如果你在过去的一个月里没有参与过该活动,那么你假想一下它可能带给你的享受程度。

当你对活动打分两次以后,把"频率"和"愉悦度"两栏中的数字相乘,再把得到的结果写在工作表"频率×愉悦度"一栏中。乘积越大,就说明频率和愉悦度可能也越大,那么它就越可能是强化物。把你在此获得的乘积最大的活动添加到你在 I 部分得到的潜在强化物清单中,删去两者之间重合的部分。谨记只有当强化物能加速它紧紧跟随的行为的时候,它才是一个真正的强化物。

观察来访者的日常行为

确定强化物的第三种方法是在自然环境中观察来访者，并记下他们最常参与和花时间最多的行为。根据皮墨克原则，这些高概率行为可以作为强化活动。

确定强化物的其他方法

有时候确定潜在强化物并非易事，特别是当要求强化物既要有效又有实践操作性。这时候，行为治疗师可能会从一般强化物中，选取一些特别符合来访者人口学特点的强化物。他们中的一些对来访者起作用的几率还是比较大的。

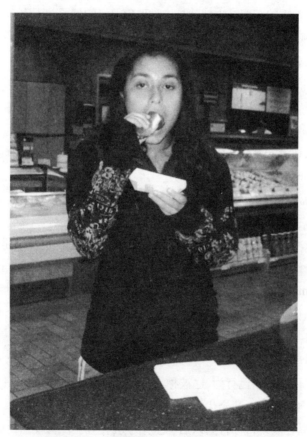

© 2008 Michael D. Spiegler

照片 6-2 超市提供免费的食物样品以诱使顾客购买该商品的策略与强化物抽样有相似之处

也可以通过增加一般强化物对特定来访者的满意度和价值来创造强化物。利用**强化物抽样(reinforcer sampling)**，可以先给来访者一个非条件的一般强化物——也就是说，来访者不需要为得到它而做出任何努力[76]。这样做的目的是用一般强化物使来访

135 者"上钩"。当来访者开始喜欢强化物并且希望得到更多强化物的时候,他就会被要求表现出目标行为来获得该强化物。比如,一个母亲为了让儿子打扫房间,她教了儿子一个新游戏,并花了一个星期的时间天天晚上和儿子一起玩。男孩慢慢喜欢上了这个游戏,希望能继续玩它。这时,母亲把打扫房间作为继续玩游戏的条件。强化物抽样把游戏变成了强化物,男孩子开始打扫房间的事实也证明了这一点。在商界也有类似的策略,商家会给消费者免费的样品诱使消费者买他们的产品。例如,超市会给顾客试吃新的食品,希望消费者能够喜欢这个产品并且把它买下来。

创造强化物的另一种方法是使来访者接近其他人。这些人(榜样)正在接受强化物,并且显然非常享受强化物。我们喜欢什么或看重什么部分决定于我们观察到的别人享受的东西和看重的东西。幽默就是这种现象很好的例子。下次在看电视喜剧秀的时候,你可以审视一下自己的笑声是不是和电视里观众的笑声同时发生(它是电视情境喜剧的一个极其重要的特点)。

实施强化物

在确定了来访者的潜在强化物后,下一步就是设计实施强化物的程序,使得在来访者表现目标行为的时候能够应用强化物。

强化物的来源

强化物可以由(1)其他人和(2)来访者自己实施。强化物也可以是(3)行为的自然结果。在行为疗法中,大多数的时候是由其他人给予来访者强化物。这些**强化代理人(reinforcing agents)**包括治疗师[77],家长[78],老师[79],配偶[80],兄弟姐妹[81]和同伴[82]。通常情况下是父母强化孩子的行为,但有时也有相反的情况发生,例如一个6岁的小女孩在看到父母准时来学校接她的时候,显出高兴的神色。而小女孩的这一表现增加了父母准时来学校的几率[83]。

来访者也可以强化自己行为,这被称作**自我强化(self-reinforcement)**[84]。与他人给予的强化相比,自我强化有几个优点。强化代理人得始终在场,并且,当只有来访者一个人的时候,可以在表现目标行为以后马上给予强化物[85]。自我强化更可能使目标行为迁移,泛化并长期保持。它的另一个优点是让来访者自己负责改变自身行为。自我强化的主要局限在于,与由其他人实施强化相比,来访者的自我强化可靠性较低(例如,来访者经常忘记强化自己)。

除了来自强化代理人,强化还可能是参与目标行为的自然结果。耐力和体力的增加是规律的有氧运动的自然强化物。

连续强化与间断强化

强化时间表（*reinforcement schedule*）具体说明了哪些目标行为的发生将被强化。强化的实施基于两个基本时间表。在**连续强化时间表（continuous reinforcement schedule）**中，每次个体参与该行为的时候都给予强化。在**间断强化时间表（intermittent reinforcement schedule）**中，只有其中一些目标行为的发生会给予强化。当间接强化时间是建立在特定时间间隔上的时候，它是**时距程序**（*interval schedule*）——当来访者在 5 分钟内表现了一次以上行为的时候，那么强化会以 5 分钟为时间间隔给予。当时间表是建立在来访者必须表现一定数量的行为之后才能得到强化时，它是**比率程序**（*ratio schedule*）——每当来访者表现了五次目标行为的时候，就会得到强化。

来访者首次学习如何表现目标行为时，连续强化是最有用的。一旦行为建立完毕，来访者通常会从连续强化转移到间断强化中。间断强化比连续强化更经济。对于间断强化来说，无论是强化物（有形强化物）的花费还是强化所需要的时间都比较少。间断强化最大的优点是，它能够增加目标行为被迁移，泛化和长期保持的可能性[86]。间断强化刺激来访者表现在自然环境中会有的行为，而这些本来只是时不时出现的强化行为。为了能更好地理解间断强化在长时间内维持行为的强大能力，请考虑强迫性赌博的过程。尽管赌博者只是偶尔被强化（通过赢钱），但是他们会永无休止地继续下注直到自己身无分文。

个体应变性和群组应变性

个体应变性（individual contingencies）是指个体收到（或不能收到）后果的情况仅仅取决于他/她个人的行为。个体应变性是强化实施中最常用到的。它的例子可以是：任何学生只要在测验中考到 80 分以上，就能得到额外的 5 分钟休息时间。与此相对，**群组应变性（group contingency）**是指一个群体中的所有人都能收到（或都不能收到）相同的后果，后果的取得有赖于整组人的表现。

群组应变性的其中一种，是要求每个组内成员都需要满足一个特定的表现标准，这样才能使全组人都得到强化物。例如，如果所有的学生在考试中都考到 80 分或以上，那么整个班级都能获得额外的 5 分钟休息时间。群组应变性的另一种，是根据全体成员的总体或平均表现来决定整组人是否能获得强化物[87]。例如，如果全体学生在考试中的平均成绩是 80 分，那么全班都能得到额外的休息。

对于群组来访者采用个体应变性还是群组应变性，是随不同的应用情境变化而变化的[88]。例如，群组应变性的使用，要求组内成员全部都能表现出目标行为[89]。群组应变性的优点包括：群组内的成员更有可能彼此强化合理行为，并且施加显性或隐性的群组压力以表现目标行为。群组应变性的潜在缺点包括：组内成员使用过多的压力或强

137　迫手段来影响其他人——群组压力的不利面;组内一个或多个成员蓄意破坏项目;对于那些行为表现合理而迟迟得不到强化的人来说不公平[90]。

实施强化及长期维持目标行为的指导原则

行为治疗师制定了实施强化和长期维持目标行为的指导原则。以下是七条重要的指导原则。

1. *来访者表现目标行为是强化物的条件。*[91]只有在来访者表现了目标行为以后,才能实施强化。在来访者参与目标行为之前就给予潜在强化物是不能加速目标行为的。

2. *来访者表现目标行为之后,应马上实施强化。*即刻强化比延迟强化更有效,特别是在来访者初学目标行为的时候。

3. *强化的实施应具有一贯性。*对来访者的目标行为实施强化的所有人应对何时进行强化持有相同的评判标准。并且,每次来访者取得强化资格的时候,实施强化的人都应该给予强化。

4. *来访者必须意识到,强化物是目标行为的后果。*最简单的方法是告诉来访者实施强化物的原因(如个案 6-2 中所作的那样)。这样做能让目标行为和强化物之间的条件关系清晰,并且帮助来访者记住后果。这样做非常重要,因为强化对行为的未来表现也有影响[92]。

5. *起初应该使用连续强化,然后再使用间断强化。*连续强化是一开始加速目标行为的理想选择,间断强化则有助目标行为的长期维持,迁移和泛化。[93]

6. *治疗中应使用自然强化物。*使用来访者在治疗外也能用到的强化物也有助于目标行为的迁移,泛化和长期维持[94]。

7. *强化物应保持其效用。*若来访者对强化物厌倦,强化物就会失去它的作用(就像我们在感恩节大餐以后厌食一样)。相反,来访者被剥夺特定强化物的程度越严重,该强化物的效用就越大(就像我们在感恩节大餐之前不吃东西一样)。个体内部饱足与被剥夺的状态改变了强化物的效用,这个现象叫**建立运作**(*establishing operations*)。因为它们建立了强化物对来访者的目标行为施加作用(影响)的过程[95]。维持强化物效用的程序包括(1)使用来访者最近没有用到过的强化物[96],(2)把强化物分成一个一个小的部分,(3)使用较少可能导致来访者饱足的强化物(例如,用表扬而不是食物),以及(4)周期性地转换强化物[97]。

138 ## 塑造

你还记得小时候玩过的名叫"热与冷"的游戏吗? 一个小孩必须在同伴的引导下找

到一个特别的物体,小孩靠近这个物体的时候,玩伴会说"热";小孩开始远离这个物体的时候,同伴会说"冷"。这个游戏是名叫**塑造**的强化过程的变式[98]。

塑造(shaping)是指强化目标行为的各个部分而不是强化整个目标行为。行为总体被拆分为各个大小大致相同的连续部分,并被逐一强化,最后整个行为被强化。

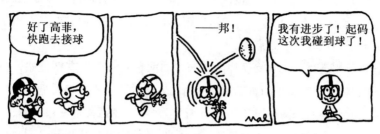

Reprinted with permission of Mal Hancock

塑造涉及强化一个完整的复杂行为中的一连串步骤

治疗师用塑造来加速一个来访者极少做出的行为,也就是说,这个行为很少有机会被强化。塑造也被用来加速那些对来访者来说特别难或者复杂的行为,例如在教孩子火警逃生技能的时候[99]。治疗师把整体行为按照逻辑关系分拆成一个一个部分或一个一个步骤,当每个部分发生的时候就给予强化。这个过程是累积的:每个部分和所有的渐进部分都被强化。假设一位治疗师要教一个孩子说一句话,"我要牛奶"。那么治疗师会先强化说"我",然后强化"我要",最后强化"我要牛奶"。一般来说,塑造是整体治疗包的一部分,并经常与"提示"一起结合起来使用。

在对一个因拒绝进食而必须靠胃管来喂养的 3 岁小女孩的治疗中用到了塑造[100]。珍妮(Jenny)的父母学会了当她接受一小口食物的时候就表扬女儿,并且可以简单地参与一个小游戏(例如拍手游戏)。对珍妮忍受食物程度的评估结果显示,食物越是接近固体,珍妮就越不能忍受。针对这一点,干预从柔软的流质婴儿食品开始。当珍妮开始进食的时候,逐渐增加食物的稠密度和质感。之后,珍妮在家的进食量得到了显著增加,并且这个结果也被迁移到了她学前班的情境中。在干预结束后,珍妮经常自己吃一罐婴儿食品。在对三个年龄在 5—7 岁的患有严重进食障碍的女孩治疗中也用到了相似的塑造程序。她们的进食问题源于消化系统的器质性障碍。她们所患的疾病使得他们在通过口腔吞咽食物的时候产生了不愉悦感,从而影响了他们的正常进食[101]。通过 7 个多月的治疗,孩子们学会了在正常时间范围内解决掉不同口味和质地的食物。

个案 6-3 详细描述了运用塑造和提示,加速一位 19 年没有开口说话的男士的说话行为出现的治疗过程。

139

个案 6-3　　用于辅助患有长期选择性缄默症的病人言语功能的塑造和提示[102]

在一家精神病院中,有一位 40 岁的男病人。在过去的 19 年住院时间里,他始终保持沉默,事实上也没有什么回应。例如,在小组治疗中,他始终保持消极状态,双眼直视前方,甚至在别人递给他烟的时候也这样,而别的病人在这种情况下则欣然接受。在一个小组疗程中,治疗师不小心掉了一包口香糖,病人居然把视线转向了它。这个反应被选作塑造病人说话行为的起始点。

个别疗程每周进行三次。治疗师由在病人面前拿着一根口香糖开始,一直等到病人看着它的时候,治疗师就把口香糖给他。当病人可以一直看着口香糖的时候,治疗师开始等到病人有任何唇部活动时给他口香糖作为强化。然后,看着口香糖,唇部活动,以及发出任意的声音是给予强化的条件。接下来,治疗师开始用提示,"说*口香糖,口香糖*",然后对越来越接近"口香糖"发音的行为给予强化。

在第 18 个疗程快结束的时候,病人自发地说"请给我口香糖"。与这个突破同时发生的还有其他言语反应,例如回答关于他姓名和年龄的问题。从那以后,病人开始对治疗师所问的问题给予反应,但是他对其他工作人员不作反应。为了把他的回应行为泛化到其他员工身上,疗程引入了一位护士。一个月以后,病人已经会回应护士的问题了。最后,病人的言语要求行为塑造成功。并且,当病人需要与特定工作人员联系,对他们提出一些要求时,他能将目标行为泛化到所有他需要联系的工作人员身上。

对于一个成年后所有时间都是沉默的人来说,使用塑造成功发起言语是塑造的一个令人惊叹的证明。个案 6-3 说明了塑造过程可能涉及强化微小细致的部分(例如一个短暂却意义重大的目光移动)。它也说明了如何利用特定程序来把病人的说话行为泛化到除了治疗师以外的人身上。

功能分析心理疗法

塑造是功能**分析心理疗法**(functional analytic psychotherapy)中的一个主要组成部分。功能分析心理疗法是一种能加速来访者在医患关系中表现出的合适的适应性人际行为的行为疗法[103]。该疗法是由罗伯特·科伦伯格和马维斯·蔡建立发展的。该疗法建立在医患关系是社会环境这个事实基础上,并认为来访者的人际行为可以在医患关系中得到创造[104]。

在治疗中,治疗师会找寻临床相关行为(*clinically relevant behaviors*),这是来访者的习惯性人际问题在该情境中的另一种提法。当来访者表现出临床相关行为时,治疗师会强化另外的适应性行为。考虑一下埃塞尔(Ethel)的个案,她表现出的问题是不能保持长久的友谊。在疗程刚刚开始的时候,治疗师注意到埃塞尔不和他进行眼神接触,也不注意他说话的内容。治疗师把她不进行眼神接触的行为和不集中注意的行为定义为临床相关行为,他们可能是她没有朋友的维持原因。通过连续强化类似的适应性行为,治疗师塑造了埃塞尔的眼神接触行为和注意力集中行为。例如,当埃塞尔在治疗师说话的时候身体倾向治疗师,或者作出具有重要意义的眼神接触的时候,治疗师就向她倾斜身体或向她微笑。当埃塞尔对治疗师所谈的内容做评价时,治疗师会对她用这样的方式来进行言语强化,"对,你说到重点了。"治疗师在治疗时塑造来访者适应性行为的优点在于,即刻实施强化并贯彻执行的时候,强化是最有效的。鉴于来访者在日常生活中表现适应性行为时,该行为无法被立即施以强化并保持一贯执行的情况,治疗师更有能力和条件来完成强化。

塑造要求对来访者的行为作细致的观察,以此来区分目标行为中各个微小部分之间的区别(如个案 6-3 所示)。参与性练习 6-3 能帮助你掌握有效塑造所需的精妙技巧。尽管你可能会想要在以后完成这个练习,但是你应该现在就读一读,以使自己能更好学习如何塑造。

参与性练习 6-3　塑造你的塑造技术

做这个练习时你还需要另一个人的帮助,所以请一位朋友花 20 分钟来帮你一起完成这个练习。

选择一个(1)简单(2)简短(所需时间少于 30 秒以内)以及(3)可以被轻而易举地拆分成几个部分或步骤的行为。符合这些条件的行为的例子有开合一本书;把一支笔的上半部分拆除,然后替换它;站起来与坐下;开关一扇窗;以及讨论一个特定的话题(例如学校作业和社会活动)。

表 6-2　两个简单行为的主要组成部分

开合一本书
1. 任意一只手移动
2. 任意一只手向书的方向移动
3. 用手接触到书
4. 翻开部分书
5. 翻开整页书
6. 合上部分书
7. 合上整本书

批评
1. 任何的言语嘟囔
2. 任何陈述(相对于问题)
3. 任何负面陈述
4. 任何是批评的负面陈述

141　　　　把行为的各个主要组成部分按合适的顺序做成列表的形式。表6-2罗列了两个简单行为的主要组成部分作为示范。你在塑造朋友的行为的时候按照你自己的列表。然而,可能你的朋友不会按照每个部分的划分来表现行为,很可能会在介于你所划分的主要行为部分之间。有效塑造的关键是要区分不同反应间的区别,所以你总是在强化接近于行为的行为。

你朋友到了以后,对他/她说类似下面的这番话:

我将要尝试让你表现出一个简单的动作——不会有任何尴尬。你每次表现的行为接近这个动作的时候,我就会说"好"。我不会给你关于我想要让你做什么的任何提示。但是,只要你表现出的动作是接近的,我都会说"好"来让你知道。

你的朋友可能会有疑问,或者怀疑你在戏弄他/她("你要我做一些事情,但是你又不告诉我做什么")。请保证你的朋友是理解指导语的。在任何时候,如果你的朋友问你这样的问题,"你想让我干嘛?",你要回答"你只要想办法让我说'好'"。

一开始的几分钟里,你的朋友可能什么动作都没有,或者什么话也没有(因为他或她在想说点什么或做点什么好)。一旦开始,用说"好"来强化你朋友作出的第一个身体动作(或嘟囔,如果你所要塑造的行为是言语行为的话,就像个案6-3中治疗师所作的那样)。然后,对越来越接近的行为反应进行强化,直至表现出完整的行为。你在朋友发出部分反应的时候就马上说"好",这样做非常关键。否则,你的朋友可能与大致相同时间内被强化的其他行为反应建立起联系。

当你的朋友最终表现出目标行为的时候,恭喜他/她。你可以向你的朋友描述你使用的塑造程序,并且向他/她询问对进展的评价。你的朋友所提出的问题或提到的事项会增强你对塑造的理解。

142　## 强化理论面面观

人们普遍认为,强化理论对许多不同目标行为的加速方面是持续有效的,无论是各种年龄层次的来访者,还是具有不同智力水平和身体能力的来访者[105]。强化的有效应用,关键在于强化物的实施是一贯的,持续的;强有力的强化物在行为发生之后要立即被实施;使用的强化物对于来访者来说得是个性化的。当来访者可以成功地表现目标行为以后,必须采取相应的措施来保证,在他/她所在的自然情境中的不同子情境中(如果有必要的话),来访者依旧能表现出该行为并具有延续性。对于促进迁移、泛化和长期维持,有四个策略可以用:(1)用自然强化物,(2)用自然的强化代理人来实施强化,(3)用自我强化,以及(4)实施间断强化。前三个策略保证了目标行为可以继续被强化。

第四个策略增加了来访者继续表现行为的几率。在自然情境中，典型的情况是目标行为只可能被偶尔强化，就算是这样，第4个策略依旧能提高行为表现的机会。

只有行为被强化的时候，人们才会继续表现出一个行为。 尽管这条原理看似显而易见，但是很多人仍保有幻想：一旦一个人参与了某个行为，这个行为将会神奇般地继续下去——也就是说，不需要任何的进一步强化。换句话说，强化被错误地看成是一次见效的神药，好像头疼的时候吃一片阿司匹林就会缓解痛苦一样。而实际上，行为的强化至少得是偶尔的(间断的)，如果这些行为想要被继续表现的话。

强化治疗是用来加速社会适应行为和良好行为的。一些批评说没有必要强化来访者表现出的良好的社会适应行为，因为这些行为所产生的自然后果有其天然的内在价值。然而，如果是这样的话，为什么来访者无法靠自己的能力来参与这些"有天然内在价值"的行为呢？显然，对于来访者来说，这些行为**没有**内在价值，这也就是为什么要使用**外在**强化物来发起和维持很多来访者没能表现出来的良好的社会适应性行为的原因了。

关于强化也有一个道德伦理方面的批评：通过对良好社会行为的培养，强化治疗剥夺了来访者某一方面的个人自由——做他们想做的任何事，包括不良的社会行为或离经叛道的行为。事实上，对于那些没有表现出良好社会行为的来访者们来说，他们要么根本不会表现良好的社会行为，要么就是缺乏表现这些行为的动力。强化治疗不仅教会来访者新的行为，也给他们表现这些行为的动力。因此，经过治疗的来访者可以选择参与新的社会适应性行为，这也就意味着他们获得了更多的个人自由。

对强化的另一个批评是它以贿赂的形式出现。贿赂(*bribery*)是指通过提供一些有价值的东西，比如金钱或者帮一个忙，来影响某人的行为(通常是不诚实或者非法的)。贿赂的给予是在行为作出**之前**发生的，而强化通常是在行为发生**之后**。对表现出的合理的或适应性行为的强化谈不上是贿赂，却可以说是如同在工作了一天后拿到薪水那样。另外，在行为疗法中用到的强化不是被用来加速非诚实和违法的行为的。

尽管强化治疗可能不是什么灵丹妙药，但它却可能是应用最广泛的行为治疗。它的有效性也已被大量的实证研究所证实。用强化加速良好行为没有副作用，来访者也经常视它为一种可接受的治疗方式[106]。强化治疗提供给来访者新的适应性行为，替代他们原有的适应不良的问题行为。这样做使得强化治疗给予来访者更多的自由，在如何行为方面提供了更多的选择，并提高了他们的自尊。

小　结

1. 刺激控制程序改变引起行为的前因。提示为来访者提供了线索，以此来提醒或教授来访者表现目标行为。提示可以是言语的，环境的、身体的或者行为的。在来访者表现出行为后,提示应被渐隐(逐渐撤销)。

2. 环境事件是诱发行为的环境条件。当一个环境事件被确定为是一个目标行为的维持前因的时候,对环境事件的修正能使行为发生期望的变化。

3. 任何时候,只要行为的后果可以增加行为被重复的可能性,强化就发生了。强化物通常是令人愉悦的或令人满意的后果,但是一个后果是不是强化物取决于它在加速行为中的效果。

4. 强化物是一个行为是否表现恰当的反馈。

5. 当行为的后果增加了行为被重复的可能性时,强化就发生了。强化可以是正强化,也可以负强化,它分别取决于后果是增加了还是减少了。负强化这个术语经常被误当作惩罚。

6. 当行为的后果减少了行为被重复的可能性时,惩罚就发生了。惩罚也可分为正惩罚和负惩罚,分别取决于后果是增加了还是减少了。

7. 正强化物的四种类型是:有形强化物,社会强化物,代币强化物,以及强化活动。

8. 由于社会强化物的实施简单易行,且通常可以立即执行,又属于自然强化物,因此,社会强化物具有多功能的特点。

9. 在皮墨克原则中,高概率行为被用作低概率行为的强化物。

10. 行为激活被用于抑郁症的治疗。它确定了来访者的回避行为以及潜在的强化活动,然后运用激活策略来让来访者参与强化活动,以此减少回避行为。

144 　11. 强化物的确定可以通过询问来访者,将他们直接暴露于泛化的强化物中和观察他们的高频率活动。

12. 通过强化物抽样和直接接触榜样享受潜在强化物的过程,可以创造强化物。

13. 强化的实施既可以由其他人进行,也可以由来访者自己进行,他们也可以以行为的自然后果的形式出现。

14. 最初,连续强化被用来教授行为;间断强化被用来促成行为长期的维持,迁移和泛化。

15. 对于群组来访者而言,强化物的实施可以依据整组的表现。根据整组人的表现,组内所有的人都能或不能收到强化物。

16. 塑造的过程设计按一定顺序强化目标行为的各个不同部分,直至来访者表现出完整的目标行为。塑造被用来加速极少出现的目标行为,或者困难或复杂的目标行为。

17. 功能分析心理疗法利用塑造来加速来访者在医患关系中表现出来的合适的和适应性的人际行为。

18. 经常,强化对来访者不同类型目标行为的加速是有效的。来访者可以是不同年龄阶段的人,也可以是有不同智力水平和身体能力的人。

19. 只有在被强化的情况下,行为才会被维持。自然强化物,自我强化,自然强化代理以及间断强化是用来提高行为的长期维持能力、迁移和泛化能力的程序。

文献注释

1. For example, Ninness, Ellis, & Ninness, 1999.
2. Cihak, Alberto, & Fredrick, 2007.
3. Hrydowy, Stokes, & Martin, 1984.
4. Austin, Alvero, & Olson, 1998; Cox, Cox, & Cox, 2000.
5. Kirby, Marlowe, Carrigan, & Platt, 1998.
6. Lemsky, 1996.
7. McAdam & Cuvo, 1994.
8. Pierce & Schreibman, 1994; Van Houten, 1998.
9. Wagner, 1998.
10. Luiselli, 1993.
11. Van Houten, 1998.
12. Lovaas, 1977; Zanolli & Daggett, 1998.
13. Koegel, Stiebel, & Koegel, 1998.
14. For example, Davis & Fox, 1999; Sasso, Mundschenk, Melloy, & Casey, 1998.
15. Guevremont & Dumas, 2002.
16. Davis & Fox, 1999.
17. Kern & Dunlap, 1998.
18. Grave, 1999.
19. Hodgins, Wynne, & Makarchuck, 1999.
20. Shah, Coyle, Kavanaugh, Adams-Huet, & Lipskey, 2000.
21. Rothbaum & Ninan, 1999.
22. Bootzin & Perlis, 1992; Espie, Lindsay, Brooks, Hood, & Turvey, 1989; Lichstein & Riedel, 1994.
23. Bigelow & Lutzker, 1998; Close, 2000; Lutzker, Huynen, & Bigelow, 1998.
24. Lutzker, Huynen, & Bigelow, 1998.
25. Kazdin, 1989; Luman, Oosteriaan, Hyde, van Meel, & Sergeant, 2007.
26. For example, Babcock, Sulzer-Azaroff, Sanderson, & Scibak, 1992; Pollack, Fleming, & Sulzer-Azaroff, 1994.
27. Chapman, Fisher, Piazza, & Kurtz, 1993.
28. For example, Buckley & Newchok, 2006; DiGennaro, Martens, & McIntyre, 2005; Iwata, 1987; Kitfield & Masalsky, 2000.
29. Guevremont & Spiegler, 1990; McConnell, 1990.
30. For example, Cooper et al., 1999; McCain & Kelley, 1993.
31. For example, Griffiths, Feldman, & Tough, 1997; Hall & Hall, 1998b.
32. For example, Luiselli, 1993.
33. From the author's (DCG) case files.
34. For example, Stark et al., 1993.
35. For example, Borrego & Urquiza, 1998; Grandy & Peck, 1997; McConnachie & Carr, 1997.
36. Kallman, Hersen, & O'Toole, 1975.
37. For example, Ninness, Ellis, & Ninness, 1999.
38. For example, DuPaul & Weyandt, 2006.
39. Higgins, Silverman, & Heil, 2008.
40. Budney, Higgins, Radonovich, & Novy, 2000; Higgins, Wong, Badger, Ogden, & Dantona, 2000; Lussier, Heil, Mongeon, Badger, & Higgins, 2006.
41. Higgins, Wong, Badger, Ogden, & Dantona, 2000.
42. Budney, Higgins, Radonovich, & Novy, 2000.
43. Hagopian & Slifer, 1993.
44. Tarbox, Ghezzi, & Wilson, 2006.
45. Brigham, Bakken, Scruggs, & Mastropiere, 1992.
46. Win prizes online at work!, 2007.
47. For example, Axelrod & Hall, 1999; Hall & Hall, 1998a.
48. Premack, 1965.
49. For example, Carrington, Lehrer, & Wittenstrom, 1997; Danaher, 1974; Homme, C'de Baca, Devine, Steinhorst, & Rickert, 1963; Horan & Johnson, 1971;

Wasik, 1970.

50. Watson & Tharp, 1972.

51. Timberlake & Farmer-Dougan, 1991.

52. Azrin, Ehle, & Beaumont, 2006; Azrin, Vinas, & Ehle, 2007.

53. Spiegler & Agigian, 1977.

54. From the author's (MDS) case files.

55. Ferster, 1973.

56. Lewinsohn, 1974.

57. Martell, Addis, & Jacobson, 2001.

58. Dimidjian et al., 2006; Dobson et al., 2008.

59. Coffman, Martell, Dimidjian, Gallop, & Hollon, 2007.

60. Hopko, Lejuez, Ruggiero, & Eifert, 2003.

61. Hopko, Lejuez, LePage, Hopko, & McNeil, 2003; Lejuez, Hopko, LePage, Hopko, & McNeil, 2001.

62. Hopko, Bell, Armento, Hunt, & Lejuez, 2005.

63. Santiago-Rivera, Kanter, Benson, Derose, Illes, & Reyes, 2008.

64. Hopko, Hopko, & Lejuez, 2004.

65. Hopko, Sanchez, Hopko, Dvir, & Lejuez, 2003.

66. Mulick & Naugle, 2004; Wagner, Zatzick, Ghesquiere, & Jurkovich, 2007.

67. Bandura, 1969.

68. Axelrod & Hall, 1999.

69. Schmitz, Rhoades, & Grabowski, 1994.

70. For example, Bigelow, Huynen, & Lutzker, 1993; Fox & DeShaw, 1993a, 1993b.

71. Pace, Ivancic, Edwards, Iwata, & Page, 1985.

72. Cautela & Kastenbaum, 1967.

73. MacPhillamy & Lewinsohn, 1971.

74. Daley, 1969; Homme, 1971.

75. Phillips, Fischer, & Singh, 1977.

76. For example, Bigelow, Huynen, & Lutzker, 1993; Steed, Bigelow, Huynen, & Lutzker, 1995.

77. For example, Kallman, Hersen, & O'Toole, 1975.

78. For example, Wahler, 1969.

79. For example, Stark, Collins, Osnes, & Stokes, 1986.

80. For example, Stuart, 1969, 1980.

81. For example, James & Egel, 1986.

82. For example, Solomon & Wahler, 1973; Strain, 1981.

83. For example, Graubard, Rosenberg, & Miller, 1974.

84. For example, Ajibola & Clement, 1995; Christian & Poling, 1997.

85. For example, Rokke, Tomhave, & Jocic, 2000; Solomon et al., 1998.

86. For example, Ducharme & Holborn, 1997; Esveldt-Dawson & Kazdin, 1998.

87. For example, Brigham, Bakken, Scruggs, & Mastropiere, 1992; Davis & Chittum, 1994.

88. For example, Pigott & Heggie, 1986; Shapiro, Albright, & Ager, 1986.

89. Axelrod, 1998.

90. For example, Axelrod, 1998; Kazdin & Geesey, 1977.

91. For example, Lamb, Morral, Kirby, Javors, Galbicka, & Iguchi, 2007.

92. Compare with Greene, 2001.

93. Esveldt-Dawson & Kazdin, 1998; Zanolli & Daggett, 1998.

94. Baer, 1999; Esveldt-Dawson & Kazdin, 1998.

95. Powell, Symbaluk, & Honey, 2008.

96. Michael, 2000.

97. Lindberg, Iwata, Roscoe, Worsdell, & Hanley, 2003.

98. Morgan, 1974.

99. Bigelow, Huynen, & Lutzker, 1993.

100. Gutentag & Hammer, 2000.

101. de Moor, Didden, & Tolboom, 2005.

102. Isaacs, Thomas, & Goldiamond, 1960.

103. Kohlenberg & Tsai, 1991.

104. Kohlenberg, Kanter, Bolling, Wexner, Parker, & Tsai, 2004.

105. Kazdin & Wilson, 1978; Rachman & Wilson, 1980.

106. For example, Jones, Eyberg, Adams, & Boggs, 1998; Miller & Kelley, 1992.

第七章　减速行为疗法：差别强化、惩罚和厌恶疗法

147   强化治疗被用来加速良好的适应性行为。为了减速适应不良的行为,行为治疗师采用了一些策略。在本章中,我们将讨论三个主要的减速策略:差别强化、惩罚和厌恶疗法。

差别强化:间接减速不良行为

为减速一个不良行为,比较理想的策略是通过强化一个加速目标行为来代替减速目标行为,这样的程序被称为**差别强化(differential reinforcement)**。例如,为了减少来访者对人们的批判行为,来访者表扬他人的行为可能会被强化。就像例子中所显示的那样,差别强化通过直接强化另一个加速目标行为(赞扬),间接改变了减速目标行为(批评)。

差别强化是有效的。因为当来访者越多地参与到其他行为中的时候,来访者参与减速目标行为的机会势必就会减少。请考虑一个年轻女孩的例子:她是重度智力障碍,经常会击打自己[1]。为了减少她的自残行为,治疗师强化了她用手来玩一个迷宫游戏的行为。因为当她在用手玩迷宫的时候,她就无法打自己了,这样就使得差别强化产生了疗效。

差别强化有四种主要的类型,按照效用由高到低排列,分别是对(1)不相容行为,(2)竞争性行为,(3)其他行为,以及(4)低频率的不良行为的强化。

对不相容行为的差别强化

针对减速不良行为的最佳策略是强化与他们不相容的加速目标行为——也就是,**对不相容行为的差别强化(differential reinforcement of incompatible behaviors)**。不相容的意思是说加速目标行为和减速目标行为不能够同时出现。因此,当一个人在表现出加速目标行为的时候,这个人是**不可能**作出减速行为的。比如,在减少与婴儿腹绞痛相关的过度啼哭行为的治疗中,对不相容行为的差别强化是整体治疗包的一个部分[2]。一旦孩子安静或者注意起周围世界的时间达到或超过了 30 秒,那么家长就可以放音乐,并且关注婴孩(例如进行眼神接触或者轻抚)。这个程序能够使婴儿的哭泣行为减少 75%。

设计一个与不良行为不相容的加速目标行为需要独创性。这个过程甚至比参与性练习 4-1 中所要求的设计一个竞争性的加速目标行为更具有挑战性。在读下一种差别强化的形式之前,你可以通过花几分钟时间完成参与性练习 7-1 来体验一下这种感觉。

参与性练习 7-1　寻找不相容加速目标行为来替代不良行为

针对下列每个不良行为,写下一个不相容加速目标行为。确保你所列的加速目标行为满足一个良好目标行为的标准,即第四章(原书 53—54 页)所描述的标准。同时,目标行为的制定应合适且现实。如果参与不良行为和参与加速目标行为不可能同时进行,你就可以知道你已经选择了一个不相容行为。

1. 咬指甲
2. 打断别人的谈话
3. 在课上睡觉
4. 做自嘲陈述(例如"我就是没那么好")
5. 把衣服扔在地上

对竞争性行为的差别强化

尽管强化不相容行为是减少不良行为的理想策略,但是要找到一个合适的不相容行为经常是不可能的。那么**对竞争性行为的差别强化(differential reinforcement of competing behaviors)**就是第二个最好的策略。参与一个竞争性的加速目标行为能减少(并非消除)同时参与不良行为的机会[3]。慢跑是吃零食行为的竞争行为,但是仍有可能在跑步的时候吃零食。

对其他行为的差别强化

强化一个不相容行为或者竞争性行为的优点在于能够用适应性行为代替适应不良行为。然而,当确定另一个加速目标行为不那么容易的时候,这个策略就不太可能成功。如果目标行为是极度适应不良的,那么就有必要通过强化其他任何行为来快速减少适应不良的行为,这个过程被叫做对**其他(替代)行为的差别强化(differential reinforcement of other or alternative behaviors)**。

对其他行为的差别强化主要用于两类高频行为,要么是对他人产生危险的行为(例如打人[4])或者自残行为(例如撞头[5])。从这样的个案中,从现实层面上讲,参与其他任何的行为都要比参与这种减速目标行为要来得好。例如,对于一个经常向其他人投掷东西的孩子进行强化,强化行为是向人以外的其他任何物体投掷。尽管向一个无生命的物体扔东西仍然是一个不良行为,但是与伤害他人比起来,其不良程度较轻。对其他行为的差别强化还可以偶尔用在减少不那么严重的适应不良行为上,例如学前儿童的不顺从行为[6],神经习惯(例如发生性抽搐)[7]以及老年病人的迷游症[8]。

149 ## 对低反应率的差别强化

有时候,当行为表现的频率非常高的时候,期望来访者能够完全停止参与适应不良行为是不理性的(比如突然停止使用毒品)。在这样的情况中,当来访者能够较少表现减速目标行为的时候就给予强化,这就叫对**低反应率的差别强化(differential reinforcement of low response rates)**[9]。这个策略曾被用于治疗一个在特殊教育班中经常不恰当说话的青春期男孩[10]。老师告诉男孩,如果他可以在课上把不恰当说话的次数减少到三次或三次以下,那么老师就可以多花一点时间陪他。这样做使得男孩在课上说话的频率从原先的平均每节课超过 30 次,降到了平均每节课少于 3 次。

如果强化的标准可以逐渐减少到零,那么对低反应率的强化可以使行为完全消失。例如,一开始来访者 10 次或 10 次以下的反应可能会被得到强化,渐渐减少到 5 次或 5 次以下,2 次或 2 次以下,最后直到没有反应才会被强化[11]。

差别强化的变式

对其他行为的差别强化和对反应率低的差别强化都经常用于治疗严重的适应不良行为。非随因强化和功能性交流训练也可以用来治疗这些问题,他们是差别强化的变式。

非随因强化

在**非随因强化(noncontingent reinforcement)**中,强化物被定义为维持问题行为的原因。强化物的实施频率是按固定的时间间隔表(例如,每隔 15 秒)。这个时间间隔和来访者是否参与减速目标行为无关[12]。虽然来访者仍然能接收到强化,但**通常**不是在表现了目标行为之后收到的。也就是说,来访者是否表现出该行为并不是强化物的给予的条件。非随因强化可以被看作是对其他行为的部分差别强化(之所以说**部分**,是因为在偶尔的情况下可能会紧接着减速目标行为给予强化物)。

人们相信,非随因强化使行为减少的原因与饱和和消退有关[13]。由于强化物的实施是频繁发生的,因此来访者会变得满足于它,这样会降低强化物的有效度。消退(你马上会读到关于它的内容)是通过抵制问题行为的强化物来使行为减少。

在对严重适应不良行为的诸多治疗方法中,非随因强化是一个相对较新的干预手段。然而,越来越多的研究已经证明了它能够显著减少攻击性行为,自残行为和破坏性行为,尤其是当社会关注是其维持原因的时候[14]。

功能性沟通训练

有时候来访者参与攻击性和破坏性行为的目的是为了获得愉悦的强化物。例如,当六岁的阿里(Ari)对一项学校作业感到挫败感时,他就会使劲敲桌子以发出很大的响声;这个行为使他被允许休息一下或者做其他的作业。能够回避具有挫败感的任务成为了阿里破坏性行为的负强化物。当来访者缺乏合适的沟通技巧的时候,这样的情景就会经常发生。因此,他们会用不恰当的交流方式来表达需要。

功能性沟通训练(functional communication training)教会来访者用可接受的交流方法来表达他们对某个强化物的需要,而不是用他们惯用的不合理的沟通方法来传达相同的信息[15]。例如,可以教阿里说"休息"或者做"切断"的手势(用手的一边横在喉咙上)来表达他想要终止令他具有挫败感的任务。

功能性沟通训练的第一步是确定维持问题行为的强化物。接下来,来访者要学会用一个合适的沟通行为来使得他/她能够获得这个强化物。因为该训练通常用在患有严重发展障碍的来访者身上,所以训练中所用到的可接受的沟通反应范围很广,包括简单的短语(例如,"请看着我")和手工信号牌,手势,以及能够表示来访者意愿的图画卡片。一般情况下,来访者会学习使用几种不同的沟通反应方式[16]。最后,来访者通过使用替代性的可接受的沟通方式获得了满意的强化物,同时,对于不恰当的沟通行为,强化物是被抵制的(消退)。因此,功能性沟通训练是对竞争性行为差别强化的一种特殊形式,因为恰当的沟通行为与不恰当的沟通行为之间产生了竞争。

功能性沟通训练被用来治疗攻击性行为,自残行为和破坏性行为。所针对的对象可以是儿童,也可以是沟通技能有限的成人,例如患有发展障碍或自闭障碍的人[17]。它的治疗对象也包括学步儿[18]。功能性沟通训练对问题行为的减少速度相对较快。研究还发现,它的训练效果至少可以维持 2 年[19]。尽管在一般情况下,功能性沟通训练只是作为整体治疗包的一部分,但是它在单独使用时也可以同样有效[20]。家长在家中实施该治疗方法也可以取得成功[21]。

与标准的差别强化程序相反,在功能性沟通训练中用到的替代性行为是针对来访者特别教授的。这也意味着,它不一定需要先前已经存在于来访者的行为模式中。另外,来访者可以通过作出合适的沟通方式以表达他们对强化物的渴望或需要,自主决定什么时候强化替代行为。

减速行为疗法:直接减速不良行为

差别强化并不总是能快速彻底地减少适应不良行为。最有可能发生在以下三种情况中。

第一,有时候找到一个合适的加速目标行为很难。就拿物质滥用作比方,几乎没有替代性行为可以像毒品一样,马上给人以生理上的快感。

151 　第二,增加加速目标行为可能只会在部分程度上减少减速目标行为。比如,赞扬这个加速行为的增加可能不会导致批评行为的合理减少,因为一个人可能用同样的话来赞扬或批评某人,讽刺就是这样。

第三,差别强化在一般情况下是逐步减少减速目标行为的,这也使得它的见效速度不够快。特别是针对以下两种行为:(1)对来访者本人具有潜在危害(例如自我致残)或对其他人有潜在危害(例如身体攻击性行为)和(2)侵犯他人权利(例如破坏他人财产)。

有两种减速行为疗法可以被用来直接减少不良行为。惩罚改变适应不良目标行为的后果。**厌恶疗法(aversion therapy)**把适应不良目标行为与某些令人不快的事物建立起联系。相比厌恶疗法,惩罚的应用范围更广,应用频率更高。

以上两种减速疗法都可以与加速替代性良好行为的治疗程序结合起来使用。事实上,同时进行加速目标行为与减速目标行为的治疗是行为疗法的标准操作。

惩 罚

惩罚(punishment)通过两个步骤减速不良行为或者不良行为。**负惩罚(*negative punishment*)**是指移去一个令人愉悦的或令人满意的后果,使得它无益于来访者继续行使减速目标行为。在实践操作过程中,这个目标的达成是通过消除目标行为的强化,也就是撤去正强化物或者暂停正强化。另一个步骤是正惩罚(positive punishment)。在正惩罚中,引入了一个不令人愉悦或满意的后果作为惩罚物,这样做同样也使得它无益于来访者继续行使减速目标行为。在实践操作过程中,正惩罚涉及到实施一个不令人愉悦或满意的后果,也就是反应代价,矫正过度,和生理厌恶后果。我们的讨论先从通过消除强化物来减速不良行为的负惩罚开始。

消退

所有的行为都是被强化维持着的。一旦维持行为的强化物不再被实施,个体终究会停止表现出该行为。撤销或扣留强化物的过程称为**消退(extinction)**。个案 7-1 是个经典个案。

个案7-1　用消退来消除睡觉时间的脾气爆发[22]

　　案主是一个 21 个月大的小男孩。在很长一段时间里,他在上床睡觉的时候会脾气爆发。当他的父母把他放到床上,然后离开房间的时候,男孩就会开始哭闹。父母对此的反应是继续留在房间里,直到他睡着(从一个半小时到两个小时不等)。因此,看起来是父母的关注强化了男孩脾气爆发的行为。

　　治疗师建议用消退的程序。父母像往常一样把他放进床里。然而,在房间里停留不久,他们就离开房间,并且即使听到男孩哭泣再也不回去。从图 7-1 中的实心线中可以看到,在消退程序实施的第一天,男孩哭了 45 分钟。之后,哭泣的时间迅速降低到 0。到了第 10 天晚上,男孩甚至在父母离开房间的时候微笑了。在接下来的一星期中,男孩能正常入眠,并且没有意外事件发生。

　　就在这时,发生了一件不幸的意外事件。在男孩的姑姑把他放到床上后,她正准备离开。就在那时,男孩开始哭泣。于是男孩的姑姑就留在房间里,直到他睡着为止。这件事正强化了已经被消退的脾气爆发行为。事实上,就这样一个简单的强化使得男孩的哭闹行为回到了治疗前的水平。

　　男孩的父母重新开始实施消退程序。图 7-1 中的虚线表明,在第二次实施程序的第 7 天,男孩的哭闹行为又降低到了 0。这表明治疗程序是成功的。在一个 2 年的跟踪回访中,父母报告说,男孩再也没在睡觉时间脾气爆发过。

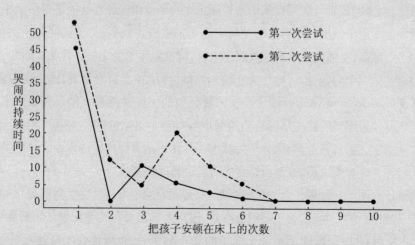

图 7-1　两次用消退来消除 21 个月男孩睡觉时脾气爆发行为的尝试结果

来源:Williams, 1959, p.269。

152

153   为使消退奏效,必须确定维持减速目标行为的强化物是什么[23]。在个案 7-1 中,社会关注强化了孩子在睡觉时的脾气爆发行为,因此合理的消退应是忽视这个行为。消退经常被用来减少由社会关注所强化的行为。你可能已经好几次在自己身上用到了消退,例如在你故意忽略别人令人反感的行为的时候(也就是你扣留了其社会关注的强化物)。

  只有在社会关注是维持减速目标行为的原因的时候,采用忽略作为消退程序才是合适的。请思考一个 9 岁男孩的例子。这个男孩经常从母亲的钱包里偷钱。男孩的母亲决定当她看到儿子从她包里拿钱的时候,就忽略儿子的行为。她认为自己用了消退的程序。然而,男孩的偷窃行为仍在继续,因为这个行为是被金钱强化的,而不是社会关注。因此,她并没有撤销维持行为的强化物,所以她也没有用到消退程序。

  当治疗以消退为全部内容的时候,它也能起作用(如个案 7-1 所示)。然而在通常情况下,当它与其他治疗方法,例如差别强化,相结合的时候,效果会更好[24]。

  消退有四个潜在问题。第一,在一些个案中(当然不是全部个案),消退起作用的时间可能会相对缓慢。而当减速目标行为是需要被快速减少的时候,比如自残行为,这就成为了一个问题[25]。

  第二,在四分之一的个案中,用消退程序会引起**消退性爆发**(*extinction burst*),即目标行为可能会在减少之前会集中出现[26]。并且,对于某些目标行为来说,例如自残行为,消退性爆发会非常令人不安[27]。在针对这类行为的个案中,有接近半数的用消退来进行治疗的个案出现了消退性爆发[28]。当消退程序与其他减速程序,比如差别强化,相结合使用的时候,会减少消退性爆发的出现[29]。

  第三,消退的效果可能不会从消退程序实施的场景中迁移到其他场景。个案 7-1 可能就发生了这个情况。在男孩的父母实施了消退程序以后,男孩已经停止哭泣一个半星期了。然而,当他的姑姑把他放回床上时,情况发生了变化——他又开始哭了。

  消退的第四个问题是,目标行为在被消除后,可能还会暂时复发,这个现象被称为**自发恢复**(*spontaneous recovery*)。自发恢复现象的出现并不表示消退无效。事实上,在自发恢复阶段出现的减速目标行为的强度与实施消退之前的行为强度相比,通常是相对较弱的。之后,目标行为又会开始减少。在使用消退程序的过程中,治疗师应该告诉来访者和其他相关人员,减速目标行为可能会暂时性复发[30]。

  消退还有两个实际操作上的缺陷。第一,必须要确定维持目标行为的强化物,这一点并不总能做到的。第二,为了使消退有效,通常要求**完全**扣留强化物[31]。就像你在个案 7-1 中所看到的那样,即便是一个简单的独立的例外,也可能会使减速目标行为复原,而且会在以后的相当一段时间内维持该行为。当男孩苦恼的时候,他的姑姑仍然停

154 留在房间里。男孩的哭声被间断的时间间隔强化了,这样就增加了该行为的持续时间。

暂停正强化

暂停正强化(time out from positive reinforcement)，简称暂停(time out)是指当来访者表现出减速目标行为的时候，立刻暂时取消来访者与一般强化物的接触。当家长因为孩子的一些不符合社会规范的行为而让孩子站在角落里几分钟的时候，他们用的就是暂停。从部分意义上说，暂停就是受时间限制的消退。然而，与消退相反的是，它并不需要确定减速目标行为实际意义上的强化物。事实上，暂时剥夺的是与一般强化物的接触。[32]从技术层面上讲，术语暂停正强化实际上是错误的命名。该程序应该被叫做暂停一般强化物。

一般情况下，暂停要求来访者，尤其是孩子，离开发生不良行为的场所，而到一个指定的"暂停"场地去待上一会儿。这样的地方可能是一个独立的角落，也可以是一个专门的暂停室(time-out room)。在这些地方，来访者是不允许接触到一般强化物的(例如可以透过窗子向外看或者玩有趣的东西)[33]。

155

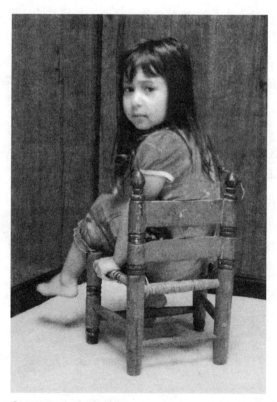

© 2008 Michael D. Spiegler

照片 7-1 让一个孩子在一个角落待上几分钟是实施暂停正强化程序的普遍途径

出于对实际情况的考虑,要想在暂停阶段完全消除一般强化物经常是不太可能的。例如,学校里可能没有为暂停正强化而设置的小房间,所以学生会被安置在一个离教室较远的地方进行暂停。尽管,先前的许多一般强化物已经被移走了(例如与其他孩子互动),但是孩子还是能够接触到一般强化物(例如在一段距离内观察其他孩子)[34]。这样"部分"的暂停不如移去了所有的强化物的"完全"暂停有效[35]。

当满足下列六个条件时,暂停正强化是最有效的。

1. 来访者清楚实施暂停的原因和暂停的时间长度。例如,"因为你说话不尊重别人,所以你得暂停 3 分钟"。

2. 暂停的时间应是简短的。通常,5 分钟或 5 分钟以下就足够了。对于 5 岁以上的孩子来说,经验法则是每增加一岁,暂停的时间可以增加一分钟[36]。相对较短的时间段是有效的,增加时间长度并不一定会增加暂停的效果[37]。

3. 在暂停阶段,不应该呈现或引入强化物。成年人在给孩子实施暂停的时候,不应该给孩子以关注(比如回答他们的问题),暂停区域也不能包含有一般强化物(这也意味着一般来说,孩子的卧室不适合进行暂停)。

4. 只有在特定时间段过去之后,暂停才能终止。如果时间还没到就把孩子转移出暂停环境,那么将来暂停这个方法可能就不会那么有效了。

5. 只有当孩子表现恰当以后,才能终止暂停。表现恰当是指孩子没有表现出任何的不良行为。这个条件保证了孩子的不良行为,例如尖叫,不会在不经意间被暂停终止所负强化,或者不良行为不会在再一次接触到一般强化物后又被再一次正强化。

6. 暂停不应该是来访者逃离或躲避他们不喜欢情境的方法。例如,如果孩子不喜欢做学校作业,那么把孩子从教室中带出来进行暂停,反而成了允许孩子回避做作业[38]。在这种情况中,暂停变成了减速目标行为的负强化物。

暂停正强化通常用于儿童,有时用于青少年,偶尔用于成人。目标行为包括自闭症儿童的自残行为[39],心理发展迟缓的住院儿童不恰当的用餐礼节和进食习惯[40],儿童与青少年言语及肢体攻击性[41],患精神障碍的成年人的破坏社会行为[42],以及有物质滥用史的来访者酒精消费行为[43]。

除了用于治疗,许多家长在他们年幼的孩子不服从指令或规则的时候就会应用暂停[44]。并且,许多小学教师把暂停当作一个标准的纪律管理程序[45]。在应用恰当的情况下,暂停是高效的。孩子可以很容易地学会暂停的规则,并且在一般情况下遵守规则。另外,仅就拿暂停作为威胁也可以充当对以后不良行为的警示(例如,"下次你再咬手指,你就会被暂停")。

对儿童使用的暂停也会给家长一个类似于"暂停"的暂停。它的副作用不仅是积极的,而且是有趣的——它不来自一般强化物,而来自于孩子不良行为中使人厌恶的元素。短暂的休息可以减少家长变得过度焦躁甚至暴力的机会。

尽管正确使用的暂停正强化对大多数儿童来说是有效的，但它还是不能包治所有的儿童。例如，患有 ADHD 的孩子可能连一两分钟都暂停不了[46]。在这种情况下，暂停程序中就会加入导致暂停失败的不良后果。

消退和暂停正强化都是负惩罚的例子，因为他们的操作是通过移除目标行为的强化物实现的。他们可能还会涉及到接受不良后果的程序（正惩罚），因为来访者一般会对去除强化物的过程感到不快。然而，这是一个消退和暂停正强化实施过程中主要会出现的一个副作用：强化物移除。与此相反，反应代价，矫正过度和生理厌恶后果明确涉及了正惩罚。因为他们的操作是通过实施令人不快的或不良的后果来实现的。

反应代价

反应代价（response cost）中的不良后果是移除来访者拥有的或者能够使用的有价物品或特权[47]。很多日常行为都受反应代价的影响，包括罚款（例如因为违章停车和逾期归还图书馆的书籍），晚交学校作业而失去点数，因为过失行为而失去看电视的时间或者喜爱的甜点。在以上各个个案中，都有为行使了特定的行为而付出的代价。

157

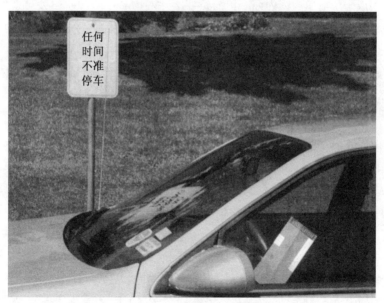

© 2008 Michael D.Spiegler

照片 7-2　违章停车罚款是最常见不过的反应代价形式

在行为疗法中，行使反应代价的途径之一是让来访者在治疗师那里寄存一些有价值的物品（例如喜爱的 CD 唱片）。如果来访者表现出了减速目标行为，那么治疗师或者来访者就要永久舍弃物品中的一件。在实践中,来访者放弃的有价物品数目通常来说不多,因为反应代价所带来的**威胁**已经使来访者有足够的动力消除适应不良行为了[48]。

奥格登·林斯利(Ogden Lindsley)发展了一项用于减少家人在房子里四处乱扔物品数目的反应代价程序[49]。任何人,只要发现一件在不恰当位置出现的物品时(例如在钢琴凳上的一件夹克),就将这件物品放入一个叫"星期天盒"(Sunday Box)的大箱子中。物品的主人在下个星期天到来之前都不能拿回这个物品。当有一次林斯利把自己的公文包忘在咖啡桌上的时候,他发现了反应代价程序的力量。他不得不等到下周的开始前才能拿回公文包和他里面的东西。这对一个作为教授的他来说非常困难。即使你不用重复林斯利的经历,你也能发现"星期天盒"是多么地有效——在接下来的几周时间里完成参与性练习7-2。

参与性练习 7-2 箱式整理法[50]

如果你是"乱糟糟房间俱乐部"的成员,那么这个练习就很适合你。它是星期天盒子技术的一个变式。你只要按照以下六个步骤操作即可。

1. 选择一个你家里的房间(卧室就是一个好的选择),然后把你经常会放错位置的个人物品列成一个清单。因为你心里清楚你所列的物品可能的命运会是如何,因此你可能不愿意把你生活里不可缺少的东西列入其中。然而你要记住,清单里包含的东西越是有价值,那么这个程序就越有可能帮助你把他们放置在合适的位置上。

2. 在你所列清单的每个物品旁边,写下它应被置放的准确位置(例如,"在书架上","在浴室的钩子上"或者"在梳妆台的最上一个抽屉")。

3. 找一个纸板箱或者一个足够大到放下你所列物品的合适容器。

4. 确定一个每天的时间点,用来作为检查时间。比较好的时间是下午或晚上你回到家的时候。

5. 每到检查时间的时候,把列在清单上的但却没有放置于规定位置的物品放入箱子里,然后**一直把他们留在箱子里直到预定的取回时间**(见第6步)。或者也可以让一个朋友每天来检查,然后把放错位置的东西放进箱子(如果你有一个希望公共生活区域整洁的室友,那么他/她会非常愿意担负起这个责任。)

6. 每隔四天,到了指定的检查时间,数一数盒子里的物品数目并加以记录。然后移去所有的物品。他们又重新归你保管——至少在距下次检查时间之前,你还有24个小时。

至少花3个周期(12天)时间来遵循以上这些步骤。在一个接一个以4天为周期的疗程中,你箱子里的物品数目会逐渐减少,这就表示反应代价起作用了。你也可能就此失去"乱糟糟房间俱乐部"会员的资格了。

158

在学校里,反应代价被广泛应用于儿童[51]。其效力与使用强化程序的效力相当或更胜一筹[52]。例如,在对 ADHD 的治疗中,为改进数学作业的准确率,失去代币强化物(反应代价)比得到代币强化物更有效[53]。治疗师也教给家长相似的治疗程序以减少孩子在家的不当行为[54],同时家长也认为反应代价是一个接受度很高的治疗程序[55]。

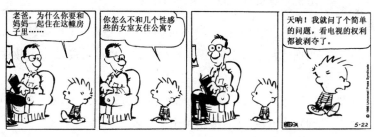

CALVIN AND HOBBES © 1986 Watterson. Dist. by UNIVERSAL PRESS SYN-DICATE. Reprinted with permission. ALL rights reserved.

为了解决教室里学生注意力分散的问题,人们发明了一个带电池的设备来实施反应代价和强化程序[56]。只要学生把注意力集中在他/她的功课上,那么每隔一分钟他/她就能自动得到一分。学生的桌子上方有一个小盒子,上面显示了学生已经积累的分值(强化)。然后,学生可以用这些分数来交换满意的强化物。但是,一旦当学生被老师发现注意力分散到别处的时候,老师就会利用手中的一个遥控器来减去分数(反应代价)。当分数被减去时,学生桌上的那个盒子的顶部会有一个小红灯亮起,并持续 15 秒。这些程序显著改善了患有 ADHD 男孩对学校作业的注意力集中情况[57]。这些程序之所以能够有效,其中一个原因是它在增加良好行为(集中注意力)的同时,也减少了不良行为(分散注意力)。

反应代价程序在减少儿童、青少年和成人的多种目标行为方面是高度有效的。甚至对于严重的异常行为,它也可以产生疗效。例如,一位重度智力障碍的 33 岁女士经过反应代价治疗(例如剥夺听音乐的权利 30 秒)后,其自残行为和攻击性行为减少了87%[58]。反应代价的疗效在程序结束后可能还能发挥作用[59]。许多人把反应代价视作是一个可接受的减速疗法,这也进一步推广了它的应用。[60]

矫正过度

矫正过度(overcorrection) 是指通过先让来访者改正他们行为的不良作用,然而加强练习一个替代性的合理行为,以此来减速适应不良行为[61]。理查德·福克斯(Richard Foxx)和内森·阿兹林(Nathan Azrin)首先发展了矫正过度用以治疗伤害或烦扰他人的行为[62],或者破坏性行为[63]。矫正过度还被用于矫正对于来访者来说有消极后果的行为,包括自残行为[64],尿床[65],过度刻板行为(例如绕圈行走)[66],以及持续进食无营养物质,例如泥土,纸张和纽扣[67]。

159

151

矫正过度包含两个阶段:(1)补偿(restitution),来访者对自己造成的危害进行修补,(2)积极练习(positive practice),来访者用一种夸张的形式来表现一个恰当的适应性行为。个案 7-2 说明了矫正过度的两个阶段。

个案 7-2　用矫正过度减少投掷东西的行为[68]

有一位 62 岁的老妇人,她已经在一所精神病院住了 43 年了。她会表现出许多不恰当且危险的行为,包括捡起地板上的东西向人扔去。矫正过度被用来减速这种投掷物体的行为。

在补偿阶段,一名工作人员让该病人向曾经被她打过的人道歉。如果病人拒绝道歉,那么员工就代她向别人道歉,然后提示她用点头来表示同意。

积极练习是指让她用 5 分钟的时间捡起地上的垃圾并把垃圾放入垃圾桶。起初,她拒绝做积极练习,所以工作人员手把手地指导她完成清理活动。在几个疗程后,病人开始自愿地做积极练习,工作人员的肢体提示也随之停止。

在实施矫正过度程序之前,病人平均每天要向人投掷东西 13 次。在进行了两周的矫正过度治疗以后,目标行为的频率减少到了平均每天至多一次。在对她观察的 4 个月里,行为出现的频率一致保持在这样的低水平。

有时候在实施矫正过度的过程中,只进行其中的一个阶段。当只进行补偿时,它可能会以夸张或放大的形式出现[69]。这个程序被用于治疗 34 位智力障碍的住院成年病人。他们经常互相偷东西,特别是在用餐或吃零食的时候偷别人的食物[70]。在实施放大补偿程序之前,工作人员让他们把食物(或吃剩下的食物)还给主人。这样的干预力度不够,偷窃的比率还是很高(见图 7-2)。

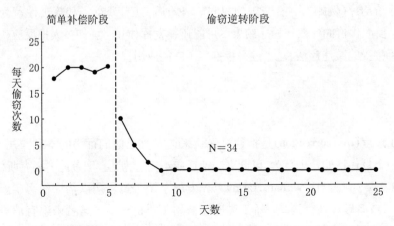

图 7-2　对 34 名智力障碍的住院成年病人在实施简单补偿和偷窃逆转(夸张化的补偿)治疗后的每日偷窃次数
来源:Azrin & Wesolowski, 1974.

为应对这种情况，工作人员尝试了**偷窃逆转(theft reversal)**。偷窃逆转是一种包含放大补偿的矫正过度程序。在该程序中，冒犯别人的人不仅要归还偷窃的物品，还要为受害者再买相似的物品(在本个案中就是额外的食物)。通过图 7-2 你可以发现，偷窃逆转急剧减少了偷窃行为。

当一个适应不良的行为所导致的后果不能被轻易地矫正时，也就是说行为并没有妨碍到他人或者其周遭环境的时候，我们就会采用积极练习而非补偿[71]。例如，在教室中，儿童的发言行为存在问题，而且也会在不恰当的时候离开座位[72]。在课间休息的时候，治疗师要求儿童练习合适的教室行为，例如举手和征得同意后离开座位。在 5 分钟内，他们反复练习这些行为。与反应代价(失去休息时间)相比，这种积极练习显著减少了不恰当的教室行为。

在实践矫正过度的时候，有两点值得我们加以关注。第一，尽管矫正过度通常是在目标行为表现出来以后立刻应用的[73]，但是如果它被延迟应用的话(就像例子中所描述的那样)，也可以产生效果[74]。第二，增加积极练习的时间长度并不能够明显减少适应不良行为，有时候简短的时间段反而更有效。例如，为减少有严重发展障碍成人的自我刺激行为(例如重复的身体摇动)，持续时间为 30 秒的积极练习与持续 2 分钟和 8 分钟的积极练习效果相同[75]。

在一项研究中，研究人员以解决兄弟姐妹间矛盾为例，将矫正过度的疗效与暂停正强化的疗效进行了比较[76]。补偿阶段包含对同胞的道歉，而积极练习阶段包含对同胞的赞扬或者给他/她玩具。积极练习的时间与暂停时间段长度相仿，都以儿童的年龄为标准，每增加一岁则时间长度增加一分钟。研究结果表明，在减少同胞间矛盾方面，暂停和矫正过度的效果相等，并且儿童家长都把他们列为可接受的减速策略。

矫正过度还能增强其他减速策略的疗效[77]。例如，对于一组发展迟缓、既聋又哑的来访者来说，为减少他们的自残行为和击打他人行为，单就靠差别强化其他行为难以奏效。在差别强化治疗中加入矫正过度急速减少了适应不良行为[78]。其他的减速疗法仅仅只是减速适应不良行为，矫正过度与他们相反：它所包含的积极练习有着显著的优势，即增速一个替代性的适应性行为[79]。

与其他疗法相比(包括惩罚)，矫正过度的应用范围是有限的。矫正过度主要是针对其消极后果能被矫正的行为。在这种情况中，矫正过度程序已被证明能够有效减速多种适应不良行为，特别是当该程序包含两个阶段的时候[80]。由于矫正过度被视为是一种可接受的治疗，所以使用它的时候不会遭到来访者的抵制[81]。然而，在意料之中的是，对于想改变孩子行为的家长来说，矫正过度的可接受度低于积极强化程序[82]。

除了应用于治疗，矫正过度程序还可以应用于其他领域。例如，一些消费者保护法规定，商家如因疏忽而造成商品损坏或丢失的，则应以几倍于商品价格的金额赔偿给顾客。对于一些犯人来说,参加社区服务项目,也是取代罚款或监禁的另一种矫正过度的形式。

162

参与性练习 7-3　设计新颖的矫正过度[a]

在本练习中,你将设计新颖的矫正过度程序来应对常见的不良行为。在这个过程中,你可能会发现有助于减少你自身不良行为的一些实用创意。至少,你也可以检查一下自己对矫正过度的理解是否准确。

对于下列各个行为,写出一个或多个针对性的补偿和积极练习程序。然后,将你列出的程序与《学生资源手册》中所列出的例子相比较。

1. 在公园里乱扔垃圾
2. 在文章中拼错单词
3. 把衣服扔在不合适的地方
4. 上课或约会迟到
5. 在邻居家的草坪上扔垃圾
6. 离开家时没有随手关灯
7. 把碗碟留在水池里却不清洗他们

[a] 你可以在继续下面的阅读之前完成该项练习,也可以稍后完成。

生理厌恶后果

生理厌恶后果(physically aversive consequences)是指可能引起(包含痛苦在内)不快生理感觉的刺激。许多人把减速行为疗法与生理厌恶后果联系在一起,比如家长打孩子屁股。事实上,在行为疗法中,生理厌恶后果的使用并不多[83]。他们的应用与许多潜在的不良副作用相关,例如道德伦理问题和人道主义问题。这些内容会在本章稍后部分作讨论。

暂停正强化,反应代价和矫正过度都是有效的,而且他们并不涉及生理厌恶后果。然而,这些治疗程序的实施过程所需要的时间往往比生理厌恶后果要长。因此,当我们需要快速减速适应不良行为的时候,生理厌恶后果可能会被纳入考虑范围。

生理厌恶后果主要用来治疗自残行为(例如撞头和扇自己耳光)。这些行为会导致严重的身体伤害,在极端的个案中,甚至可能导致死亡。患有严重心理问题的来访者,例如自闭症来访者,最有可能发生这类问题。

然而讽刺的是,轻度的电击通常能显著减少自残行为[84]。电击的持续时间仅仅是

一秒钟或两秒钟。它会使个体感受到持续时间不超过几分钟的猛烈而刺痛的感觉，且
不会造成永久的器质性伤害[b]。关于电击实用性的考量将通过成本收益分析来进行[85]，
如个案 7-3 所示。

个案 7-3　　**用条件电击来消除危险的爬高行为**[86]

有一个 6 岁的女孩，她有弥漫性脑损伤，且没有言语交流能力。人们经常可以发现她在高处攀爬，非常危险。"她的身上有好几道疤，都是因为以前摔下来而留下的。门牙也没有了。有一次她在家里二层楼的外面爬，摔了下来，（骨折后）上了石膏。"

最初的行为评估揭示，她母亲的关注可能是维持女孩爬高行为的原因。治疗师尝试暂停正强化，消退和对竞争性行为（坐在桌子旁）的差别强化，均告无效。这时，鉴于问题的严重性，治疗师在与父母商议后决定使用条件电击来治疗。

治疗在一间房间内进行。房间的正中有一张小桌子和一把椅子，门旁立着一个书架。每次疗程开始的时候，治疗师和女孩都坐在桌旁。一旦当女孩爬上书架的时候，治疗师就会大喊"不！"然后立即对她的小腿或大腿靠近膝盖的地方施加以一个 1 秒钟的电击。然后治疗师回到椅子上。电击工具是一个手持的，靠电池发电的装备，模样有点像手电筒。电击产生的痛苦持续时间为电击时的 1 秒钟，不会产生后遗症（例如红肿，刺痛感或疼痛）。

如图 7-3 所示，电击疗法急剧减少了女孩的攀爬行为。在第一个疗程中，女孩爬了9 次，在之后的 18 个疗程中，女孩仅仅爬了 2 次。

尽管在疗程中女孩停止了攀爬行为，但是在家里，她仍旧会爬高。这就说明治疗效果仅仅局限在治疗室和治疗师在一起的时候。针对这种情况，女孩的母亲——她已经在单面镜后观察过疗程—— 开始在家实施治疗。当她的女儿开始爬的时候，母亲就大喊，"不！"然后和治疗师一样，对女孩实施电击。然后母亲继续做她自己的事情，不再与女孩进一步互动。

在治疗于家中实施之前的 16 天里，母亲观察到女儿的攀爬行为平均每天出现的次数为 29 次。在治疗在家中开始实施的 4 天后，攀爬行为的比例下降到了平均每天 2 次。33 天后，攀爬行为的次数降到了 0。在接下来的 15 天里，除了一次例外，攀爬行为就再也没有发生过。治疗也随之终止了。

---

[b] 在减速疗法中用到的电击与在电痉挛疗法（electroconvulsive therapy, ECT）中用到的电击不同。ECT是一种医学疗法，主要用来治疗对心理治疗和药物治疗已没有反应的严重抑郁症。它的实施过程是在病人麻醉的情况下，将电波通过大脑以使其产生痉挛和暂时无意识，并遗忘该段经历。ECT 不是行为疗法。

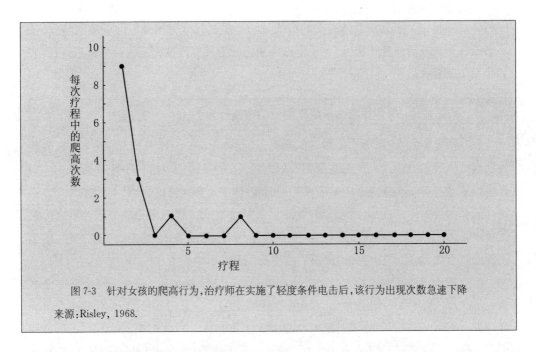

图 7-3 针对女孩的爬高行为,治疗师在实施了轻度条件电击后,该行为出现次数急速下降

来源:Risley, 1968.

164   人们已经发展了一些精密而复杂的手段来监控自残行为和电击的实施。比如,自残行为抑制系统(Self-Injurious Behavior Inhibiting System,简称 SIBIS,发音为 Seye-biss)就是一个轻便的装置。来访者把它佩戴在经常受到伤害的身体部位上(如图 7-3)[87]。这个装置会测量力度作用的大小,当击打的强度到达预设程序的标准(该标准的设定是

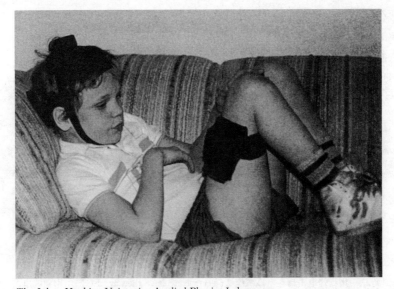

The Johns Hopkins University Applied Physics Laboratory

照片 7-3 一个佩戴有自残行为抑制系统(SIBIS)的自闭症儿童

基于会造成身体伤害的击打力度)时，该装置就会自动发出一个轻度的电击。电击的力度相当于一根橡皮筋弹一下手臂。与治疗师相比，SIBIS 能更准确、更持久地探测到自残行为并施以条件电击。SIBIS 的另一个优点是，来访者不会对直接施加电击的个体产生消极的联系。为数不多的研究对 SIBIS 的效用作了评估。尽管它能快速及显著地减少自残行为[88]，但它的实际效用随来访者个体不同而不同。[89]

电击是一个良好的厌恶刺激，原因有四。第一，它易于操作。第二，它能即时启动(按下开关)。第三，它的强度能够被精确控制。实施过程的简便性和精确性是重要的，因为当来访者表现出目标行为之后，立即施以生理厌恶后果时，它的疗效是最显著的。第四，大多数的来访者都把电击的体验视作厌恶性质的。

许多人，包括一些行为治疗师，认为电击是一种不可接受的治疗方法(比如，他们会觉得太过严厉)[90]。人们使用其他伤害性较小的生理性厌恶刺激来治疗各种问题行为，其中的一些已经罗列在表 7-1 中。

165

表 7-1　与电击相比"接受度更高"的生理厌恶后果举例

厌恶后果	问题行为
用橡皮筋弹手腕	拔毛发癖(拉头发)
令人恶心的气味	自我刺激行为
香烟的烟雾	强迫进食
柠檬汁	撞头
苦味的物质	咬指甲
轻度的漱口	咬其他孩子
把水雾喷在脸上	扇耳光
声音较大的噪音	夜间磨牙症(磨牙)
亮光	危险的夜间摇摆动作

生理厌恶后果潜在的消极副作用

166

生理厌恶后果所会产生的消极副作用实际上发生的频率并不高。通常，当他们与其他加速替代适应性行为的程序结合使用的时候，消极副作用更少；而将其单独使用的时候则会产生更多的消极副作用[91]。并且，施加的生理厌恶后果越轻微，则不良副作用越少[92]。大多数会出现的消极副作用可以被分为以下三类：回避行为、情绪反应和延续效应。

回避行为　生理厌恶后果的实施可能会导致来访者对治疗情境建立起消极的联系，包括治疗师和实施治疗的任意他人(比如家长或老师)。其结果可能是来访者会回避治疗[93]。孩子可能会逃离治疗的实施者，成人可能会不参加疗程。

通过多人实施治疗(例如父母二人)或者变化实施治疗的场地可以使回避行为最小化。实施者除了给出厌恶后果，还应对替代性行为给予积极后果(这样能使这些实施者不仅仅只是"带来坏消息的人")。当实施者与来访者保有持续关系的时候(例如父母),这点尤为重要。

情绪反应 接受生理厌恶后果治疗的来访者有时候会表现出破坏性的情绪反应,例如哭泣、脾气爆发、弄脏和弄湿他们的衣服,以及害怕[94]。偶尔,来访者会对实施治疗的人[95]或自己发起肢体攻击[96]。这些情绪反应不仅会对来访者造成额外的心理问题,而且还会让程序更加难以进行,以至于干扰整个治疗的进行。情绪反应还会增加来访者与治疗情境之间消极的联系。

延续效应 生理厌恶后果的第三个可能带来的消极副作用是来访者可能会利用此策略,来控制他人行为。一项研究发现,如果孩子的父母使用了生理厌恶后果疗法,那么孩子更有可能表现出攻击性行为[97]。并且,如果父母改变这项纪律策略,就可以减少孩子的攻击性行为[98]。

与此相关的一个副作用是,使用生理厌恶后果疗法可能会强化行为改变代理人,特别是比如像父母之类的非专业人士[99]。生理厌恶后果经常可以使得减速目标行为急剧减少。因此,当来访者停止表现出目标行为的时候,改变代理人会感到一阵轻松,这种感觉会负强化该疗法的使用。结果,非专业人士则会在将来更有可能倾向于使用生理厌恶后果来进行治疗。

167 有效使用惩罚的指导意见

为实施所有的惩罚程序(即不仅仅局限于使用生理厌恶后果),行为治疗师制定了相关的实施指导意见。

1. 惩罚物(移去强化物或引入不良后果)应在目标行为表现出来以后立刻出现。惩罚物与行为之间的间隔时间越短,则它的效用就越大。因为这时,来访者把惩罚物与目标行为联系起来的可能性越大。

2. 目标行为的每次出现都应该施加惩罚物。强大的压制来源于持续的(也就是目标行为的每次出现)和一贯的(改变代理人所带来的改变是相同的)惩罚物的实施。在治疗的开始阶段,这点尤为重要。

3. 来访者必须清楚惩罚物与目标行为之间的逻辑条件关系。来访者应被清楚地告知和提醒两者之间的条件关系(比如,"你打其他小孩的时候,你就会被暂停")。

4. 强化不应该紧跟着惩罚物出现。如果在给出惩罚物之后,马上实施潜在的强化物,那么对于来访者来说,惩罚物就成了强化物即将到来的信号。这样,减速目标行为有可能会反而增多,因为惩罚物和强化物之间建立起了联系。常见的例子是当父母指责孩子的过失行为后,孩子会哭泣,这时父母会马上去宽慰孩子(比如抱着孩子说"你知道我是爱你的")。

5. 在给出惩罚物之前,要有一个警告的提示。在提示(例如"不!")与惩罚物结合之后,只给出提示本身就可能减速目标行为。

理论点 7-1	惩罚：名称有什么关系呢?

生理厌恶后果的使用是惩罚技术吗? 当然它是。那么消退,暂停正强化,反应代价和矫正过度也是惩罚技术吗? 是的。但是直到你读到本章内容,你才会这么认为。因为大多数人仅仅是把生理厌恶后果与惩罚相联系。当然,人们对生理厌恶后果有着合乎常理的人道反对;就算它是公平公正的,仍旧是臭名昭著。并且,由于术语惩罚本身就已经与生理厌恶后果产生了联系,所以,似乎所有的惩罚程序好像都带着罪过。

我们对某样东西的称谓深刻影响着我们是如何看待它的,也深刻影响着我们对它的态度。莎士比亚笔下的朱丽叶说,"名称有什么关系呢? 玫瑰不叫玫瑰,依然芳香如故。"可她错了。相似地,如果我们把"惩罚"叫做其他名字,那么它可能"闻起来就没那么酸了"。拿反应代价作为例子,它的名称所具备的负面含义就没有"惩罚"来的那么强烈。事实上,反应代价的接受度比惩罚高[100]。

幸运的是,虽然消退,暂停正强化和反应代价的名称中带有消极的含义,但是广大大众并没有把他们认作是惩罚。我们也希望,惩罚一词所带有的刻板消极偏见并没有使你对它的看法产生偏差,因为惩罚技术不仅可以作为伦理干预技术,也可以是高效的。

6. 应强化与不良目标行为有竞争关系的适应性行为,以此作为协助减速适应不良行为。加入一个竞争性的适应性行为可以减少来访者表现适应不良目标行为的机会。

7. 如果使用生理厌恶后果,那么就要注意它的消极副作用是否会出现;如果出现则应使其最小化。

厌恶疗法

在生理厌恶后果的使用中,当来访者表现出减速目标行为之后,治疗者会立即施以一个令人不快的事件。与此相反,在厌恶疗法(aversion therapy)中,厌恶刺激的引入与来访者参与减速目标行为是同时发生的。并且,一旦当来访者停止表现该行为的时候,厌恶刺激也停止了。这样做的目的是为了让来访者把厌恶刺激和目标行为的表现联系起来。这样,表现出该行为也带有厌恶性了。这个过程与一般回避行为的发展过程相同。例如,当飞机遭遇气流颠簸的时候,一个人可能会感到晕机恶心。结果,这个人可能就会回避坐飞机旅行,因为他/她把坐飞机和晕机带来的不快感觉联系起来了。

厌恶疗法主要用来治疗两种类型的适应不良行为:物质滥用和**性变态**(*paraphilias*)。这里的性变态是指反常性行为,例如暴露癖和恋童癖(pedophilia)。

基本程序

任何来访者认为厌恶的刺激(也就是令人不快的,不合口味的或者痛苦的刺激)都可以与适应不良行为配对。人们经常用到的生理厌恶刺激物有电击[c]和可以产生恶心的药物;偶尔也会使用有害气味,热气和烟雾(用以减速抽烟行为)。心理厌恶刺激包括羞辱感和令人不悦的想法。

厌恶刺激的使用可能要根据目标行为而定。例如,与电击相比,呕吐感在治疗酒精滥用[101]和吸食可卡因方面更有效[102]。来访者可决定刺激的强度。为使治疗见效,来访者必须如实告诉治疗师,怎样程度的刺激才称得上是厌恶刺激。要想利用厌恶刺激使治疗取得成功,来访者必须体验真实的痛苦和不舒适感。因此,试图通过厌恶疗法来改变适应不良行为的来访者必定有强大的动力。

厌恶刺激与目标行为之间的联系有三种途径。理想状态下,当来访者(1)实际参与行为的时候,可以建立起链接。由于该种模式的可能性和效率是不稳定的,因此来访者也可以(2)**象征性地接触**目标行为,比如看目标行为的图片,或者听一段关于它的言语描述,或者(3)**想象**行使该目标行为。

169　　个案 7-4 所描述的是一个想要改变长期以来的性偏好的成年人,最近这种性偏好已经对他个人造成了困扰。个案说明了来访者是如何象征性地接触目标行为,以及如何使用引起恶心反应的药物来作为厌恶刺激的过程。

个案 7-4 　**用厌恶疗法治疗异装癖行为 (喜欢穿异性的衣服)**[103]

一位 22 岁的卡车司机报告说,自他 8 岁起,自己就一直有一种想穿女人衣服的冲动。从 15 岁开始,一直到他服兵役,然后结婚,他会从穿着女性的衣服照镜子中产生性快感。同时,他和妻子之间的性关系一直保持得很好。他非常渴望寻求治疗,因为他害怕被其他人看见自己穿女人衣服的样子。也因为妻子最近发现了他异装癖的行为,敦促他来进行治疗。

---

c 厌恶疗法中的电击与惩罚中的电击形式相同,所具备的优点也相同,这点在本章前部分已作描述(第164 页)。

治疗师为来访者准备了幻灯片，上面有许多不同阶段的女性服饰。治疗师还让来访者准备了描述这类活动的录音带。然后，来访者通过看这些幻灯片和听录音带来评估它们是否能唤起他的性兴奋。结果是肯定的。

治疗涉及在异装癖体验和恶心呕吐感之间建立配对关系。其中恶心呕吐感是由注射吗啡引起的。一旦注射的药物开始起作用的时候，治疗师就呈现幻灯片和音带，直到来访者开始呕吐才停止。治疗的实施进程持续了 6 天，每天进行多次治疗。这样的治疗强度足以让来访者穿着女性衣服的渴望消失。在以后 6 个月的跟踪回访中，治疗师对来访者和他的妻子进行了采访。结果表明，来访者再也没有出现过异装癖行为。

厌恶疗法的功效可能不会持久，因为适应不良行为和厌恶刺激之间的联系不持久。为了解决这个问题，治疗师要求来访者在治疗结束后，在周期性的时间间隔内(比如每隔几个月)回来进行额外的疗程，这些额外的疗程被称为 **助推治疗 (booster treatments)**[104]。再一次让来访者接触目标行为与厌恶刺激可以"激活"它们之间的联系。例如，助推治疗大大增加了酒精滥用来访者持续戒断的机会[105]。并且，同惩罚一样，对于来访者来说，适应新的适应性行为来代替已被减速的适应不良行为是非常重要的。例如对个案 7-4 中的来访者来说，成功的治疗不仅使他不再穿异性的服装，更令他能通过其他方式得到性快感，例如和妻子发生性关系。

内隐致敏法

在内隐致敏法(covert sensitization)中，治疗师用言语描述来访者参与减速目标行为的过程以及与之伴随的厌恶刺激，通常为恶心。以下描述是用来治疗一个想要戒烟的大学教授。

> 你在准备讲座……你一伸手拿烟，你就开始反胃……好像你马上就要吐了。你碰到了烟盒，这时嘴里有一丝苦味；当你从烟盒中抽出一根烟时，你的喉咙口好像有食物要出来。现在你觉得很恶心，你的胃在抽筋。就在你要把烟放进嘴里的时候，你忍不住喷了出来……你手里的烟都湿透了，沾上了绿色的呕吐物。你吐出来的东西散发着臭味。鼻涕从你的鼻子里流了出来。你的手上沾满了黏滑的呕吐物……你的衣服上也到处沾满了污物。你从桌旁站起来，转身离开了……香烟。当你离开……烟的时候，你立刻感觉好多了。[106]

与厌恶疗法相比，内隐致敏法有四个优点：(1)无需设备，例如电击设备；(2)与需要引入药物的厌恶疗法不同，内隐致敏法无需药物，安全实施；(3)利用厌恶印象，来访者可以轻易自我实施内隐致敏法;(4)鉴于厌恶疗法较高的退出率,来访者认为内隐致敏法接受度较高,这是一个重要的考量[107]。

由约瑟夫·考泰拉(Joseph Cautela)[108]发展的内隐致敏法最常用于治疗异装癖[109],过度进食[110],酒精滥用[111]和吸烟[112]。并且,该疗法几乎只针对成年来访者[113]。然而,对内隐致敏的支持相对薄弱。大多关于该疗法的研究是个案研究[114],为数不多的控制性研究所取得的研究结果的意义也模糊不清[115]。

针对成瘾行为的减速行为疗法

许多减速疗法都用来治疗成瘾行为,例如酒瘾和烟瘾。为了总结减速行为疗法的主题,我们将会讨论一下用于成瘾行为治疗的不同疗法的应用,包括竞争性行为的差别强化,反应代价,厌恶疗法和内隐致敏法。讨论会具体说明不同行为疗法对特定问题的治疗。

在对竞争性行为的差别强化中,当来访者表现出与药物滥用行为相竞争的行为时,治疗师就对此加以强化。在一项研究中,一些有鸦片依赖的来访者加入了美沙酮治疗。如果他们完成了一些与药物滥用相竞争的特定任务时,就可以得到每周 15 美元的代金券,用以交换商品和服务。其中,竞争性行为任务包括申请一份工作和参加职业训练。结果显示,该项目使得非法药物滥用情况急剧减少[116]。

171　　以一名滥用安他非命的非洲裔美国男性为例说明用反应代价治疗减少物质滥用行为。他与治疗师达成了共识,即每次他服用安他非命的时候,治疗师就会自动向三 K 党(Ku Klux Klan)寄一张价值 50 美元的支票(这个组织是来访者最不喜欢的组织)。仅只有一次,他给了治疗师一张 50 美元的支票,从那以后的 15 个月内,来访者报告说再也没有使用过安他非命[117]。

厌恶疗法曾被用来减速抽烟行为。有一项被称为**急速抽烟法(rapid smoking)**的技术,它让来访者(1)以每 6 秒钟就喷一口烟的速度吸烟,(2)自然吸气,然后(3)继续急速抽烟直到他们不再能够忍受为止。尽管研究结果缺乏一定的一致性,但在一些个案中,由急速抽烟而产生的厌恶感在减少抽烟方面有长久的疗效[118—119]。由于急速吸烟会导致暂时的心血管压力,所以它没有被频繁使用[120]。

内隐致敏法是用来减速成瘾行为的另一项技术。在前文中,你已经读到了关于一个想戒烟的大学教授的内容。言语形容来访者参与吸烟的行为,伴随对强烈的不快感受的描述,这样的经历减少了他的吸烟行为。

使用上述这些行为疗法来治疗成瘾问题的问题是,其疗效可能只能在短期内发生作用。来访者在疗程结束后复发——即恢复到之前的成瘾行为——的情况比比皆是。

除了助推治疗,还有你在第十三章即将读到的**复发的预防**(*relapse prevention*),都为此类问题提供了解决策略[121]。

厌恶疗法使用过程中的道德伦理问题

生理厌恶后果和厌恶疗法都属于行为疗法,有关于他们的道德伦理问题一直受到最为密切的审核。由于这些治疗会涉及生理上的不适,有时甚至是痛苦,因此,他们在某些潜在方面侵犯了来访者的基本人权。有些人认为,根本不应该使用厌恶疗法,特别是对于那些无力反抗虐待和无法对自己的治疗做出合理决定的人来说,比如那些住院的精神分裂症病人和患有智力障碍的人[122]。

在你考量厌恶程序的道德性的时候,脑海里要牢牢记住三点。第一,厌恶刺激相对简单,并且不会产生长期的病理影响。例如,电击的实施时间仅仅是一两秒。所带来的刺痛感的持续时间不超过几分钟,并且不会造成永久的器官损伤。第二,带有痛苦和不适的治疗并非自其诞生伊始就带有不道德成分。想一想接受注射,进行痛苦的机体治疗训练,以及化疗的过程,他们都带有极度的不适感。因为这些治疗所带来的好处大于他们所带来的不适感,因此我们不会认为他们是不道德的。第三,当来访者自愿选择接受厌恶疗法的时候,道德伦理问题是不存在的,就好比个案 7-4 中想要停止异装行为的男士一样。当厌恶疗法的使用是在来访者*被要求*治疗的时候,道德问题更有可能出现,比如被强制收容入某机构的成年人。

人们普遍存在的误解是厌恶疗法被广泛应用与行为疗法中,这样的误解更夸大了厌恶程序可能造成的潜在危险。确实,有一些人把厌恶疗法等同于行为疗法。而实际上,厌恶疗法只是行为疗法众多技术中的一小个门类,而且它的使用并不多[123]。他们有限使用的原因是厌恶程序与其他程序相比,疗效相对较弱,特别是需要产生长久疗效的时候。

功利原则

当其他治疗无法减速严重损耗病人身心的行为时,厌恶疗法的实施通常被看作是治疗最后的依靠。在每个个案中,都要做成本效益分析。将厌恶程序可能会带来的潜在副作用,比如短暂的不适或者轻度的疼痛,与治疗可能带来的结果相比,孰轻孰重?这个问题的提出强调了**功利原则**(*principle of utility*)。也就是说,与其他替代性治疗行为相比,如果该治疗行为给病人带来的好处大过伤害,那么它的实施在道德上就是正确的[124]。

172

以下描述解决了一个关于用生理厌恶后果来减少自残行为的问题:"结果是否能作为评判方法的标准?"[125]。请你在阅读的同时,想一想文章中所包含的道德伦理问题。

一个同事……给我们看了一场发人深省的电影。电影里的主人公是一个接受住院治疗的小学生。她……(经常会撞击自己的头),所以她头上戴了一个有衬垫的橄榄球头盔。因为她会把头盔拿下来,所以她的手被绑在床的栏杆上。只要一有机会,她就会一直拉伸脖子,还有拉自己的头发。因为这样,她的脸总是肿着,头发也没有了,脖子长得就像一匹马。她也不说话。我的同事和他的工作人员为她精心设计了一个利用各种强化物的项目……但(她)还是我行我素。濒临绝望,人们只能使用最终的武器。当她再一次撞头的时候,我的同事大喊"不要!"同事在她的脸颊上狠狠地扇了一个耳光。她停了一会儿,然后又继续拉伸自己的头,于是治疗人员给她以惩罚。

我的同事报告说,只有打了她不到十二下耳光,甚至从隔壁房间大喊"不要!"……也会起作用。不久后,这样做的频率减少到了每周一次,并且在以后的几周中暂停了。同时也移去了女孩头上戴的头盔,她开始在桌上吃饭了。她睡在正常的床上。头发也长出来了,她变成了一个非常漂亮的金发女孩,五官精致,脖子很漂亮。在一年内,她已经能够自己走近一组年长的女孩并加入(她们的活动)。希望她能模仿她们的行为。她经常笑。

(当女孩的)……父母发现她曾经被掌掴过……他们立刻把女儿从我同事和工作人员那儿带走了。在电影的最后一部分,女孩又被重新送进了机构。她躺在自己的床里,手被绑着……她戴着一个橄榄球头盔。(又一次),她的头发被拉下来,脸上都是瘀青,脖子又长得像马脖子一样了[126]。

173

毫无疑问,治疗师没有做到知会女孩家长关于治疗程序的完整内容,这点违背了道德守则。这个个案发生在35年前,而当时的治疗师们不如今天的治疗师这样有清醒的意识,即能够了解彻底公开治疗程序以及获得他们行使治疗的一致认可的重要性。

这个个案还带来了另一个道德问题。基于女孩自残行为的本质,该治疗是否经得起道德的审判?换句话说,这样结束治疗是否就是道德的?这样做是否违背了功利原则?换做你,你会如何回答这些问题?

最后,思考一下一个最近的个案。有一位患有严重的发展障碍的31岁男士,他会表现出自发的呕吐行为,该行为会危及生命[127]。由于找不到替代性的非厌恶治疗,两位治疗师建议使用短期的条件电击。该建议被法院驳回,然后,该男子接受了一项侵入性药物治疗程序(胃管永久置入)。该程序要求来访者住院治疗,并且在第二年给予来访者密集的护理照顾。

根据功利原则,你怎么看待法院给出决定的道德性?一边是短期的条件电击,一边是永久的干预治疗以及要求长达一年的严格治疗环境，你会如何权衡两边的道德权重？

当来访者所患的心理问题已严重影响到正常生活起居的时候，如果来访者自愿接受治疗，那么功利原则也适用于该种情况。在对异装癖和物质滥用的治疗中，厌恶疗法可以成为整体治疗包中的一个重要组成部分。整体治疗包中的程序应是可以加速替代性的良好社会适应行为的。长期表现出顽固的社会不接受行为和个人适应不良行为会导致大规模破坏工作和家庭生活，社会边缘化，和自我价值贬低。在厌恶疗法中所经历的短暂不适感与这些痛苦相比简直就是九牛一毛[128]。

误用、滥用和保护措施

偶尔，人们会误用和滥用厌恶程序。误用通常发生于只接受过很少程序训练和经验不足的非专业行为改变代理人。例如，施加厌恶后果的时间必须是简短的，这样才能发挥其作用[129]。然而，经验不足的改变代理人可能会在厌恶后果已发挥其应有作用之后的很长时间内，还在继续使用它。这样做很可能会导致副作用，例如攻击性行为。另外，这样的治疗会被认为是过于严厉的。

当减速目标行为干扰到他人时，例如一个在精神病院病房里的病人以不恰当的(脾气)爆发破坏了正在进行的活动，最有可能发生厌恶技术的滥用。不堪重负的医院员工可能会使用厌恶程序，因为他们在短期内是那么有效。通常情况下，设计出一个厌恶后果来立刻停止令人生厌的行为要比确定一个竞争性的合乎社会规范的替代加速行为，然后慢慢加速它要容易得多。

174

建议使用下列各种指导方针以保证厌恶程序的道德化使用：

1. 只有明确了已没有其他非厌恶替代方法可以起有效作用的时候，才应该考虑使用厌恶程序[130]。

2. 在可能的情况下，先尝试使用非生理性厌恶程序减速疗法，(如无效)再考虑使用生理厌恶程序进行治疗。

3. 如需要使用生理厌恶程序，应先向内科医生咨询该药物对来访者来说是否安全。

4. 来访者或来访者的法定监护人必须了解治疗的本质，并同意进行该治疗——也就是说，必须取得他们的知情同意。

5. 程序实施者必须是有足够能力的专业人士。

6. 厌恶技术的使用必须与加速替代行为同时进行，该加速替代行为应能替代所要消除的行为。

7. 在治疗前、治疗中和治疗后都应该对目标行为进行精确的数据收集工作，以使治疗文件不断更新。

本部分所述的厌恶程序的**道德化**使用指导方针应与上文所述的惩罚的**有效**应用指导方针互为补充(原书 167 页)。

综述:减速行为疗法

在行为疗法装备库中,减速行为疗法占其中一个重要部分。在对适应不良行为的治疗中,它们能不但能发挥作用,而且有效。通常,惩罚的治疗成功率要高于厌恶疗法。造成这种差异的原因是,至少部分是,对于厌恶疗法的原始治疗目标——物质滥用和异装癖——任何治疗方法都难以将他们制服。[131]

很显然,那些加速适应性行为的疗法增加了来访者个体的自由度,因为他们增加了来访者可以选择参与的替代行为的数目。减速不良行为的疗法也可以实现这个功能。通过厌恶疗法的治疗,一位女士的过度饮酒问题被缓解了,她也获得了更多的自由。因为,她现在的生活比以前多了许多选择。以前因为迷醉不醒而不能参加的活动现在都能参加了,包括保住一份工作,和家人朋友互动。无论是用加速行为疗法还是减速行为疗法,只要治疗成功,来访者都比治疗开始之前有了更多的选择。

但是惩罚也好,厌恶疗法也罢,他们对目标行为的减少都只是暂时的,这也可能是这些治疗方法的一个主要缺陷[132]。然而,在某些个案中,比如自残行为和严重的破坏性行为,即便是暂时压制目标行为也是理想的,特别是当没有其他治疗方法可以奏效的时候。并且,暂时的压制也提供了强化其他替代性适应性行为的契机,而这正是能做出持续性改变的理想策略。

除了之前我们已讨论过的关于减速行为疗法的道德伦理事宜,还有两个问题影响了它的应用:不良副作用及实际操作问题。我们已讨论到生理厌恶后果的副作用也与厌恶疗法有关。然而,如果换一个角度想这个问题,这些副作用并不是不可避免的。实际上,他们只是例外而非规律;当他们发生的时候,通常都是暂时的,而且会随着治疗进程的进行而减弱[133]。尽管如此,行为治疗师还是要警惕他们可能会出现的情况。

减速治疗程序也会带来实际操作方面的问题。相比其他行为疗法,这些手段对于来访者和治疗师来说接受度较低。来访者通常不想让自己接触不适感和痛苦,甚至不想让自己失去强化物。另外,一些治疗师自己也讨厌实施厌恶疗法。

来访者自身的改变动机也是相关问题之一。如果来访者有强烈的动机,那么他们就能参与并坚持那些有着明显消极面的治疗。如果来访者改变的动机不够强烈,那么他们不太会配合治疗,并且更有可能中途退出治疗[134]。

总的来说,减速行为治疗程序可以作为治疗适应不良行为的有效手段,特别是在时间宝贵的情况下。否则,减速疗法的使用应在尝试了其他可接受度更高的疗法之后再进行。最后,在包含了加速替代适应性行为的整体治疗包中,减速治疗技术应始终占有其不可替代的地位。

小　结

1. 减速不良行为较理想的策略是强化一个加速目标行为以替代减速目标行为。该差别强化的对象可以是不相容行为,竞争性行为或其他任何行为,或目标行为的低反应率。差别强化有两种形式:非随因强化和功能性沟通训练。

2. 直接减少适应不良行为的策略有两种:改变适应不良行为后果即惩罚,和将不快事件与适应不良行为联系在一起的厌恶疗法。

3. 消退和暂停正强化都是负惩罚,因为他们移除了维持减速目标行为的强化物。

4. 消退通过永久移除或扣留维持行为的强化物取得疗效。

5. 暂停正强化涉及立即暂时性移除来访者对一般强化的接触。暂停的时间较短,并且暂停的实施通常是在一个特定区域进行,例如暂停室。

6. 反应代价,矫正过度和生理厌恶后果都属于正强化,因为他们都引入了不良后果用以减速适应不良行为。

7. 反应代价是指,当来访者表现出一个适应不良行为的时候,治疗师就移去一个有价物品或特权。

8. 矫正过度是通过让来访者修正他们行为所带来的后果(补偿),然后密集化训练一个替代性的合适行为(积极练习)来减速适应不良行为。

9. 生理厌恶后果能急速减速不良行为。令人痛苦却与人无害的电击经常作为厌恶后果。生理厌恶后果极少被用于行为疗法中,因为他们带有潜在的副作用——回避行为、情绪反应和延续效应——出于道德伦理和人文主义的角度,他们都遭到了反对。

10. 惩罚是指通过改变行为后果来使其减速的任何程序,而不是像人们误认为的"惩罚就是使用生理厌恶后果"。

11. 厌恶疗法是指在当来访者参与减速目标行为的同时,引入一个令人不快或痛苦的刺激。来访者会把目标行为与这个不快刺激(经常是电击或呕吐感)联系起来。当来访者表现出这个行为的时候,或者被象征性地暴露于这个行为之下的时候,或者是在想象行使该行为的时候,这个联系就会出现。厌恶疗法主要被用来治疗物质滥用和异装癖。由于厌恶疗法的疗效可能是短暂的,所以用助推疗法来增加它的持续时间可能是必要的。

12. 内隐致敏法是指来访者既想象目标行为,也想象厌恶刺激。其中,厌恶刺激的通常是由治疗师通过形象生动的描述令人作呕的事件来使来访者产生呕吐恶心的

176

感觉。

13. 成瘾行为的治疗可以通过多种减速行为疗法来进行,包括对竞争性行为的差别强化,反应代价,厌恶疗法和内隐致敏法。

14. 人们一直严格监控着厌恶程序的实施是否有违反道德的情况发生。事实上,厌恶程序只是行为治疗技术中的一小部分内容,而且它的使用频率也不高。当治疗师采用厌恶程序的时候,每个个案都会进行成本效益分析。

15. 厌恶程序的误用和滥用通常发生在两类人身上,一是对程序操作缺乏经验的改变代理人;二是认为厌恶程序比其他治疗方法更简单的人。

16. 减速疗法既可以产生效用又有效率。惩罚的成功率大于厌恶疗法的成功率。与加速疗法一样,减速疗法也通过拓宽来访者行为表现的选择范围来增加他们的自由度。对于减速疗法来说,一个最大的局限性是他们的疗效可能只是暂时的。这也就是为什么要在实施减速疗法的同时,还要进行加速替代性适应性行为。有三个方面的问题会影响减速行为疗法的实施,人文道德的反对,不良的副作用和实际操作问题。

177

文献注释

1. Nunes, Murphy, & Ruprecht, 1977.

2. Larson & Ayllon, 1990.

3. For example, Deitz, Repp, & Deitz, 1976; Shafto & Sulzbacher, 1977.

4. For example, Foxx & Meindl, 2007; Hegel & Ferguson, 2000.

5. For example, Foxx & Garito, 2007; Thompson, Iwata, Conners, & Roscoe, 1999; Vollmer, Roane, Ringdahl, & Marcus, 1999.

6. Goetz, Holmberg, & LeBlanc, 1975.

7. Leitenberg, Burchard, Burchard, Fuller, & Lysaght, 1977; Wagaman, Miltenberger, & Williams, 1995.

8. Heard & Watson, 1999.

9. For example, Lennox, Miltenberger, & Donnelly, 1987; Poling & Ryan, 1982.

10. Deitz & Repp, 1973.

11. Deitz, 1977.

12. Tucker, Sigafoos, & Bushell, 1998.

13. Hagopian, Crockett, van Stone, DeLeon, & Bowman, 2000.

14. For example, Butler & Luiselli, 2007; Doughty & Anderson, 2006; Gouboth, Wilder, & Booher, 2007; Rasmussen & O'Neill, 2006; Wilder, Normand, & Atwell, 2005.

15. Carr & Durand, 1985; Carr, Levin, McConnachie, Carlson, Kemp, & Smith, 1994; Durand, 1999.

16. Brown et al., 2000; Kahng, Hendrickson, & Vu, 2000.

17. Harding, Wacker, Berg, Barretto, & Ringdahl, 2005; Kurtz et al., 2003; Mancil, Conroy, Nakao, & Alter, 2006.

18. Dunlap, Ester, Langhans, & Fox, 2006.

19. Derby et al., 1997.

20. Casey & Merical, 2006.

21. Dunlap, Ester, Langhans, & Fox, 2006.

22. Williams, 1959.

23. For example, Ducharme & Van Houten, 1994; Magee & Ellis, 2000.

24. For example, Coe et al., 1997; Mazaleski, Iwata, Vollmer, Zarcone, & Smith, 1993.

25. For example, Lerman & Iwata, 1996; Neisworth & Moore, 1972.

26. Cooper, Heron, & Heward, 1987; Lerman & Iwata, 1996.

27. For example, LaVigna & Donnellan, 1986; Lerman, Iwata, & Wallace, 1999.

28. Lerman, Iwata, & Wallace, 1999.

29. Ducharme & Van Houten, 1994; Kazdin, 1994; Lerman & Iwata, 1995.

30. Ducharme & Van Houten, 1994.

31. For example, Lawton, France, & Blampied, 1991.

32. Ducharme & Van Houten, 1994.

33. For example, Bloxham, Long, Alderman, & Hollin, 1993.

34. Kazdin, 1994.

35. Costenbader & Reading-Brown, 1995; Twyman, Johnson, Buie, & Nelson, 1994.

36. Barkley, 1987.

37. For example, Barton, Guess, Garcia, & Baer, 1970; White, Nielson, & Johnson, 1972.

38. Everett, Olmi, Edwards, Tingstrom, Sterling-Turner, & Christ, 2007.

39. For example, Tate & Baroff, 1966.

40. Barton, Guess, Garcia, & Baer, 1970.

41. For example, Kendall, Nay, & Jeffers, 1975.

42. Cayner & Kiland, 1974.

43. For example, Bigelow, Liebson, & Griffiths, 1974; Griffiths, Bigelow, & Liebson, 1974.

44. For example, Forehand & McMahon, 1981; Rortvedt & Miltenberger, 1994.

45. Marlow, Tingstrom, Olmi, & Edwards, 1997.

46. For example, McNeil, Clemens-Mowrer, Gurwitch, & Funderburk, 1994.

47. Kazdin, 1972.

48. For example, Mann, 1972, 1976.

49. Lindsley, 1966.

50. Spiegler, 1989, 2000.

51. For example, McCain & Kelley, 1994; Reynolds & Kelley, 1997.

52. For example, Sullivan & O'Leary, 1990.

53. Carlson, Mann, & Alexander, 2000; Carlson & Tamm, 2000.

54. Barkley, 1987.

55. Pemberton & Borrego, 2007.

56. Polaha & Allen, 2000.

57. DuPaul, Guevremont, & Barkley, 1992; Evans, Ferre, Ford, & Green, 1995.

58. Keeney, Fisher, Adelinis, & Wilder, 2000.

59. Armstrong & Drabman, 1998; Sullivan & O'Leary, 1990.

60. Blampied & Kahan, 1992; Jones, Eyberg, Adams, & Boggs, 1998; Reynolds & Kelley, 1997.

61. MacKenzie-Keating & McDonald, 1990.

62. Foxx & Azrin, 1972.

63. Foxx & Garito, 2007; Foxx & Meindl, 2007.

64. For example, Harris & Romanczyk, 1976.

65. Azrin, Sneed, & Foxx, 1973.

66. Rojahn, Hammer, & Kroeger, 1997; Rollings, Baumeister, & Baumeister, 1977.

67. For example, Ellis, Singh, Crews, Bonaventura, Gehin, & Ricketts, 1997; Singh & Bakker, 1984.

68. Foxx & Azrin, 1972.

69. Tremblay & Drabman, 1997.

70. Azrin & Wesolowski, 1974.

71. Azrin & Besalel, 1999.

72. Azrin & Powers, 1975.

73. Axelrod, Brantner, & Meddock, 1978; Ollendick & Matson, 1978.

74. Azrin & Powers, 1975.

75. Cole, Montgomery, Wilson, & Milan, 2000.

76. Adams & Kelley, 1992.

77. For example, Testal, Francisco, Ortiz, Angel, Santos, & Dolores, 1998.

78. Sisson, Van Hasselt, & Hersen, 1993.

79. Carey & Bucher, 1981, 1986.

80. Axelrod, Brantner, & Meddock, 1978; Ollendick & Matson, 1978.

81. Jones, Eyberg, Adams, & Boggs, 1998.

82. Jones, Eyberg, Adams, & Boggs, 1998; Miller, Manne, & Palevsky, 1998.

83. Guevremont & Spiegler, 1990; Spiegler & Guevremont, 1994, 2002.

84. For example, Bucher & Lovaas, 1968; Prochaska, Smith, Marzilli, Colby, & Donovan, 1974.

85. Salvy, Mulick, Butter, Bartlett, & Linscheid, 2004.

86. Risley, 1968; quotation from p.22.

87. Linscheid, Iwata, Ricketts, Williams, & Griffin, 1990.

88. Linscheid, Hartel, & Cooley, 1993; Linscheid, Iwata, Ricketts, Williams, & Griffin, 1990; Salvy, Mulick, Butter, Bartlett, & Linscheid, 2004.

89. Linscheid, Hartel, & Cooley, 1993; Ricketts, Goza, & Matese, 1993; Williams, Kirkpatrick-Sanchez, & Crocker, 1994.

90. Kazdin, 1980.

91. For example, Carey & Bucher, 1986.

92. Kazdin, 1989.

93. For example, Azrin & Holz, 1966.

94. For example, Azrin & Wesolowski, 1975; Carey & Bucher, 1981.

95. For example, Knight & McKenzie, 1974; Mayhew & Harris, 1978.

96. For example, Azrin, Gottlieb, Hughart, Wesolowski, & Rahn, 1975; Rollings, Baumeister, & Baumeister, 1977.

97. Kazdin, 1987, 2008; Timberlake, 1981.

98. Reid, Patterson, & Snyder, 2002.

99. Kazdin, 1989.

100. For example, Borrego, Ibanez, Spendlove, & Pemberton, 2007.

101. Nathan, 1976.

102. Bordnick, Elkins, Orr, Walters, & Thyer, 2004.

103. Lavin, Thorpe, Barker, Blakemore, & Conway, 1961.

104. Rachman & Teasdale, 1969.

105. Voegtlin, Lemere, Broz, & O'Hollaren, 1941.

106. Cautela, 1972, pp. 88—89.

107. For example, Callahan & Leitenberg, 1973; Wilson & Tracey, 1976.

108. Cautela, 1966, 1967.

109. For example, Barlow, 1993; Dougher, 1993; Krop & Burgess, 1993a; Maletzky, 1993.

110. For example, Cautela, 1966; Janda & Rimm, 1972; Stuart, 1967.

111. For example, Anant, 1968; Ashem & Donner, 1968; Cautela, 1970; Hedberg & Campbell, 1974; Smith & Gregory, 1976.

112. For example, Lawson & May, 1970; Sipich, Russell, & Tobias, 1974; Wagner & Bragg, 1970.

113. Compare with Cautela, 1982.

114. For example, Cautela & Kearney, 1993.

115. Rachman & Wilson, 1980.

116. Iguchi, Belding, Morral, Lamb, & Husband, 1997.

117. Boudin, 1972.

118. Lichtenstein, Harris, Birchler, Wahl, & Schmahl, 1973; Lichtenstein & Rodrigues, 1977.

119. For example, Lando, 1975; Raw & Russell, 1980.

120. Horan, Hackett, Nicholas, Linberg, Stone, & Lukaski, 1977; Lichtenstein & Glasgow, 1977; Poole, Sanson-Fisher, German, & Harker, 1980.

121. Marlatt & Donovan, 2005; Marlatt & Gordon, 1985; Witkiewitz & Marlatt, 2007.

122. Tustin, Pennington, & Byrne, 1994.

123. Spiegler & Guevremont, 2002.

124. Beauchamp & Walters, 1978.

125. For example, Lovaas & Simmons, 1969.
126. Goldiamond, 1974, pp.62—63.
127. Mudford, 1995.
128. Bandura, 1969.
129. For example, Cole, Montgomery, Wilson, & Milan, 2000; Lovaas & Simmons, 1969; White, Nielson, & Johnson, 1972.
130. Carr & Durand, 1985; Emerson, 1993.
131. Kazdin & Wilson, 1978.
132. Compare with Linscheid, Hartel, & Cooley, 1993.
133. Kazdin, 1989.
134. For example, Callahan & Leitenberg, 1973; Wilson & Tracey, 1976.

第八章　强化与惩罚的结合:代币经济、后效契约法和家长行为训练

181　　　　鉴于读者你已经熟悉了强化和惩罚的基本原则和程序,那么我们就可以探索他们在三个标准整体治疗包中的应用了:代币经济、后效契约法和家长行为训练。你会逐渐明白这些治疗包是如何矫正各种各样的加速和减速问题行为的。

代币经济

即便你对术语代币经济(*token economy*)不熟悉,你也熟悉它的概念。每天你都在一个精巧的代币经济中活动——我们的货币系统。

什么是代币经济?

代币经济(token economy)是一个激励来访者表现出良好行为,限制来访者不良行为表现的系统[1]。来访者可以因为表现出适应性行为而赢得代币(tokens),因为表现出适应不良行为而失去代币——代币强化物可以是筹码或点数。来访者可以把代币换成实际的强化物,这些强化物被称为后**援强化物(backup reinforcers)**。来访者要清楚他们怎样的行为会赢得代币或失去代币,以及他们可以如何将它们换成后援强化物。与个体来访者相比,代币经济被更多地用于治疗团体来访者,因此我们的讨论大多是针对团体项目。

历史上的一些极富创新精神的历史先驱们对现代代币经济的形成做出了贡献。在第二章中,你已经读到了在 19 世纪初,关于麦克诺基在澳大利亚为囚犯设立的点数系统的事迹[2]。几乎在同时,约瑟夫·兰卡斯特在英国建立了一个精巧的代币强化系统用以激发学生学习的积极性[3]。由于学校的学生数目较大而教师数量较小,因此学生被分成了小组,那些学业成绩不错的学生负责教授这些小组。学生,包括教他们的学生导师,根据他们的表现情况可以得到相应的代币强化物。到了 19 世纪末叶,美国的许多学校系统中都采用了代币强化法来促进学习,以及培养合适的课堂行为(例如准时到学校上课)[4]。我们今天所知的代币经济起源于由特奥多罗·艾利翁(Teodoro Ayllon)和内森·阿兹林(Nathan Azrin)在 1961 年在伊利诺斯南部的安娜州立医院所创立的一个项目。该项目原是为治疗患有慢性精神障碍的住院病人所设计的[5]。

基本元素

一个代币经济由四个基本元素组成;

1. 一张加速和减速目标行为列表,包括来访者会因为表现了其中的各个行为而赢得或失去的代币数目。代币经济主要用来根据来访者所具有的不同问题而对其加速目标行为进行处理。对于一个有智力障碍的 10 岁孩子来说，穿衣服可能是目标行为；而对于一个患有 ADHD 的 5 年级 10 岁孩子来说，完成作业可能是目标行为。

2. 一张后援强化物列表，包括他们一一对应的代币花费数目。对于在代币经济中的所有来访者来说，列表上的后援强化物都是一般强化物，它应包括能激励每个来访者的强化物。

3. 代币的种类。代币可以是有形的，也可是象征性的。有形代币包括筹码(不同的颜色代表不同的价值)，金属垫圈，特别设计的纸币，贴纸，表格上的星星和金钱本身。点数是象征性的代币。

182

4. 操作代币经济的具体程序和规则(例如，标明来访者可以用代币来交换后援强化物的时间)。当少数员工必须对大量来访者实施该项目的时候，这样的规则就显得十分重要。

代币经济的治疗范围包括不同的问题行为和不同的来访者人群[6]。为了说明代币经济是如何运作的，我们将具体说明两套代币经济：社区训练中心(Community Training Center)，为慢性精神障碍病人设计的项目，和成就场所(Achievement Place)，为那些犯有轻微违法行为的青少年设计的家庭式项目。我们也会简述代币经济对智力障碍人群，课堂环境中的儿童，以及个体和家庭的应用。

社区训练中心：代币经济用于治疗患有慢性精神障碍的病人

社区训练中心是一个针对曾接受过住院治疗的患有精神障碍(主要是精神分裂症)的病人的日间治疗项目。其发起者是迈克尔·斯宾格勒和黑格·阿吉詹(Haig Agigian)，地点在帕罗奥多(加州)老兵行政医院[7]。项目的目标是使病人，在项目中被称为学员(trainee)，能够准备好在社区中独立生活。项目中学员的平均住院时间超过了 8 年。大多数学员是男性，平均年龄 45 岁。他们缺乏独立生活的必要技能，例如自我照顾，家庭管理，人际间关系和社区互动技能。为了治疗这些行为缺陷，社区训练中心的运作如同一所学校，不同技能的教授通过上课的方式进行，比如社会沟通，问题解决，财务管理，卫生与保健，社会礼节和时事快递。这个独具创新的项目引领了用社会技能训练来治疗严重精神障碍(此治疗方法将在第十一章作介绍)的潮流。

这些学员主观上其实没有什么学习技能的渴望。他们害怕独立生活，多年的住院生涯让他们习惯了依赖别人。为了增加这些学员发展独立生活技能的积极性，治疗者使用了一个被冠名为信用系统(credit sysytem)的代币经济。

信用和信用卡

在代币系统中,用来进行交换的单位是被称为信用(credits)的点数。每天,学员们都会收到一张新的信用卡(credit card),上面会记录下他们当天赢得或失去的信用分数(见图 8-1)。学员自行填写信用卡,工作人员会负责确认交易以防止欺诈行为(见图 8-1)。学员通过记录他们做了什么事赢得了信用分数(例如参加上课)和他们已赢得的信用分数,意识到他们的行为与强化物之间的关系。这样做还给了学员自我强化的练习机会,而自我强化对于独立生活来说很重要。

183

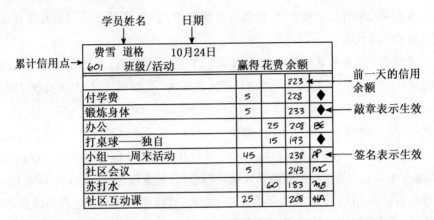

图 8-1 举例说明在社区训练中心信用系统(代币经济)中用到的学员信用卡

来源:Spiegler & Agigian, 1977, p.119。

赢得信用

学员通过学习技能来赢得信用分数,技能的评估方式有书面和口头的测试,以及行为测试(比如角色扮演)。学员也可以通过做家庭作业来赢得分数,家庭作业是许多课程的组成部分。大多数的家庭作业涉及在社区中练习日常生活技能(比如,带朋友去吃午饭)。

在课堂中,信用程序的实施基于以下四个原则,它们在所有的代币经济中都扮演重要角色。(1)赢得信用点数的标准是明晰定义的。(2)工作人员应使学员清楚明白该标准(比如把它们贴在教室里)。(3)一旦学员表现出了目标行为,工作人员就要及时给予信用奖励。(4)项目中,信用点数的赢得是与社会强化物相结合的(比如在课上取得班级教练和其他学员的表扬)。

通常,每个目标行为都能使学员赢得一定数目的信用点数。然而,工作人员偶尔会根据学员的不同情况将点数的价值进行个性化处理,这是依据学员学习该行为的相对难度而定的。例如,与说话没有任何困难的学员相比,当一个极少与他人说话的学员在课上评价其他学员表现的时候,他/她可以收到相对较多的信用点数。

后援强化物

学员可以把它们的信用点数花在各种后援强化物上。后援强化物有两种：强化活动和有形强化物。在设计信用系统的时候，需要采访学员来确定潜在强化物。也可以花几周时间观察学员，以评估他们白天活动的时间分配。学员们经常参与的活动就变成了潜在后援强化物，这一点与皮墨克原则一致。

184

表 8-1 列举了学员可以用信用点数来购买的强化活动。请注意，活动所需的信用点数反映了该活动所具备的相对疗效。活动越是有益，那么它所需的点数越少，因为这样做就能鼓励学员把点数花在益处较大的活动上了。例如，与他人进行的活动（例如玩桌面游戏）提供了练习社会沟通技能的机会，所以与孤立的活动相比较，学员花较少的点数就可以参与社会活动。例如，鉴于学员必须付 15 个信用点数才能自己独自玩桌球，当他们和其他一两个学员一起玩的时候，只要花费 10 个信用点数就足够了，与 3 个其他学员一起玩的时候只需要 5 个信用点数。

表 8-1 社区训练中心里的强化活动以及它们所需花费的信用点数举例

活　　动	所需信用点数
旅行俱乐部	10/小时
摄影	10/小时
短片	10/小时
剧情片	50/电影
桌球	
独自玩	15/局
和 1 人或 2 人一起玩	10/局
和 3 个人一起玩	5/局
乒乓	
单打	10/局
双打	5/局
保龄球	10/小时
桌游	10/小时
陶艺	10/小时
烹饪	10/小时
阅读	15/小时
坐着	25/小时

来源：Spiegler & Agigian, 1977, p.127。

强化室是一个很大的区域，学员能够在里面进行各种令人愉悦的活动，例如打桌球，飞镖和弹珠台游戏；看电视；听音乐和读杂志。这些强化物可以通过两种方式购买。学员可以用他们的信用分数购买特定的活动，或者可以买下活动室的一段时间，在这段时间里,他们可以在其中进行任何他们想进行的活动。

185　　　信用自助厅(Crediteria)是一个商店。在这个商店里,学员可以用他们的信用点数来购买各种各样的有形强化物(例如饮料,零食,化妆品和喜欢的物品)。在社区训练中心,到处都有海报宣传信用自助厅售卖的物品。宣传海报鼓励学员消费他们所持有的信用点数。在代币经济中,用代币换后援强化物是重要环节,因为它用代币所赢得的物品强化了适应性行为。

减速适应不良行为

信用系统的主要功能是通过强化适应性社会行为和日常生存技能来加速他们的生成,这个过程起先是利用信用点数,然后是后援强化物。对学员适应不良行为的治疗主要是通过强化竞争性适应性行为。

有时候,学员会因为参与了适应不良行为而被要求付出信用点数(反应代价)。这么做有时会直接减速适应不良行为。表8-2罗列了会导致学员被扣除信用点数的不良行为的例子。请注意,参与适应不良行为会被扣除的信用点数远高于表8-1中所列的参与强化活动所需要的信用点数。因表现出不良行为而被扣除较高的信用点数会阻碍来访者参与这些行为。例如,错过一堂课和在课上睡觉是最昂贵的不良行为,它们很少被消费——也就是说,学员极少会表现出这些行为。

表8-2　举例说明在社区训练中心里,学员表现的不良行为及其相应所要付出的平均信用点数

不良行为	平均信用点数耗费
在课上睡觉	75
在课上吸烟	50
早退(无故)	50
逃课	100
上课迟到	15
上课不交作业	50
在课上随意走动	20
信用卡片上的收支不平衡	10
弄糟(例如,把灰弹到地上)	25
乞讨	20

来源:Spiegler & Agigian, 1977, p.132

186　　### 对社区训练中心项目的评价

已经有许多研究证明了社区训练中心项目的有效性[8]。有一项实验分别从属于该项目和不属于该项目的病人中取样,并进行比较。实验将两组样本在年龄,诊断,住院

时间长短,住院治疗类型和在社区中的时间等方面进行配对。实验主要测量比较两组人的个体适应性的八个方面。由图 8-2 所示的结果可知,在八个方面中,从社区训练中心毕业的学员们的功能性只有一个方面没有显著高于对照组。

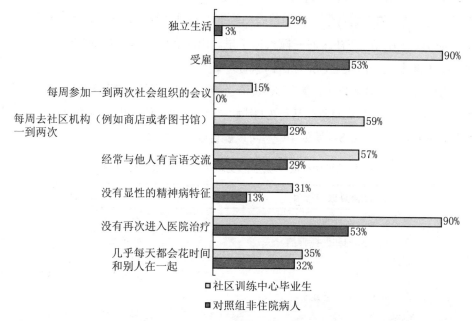

图 8-2　将社区训练中心的毕业生的个体适应力与对照组非住院病人的个体适应力做比较。除其中一项外,社区训练中心的毕业生所表现出的功能性均显著高于对照组。

数据来源:Spiegler & Agigian, 1977

对于先前曾经住院过的病人来说,是否重新再进入医院接受治疗是衡量治疗有效性的一个关键指标。社区训练中心项目能使重新住院率远低于对照组。例如,在社区训练中心运行的最初两年间,重新入院率是 11%,而在之前的日间治疗项目中,这个比率是 73%。在另外一组对比中,在六个月中,社区训练中心的重新入院率是 5%,而在来访者接受不同形式治疗的两个日间治疗项目对照组中,重新入院率分别是 22% 和 31%。

187

成就场所:为涉嫌违法的青少年设计的代币经济

成就场所(Achievement Place)是为改造涉嫌触犯法律的青少年而设计的教学家庭模式(teaching family mode)的雏形。成就场所最初由蒙特罗斯·沃尔夫(Montrose Wolf)和他的同事们在堪萨斯州的劳伦斯市建立[9]。至少有 200 个相似的项目是受到该项目的启发而建立的[10]。成就场所的核心是代币经济。为了说明它的使用,我们将从描述它最初为男孩设立的项目开始说起。(大多数的教学家庭项目都是为男孩准备的,但现在也有一些是针对女孩的[11]。)

成就场所可以作为六到八名男孩的居住场所,他们的年龄可以从 10 岁到 16 岁,具有来自底层社会的家庭背景。他们曾因犯轻罪而被法院转介,例如小偷小摸和打架。成就场所设在男孩所在社区的一幢大房子里。由两名**教学家长**(teaching parents)经营,这两位家长是一对受过行为疗法训练的夫妻[12]。

男孩的以下表现可以为他赢得点数:恰当的社会行为(例如懂礼貌,知礼节),学业表现(例如好的成绩),和日常生活行为(例如,个人卫生)。他们也会因为在这些方面表现失当而失去点数。表 8-3 罗列了一些可以赢得或失去点数的行为。

表 8-3 举例说明在成就场所中,男孩可以赢得或失去点数的行为

赢得点数的行为	点 数
看电视新闻或读报纸	每天 300
在房间里打扫和保持整洁	每天 500
保持整洁和干净	每天 500
看书	每页 5—10
在不同家务活中协助教学家长	每项任务 20—1 000
洗碗	每餐 500—1 000
晚餐时穿戴整洁	每餐 100—500
做作业	每天 500
在学校报告卡上保持良好的成绩	每级 500—1 000
随手关灯	每盏 25

失去点数的行为	点 数
报告卡上成绩不合格	每级 500—1 000
说话气势汹汹	每次 25—50
忘记饭前洗手	每餐 100—300
争吵	每次 300
违抗指令	每次 100—1 000
迟到	每分钟 10
没礼貌	每次 50—100
做粗鲁的姿势	每次 50—100
使用错误语法	每次 25—50
偷窃,撒谎或欺骗	每次 10 000

来源:Phillips, 1968, p.215

188　　　代币系统被划分为三个系统或三个等级。起初,男孩被安置于**日次系统**(daily system)中，也就是说，他们每天都可以把赢到的点数换成后援强化物。这样安排是为了帮助他们了解代币系统是如何运作的。当男孩熟悉代币系统了以后，他们被转移到周次系统(weekly system)中。顾名思义，他们每周有一次机会把赢得的点数换成后援强化物。例如，一个男孩可以买下一周的零食和看电视时间。表 8-4 比较了在两个系统中，要购买不同特权所需的点数。在成就场所中，大多数男孩要在周次系统中度过 9 到 12 个月。由于有大量的机会赢得点数，所以男孩通常都能买到他们想要的所有特权。

表 8-4　在成就场所的日次系统和周次系统中，可以通过点数赢得的特权

特　　权	点数价格	
	日次系统	周次系统
爱好和游戏	400	3 000
零食	150	1 000
看电视	50	1 000
零花钱(每 1 美元)	300	2 000
获准离开成就场所(回家,市中心,体育赛事)	NA	3 000
情感联系(存钱买礼物,特别的衣服等等)	150	1 000
特权	NA	可变的
NA=不可用		

来源：Phillips, Phillips, Fixsen, & Wolf, 1971, p.46

代币经济中的最后一个等级被叫做**考绩系统**(merit system)，它是为要在不久的将来离开成就场所的男孩所准备的。在考绩系统中，只要这个男孩继续保持表现出高水平的合理社会行为，学业成绩和日常生活行为，他就再也不会赢得或失去分数，也不用为任何的后援强化物付出点数。对于男孩所表现出的合理行为，教师家长只会加以表扬。考绩系统为男孩回到他们的家庭环境做好准备。他们的家庭环境中是不存在点数系统的[13]。

成就场所里的一天

早晨 6 点 30 分，男孩们起床了。在成就场所里，典型的一个工作日开始了。起床后，男孩们洗漱更衣，并打扫他们的房间。做完这些杂务，男孩们就可以吃早饭了，然后就去上学。

每天都有一名男孩担任**经理**(manager)这个有名望的职务，他也可以因此而获得点数。经理的责任之一是分配打扫任务，监督完成情况，并用点数奖励那些完成工作的男孩。经理获得的点数数目是根据男孩们在家务劳动方面的表现[14]。

189

学业成就是该项目的主要目标。每个男孩在加入成就场所后,仍旧去先前的同一所学校上课。教师家长与学校里的老师和领导合作紧密,学校方面会通过每日或每周的报告卡给予教师家长系统的反馈。基于他们在学校里的表现优劣,男孩会赢得或失去点数。[15]

放学后,男孩们回到成就场所,吃一点零食(用点数换的),然后开始做他们的回家作业或者其他能赢得点数的活动,例如做家务。然后他们可以参加不同的娱乐活动(例如骑自行车或玩游戏),这些都是由点数支付的。

晚饭后会举行一个"家庭会议"。男孩和教师家长会讨论白天的事件,评估经理的表现,讨论项目中的问题,并对特定的违规事件作出决定。会议让男孩能积极参与到他们的治疗项目中去。在睡觉之前,男孩可以用剩下的时间进行团体或个别活动。

对成就场所和其他教师家庭项目的评价

已有许多对照研究对成就场所和其他教师家庭项目的有效性做出了评价[16]。这些研究表明,该项目能有效减少少年犯罪和其他不恰当行为(例如攻击性行为和在说话时语法不当),并且它还能增加合理的亲社会行为(例如准时,完成作业和省钱)。项目的参与者还表现出了可喜的态度转变,包括自尊增加并且对自己能掌控自己的生活这点保持积极乐观的态度[17]。

这些积极的变化都是在男孩参加项目的过程中观察到的,可以保持一年左右,但是时间不会更长[18]。治疗的长期疗效维持不太理想,这一点也不完全出于意料之外。教师家庭小组的家庭环境与这些孩子原本的家庭环境有很大的不同。最重要的是,当他们从教师家庭小组家庭回到自己的家的时候,环境大大不同了。在大多数的男孩原本所处的家庭环境中,亲社会行为不会被强化,但他们的同伴们对反社会行为进行大量的强化——这一点与教师家庭小组环境截然不同[19]。因此,当这些孩子离开教师家庭的时候,强化条件变化了:亲社会行为不再被强化,这样导致了他们最终的堕落。考虑到在教师家庭项目中,大多数的年轻人所处的家庭环境不甚理想,因此必须采取特定的程序来促进改变的长期维持力。方法之一是通过在寄养家庭中给予他们特别制定的预后关怀,寄养家庭中的父母可以继续对亲社会行为加以强化,而不鼓励反社会行为[20]。另一种方法是对家长进行行为训练(将在本章后半部分作描述)[21]。

为训练智力障碍个体而设的代币经济

因智力障碍而接受住院治疗的个体会表现出许多与精神障碍来访者相同的行为缺陷。例如,他们经常会缺乏基本的自我照料能力和日常生活能力(例如打扮得体和准备简餐)。在教授此类技能和激励持续练习方面,代币经济是有效的[22]。代币经济不仅被用来加速适应性行为,还被用来减少智力障碍住院病人的各种不当的社会行为(例如用手指抓饭吃)和个体适应不良行为(例如拒绝刷牙)[23]。

对于儿童和青少年来说,语言技能通常是目标行为,有时候它也适用于智力障碍的成年人[24]。鉴于语言和言语技能的复杂性,针对此类行为的代币强化项目通常的实施方式是个性化的。并且,它会作为整体治疗包的一部分,包括在整体治疗包中的疗法还有示范疗法,提示和塑造。

代币经济的有效作用还体现在,它能增多和提高由智力障碍个体行使的工作相关任务的数量和质量[25]。在一个复杂精巧的项目中,重度智力障碍的年轻成年人可以从工作任务的三个水平上赢得代币[26]。最低水平的工作涉及简单的清洁类工作;中等水平的工作要求更多的责任感(例如操作机器和点名);最高水平的工作需要更多的技能,责任和独立性(例如信件归类和分发,以及作为老师的助手)。来访者可以通过达到特定的表现标准等级来提升自己的水平。他们可以把代币换成各种后援强化物,包括喜欢的零食,金钱和参与令人愉悦的活动的权力。有些最高水平的来访者在项目结束后被安置到服务社区的工作中。

在另一个项目中,一组住在集体家庭中的智力障碍居民会因各种任务而获得代币奖励,包括经营一个家庭和与其他居民和员工进行互动[27]。参加社区里的娱乐活动和为获得报酬的工作而努力的行为,例如接触潜在的雇主和去参加工作面试,也会获得代币奖励。一旦居民在社区中参加工作了,那么他们的雇主也被请求加入代币经济项目中。雇主可以向工作人员提供关于这些居民在工作中表现的反馈,这样这些居民就可以因为表现出了恰当的工作行为而获得代币[28]。

代币经济在课堂中的应用

代币经济已被应用于学前,小学和中学课堂等所有教育体制等级中(特殊教育、康复教育和主流教育)。教师们已把这些聚焦于课堂行为和学业表现的项目评定为接受度较高的干预手段[29]。

课堂行为

代币经济已成功矫正了许多不同的干扰课堂学习的不良行为,其中包括与 ADHD 有关的问题[30]。比如,攻击性行为,不按次序说话,随意离开座位,无视指令,扔东西,破坏财物和干扰他人。[31]治疗这些课堂行为问题有三种基本策略:(1)通过参与竞争性加速目标行为来赢得代币,(2)因为表现了不合适的行为而失去代币,和(3)赢得代币和失去代币的策略并行。在矫正课堂行为方面(同样在学业行为方面),赢得代币和失去代币似乎同样有效[32]。

在课堂代币经济中,后援强化物包括有形强化物(例如玩具、零食和学校用品),强化活动(例如延长休息时间和进行野外考察)。随着孩子们的年龄增长,渐渐地,学校里的课堂后援强化物会变得不如家里能得到的强化物(例如玩电子游戏)那么有效;这时候,为了应对这种变化,就要为孩子做一些安排,使得他们能把在学校里赢得的代币换成家里的后援强化物[33]。

学业表现

说到底,减少破坏课堂纪律行为的目的是为了提高学生的学业表现。集中注意力和合理的行为对于促进学业技能和提高学习水平来说是必要的,但是光有这些还不够[34]。所以,代币经济还被用来直接提高学习水平。

代币经济不仅能在基本学科上(例如数学和阅读)改善儿童的学业表现,而且还能提高复杂技能(例如创意写作能力)的表现[35]。这些项目不仅提高了学生的技能水平,还与学生取得高分和减少辍学的可能性有关[36]。

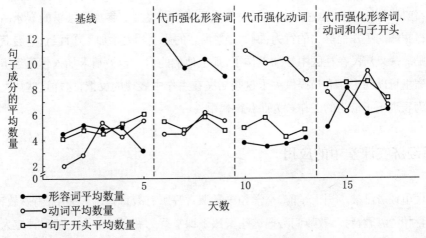

图 8-3 在一项设计用来提高小学生写作技能的课程中,在基线期和代币强化期,学生使用的不同形容词、动词和句子开头的平均数目

来源:Maloney & Hopkins, 1973, p.429

有一个为提高写作技巧而设计的项目能说明问题[37]。一组小学生练习写故事,根据他们在故事中使用的不同形容词,动词的数量,以及故事开头所用句子的数量来决定这些学生能赢得代币数目的多少。一个班级的学生被分为两组,并且项目采用了团体契约形式(group contingency)。后援强化物包括糖果和提早休息的权利。如图 8-3 所

示，当且仅当点数奖励给特定句子成分的时候，那么所针对的不同句子成分（例如形容词）的出现数量才会有所增加。例如，在 4 天中，教师用点数来强化形容词，然后在其后的 4 天中不再强化形容词而转而强化动词，那么形容词平均使用数量的增长仅仅出现在前 4 天里。当所有的句子成分都被强化过之后，可以观察到每个句子成分都有所增加。不仅如此，那些对该程序不甚了解的人也反映学生的写故事能力在代币强化的日子里得到了增强，与没有实施任何代币强化物的基线期相比，学生写出来的故事更具有创造性。　192

为个体和家庭成员而设的代币经济

代币经济既能为大组来访者服务，也能为个体来访者或小团体（例如家庭）所用。个体代币经济最常用于具有下列问题的儿童身上，例如口吃，不合礼数的用餐行为，阅读困难，难以集中注意于学校作业，不能做家务，不服从家长的指令[38]。（如照片 8-1 所示）人们经常把贴纸贴在墙上的图标上，以此作为可换成强化物的代币，强化物被列在强化物菜单上。个体代币经济偶尔用于治疗成人——特别是针对智力障碍的成人和老年人，正如个案 8-1 所描述的那样。

如果你想经历一下建立代币经济并被它所鼓舞的过程（你也会收到一些个人好处），那么请在接下来的几星期里完成参与性练习 8-1（原书 194 页）。

193

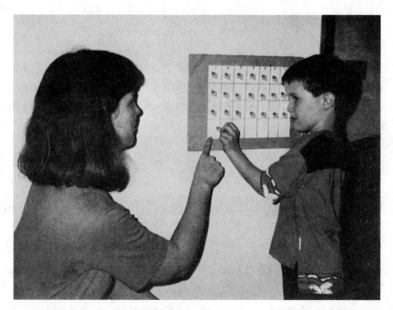

© 1997 Michael D.Spiegler and David C.Guevremont

照片 8-1　在家庭环境中，可以训练家长来向孩子实施简单的代币经济项目。贴纸——那些被粘在图表上的小玩意——可以被用作代币，并用它来换取后援强化物。

个案 8-1 用个体代币经济增强对药物治疗方案的严格遵守[39]

A 先生是一位 82 岁的退休码头工人,他曾经历过一次严重的心脏病发作。他的医生告诫他说要锻炼,吃钾含量较高的食物,以及服药;但是他没能做到这些要求。与 A 先生同住一个屋檐下的孙女同意为祖父实施代币经济。在这个代币经济中,A 先生能通过散步,饮用高钾橙汁和服药来获得筹码。他可以用筹码来换取特权,包括选择在家吃什么作为晚饭,或者自己选一家餐馆出去吃。

与基线水平相比较,这个代币经济显著增加了三个目标行为。当代币在翻转期被暂时撤销的时候,目标行为降到了基线水平;重建代币经济可以马上使行为恢复到治疗水平(图 8-4 为其中一个目标行为的举例)。通过减少争端,特别是关于 A 先生能不能按时服药问题的争吵,代币经济的实施似乎也改善了 A 先生与其家人之间的关系。

194

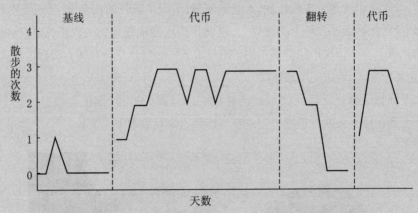

图 8-4 在基线水平和代币条件下,A 先生每天散步的次数

来源:M.F.Dapcich-Miura, E. , & Hovell, M.F.(1979).对一名老年心脏病来访者采取契约管理模式以加强其对复杂药物的按时服用,《行为疗法》,10,193—201(Contingency management of adherence to a complex medical regimen in an elderly heart patient. *Behavior Therapy*,10,193—201)获重印许可。

参与性练习 8-1 不只是一个代币象征那么简单:设计和实施一个个体代币经济

这个练习将指导你如何建立一个简单的代币经济,以此来激励你每天做一些你原本不太愿意做的杂务。

第一步:在工作表 8-1 和工作表 8-3 的"家常杂务"(Chore)一栏中,列出了四种你"必须"做却不喜欢做的事情(例如,打扫浴室和清理垃圾)[a]。

———————————

a 你可以在你的《学生资源手册》中找到本练习需要用到的工作表。

第二步:要建立基线水平,首先要找 5 天连续的时间,在这段时间里,每当你做了一项家常杂务,你就在工作表 8-1 中的"频次"(Frenquency)一栏作上一个记号。5 天后,分别把每项家务的记号数目相加,并把它们记在工作表 8-1"合计"(Sum)一栏中。最后,再把所有的和相加,得到一个总数,记在那一栏的最底部。

第三步:把这四项家务按照最讨厌——最不讨厌的程度进行排序,并按排序填到工作表 8-2 上半部分的 A 栏家常杂务中。B 栏(赢得点数)是用来包含你因做每项家务而得到的点数的。注意,家常杂务的讨厌程度越重,那么你做这个家务所能得到的点数就会越多(程度由重到轻的点数为:40, 30, 20 和 10)。

第四步:选择四个符合下列条件的活动(1)你既喜欢又会定期参加的(例如,听音乐,打电话,看电视,消遣阅读和浏览网页)(2)你愿意暂时放弃的(如果在代币经济生效期间,你没能赢得足够的点数参加他们的话)。

第五步:把这四个活动按照你喜爱的程度,由高到低排序,然后把它们按照此顺序填在工作表 8-2 下半部分的 C 栏(活动)中。D 栏(花费点数)列出了赢取每个后援强化物你所需付出的点数。活动越是有趣好玩,它的花费就越大(有趣好玩程度由高到低的分数为:25, 20, 10 和 5)。

第六步:在一周中,选择你开始基线水平的那一天开始进行代币经济,并连续实施 5 天。每当你完成了一项家常杂务,就在工作表 8-3 中紧邻"家常杂务"那一栏的"频次"一栏中填上一个记号。然后,把你因为做了这个家务而赢得的点数(参见工作表 8-2 B 栏)写在工作表 8-4 中"赢得点数"一栏中。

第七步:用你赢得到点数参加你的后援强化活动;在工作表 8-4 中的"花费点数"一栏中记下他们的花费(参见工作表 8-2 中的 D 栏)。在工作表 8-4 的"收支平衡"(Point Balance)那　栏保留收支账目的记录,(像在支票簿上算账一样)加上赢得的点数,减去花费的点数。为了使代币经济能够有效激励你去做家务,你必须参与后援强化活动。在你的代币经济生效期间,只有在你能够用点数来购买这些活动的时候你才能参加这些强化活动。如果你的点数不够,那么你只有等到自己赚足了点数才能参与这个活动。如果你违背了这条规则,那么代币经济将无法加速你做家常杂务的这个行为。

第八步:在实施了 5 天的代币经济后,数一数每项家常杂务所得到的记号数目,并把它记录在工作表 8-3 的"合计"一栏中。然后,把它们的和记在该工作栏的底部。现在,比较一下你在基线水平时期所得到的做家务总数(工作表 8-1 右下角)和在实行代币经济期间所得到的做家务总数(工作表 8-3 右下角)。如果代币经济是有效的,那么在代币经济生效期间,你所做的家务数目应该大于基线水平时候的数目。如果这样的现象没有出现,那么你可能要提高完成每项家务的点数价值或者选择一些更有趣更吸引人的后援强化物。

195

代币经济面面观

自 45 年前第一个代币经济出现以来,数不胜数的代币经济已被人们用来治疗各种类型的目标行为,从简单的自我照料技能到复杂的婚姻关系中的人际问题[40]。治疗的来访者不仅包括各个年龄层次的来访者,从儿童到老年人,也包括具有不同智力能力的人。代币经济也被用于许多场景中,例如课堂,团体生活环境,医院,门诊机构,工作环境和家庭环境等。

来访者参与代币经济项目的原因要么是因为他们的适应行为存在缺陷,要么是因为他们有过多的适应不良行为,抑或两者皆有。在自然环境中,他们的适应性行为没有被强化,适应不良行为反而被强化了。代币经济颠覆了这样的强化契约,从而使个体发生了令人惊讶的(有时是立竿见影的)变化,这点可以通过翻转及多重基线水平研究证实[41]。然而,当来访者结束代币经济的治疗,回到他们原先的自然环境中后,契约又回到了治疗前的样子——也就是说,那些维持来访者问题行为的条件又回来了。

让来访者一直留在代币项目中是最显而易见的解决这个难题的方法。偶尔,当代币经济能够在来访者所在的自然环境中实施,并且一直实施下去是可行的时候,这个解决方案可能是靠谱的。在一个代币经济的个案中,该体制被用来促进两个矿场里的安全施工行为,其实施时间长达 11 年以上[42]。挖矿是一项危险的工种,每年都会造成许多人员伤亡;而这两个矿场原先的安全记录尤其不理想。矿工们赢得的贸易邮票可以被用来换取许多品种的商品。每个月,那些没有受伤,所以工时没有减少或者没有因伤补偿的矿工可以获得一定数量的贸易邮票;如果他们能提出关于安全的建议,而且这些建议能被马上实施的话,他们还能得到额外的奖励邮票。还有一个团体契约,意思是:如果工作组内所有成员在这个月内都没有受伤,那么这个组的矿工们还可以得到邮票奖励。代币经济大大减少了受伤的人数。例如,在其中一个矿上,因公受伤而休假的天数从全国平均水平的每月 8 倍减少了到全国水平的 1/4;在另一个矿上,因公受伤的休假天数从全国水平的 3 倍减少到了全国水平的 1/12。

然而在大多数的个案中,代币经济仅仅是一种暂时性的治疗程序。要想维持治疗的成效,那么就要在自然环境中强化来访者曾在代币经济中受到过强化的同一行为。有时候,在来访者离开代币项目之后,改变其回归的环境是由可能的。例如,可以训练家长在家对孩子的适应性行为进行强化。还有一个办法是,孩子可以不回到自己家里,而去一个能继续实行适应性行为契约模式的生活环境中,比如一个家长受过行为疗法程序训练的特殊寄养家庭。

疗效的迁移,泛化和长期维持也要求把来访者的代币强化物换成自然环境中可得到的其他强化物。为了达到这个目标,在给出代币的同时,通常都会给予来访者社会强化物,例如表扬。另外,当来访者还在参与代币经济项目的时候,代币的用途可以被慢慢地淡化。这样做,可以逐渐增加自然强化物(例如在完成一项任务以后良好的感觉)在代币经济中对维持适应性行为的作用力度。逐渐淡化代币强化物的方法之一是让来访者在代币经济中逐级上升,就像在成就场所中有日次系统,周次系统和考绩系统一样[43]。个体来访者还可以通过按照间断强化时间表进行代币强化[44]。

批评家们对代币经济的道德伦理和人道主义方面提出了反对声。例如,代币经济曾被形容为是贬低身份的,特别是对于成年来访者来说。反对者认为,代币强化适用于儿童而非成人,因为成人表现出恰当的行为的境界是被认为"高于"为了拿到代币而这样做的境界的。有趣的是,那些认为代币强化不适用于成人的人,恰恰都忘了他们自己每次赚钱和花钱的时候,正是处于一个巨型的代币经济体制中。代币经济也会被误认为是一种贿赂的形式(关于这点我们在本书第六章已做了反驳)。

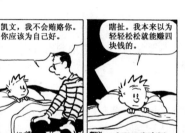

CALVIN AND HOBBES © 1986 Watterson. Dist. By UNIVERSAL PRESS SYN-DICATE. Reprint With perhcission. All rinrights resened.

事实上,有证据表明:代币经济通过增强来访者的自尊、自爱、自豪感和自我价值感,使他们更有尊严感。请考虑下面这个发生在一所精神病院中的早期代币经济的评估结果。"项目最瞩目的成就是让病人的生活不再那么受工作人员控制,他们放下了责任的包袱,因此而变得更有自尊。"[45]或者,看一下两个接受不同代币经济方法治疗的病人对该疗法作出的本质上相同的评价。第一个评价是由一位患唐氏综合征的女病人作出的,她在安娜州立医院接受治疗。这名女子走近一名访客,显然她对自己今天所作出的成就感到很自豪。她指着记录有她分数的卡片说,"看,我今天拿了 120 分。"另一个评价是由一位有过人智商的 40 岁男性学员作出的,他在社区训练中心接受治疗。他走近项目主任,而且他也对自己在那些所完成的成就感到高兴。他说:"医生,我今天赢了85 个点数。"[46]这些充满自豪感的话语听起来就像一个销售主管在晚餐时告诉她的丈夫,"我签合同拿了一笔奖金",或者一个大学生告诉他的室友,"我那么拼命,终于这次让我拿了个 A。"另一个代币经济的积极副作用是,一旦来访者的行为有所改善且接近亲社会行为,那么来访者与家庭成员和其生活中有联系的其他人的关系也会得到改善

197

（如个案 8-1 中的 A 先生那样）。

后效契约法

后效契约(contingency contract)是一份为特定来访者制定的书面合同,其中具体规
198 定了目标行为与他们的后效之间的关系。后效契约中的陈述应当是清楚、不含糊的,其
核心内容是(1)目标行为,(2)行使(或没有能够行使)目标行为会带来的后效,(3)每个
目标行为与它的后效之间的详细契约(例如,"如果来访者在连续 3 天里做了 X,那么来
访者会收到 Y")[47]。

有效日期:从:2-10-02 到:3-9-02

杰瑞同意:	他父母同意:
1. 每天去学校	奖励:每周给杰瑞 10 美元花(星期天给)
	惩罚:杰瑞没能去学校一天,那么就从 10 美元里扣除 2 美元
2. 每天下午放学后,在 4 点之前到家并向父母签到	奖励:允许杰瑞周六晚上 10 点钟才睡觉
	惩罚:每当杰瑞不能在下午 4 点钟之前向父母签到,那么就从周六 10 点钟的宵禁时间里减去 1 小时。
3. 每天到家的时间不能超过下午 6 点,并且要和家人一同吃晚餐。	奖励:允许杰瑞玩 45 分钟的电子游戏
	惩罚:当天不能玩游戏

奖金:如果杰瑞能在连续 4 周内违规次数少于 6 次,那么他的父母就会给他钱去买一张压缩光
盘(最多每次 18 元)

罚金:如果杰瑞违规次数超过了 6 次,那么他将在星期六被禁足一整天(留在房子里,不能看电
视,不能打电话或用电脑)。

我,杰瑞·麦克尔森,同意以上契约

_____
签名　日期

我,麦克尔森太太,同意以上契约

_____
签名　日期

我,麦克尔森先生,同意以上契约

_____
签名　日期

图8-5 一份用于治疗一个 15 岁男孩的后效契约,其中对每个目标行为都分别作出了契约规定

来源:© 2002 Michael D.Spiegler 和 David. C. Guevremont

图 8-5 中的契约还说明了后效契约法的其他一些特点。他们明确了来访者及其他
199 治疗相关人员的责任,每个人都签署了契约。在减速目标行为的过程中,契约既包含了
强化,也包含了惩罚。对于那些无法阅读的来访者,契约可以以图片的方式呈现,如图
8-6 中所示的简易契约。

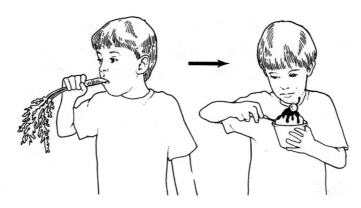

图 8-6　图片形式的契约合同表明了目标行为和强化物

后效契约本身并不是治疗，它是用来规范化治疗计划的。例如，后效契约是用来治疗青少年和青年人物质滥用问题的有效治疗程序的一部分[48]。来访者签下的合同要求他们表现出与药物滥用行为相竞争的特定显性行为，例如上学，不逃夜晚归，当不在家、学校或不上班的时候，通知家人他们的去向。治疗契约明确了来访者、家庭成员和治疗师在治疗中扮演的角色，治疗师每周都会对契约条款进行复核。家庭成员会对来访者实施即刻的或延迟的强化。

利用后效契约来规范化治疗计划有许多好处。后效契约最大程度上减少了双方关于计划条件的异议。该契约就是最终的权威文件，它强调了准确无误地陈述契约条款的重要性。签署契约也增强了所涉及人员所具有的使命感——他们要扮演好自己在契约中所描述的特定角色。设计后效契约的过程让来访者以积极主动的姿态参与自己的治疗。在治疗过程中，当人与人之间的关系发生问题时（例如夫妻之间或孩子与家长之间），双方如果能共同制定出一个后效契约的话，这样做会对问题的解决有一定的帮助。因为后效契约不仅为双方之间的协商提供了构架，还提供了联系合作和协商的机会，这样有益于双方关系的发展。

后效契约法适用于各年龄层次的来访者[49]。用后效契约法治疗的例子包括破坏课堂纪律的行为[50]，上学[51]，学校作业和回家作业表现[52]，设定学习目标[53]，反社会行为[54]，兄弟姐妹间的合作[55]，学习行为[56]，体育锻炼[57]，吸烟[58]，过度进食[59]，过度节食[60]，酗酒问题[61]和婚姻不和谐[62]。后效契约法有时还被用来增强来访者对行为疗法家庭作业的服从度，比如让曾经对孩子进行过肢体虐待的家长练习用积极的强化程序来对待孩子[63]。

相对而言，几乎很少的研究检验了后效契约法的核心特征[64]。但是我们很清楚，后效契约法中关于目标行为及其后效之间契约关系的明确说明是至关重要的[65]。

在治疗之外，后效契约法对青少年来说也具有明显的吸引力。能否浏览自己喜欢

200

的网站往往是父母与孩子之间争论的焦点,而后效契约法则能充当一个可靠的解决途径。《华尔街日报》(Wall Street Journal)最近有一篇文章,描述了一群青少年发起的书面契约创意,其中明确规定了他们网站登录的规定以及违反这些规定会受到的处罚[66]。一位家长对儿子的契约的评价凸显了先前我们已经讨论过的后效契约法的优势:"这份契约的优点是,所有的东西都事先想到了,而且是白纸黑字,每个人都同意而且知道我们能得到什么。"

家长行为训练

在所有的儿童心理治疗转介中,有三分之一的个案涉及不服从父母的指令和规定,以及破坏性行为(例如攻击性动作和脾气爆发)[67]。对大多数的孩子,当这些行为偶尔发生时,我们认为他们是正常的("成长的烦恼"或"只是这个阶段")。然而,当这些行为频繁发生,持续时间较长,或者强度很强的时候,家长比较合理的做法可能是寻求专业的帮助。

处理儿童不服从行为和破坏性行为的方法之一是让他们接受个体心理治疗。然而在 1960 年代,人们慢慢清楚地认识到用传统心理疗法治疗表现出上述类似问题的儿童大部分都无效[68]。传统心理疗法认为,问题主要在孩子身上,而这可能正是心理疗法失败的原因。与之相反,问题可能存在于家长和孩子的互动中。对于那些为自己孩子不服从行为和破坏性行为寻求帮助的家长来说,他们与孩子之间行为互动模式与那些没有报告这些问题的家长的行为互动模式存在不同。已经有广泛的观察揭示了那些难以应对孩子问题行为的家长,他们的行为有以下的特点:(1)给出的指令含糊,不具有一贯性;(2)企图使用比较负面,威胁性和愤怒的警告来矫正孩子的行为;(3)对不良行为采用不一致,无效的后效;并且(4)对孩子良好的亲社会行为给予较少的积极后效[69]。

这些观察让两位杰出的行为治疗师发展了家长**行为疗法**(Behavioral parent training),也叫**儿童和家长的行为管理训练**(*behavioral child management training and parent management training*)。他们分别是来自俄勒冈社会学习中心的杰尔德·帕特森(Gerald Patterson)和来自乔治亚大学的雷克斯·福汉德(Rex Forehand)。该疗法旨在教授家长(往往是母亲[72])行为疗法程序来有效管理孩子的行为问题[73]。该基本模型有许多变式,我们的讨论会涵盖它们[74]。

家长行为训练的主要目标是让家长更多地(1)使用清楚,直接和符合他们孩子年龄层特点的指令;(2)对孩子的亲社会良好行为给予一贯的强化;(3)对孩子不服从指令的行为以及破坏性行为给予一贯的,恰当的惩罚。治疗师教给家长的主要治疗程序是正强化(包括差别强化)和暂停正强化。他们也可能会教家长用后效契约法,家庭代币经济和反应代价[75]。

首先，家长会学习注意并强化孩子的良好行为。治疗师会教他们用各种不同的强化物，包括热情的赞扬(比如，"你真棒！我第一次叫你，你就过来了！")，肢体表达喜爱之情(例如一个拥抱)和给予特权(比如晚睡 15 分钟)。接下来，家长要学习如何对那些与严重不良行为(例如殴打兄弟姐妹)有竞争关系的行为进行差别强化，以及如何消灭(通常是通过忽略)轻微的不良行为(例如哀诉)。家长学习如何用平静的心态把指令说得清楚明白，遏制自己愤怒、间接的负面指令(比如"等你老爸回家收拾你！")他们还要学习如何以一贯而有效的态度来使用暂停正强化。

计划活动时间表是家长行为训练中需要教授的另一个程序[76]。家长要学习如何防微杜渐，即在预见到孩子的行为问题即将发生的时候就改变环境事件，以此来避免问题的发生[77]。一个常见的普遍策略是给孩子一个他们喜欢的积极任务，并且该任务在情境下是合适而恰当的。比如，在一个个案中，一个孩子在医生办公室等待的时候就会变得具有破坏性，那么家长就可以把一些孩子喜欢的游戏或玩具带到医生办公室。对于家庭成员中有人患有发展障碍的家庭[78]，虐待孩子的家长[79]，以及孩子有普遍行为问题的家庭来说[80]，计划活动时间表已被证明是一种有效的治疗。

家长行为训练既可以在个体家庭进行，也可以在包含有 4 到 10 组家长的小团体中进行。在训练疗程中，家长会先预演行为治疗的程序，然后从治疗师那得到反馈。练习包括角色扮演，治疗师或其他家长扮演孩子的角色。偶尔，家长也会在训练疗程中与自己的孩子一起练习[81]。疗程间的家庭作业是训练不可缺少的一个部分[82]。例如，家长可能会被要求自我监控和自我强化他们对已经学过的行为技术的使用。

家长行为训练已被应用于治疗一系列儿童行为问题，包括不服从指令和规定[83]；忤逆，攻击性和反社会行为[84]；艾森伯格综合征[85]；多动及注意缺陷障碍[86]；儿童睡眠问题[87]；分离焦虑[88]；患有囊性纤维化的营养不良儿童所具有的进食问题[89]和完成作业行为[90]。对于生理虐待孩子的家长[91]，轻度智力障碍的家长[92]，甚至不愿意参加训练的家长来说[93]，训练都已取得了成功。然而有时候，那些自己本身就患有心理问题的家长在学习和实施儿童管理技巧方面会存在困难[94]。最后，与家长对照工具书中的练习自学程序相比较，那些由受过专业训练的精神卫生工作者来实施的家长行为训练更有效[95]。

元分析研究已经证实，家长行为训练对改变儿童的不服从行为及破坏性行为是有效的[96]。在一项研究中，有两组儿童家长：一组孩子的家长接受过家长行为训练，而另一组接受了非行为治疗(控制组)。试验结果表明，前者的孩子所表现出来的问题行为数目减少了 63％，而后者仅减少了 17％[97]。另一项研究表明，对于有破坏性行为问题的孩子来说，家长行为训练比社区心理卫生诊所所提供的典型综合性治疗手段更有效[98]。

家长行为训练不仅能让孩子更服从家长的指令，而且也能让他们与那些没有明显行为问题的孩子的交往更融洽[99]。除了能改变孩子的行为,家长行为训练也能矫正家长与孩子之间的互动模式[100],可能会减轻家长的压力[101]。最近,家长行为训练已经成为预防学龄少年在校期间严重行为问题的多成分干预手段的一部分[102]。

如干预过后 4 到 10 年所进行的跟踪研究所示,家长行为训练的积极作用可以在一段时间内维持[103]。然而,在家长行为训练完成之后,该疗效并不能随场景变化而迁移(例如从家庭环境迁移到学校环境)[104],也不能够泛化到其他没有经过治疗的行为上[105]。因此,需要额外的特定干预手段来增强迁移和泛化。研究者们还有一个有趣的发现:为对付一个特定孩子而设的家长行为训练有时还会减少同胞兄弟姐妹的问题行为[106]。

小　结

1. 代币经济是一个激励来访者表现出良好行为,限制来访者表现出不良行为的系统。来访者可因为前者而获得代币强化物,因后者而失去他们。代币可以是有形的,例如筹码;或者是象征性的,例如点数。来访者可以用代币来换取后援强化物。代币经济最常用于群组来访者。

2. 代币经济的四个基本元素是(1)目标行为列表,包括来访者表现出某个行为时会得到或失去代币的数量,(2)后援强化物列表,包括每个强化物所需要花费的代币数目,(3)使用的代币的形式,和(4)实施代币经济的具体程序和规则。

3. 社区训练中心是一个为之前接受过住院治疗的患有慢性精神障碍的个体提供服务的日间治疗项目。该中心使用代币经济来增加学员学习独立生活所必需的日常生活和社会技能。社区训练中心的运作同学校一样,技能的教授是以上课的形式。与其他日间治疗项目相比,该项目表现出了优越性。

4. 成就场所是一个家庭式的住家改造项目,目的是使用代币经济来治疗涉嫌违法的青少年。恰当的社会行为,学业表现和日常生活行为能为他们赢得点数;不恰当的行为会使他们失去点数。当来访者在项目中,或在离开项目一年之内,项目是有效的。

5. 代币经济被应用于教授智力障碍来访者的自我照料能力和日常生活能力,以及矫正学生课堂行为,提高其学业表现。

6. 代币经济已被用于治疗个体来访者及小组来访者,例如家庭。

7. 翻转研究和多重基线水平研究已明确证实,代币经济可以矫正来访者的目标行为。然而,除非实施了特定的程序来确保改变的持续性,否则一旦代币强化停止,它所获得的成效也会急速下降。类似的程序包括逐步撤销代币的同时增加自然强化物,利用间断强化,以及在来访者的自然环境中,建立与代币项目同样的强化契约模式。

8. 后效契约是一份为特定来访者而设的书面合同,其中不仅规定了目标行为和他们后效之间的关系,而且还规定了合同中涉及的所有人的责任。

9. 家长行为训练通过教授家长行为疗法程序来有效改变儿童的不服从行为及破坏性行为。其中所要教授的主要治疗程序是正强化,差别强化和暂停正强化。

文献注释

1. For example, Franco, Galanter, Castaneda, & Paterson, 1995.

2. Barry, 1958; Maconochie, 1848.

3. Kaestle, 1973; Lancaster, 1805.

4. For example, Ulman & Klem, 1975.

5. Ayllon & Azrin, 1968.

6. Kazdin, 1977c; Milan, 1987.

7. Spiegler & Agigian, 1977.

8. Spiegler & Agigian, 1977.

9. Phillips, 1968.

10. Braukmann & Wolf, 1987.

11. Minkin et al., 1976; Timbers, Timbers, Fixsen, Phillips, & Wolf, 1973.

12. Fixsen, Phillips, Phillips, & Wolf, 1976; Phillips, Phillips, Fixsen, & Wolf, 1971.

13. Phillips, Phillips, Fixsen, & Wolf, 1971.

14. Phillips, Phillips, Wolf, & Fixsen, 1973.

15. Bailey, Wolf, & Phillips, 1970.

16. Braukmann, Wolf, & Kirigin Ramp, 1985; Fixsen, Phillips, Phillips, & Wolf, 1976; Kirigin [Ramp], Braukmann, Atwater, & Wolf, 1982; Maloney, Fixsen, & Phillips, 1981.

17. Eitzen, 1975.

18. For example, Bailey, Timbers, Phillips, & Wolf, 1971; Phillips, 1968.

19. Compare with Wilson & Herrnstein, 1985.

20. For example, Jones & Timbers, 1983; Meadowcroft, Hawkins, Trout, Grealish, & Stark, 1982.

21. Reid, Eddy, Bank, & Fetrow, 1994.

22. For example, Horner & Keilitz, 1975; Hunt, Fitzhugh, & Fitzhugh, 1968.

23. For example, Peniston, 1975.

24. For example, Baer & Guess, 1971, 1973;

Guess & Baer, 1973; MacCubrey, 1971.

25. For example, Hunt & Zimmerman, 1969; Zimmerman, Stuckey, Garlick, & Miller, 1969.

26. Welch & Gist, 1974.

27. Asylum on the front porch, 1974; Clark, Bussone, & Kivitz, 1974; Clark, Kivitz, & Rosen, 1972.

28. Clark, Bussone, & Kivitz, 1974.

29. McGoey & DuPaul, 2000.

30. McGoey & DuPaul, 2000; Reid, 1999; Roberts, White, & McLaughlin, 1997.

31. Cavalier, Ferretti, & Hodges, 1997; McGoey & DuPaul, 2000.

32. Sullivan & O'Leary, 1990.

33. Kelley, 1990.

34. For example, Ferritor, Buckholdt, Hamblin, & Smith, 1972; Harris & Sherman, 1974. See also O'Leary, 1972; Winett & Winkler, 1972.

35. For example, Dolezal, Weber, Evavold, Wylie, & McLaughlin, 2007; McGinnis, Friman, & Carlyon, 1999; McLaughlin, 1982.

36. For example, Bushell, 1978; Heaton & Safer, 1982.

37. Maloney & Hopkins, 1973.

38. Gannon, Harmon, & Williams, 1997; Heward, Dardig, & Rossett, 1979; Jason, 1985; Moore & Callias, 1987; Strauss, 1986.

39. Dapcich-Miura & Hovell, 1979.

40. Ayllon & Azrin, 1965, 1968.

41. For example, Glynn, 1990.

42. Fox, Hopkins, & Anger, 1987.

43. For example, Paul & Lentz, 1977; Phillips, Phillips, Fixsen, & Wolf, 1971.

44. For example, Rosen & Rosen, 1983.

45. Atthowe & Krasner, 1968, p.41.

46. Spiegler, 1983.

47. See Hall & Hall, 1982; O'Banion & Whaley, 1981.

48. Azrin et al., 1994.

49. Kazdin, 1994.

50. White-Blackburn, Semb, & Semb, 1977.

51. Vaal, 1973.

52. Kahle & Kelley, 1994; Newstrom, McLaughlin, & Sweeney, 1999.

53. Self-Brown & Mathews, 2003.

54. Stuart, 1971; Stuart & Lott, 1972.

55. Guevremont, 1987.

56. Bristol & Sloane, 1974.

57. Wysocki, Hall, Iwata, & Riordan, 1979.

58. Spring, Sipich, Trimble, & Goeckner, 1978.

59. Mann, 1972.

60. Donahue, Thevenin, & Runyon, 1997.

61. Miller, 1972.

62. Jacobson & Margolin, 1979; Stuart, 1969.

63. Wolfe & Sandler, 1981.

64. Kazdin, 1994.

65. Spring, Sipich, Trimble, & Goeckner, 1978.

66. Opdyke, 2008.

67. Forehand & McMahon, 1981.

68. Levitt, 1957, 1963.

69. For example, Patterson, 1982; Patterson, Reid, & Dishion, 1992.

70. Patterson, 1982.

71. Forehand & McMahon, 1981.

72. For example, Fabiano, 2007.

73. Wells, 1994.

74. For example, Brinkmeyer & Eyberg, 2003.

75. Barkley, Guevremont, Anastopolous, & Fletcher, 1992; Robin & Foster, 1989.

76. O'Reilly & Dillenburger, 1997.

77. Bigelow & Lutzker, 1998; Close, 2000.

78. Lutzker & Steed, 1998.

79. Bigelow & Lutzker, 1998; Close, 2000.

80. Lutzker, Huynen, & Bigelow, 1998.

81. Greene, Kamps, Wyble, & Ellis, 1999.

82. For example, Barkley, 1989; Wells, Griest, & Forehand, 1980.

83. For example, Long, Forehand, Wierson, & Morgan, 1993.

84. For example, Kazdin 2003, 2005.

85. Sofronoff & Whittingham, 2007.

86. Fabiano, 2007; van den Hoofdakker, van der Veen-Mulders, & Sytema, 2007.

87. For example, Wolfson, Lacks, & Futterman, 1992.

88. Pincus, Santucci, Ehrenreich, & Eyberg, 2008.

89. For example, Stark et al., 1993; Stark, Powers, Jelalian, Rape, & Miller, 1994.

90. For example, Anesko & O'Leary, 1982.

91. Lundquist & Hansen, 1998; Wolfe & Wekerle, 1993.

92. Bakken, Miltenberger, & Schauss, 1993.

93. Smagner & Sullivan, 2005.

94. Forehand & Long, 1988; Wahler & Graves, 1983; Wells, 1994.

95. Sanders, Markie-Dadds, Tully, & Bor, 2000.

96. McCart, Priester, Davies, & Azen, 2006; Maughan, Christiansen, Jenson, Olympia, & Clark, 2005.

97. Patterson, Chamberlain, & Reid, 1982.

98. Taylor, Schmidt, Pepler, & Hodgins, 1998.

99. Forehand & King, 1977; Wells & Egan, 1988.

100. For example, Peed, Roberts, & Forehand, 1977.

101. Danforth, 1998.

102. Slough, McMahon, & Conduct Problems Prevention Research Group, 2008.

103. For example, Forehand & Long, 1988; Hood & Eyberg, 2003.

104. For example, Breiner & Forehand, 1981.

105. Brestan, Eyberg, Boggs, & Algina, 1997.

106. For example, Humphreys, Forehand, McMahon, & Roberts, 1978; Patterson, 1974.

第九章　暴露疗法：短时的/逐级上升的

206　　　如果有某样东西让你焦虑或者害怕,那么你最不想做的事情就是再一次体验它。但它往往是让你减少焦虑和害怕的最好办法——坠马再上马。**暴露疗法(exposure therapies)** 是通过让来访者暴露于会唤起他们情绪反应的情境或事件中——这些情境或事件都是被周密地控制着的,而且其环境条件是安全的——来治疗焦虑,恐惧和其他剧烈的负面情绪反应(例如愤怒)的疗法。

我们会将焦虑(anxiety)和恐惧(fear)这两个术语交替使用以指代剧烈的,不合理的适应不良反应。这些适应不良反应的特征有不安,杞人忧天,各种生理反应(例如肌肉紧张,心跳加快和出汗),以及对恐惧事件的回避[a]。(顺便提一下,焦虑一词来源于拉丁语 anxius,原意为压迫或窒息。)

有些强烈的恐惧感真实且具有适应性,例如晚上在一个高犯罪率的小区里独自行走时感到害怕。另外,当轻度的焦虑能促使我们采取行动的时候它也是适应性的。例如,在考试即将到来之前,大多数的学生都需要保持适当的焦虑感来使自己保持学习的状态。

然而,当焦虑的强度已经打破了日常生活的平衡,或者它干扰了日常生活正常运作的时候,它就成为一个问题。在美国,焦虑障碍是最普遍的心理问题;大约有24—42％的美国人在他们的一生中会遭到焦虑障碍,并且,每年都有超过18％的人患焦虑障碍[1]。

暴露疗法的治疗目标是减少来访者的焦虑程度,使他们的身心能够运作正常,并且使来访者感到舒适。

暴露疗法的变式

在餐厅点菜的时候,你会先点一个基本的菜式。然后你会具体说明你的要求来让餐厅为你定制这个菜,比如你希望这个菜采用什么做法(比如用烤的),这个菜的生熟程度(比如半熟的),选择浇头和配菜。就算是最基本的菜也会有变式,比如"不要"菜品其中的一个成分(比如奶酪汉堡包里不要奶酪)或者改变一个主要的成分(比如把鲁宾三明治里的火鸡肉换成咸牛肉)。在下文中你可以发现,暴露疗法也涉及相似的过程。个性定制过程包含四个变式(如图 9-1 所描述的那样)。

---

a 早期理论家将恐惧与焦虑作了区分。恐惧(fear)是指人对一有形的或现实的事件感到不安,而焦虑(anxiety)是指人对某些无形的或不现实的东西感到不安。某些理论家认为恐惧本质上是情绪的,而焦虑本质上是认知的(Beck & Emery, 1985)。通常,行为治疗师们不觉得把两者概念区分开来有什么用处(Rachman, 1990),我们在本书中也采纳这个观点。

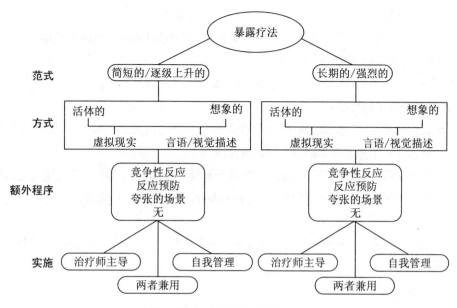

图 9-1 暴露疗法的变式

来源:© 2008 Michael D.Spiegler

1. 暴露的范式(paradigm of exposure)。暴露疗法有两种基本范式。**短时的/逐级上升的暴露疗法(brief/ graduated exposure therapy)**是将来访者暴露于威胁性事件之下,其特点是(1)时间跨度较短(从几秒钟到几分钟)并且是(2)循序渐进的,先从会产生最小焦虑感的事件开始,逐渐过渡到焦虑唤起愈加强烈的事件。逐级暴露是渐进治疗的一个最好例子,而渐进式治疗则是许多行为疗法程序的特征。与之相反,**长时的/强烈的暴露疗法(prolonged/ intense exposure therapy)**让来访者(a)在较长一段时间内(通常最少 10 到 15 分钟,有时超过一小时)暴露于威胁性事件之下,并且(b)一开始强度就较高。

尽管许多暴露疗法的应用都可以归入上述其中一个范式中,但是经常不绝对属于其中任一范式。例如,来访者可能会在一段较长的时间里被暴露于一个焦虑唤起的刺激之下,但是该刺激的引入却是循序渐进的;这也就意味着它是一个长时的/逐级上升的暴露疗法,即混合了两种范式。

2. 暴露的方式(mode of exposure)。两种范式中的暴露可以以四种方式出现,这四种方式的出现程度是(以数轴方式)连续分布的。(数轴的)一端是现实暴露(in vivo exposure)——真实地暴露于事件(例如如果害怕飞行的话就乘飞机)。(数轴的)另一端是想象暴露(imaginal exposure)——生动地想象事件,就像在做白日梦一样(例如,在脑海中想象乘飞机)。在靠近现实暴露的那一段,虚拟现实(virtual reality)技术通过足以

207

以假乱真的计算机互动模拟,让来访者暴露于焦虑唤起事件下[2]。在靠近想象的那一端,来访者可以倾听关于焦虑唤起事件的**言语描述**(verbal descriptions)[3](由治疗师或来访者朗读)或观看视觉(视频)**描述**[4]。

3. **额外的程序**(additional procedures)。暴露疗法可能会用到一个或多个额外程序,以下是最常见的种类:

- **竞争性反应**:在暴露过程中,来访者会参与一个与焦虑相竞争的行为,例如在视觉想象一个焦虑唤起事件的时候放松肌肉。
- **反应预防**:在治疗过程中,来访者被禁止靠他们常用的适应不良的回避行为或逃避行为来减轻焦虑感,例如因为可能接触到了某些带有细菌的东西而重复洗手动作。
- **夸张的场景**:为了增加想象性暴露的强度和逼真程度,对事件的描述可能是夸张化的。例如,来访者可能会让一个害怕蛇的来访者想象自己身处一个有几百条蛇的大坑里。

4. **实施暴露**(administration of exposure)。暴露过程既可以在疗程中由**治疗师主导**[5],也可以让来访者在疗程外以**自我管理**的方式实施[6]。或者可以两种方法兼用,由治疗师实施暴露开始(在本章稍后的个案 9-4 中你可以看到)。

如果组成暴露疗法的种种范式、方式和其他程序让你觉得难以一下子接受的话,别怕。你会慢慢接触到综合了这些范式的相对应的暴露疗法程序范例。联系上下文,它们的使用会变得明朗化。

现在让我们来看看暴露疗法在实践操作中是什么样的。我们从短时的/逐级上升的范式开始(它包含了系统脱敏法和现实脱敏法),因为他们是最早被发展出来的;在下一章节中,我们会学习长时的/强烈的范式(满灌疗法,想象冲击疗法和内爆疗法)。

系统脱敏法

早在 50 年前,约瑟夫·沃尔普(Joseph Wolpe)发展了系统脱敏法。它是第一个暴露疗法,也是第一个主要的行为疗法[7]。在**系统脱敏法**(systematic desensitization)中,来访者一边想象焦虑唤起程度越来越大的情境,一边参与与焦虑感相竞争的行为(例如骨骼肌肉放松)。来访者逐渐地(系统地)对情境不再感到敏感(脱敏)。治疗涉及三个步骤:

1. 治疗师教授来访者与焦虑相竞争的反应。
2. 按情景所能产生的焦虑感的多少的顺序,逐级安排特定事件。
3. 按照焦虑唤起程度递增的顺序,来访者不断地在脑海中重复想象焦虑唤起事件,同时表现竞争性反应。

用渐进式放松来作为焦虑的竞争性反应

在系统脱敏法中,深度肌肉放松是最常用到的竞争性反应(我们将稍后讨论其他的竞争性反应)。肌肉放松与焦虑的几个生理组成部分相对,包括肌肉紧张度增加,心跳加快,血压增高和呼吸加快。

渐进式放松(progressive relaxation)的训练涉及放松不同的骨骼肌肉群:手臂,脸部,颈部,肩膀,胸部,腹部和腿部。(在系统脱敏法中用到的渐进式松弛疗法是埃德蒙·雅各布森(Edmund Jacobson)最初创立的程序的压缩版,最初的版本要求 200 小时的训练时间[8]。)首先,来访者要学习区分肌肉的紧张与放松,然后学习放松各个肌肉群(如照片 9-1 所示)。然后,他们要学习在没有肌肉紧张的前提下引入放松[9]。当来访者以舒适的姿态坐着或躺着的时候,治疗师指导来访者进行整个放松过程。来访者经常用事先已经录好放松指导语的音带,在家练习渐进式放松训练。以下片段摘自放松指导语:

> 闭上眼睛,以舒服的姿势仰坐……我们先从你的左手开始。我要你先把左手紧握成一个拳头,紧紧握住,并且感受一下这种紧张,握住……(5 秒的停顿)然后把紧张释放掉。放松你的左手,然后让它舒适地休息一会。就让它放松……(15 秒的停顿)。现在再来一次,握紧左手……紧紧握住,感受这些紧张……(5 秒的停顿),现在把紧张释放掉。放松手掌,再感受一下紧张与放松之间那令人愉悦的对比感。

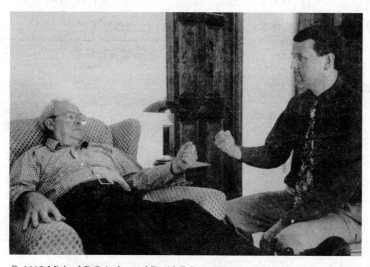

照片 9-1　通过先紧张后放松各个不同肌肉群,渐进式放松疗法教授来访者如何放松骨骼肌肉。握紧拳头让手部,手腕和前臂的肌肉紧张。

单使用渐进式放松训练就可以有效治疗焦虑障碍,在一些个案中,它和暴露疗法同样有效[10]。它还可以被用来治疗许多心理和生理问题,包括哮喘,湿疹(皮肤炎症),头痛,高血压,疼痛,化疗的副作用,术后痛苦和失眠[11]。

如果你愿意学习渐进式放松,那么参与性练习 9-1 可以指导你完成整个过程。它所涉及的练习需要几天时间完成,但是你现在应该将它通读一遍,这样你才能理解来访者学习这项技术的时候会涉及到哪些内容。

210

参与性练习 9-1　用渐进式放松逐步改变你的生活

渐进式放松疗法有益于你的身心健康。在本次练习中,你将分两个阶段学习渐进式放松疗法。在第一阶段,你将先学习紧张每个肌肉群,然后再学习放松。这个程序将使你意识到与肌肉紧张与放松有关的感觉,然后你会学会如何区分这两种感觉。在第二阶段,你将学习不用先紧张肌肉而达到放松肌肉的效果。

准备

人们经常会用到一张躺椅来学习渐进式放松,但是你可以躺在任何舒适又牢固的地方,例如一小块地毯,垫子,或者床也行。找一个可以不受干扰的地方,然后关掉电话,放一块"请勿打扰"的指示牌在门上,这样就确保你不会被打扰了。如果进行过程被中断了,那么只要继续你剩下的内容即可。

把书翻到表 9-1 这一页,然后把书放在你身旁,这样你就能读到关于如何放松每个肌肉群的具体指导语了。把裹紧身体的衣服拉松,脱掉鞋子和任何可能会干扰放松练习的衣物或首饰。仰卧,双腿稍稍分开,手臂在身体两侧。把身体调整到你觉得舒适的程度。为消除视觉干扰,轻轻合上双眼(除了要读表 9-1 上的放松指导语)。

表 9-1　学习渐进式放松的紧张指导语

肌　　　群	紧张指导语
1. 优势手和前臂(如果你是右撇子的话就用右手)	1. 握紧拳头。
2. 优势二头肌	2. 将你的肘部紧贴地板(或床),然后同时把你的肘部拉向你身体的方向。
3. 非优势手和前臂	3. 同指令 1。
4. 非优势二头肌	4. 同指令 2。
5. 脸部上半部分(前额和头皮)	5. 最大程度挑高你的眉毛。(或者:夸张性的皱眉。)[a]
6. 脸部正中部分(上脸颊和鼻子)	6. 用力斜视,同时皱鼻子。

---

a 只有当第一个指令无法在合适的肌肉群上造成紧张的时候才使用另一个紧张策略。

（续表）

肌　　群	紧张指导语
7. 脸部下半部分（下巴和下脸颊）	7. 咬紧牙关，嘴角向后拉扯。**警告**：咬紧牙齿的时候别太用力——下巴和脸（下巴和下脸颊）颊感受到紧张就足够了。
8. 颈部和喉咙	8. 把下巴朝胸部方向下拉，同时避免下巴碰到胸部。（你应该会感到颈部有一定的震动和摇动。）a
9. 胸部，肩膀和背部上半部分	9. 深吸一口气，屏住；同时将肩膀向后拉，好像你要使两边的肩胛骨互相碰到。（或者：肩膀用力向前伸，好像你要使肩胛骨碰到耳朵。这样想象一下可能会有帮助：你的肩膀上拴着两根线，这两根线正往前拉。）a
10. 腹部	10. 使胃部变硬，就好像你在要被打到胃的时候做的准备动作。（或者：把你的胃尽量缩进去。或者把你的胃鼓出来。）a
11. 优势大腿（腿的上半部分）	11. 腿伸直，并使它离地面几英尺高。
12. 优势小腿（腿的下半部分）	12. 把脚趾伸向你的头（腿不动）。
13. 优势脚部	13. 脚趾朝下，脚朝里，弯曲脚趾使他们都朝下（好像你要把他们都埋进沙子一样）。**警告**：这些肌肉的紧张度不宜过大，时间也不宜过长——只要脚背下面和脚跟能感到紧张3—5秒钟时间就足够了。 （你的小腿可能也会感到紧张。）
14. 非优势大腿	14. 参照指导语11。
15. 非优势小腿	15. 参见指导语12。
16. 非优势脚部	16. 参见指导语13。

在你开始之前，记住两件事。第一，集中注意感受与紧张和放松有关的感觉；当你思想开小差的时候，只要再重新聚焦于肌肉的感觉就可以了。第二，练习的时候不能睡着。（然而，一旦你学会了渐进式放松，那么你可以用它来助眠。）

第一阶段：紧张和放松

当你准备好要开始的时候，做几次深呼吸。先从16组肌群中的第一个开始（参见表9-1中的指导语1）。拉紧这些肌肉5秒钟，但不要拉伤它们（自己默数"一千零一，一千零二"等等）。你一定会感觉到肌肉的紧张，但应该不疼。当你在紧张肌肉的时候，注意你所体验到的身体感觉。

在5秒钟的紧张过去后，对自己说"放松"或"平静下来"，然后逐渐放松刚刚紧张过的肌肉。让你的肌肉松弛，缓和。注意放松的感觉，特别注意放松与紧张之间的区别。继续放松肌肉30秒，直到它们完全放松下来。现在，重复同样的肌群紧张——放松训练顺序（指导语1）。然后，对下一组肌群进行训练（指导语2），把紧张——放松的训练

212

顺序进行两次。这样一直继续到你把所有的肌群训练都从头到尾进行了两次(从指导语1到16)。第一次尝试应该会花45分钟的时间,随着你训练次数的增多,训练所需的时间会缩短。

当你把所有的肌群都紧张和放松过两次之后,在放松的状态下休息几分钟。如果你觉得有任何地方紧张,那么就使肌肉松弛和缓和,以此来消除紧张感。

结束练习疗程的时候,慢慢从5倒数到1,并在数数的同时按下列指导语行动:

- 数5的时候,开始移动双腿和两脚。
- 数4的时候,移动你的双臂和两手。
- 数3的时候,移动你的头部和颈部。
- 数2的时候,睁开你的双眼。
- 数1的时候,伸懒腰(就像你早上起床的时候做的一样)。

当你数到1的时候,你应该觉得放松并且平静,好像你从一场使人得到放松的睡眠中醒来一样。慢慢坐起来。当你准备好了以后,站起来。

你应该将训练每个肌群的紧张和放松练习疗程至少做三遍(指导语1到16);在一个疗程结束后,如果你还觉得你某一处的肌肉有紧张的感觉,那么就再多练习一些疗程。

第二阶段:只有放松

在本阶段的训练中,你只需要放松肌肉(不需要任何紧张)。从第一组肌肉开始,尽量使那些肌肉放松。即便是当你觉得肌肉已经完全放松的时候,经常还是有可能让它们更放松一些。按顺序依次放松肌群,每个肌群放松30秒,直至它们完全放松下来。当你放松完全身的肌群以后,按照上文描述过的结束放松疗程的程序再照样做一遍。记住:现在你只是放松你的肌肉;不用先紧张它们。

16个肌群的放松疗程至少要做两次。许多人发现有些肌群特别难以放松,所以你可能会需要花额外的时间练习放松这些"麻烦的"肌肉。

213 ## 建立焦虑等级表

一张**焦虑等级表(anxiety hierarchy)**是一张列有能唤起来访者焦虑的特定事件表,其顺序是按焦虑感逐级上升的顺序。要建立一张焦虑等级表,来访者通常会和治疗师的助手一起确认一定数量的具体且细节化的会引起来访者焦虑的场景。然后,按照这些场景能够唤起焦虑感的程度,把他们由高到低排列。一旦完成排序,就要用到主观困扰程度量表(SUD, subjective units of discomfort,见第五章)来将这些等级场景进行打分。理想状态下,在 SUD 表中的场景之间的分值间距是大致相等的。如果出现了一个与平均值相比特别大的分数间隔,就需要在他们中间加入一个额外的场景,使得场景与场景之间的过渡是平滑的。

组成焦虑等级表的事件通常都享有一个共同的主题(见表 9-2)。当来访者对多种类型的情境感到焦虑的时候,就需要建立多张等级表。完成参与性练习 9-2,它将让你体验建立一张焦虑等级表的过程。你可以在继续下面的阅读之前完成这个练习(大约会花去 10 分钟时间),或者也可以以后做,但是你现在应该读一读。

表 9-2　焦虑等级表二例

项目		SUDs	项目		SUDs
	死　亡			飞　行	
19.	挚友或爱人死去	100	20.	飞机在恶劣天气下飞行	100
18.	陌生人以离奇的方式死去	85	19.	飞机在跑道上着地	95
17.	看恐怖片	80	18.	飞行员打开了安全带标志灯,并宣布前方有气流	90
16.	看到他人处于危险的情境中	75	17.	飞机倾斜飞行	85
15.	听说一种致命的,特别令人毛骨悚然的疾病	70	16.	飞机快着陆的时候	80
14.	周围有枪	60	15.	宣布准备在着陆前的最后一次下降	75
13.	晚上在海里游泳	55	14.	飞机起飞	65
12.	以乘客的身份在高速上行驶	50	13.	飞机在跑道上滑行	60
11.	乘飞机	48	12.	飞机上升到巡航高度	55
10.	在高速上开车	45	11.	飞机在良好天气下巡航飞行	50
9.	想到火	43	10.	坐好并系好安全带	45
8.	在高处攀爬	40	9.	宣布可以登机	40
7.	晚上独自在家	38	8.	登机	35
6.	想到车祸	35	7.	等待登机	30
5.	想到地震	25	6.	在机场值机	25
4.	想到女巫和鬼	20	5.	开车去机场	22
3.	晚上在游泳池游泳	15	4.	打电话去机场询问航班是否准点	20
2.	看到蛇	10	3.	为旅行整理行李	15
1.	听到警报	5	2.	在乘飞机之前 10 天买票	10
			1.	在乘飞机之前 3 周做预订	5

214

参与性练习 9-2 建立一张焦虑等级表

从表 9-3 中选出一个你可以轻易想象到自己会感到焦虑的场景。或者,选择一个你确实可以感到焦虑的场景。然后,按以下步骤的顺序完成制作过程:

表 9-3 为建立焦虑等级表而进行角色扮演所需的假设情境

1. 你在邮箱里收到了一封信。信中的内容是让你在下周末前与院长进行约谈,约谈的内容是对你学业表现的"关心"。你知道你的表现并没有你预期的那么好,但是你并不知道你的学业前景已经受到了影响。
2. 你下周约了你的牙医对你的几颗牙齿进行补牙。你以前一直讨厌去见牙医,所以你已经把补牙的预约推迟了几个月。
3. 你周末问父母借了车,但不幸遭遇了车祸。这次车祸你负全责,损失预计要 $2 800 元。你一直拖着没和父母说这件事,但还有一个小时你就要把车还给他们了。
4. 还有 2 天就要期末考试了,期末考试考的是这学期你觉得最难的科目。你需要一个高分才能通过这门课程。你还没开始复习,并且在这门课考试前你还有另外两门课也要考试。
5. 还有两天你就要在课上做演讲了。你一直对公共场合演讲有畏惧,而且这次要面对一个大班的学生。这门课三分之一的成绩取决于这次演讲的表现。

215

    1. 假设一个角色,这个人正经历着与该情境有关的焦虑情绪。

    2. 写下八条与情境有关的描述,且这些描述会引起你不同程度的焦虑感。确保在你的描述中,有一条会引起非常强烈的焦虑感,而另一条描述引起的焦虑感则非常微弱。

    3. 对每个场景标注 SUDs(所用量表范围为从 1 到 100)。

    4. 在一张纸上,从 8 写到 1。把场景按焦虑程度(SUDs)排序,从低排到高,数字 1 表示焦虑程度最低。

    5. 理想状态下,在最高值和最低值之间的六个场景的 SUDs 值之间的间隔值应是平均的。例如,如果你 SUDs 最低的场景分值是 5 分,最高分值是 95 分,那么六个场景之间的间隔分数应该是大约 15 SUDs。如果你发现他们之中存在很大的差异,那么在这两个场景之间再加入一个额外的场景,这样做能中和 SUDs 程度。

现在你已经建立了一个能够用于系统脱敏法的焦虑等级表。

216 **脱敏**

    一旦当来访者学会了渐进式放松疗法(或其他竞争性反应),并建立起焦虑等级量表以后,对焦虑唤起事件的脱敏就要马上开始。来访者采用舒适的仰卧姿势坐定后,治疗师指导来访者放松他或她的所有肌肉。然后,治疗师从焦虑等级表中最低的事件开始,向来访者描述描述该场景,以便让来访者想象它。场景的描述是细节化且针对来访者的。例如,"开始向约会对象问好"可能会被如下描述:

你到了约会对象的公寓,敲敲门。没有立即得到回应,等待似乎无休无止。最后,你的约会对象还是开了门,微笑着,然后说,"嗨!"

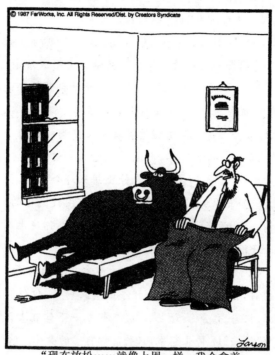

"现在放松……就像上周一样,我会拿着这张斗篷,一直数到10……你开始愤怒的时候,我就放下来"

The Far Side ® by Gary Larson © 1987 Far Works, Inc. All Right Reserved. The Far Side ® and the Larson ® signature are registered trademarks of Far Works, Inc. Used with permission.

来访者对每个场景进行想象的时间为 15 秒。每当来访者觉得焦虑或不适的时候,就会示意治疗师,方法通常是举起手指。当这种情况发生的时候,治疗师会指导来访者"停止视觉想象该场景,继续放松就好";因此,只有当放松的时候,来访者才会视觉想象焦虑唤起情境。这样做的目的是用放松来取代先前与场景联系的焦虑。等级表中的每个场景都会反复出现,直到来访者报告不适消失或微弱为止。一般情况下,来访者用SUDs 来报告他们在视觉想象场景时所感到的焦虑程度。当与场景相联系的焦虑感降低到了较低水平,接下来就可以对等级表中的下一个高焦虑场景进行视觉想象。个案9-1 说明了脱敏过程。

个案 9-1 为严重考试焦虑而设的系统脱敏法[12]

一位 24 岁的女性艺术专业学生来寻求治疗,她抱怨自己因为严重的考试焦虑而导致许多考试不及格。当她与治疗师讨论自己的焦虑的时候,治疗师发现其他场景也会使她焦虑。针对这种情况,治疗师和来访者构建了四个不同的焦虑等级表:考试,见证人与人之间的不合,被他人审视,和被他人轻视。

脱敏过程由治疗师指导来访者深度放松开始。然后,治疗师说道:

现在我将让你想象一些场景。你将会在脑海中形成清晰的景象,他们一般会轻微地干扰到你,但是就算真的有,也只是干扰到你放松的状态。如果你在任何时候感到困扰或担忧,并希望得到我的注意,你可以举起你左手食指。首先,我想让你想象自己在一个明媚的早晨站在熟悉的街角,看着人来人往。你看到汽车,摩托车,火车,自行车,人流和交通信号灯;你能听到这些物体所发出的相关的声音。(暂停 15 秒。)现在停止想象那个场景,把你的注意力再次集中到放松上。如果你刚刚想象的场景有任何困扰到你的地方,我希望你能现在举起食指。(来访者没有举起手指。)现在想象你晚上在家学习。今天是 5 月 20 日,正好距离考试 1 个月的时间。(暂停 5 秒钟。)现在停止想象场景。继续放松。(暂停 10 秒钟。)现在再一次想象同样的场景——距离你的考试还有一个月的时间。(暂停 5 秒钟。)停止想象场景,仅仅关注于肌肉。放松,享受你放松的状态。(暂停 15 秒。)现在想象一下你在考试前一个月在家学习。(暂停 5 秒钟。)217 停止想象,只关注你自己的身体。(暂停 5 秒钟。)对以上情境,你如果有任何的不适,请举起手指。(来访者没有举起手指。)如果第三遍情境呈现的时候,其不安程度较第一遍情境减少了,那就什么都不用做,否则请举起手指。(来访者没有举起手指。)请继续放松。(暂停 15 秒。)想象你坐在一个巴士站点的长凳上,对街有两个陌生人提高了嗓门在互相争吵。(暂停 10 秒。)停止想象场景,放松。(暂停 10 秒。)现在,再次想象那两个人在对街争吵。(暂停 10 秒。)停止想象并放松。现在我开始数数,数到 5,你将睁开眼睛,感到非常平静,身心焕然一新。

当来访者在想象每个等级表中的最高焦虑等级的场景时,也不会报告有焦虑感产生的时候,她已经应治疗师要求进行了总数为 17 次的疗程了。随着治疗的进行,来访者成功地通过了一系列的考试,这也证明了焦虑的减少已从想象情境转移到了真实情况。

个案 9-1 具备了系统脱敏法的三个典型特点。第一,在呈现等级表中的场景之前,治疗师先用一个中性的场景(站在街角)来评估来访者是否已经深度放松了——该场景应该不会引起焦虑。第二,在同一个疗程中呈现不同等级表中的场景。第三,疗程相对较短。

系统脱敏法的核心部分及辅助部分

疗程通常既含有核心部分,也含有辅助部分。**核心部分**所包含的程序是治疗取得效果的必要条件;没有它,治疗将无效。**辅助部分**所包含的程序并不是必要的,但它能使治疗疗效更佳,效率更高。研究者通过系统剔除各部分,把核心部分分离开来,以此来比较缩略版治疗与完整版治疗[13]。如果结果表明缩略版治疗与完整版治疗疗效相同,那么所剔除的部分就不是核心部分。

系统脱敏法的三个主要部分是(1)**安全地重复暴露**于焦虑唤起情境中(2)暴露是**逐步的**(3)于此同时进行**竞争性反应**。研究表明,在通常情况下,当来访者首先暴露于等级表中的最高项目时[14],或来访者只被暴露于最高等级的项目时[15],脱敏会有效。并且,无论有没有放松训练,脱敏的疗效相同[16]。脱敏的唯一核心是来访者**反复暴露于焦虑唤起情境而没有经历到任何消极作用**[17]。然而,也有特例。

辅助部分——逐级上升的暴露并加入竞争性反应——当来访者的焦虑达到一定严重程度的时候,它可能会更有用。例如,在一项针对癌症病人的研究中,逐级上升的暴露和放松对缓解病人因接受化疗而产生的恶心具有**必要性**[18]。脱敏作为系统脱敏法的辅助部分,其作用之一可能是让来访者更容易接受治疗(治疗不那么令人讨厌),这样可以反过来激励来访者全身心地投入治疗,并坚持下去。

218

系统脱敏法的变式

以上描述的系统脱敏法标准程序仍旧被广泛使用。自沃尔普发明它们以来,人们已经发展出了其他许多变式,包括除肌肉放松之外的其他竞争性反应,除焦虑之外的其他目标行为,团体治疗,系统脱敏法的其他应对模型和内感性暴露。

其他竞争性反应

深度肌肉放松并不总是最合适的竞争性反应。有些来访者,特别是年幼的孩子,也包括一些成年人,很难学会渐进式放松。**情绪性意象法**(emotive imagery)使用令人愉悦的想法来抵抗焦虑感,它通常被用于儿童[19]。在个案 4-1 中,它也是对保罗学校恐惧行为的治疗方案的一部分。竞争性反应还包括进食,听音乐,表现得自信和性唤起。

欣赏幽默和开怀大笑也能对抗焦虑感[20]。实际上,心理学与药物研究已经证实了幽默和大笑对治疗一系列问题的效果[21],包括应对艾滋病[22]。与渐进式放松相比,幽默和大笑的优越之处在于来访者并不需要学习这些反应。因此,如果用开怀大笑来作为竞争性反应,那么就有可能在单单一个疗程内实施对"危机"的脱敏,这个过程如同个案 9-2 所示。

个案 9-2 **在一个疗程内对羞辱恐惧实施系统脱敏**[23]

一位 20 岁左右的女士与一位行为治疗师联系,主要是关于她的压力问题。她在那天晚上要参加一个晚宴,她生怕被自己的前男友和他的现任女朋友羞辱,会很尴尬,因此她感到很不安。治疗师和来访者把晚宴上可能会出现的尴尬局面列出来,组建了焦虑等级表。当场景呈现给来访者的时候,他们所具有的细节都能引起来访者大笑。比如,在一个场景里,来访者想象自己在席中就座,看着自己昔日的情人走进来。在描述场景的时候,治疗师添油加醋了一番,说他走进来的时候穿着紧身衣。来访者觉得重塑的场景实在太好笑了,在仅仅一个疗程内就完成了等级表。几个小时后,她参加了晚宴,并且只经历了极轻度的不安。

其他目标行为

目前为止,系统脱敏法治疗得最多的就是焦虑情绪。然而,系统脱敏法可以作为一个治疗的广泛模型,应用于各种问题,包括愤怒[24]、复杂性悲伤[25]、哮喘发作[26]、失眠[27]、头晕[28]、梦魇[29]、酗酒问题[30]、梦游[31]、言语障碍[32]和体像障碍[33]。甚至种族偏见也可以受脱敏影响。在南部的一所多种族学生高中里,白人学生接受了维持三个月的脱敏疗程,该疗程的治疗时间为每两周一次。在治疗期间,白人学生报告了他们对自己厌恶的种族偏见产生的焦虑情绪[34]。在治疗结束后,学生们不但报告说他们所承受的与种族有关的焦虑感减轻了,并且他们的行为也显示他们所持有的偏见减少了(例如,参加主要由非洲裔美国学生参加的社会活动,在疗程开始之前他们不会这么做)。

个案 9-3 说明了系统脱敏对治疗愤怒情绪的应用,个案以开怀大笑作为竞争性反应。一位女士的愤怒程度相当高,她的愤怒情绪有时会导致她虐待自己的孩子和丈夫。

个案 9-3 **系统脱敏法治疗愤怒情绪,以开怀大笑作为竞争性反应**[35]

一位 22 岁的女士来寻求治疗,因为她报告说自己无法控制自己对丈夫和 3 岁儿子剧烈的愤怒情绪。她是这样描述自己的儿子的,"一个非常好动的孩子,老是做错事,好像就是要和他妈妈做对似的,也好像是为了得到妈妈的注意。"对母亲和孩子的行为观察支持了这段描述。来访者报告说,对儿子的错误行为,她的反应通常是"用最大的嗓门尖叫,跳上跳下,摔东西,用身体攻击(他)"。她说,她没有办法控制这些反应。来访者也报告说,当她愤怒的时候,她会对着丈夫吼叫,痛骂他,偶尔也会进行身体袭击。就在她来寻求治疗的时候,来访者表示自己有过轻生的念头,因为"我的脾气让每个人,包括我自己,痛苦不堪"。

在前七个系统脱敏疗程中,使用了肌肉放松来作为竞争性反应,效果甚微。由于来访者所具有的愤怒反应之剧烈,她只在想象涉及儿子和丈夫最轻微无害的场景时才不会有愤怒情绪。这时,治疗师决定用大笑来作为竞争性反应。当来访者示意某个情景会引起愤怒时,治疗师就会引入并强调该情境的幽默方面——通常以闹剧的形式——例如以下情境:

> 当你开车前往超市,小帕斯卡和瑞斯卡开始变得坐立不安。突然帕斯卡从他的座位上跳下来,踩在后座上并伸手去够后视镜。他通过这个危险的动作向路上的行人做出下流的动作,并以此为乐。当你开始转弯进入超市……小帕斯卡再次倚着他的位置,并两脚猛踏上了油门。汽车飞驰过停车场,你听见小帕斯卡说:"从25码到80码只用了2秒,还不错呢。"但是你主要的担心是汽车正开向两位年长的女士,她们正一瘸一拐地走向超市的门,同时还一边收集着打折券。其中一位女士的另一只手中还拿着一本圣经,她一扭头看见了你的车正以每小时70英里的时速向她驶来。她高声地说了一连串脏话,打折券散了一地……她快速冲向一边并一跃跳入周围的水沟。另一位(老太太)……轻巧地避开了你的汽车,并躲在了边上的超市手推车上,你看见手推车从坡上向下加速飞驰。

来访者对此场景的反应是哈哈大笑,并以此为乐,以后的她很少再会对等级表中的其他场景感到愤怒了。治疗结果是,她报告说,对儿子和丈夫的愤怒反应无论在频率上还是强度上都有很大的减少和减轻。她还报告说,对于以前能激怒她的那些场景,她现在也能保持冷静了。不仅亲属证实了来访者的自我报告,来访者在治疗前和治疗后与儿子在游戏室互动的行为观察的比较结果也证实了她的这一说法。另外,来访者也报告说,她再也没有经历抑郁周期,脑海里也再也没有出现过自杀的念头。

团体系统脱敏

对系统脱敏法的标准程序做一些修改,它就可以为团体来访者服务[36]。渐进式放松可以同时教给一大组来访者。当组内的来访者问题是相同的(例如对公开演讲有焦虑),那么就要建立一个**团体等级表(group hierachy)**,它整合了每个来访者的信息[37]。如果团体等级表不合适,那么就用个体等级表;等级表中的项目都被写在小卡片上,来访者在脱敏过程中依据的就是上面的内容。

只要有一个来访者示意他或她感到焦虑的时候,该场景就要被中止,然后再为全体成员重复。尽管这样做对小组中的某些成员来说效率不高,但是它并不会降低整体疗效。与个别实施的脱敏相比,团体脱敏所需的治疗时间更短,并且可以为来访者解决相似的问题,提供异曲同工的解决方案。

221

应对型脱敏

在标准系统脱敏法中,与特定事件相关的焦虑感会被一个竞争性反应所替代。马文·戈德弗雷德(Marvin Goldfried)发展了**应对型脱敏(Coping Desensitization)**。在该脱敏法中,焦虑所引起的身体感觉被用作提示来访者发出应对反应的信号,如肌肉放松[38]。例如,当来访者示意某个场景令人产生焦虑的时候,治疗师指导来访者"继续停留在该场景中,用放松来应对其产生的焦虑感"——而不是中止该情境而开始用放松来应对焦虑感(如标准系统脱敏程序)。另外,当来访者继续在脑海中想象焦虑唤起情境的时候,心中默念"我能处理好;我不必焦虑。"当来访者在想象焦虑唤起情境的时候,肌肉放松只是他/她可能会用到的应对型反应的一种。其他还有想象自己慢慢接近一个恐怖的刺激或表现得从容自信。对于有宗教信仰的来访者来说,祈祷也被用作是一种应对型反应[39]。积极想象暴露(active-imaginal exposure)是一种应对型脱敏的混合形式,它让来访者一边想象令人害怕的刺激,一边给出应对型反应[40]。例如,用没有威胁性的,友好的步伐姿态走向一只想象当中令人害怕的狗。

在应对型脱敏中,焦虑等级表并不一定需要一个共同的主题,这点和标准系统脱敏不同。因为需要脱敏的是焦虑引起的普遍身体感觉,而不是产生焦虑的特定事件,因此,等级表中的项目只需要是会导致焦虑程度不断上升的事件即可。这个特征使得应对型脱敏可用于治疗不针对具体事件的焦虑(普遍焦虑障碍)[41]。

应对型脱敏是自我控制法的一个典型,在许多行为疗法中都能找到它的影子[42]。首先,来访者会通过想象自己如何积极地应对焦虑唤起的情境来练习减少自身的焦虑感。然后,当他们在日常生活中体验到焦虑所引起的身体感觉时,他们就会把这些感觉当作使用应对技巧的信号。

尽管目前评价应对型脱敏有效性的研究还不多,但它们在减少焦虑感方面的作用似乎并不逊色于标准脱敏程序[43]。另外,也有证据证明它的应对技巧除了能在疗程中治疗引起焦虑的特定事件,也能普遍适用于其他焦虑唤起事件[44]。

焦虑管理训练,最初由理查德·森(Richard Suinn)和弗兰克·理查森(Frank Richardson)提出的发展[45],是应对型脱敏的一个变式。在焦虑管理训练中,来访者学习用焦虑的感觉来作为开始放松或使用情绪意象的提示。焦虑管理训练有高度结构化和短时的特点(六到八个疗程),它不需要使用焦虑等级表。尽管焦虑管理训练通常被用作治疗焦虑障碍[47],它也被用作治疗其他消极情绪,包括与路怒症有关的愤怒情绪。[48]

内感性暴露治疗惊恐发作

惊恐障碍的特征是反复出现、意料之外、突然地剧烈担心和害怕,同时伴随有一些生理症状,例如呼吸急促、头晕、心悸和胸痛。患有惊恐障碍的来访者对自己身上可能会触发惊恐发作的身体感觉相当敏感(例如,把轻微的胸痛误认为心脏病发作)。大卫·巴洛(David Barlow)和他的同事们为治疗惊恐发作设计了具有针对性的整体治疗包[49]。**内感性暴露(interoceptive exposure)** 是其中的创新部分。在来访者想象惊恐唤起情境的时候,人为地引入了与惊恐发作有关的身体感觉。(内感受器是指在身体器官内对感觉做出反应的特定神经接收器。)例如,通过快速爬楼梯和坐在椅子上转圈能人为地引入心跳加快和头晕的感觉;其他的引入包括换气过度(频率异常快的呼吸或深呼吸),用吸管吸气,并用压舌板[50]。在内感性暴露过程中,来访者通过以一种把焦虑唤起情境看得不那么具有威胁性的态度来对抗焦虑感。来访者还要学习**呼吸再训练**(*breathing retraining*),它能让来访者学会腹式呼吸,这样能使呼气和吸气的过程平缓,以此来对抗经常与惊恐发作相联系的换气过度。

人们发现,无论是以个体形式还是小组形式治疗惊恐发作[51],也无论是治疗针对的是社交恐惧还是一般焦虑障碍,这个整体治疗包都是高度有效的[52]。人们还发现,它的疗效至少与药物治疗的疗效齐平[53],在长期保持方面,该治疗的疗效远优于药物治疗[54]。最近,创伤后应激障碍[55]和药物滥用[56]的整体治疗包中也加入了内感性暴露治疗。研究者还成功地对它进行了修改,以适应柬埔寨难民的特定文化和符合特定文化符号的诠释,并将其应用于对曾遭受严重创伤的难民的治疗中[57]。

系统脱敏法面面观

50 年前,沃尔普首先发展了系统脱敏法。50 年后的今天,它仍作为一种多功能、高效且效果显著的治疗方法而被人们广泛使用着[58]。然而,并不是所有受焦虑之苦的来访者都可以使用该疗法。比如,年幼的儿童就难以实施治疗程序[59]。对于孩子来说,情绪性意象、现实脱敏法(本章稍后会作说明)、满灌疗法(见第十章)和示范疗法(见第十一章)更为适用。

当焦虑是由于技能缺乏所导致时,系统脱敏法就不是一个合适的治疗方法。例如,那些在约会时出现问题的人,经常是因为不知道怎么样在约会时举止得当。他们在约会情境下体验到的焦虑感,可能是技能缺失的副作用,而非维持条件所致。此种情况下,合适的治疗手段是技能训练(见第十一章)。当问题的维持条件既包括技能缺失,也包括焦虑时,通常社交障碍的就是其中一例,那么治疗过程就必须强调这两个维持条件[60]。

来访者发现系统脱敏法是一种可接受的疗法。由于来访者对焦虑唤起情境的暴露是逐渐的、系统的,因此,他们并不觉得有很多的不适感。另外,来访者可以按自己的节奏控制进程,并且当他们感到焦虑的时候可以中止暴露。

系统脱敏法的效率

223

系统脱敏法的效率体现在三个方面。第一,现实脱敏法要求来访者冒险进入真实的焦虑唤起情境,因此个体脑海中想象自己暴露于问题情境与前者相比就要省时得多(对来访者和治疗师来说都是如此)。另外,来访者确实能够将自己在想象场景中减少的焦虑感这一收益迁移到真实生活情境中。第二,与用传统心理疗法治疗焦虑障碍相比,系统脱敏法的所需疗程相对较短。第三,治疗程序也适用于团体来访者。

通过将指导语用音带记录下来[61],或者将指导语以书面形式写下来[62],或利用计算机程序[63],脱敏程序可以实现自动化。自我管理式的脱敏可以显著减少治疗师需要与来访者共处的时间。在某些情况下,这样的程序可以与治疗师亲自实施的治疗疗效相当[64]。然而,自我实施的脱敏程序应用并不频繁,因为它有一些局限性,特别是对于那些焦虑症状严重,或难以遵照标准指令行事的来访者来说(比如在想象情境方面存在困难)[65]。当治疗师实施治疗的时候,治疗师不仅可以根据情况的变化来修正标准程序,以此来处理在治疗中出现的意外问题(如在个案 9-3 中,治疗师引入幽默的情境),并且还能向来访者提供支持和鼓励[66]。

系统脱敏法的效力

系统脱敏法毫无疑问是治疗一系列焦虑障碍的有效治疗程序。在过去的 50 年间,已有数以百计的研究对系统脱敏法的有效性做了评估,其结果是非常积极的[67]。早在 1969 年,一份关于系统脱敏法的对照研究的综述这样总结道,“在心理治疗的历史发展进程中,第一次出现了这样一个特别的疗法……它可靠的疗效为广大饱受焦虑痛苦折磨的来访者带来了福音”[68]。在以后的七年间,人们又进行了许多研究,其中一份综述报告这样总结道,“截至目前,经过与无治疗和其他各种心理疗法及其变式的比较,系统脱敏法无可超越的有效性已被证实。”[69]另外,它的疗效相对持久。例如,有一项研究发现,在对 70 名患有牙医恐惧的来访者进行了系统脱敏法治疗后,他们在以后的 1 到 4 年间仍保持着常规牙科检查的习惯[70]。

现实脱敏法

现实脱敏法(in vivo desensitization) 的本质仍是系统脱敏法,只不过来访者是暴露于真实的恐惧事件而非想象恐惧事件。暴露的过程是短时的,逐级上升的。并且来访者也有权选择在感到非常不适的时候中止暴露。

在现实脱敏过程中，当来访者在自己的焦虑等级表上取得进步的时候，通常会使用肌肉放松来与焦虑感相抗衡。因为来访者在真实地参与焦虑等级表中的焦虑事件的时候，他们需要用到部分肌肉，所以对于来访者来说，他们不能像在系统脱敏法中那样放松全身的骨骼肌肉[71]。但是如果来访者在表现行为的时候不需要肌肉紧张，或者肌肉紧张的程度只需点到为止的话，那么来访者放松全身肌肉还是有可能的。人们把这个程序叫做**差别放松(differential relaxation)**[72]。例如，站立的姿势要求颈部、背部和腿部肌肉紧张，但是脸部、手臂、胸部和腹部的肌肉并不需要紧张。在现实脱敏中用到的其他竞争性反应还包括，令人愉悦的意象，大笑和性唤起。有时候，只要治疗师在场——它对来访者来说是令人安心的，平静的——就可以对抗焦虑感。个案 9-4 说明了现实脱敏的基本程序。

224

> ## 个案 9-4　用现实脱敏法治疗对离开医院的恐惧[73]
>
> 一位 36 岁的男士因患有严重的精神障碍而入院接受了 7 年的治疗，他非常害怕外出，到医院外面走一走。因此，在医院外待的时间逐渐增多被列为加速目标行为。
>
> 在办公室里接受了几次放松疗程后，他的放松疗程被安排在一辆汽车里继续。随着每个星期治疗的进行，治疗师都会开着车，先逐渐靠近医院的大门，然后慢慢驶离医院大门，在第三个疗程的时候，治疗师开了五个英里的路程。在每次离开医院的短途旅行中，治疗师让病人离开车子，并且，离开的时间越来越长。在三个星期的治疗里，离开的时间从一分钟增加到了半个小时。随着疗程的深入，治疗师鼓励病人和其他病人一起旅行。到第七周的时候，他已经去参加过一个在邻州举办的乡村贸易会，河对岸的一个艺术展览，当地消防员举办的狂欢节和一次钓鱼活动。艺术展览是治疗师陪病人一起参加的唯一一个活动，尽管如此，他还是在展览中独处了两个半小时。到第七个疗程结束后，治疗师再也不需要鼓励他白天出门了，因为他会自己报名参加出游参加活动。在第七次现实(暴露)……疗程结束后，病人觉得自己有足够的自信可以自己到医院外的世界闯一闯，不需要治疗师(或其他病人)的支持。

个案 9-4 是现实脱敏法的一个"教科书式"的范例。暴露的逐级上升过程既是**空间的**又是**时间的**：空间上，病人离开医院的距离是逐渐增加的；时间上，他在车外花的时间越来越多。差别放松被用作竞争性反应。

用现实脱敏法来治疗神经性厌食是其应用的一个特例。在这个特例中，一名 24 岁的男士声称自己患有与消耗油腻食物/高热量食物有关的焦虑[74]。在治疗时，来访者报告说，自己在过去一年中靠节食和运动减去了大约 100 磅的体重。焦虑等级表是由食物组成的,它们是来访者会为之感到焦虑的,并且在日常生活中会避免食用的食物,范围从平淡无奇的面包圈和披萨饼,一直到小饼干都有。来访者被要求带着等级表中的食物来进行疗程。在治疗中,治疗师会鼓励他根据等级表中的顺序食用这些食物。治疗师的支持在这里作为了来访者焦虑的竞争性反应。到了第十个疗程的时候,来访者已经能够在一天中摄入 2 500 卡路里的食物了。在治疗结束后(第三十四个疗程),他的饮食中加入了更多的食物,并且对高卡路里食物再也没有强烈的恐惧感了。

自我管理式的现实脱敏法

尽管人们只是偶尔用到自我管理式的系统脱敏,但是自我管理式的现实脱敏却是经常被人们用到。有一位 28 岁的教师患有躯体变形障碍(body dysmorophic disorder)[75](来访者具有自己身体某部分存在缺陷的先占观念,但其观念中的身体变形却不为他人所察觉[76])。在来访者的整体治疗包中,一部分内容即是自我管理式的现实脱敏。这位老师认为,自己相貌"丑陋"。她不断地照镜子,找脸上的斑点,这样做严重影响了她的工作和家庭生活。自我管理式的现实脱敏包括让来访者逐渐减少往脸上涂抹的化妆品量,并在和同事交谈的时候慢慢靠近他们(她曾回避这一行为,因为认为自己外表"丑陋")。在进行了 11 个疗程后,治疗师指导来访者一点都不化妆,在素颜的状态下去商场和餐馆把自己暴露于人群之中。在治疗结束后,她再也没有花时间检查自己的身体缺陷,而在治疗前,她每天要花上四个小时时间做这件事。

自我管理式的暴露显然比治疗师实施的暴露更为有效。另外,当来访者对自己的暴露进程有充分的掌控时,他们中途退出治疗的可能性也减小了[77]。在家中,来访者通过使用以书面形式呈现的治疗手册和家人对自己的帮助,自行实施自我管理式的治疗[78]。治疗师可以偶尔做家庭访问来确保来访者的暴露实施过程是正确的[79]。甚至有可能,治疗师可以通过电话指导指导来访者实施自我管理式的现实脱敏[80]。对于那些不能离家,或是住地离治疗师距离较远的来访者来说,电话实施治疗具有显著的优势。个案 9-5 举例说明了自我管理式现实脱敏实施程序的灵活性。

个案 9-5　　**用自我管理式现实脱敏法治疗对狗的恐惧**[81]

一位男士找到治疗师,希望能帮他克服他难以抑制的对狗的强烈恐惧。在第一次和第二次治疗之间,发生了一件幸运的事情。一位来访者的朋友告诉来访者,他的狗最近生了好几只小狗,他开玩笑问来访者想不想要一只(朋友知道来访者害怕狗)。在咨询了治疗师的意见后,来访者决定收养一只,因为他觉得自己在家可以忍受一只小狗。

> 这样的情况就包含了所有自我管理式现实脱敏的所有关键要素。来访者会被暴露于一只逐渐增大的狗。另外,在他被暴露于狗的同时,孩子与狗快乐的互动形成了情境发生的上下文环境,所带来的欢乐成为了他对狗的恐惧心理的竞争性反应。在养狗6个月后,来访者再也没有报告过对狗的任何恐惧。

用自我管理式现实脱敏法治疗性功能异常

226

当治疗师不合适在场的时候,例如在治疗性功能异常的时候,自我管理式的现实脱敏显得尤为适用[82]。性功能异常(sexual dysfunctions)包括性欲减退,不能达到性高潮和性交过程中的疼痛。通常,接受治疗的是成对的伴侣而非个体来访者,因为在性关系背景下审视性功能异常是最为实用的角度,把问题归咎于一人或仅仅认为治疗需要一个性伴侣的观点是错误的[83]。

性功能异常的主要维持前因往往是焦虑。现实脱敏法是作为治疗此类问题的治疗包中的一部分。在家里,夫妇按照指示,逐个参与焦虑等级表上的身体亲密行为。例如,等级表中的底端项目可能是牵手,顶端的项目可能是性交。夫妇间的身体亲密行为可以产生性唤起(通常是由弱到强),它会与焦虑感相抗衡。随着夫妇间所作的行为在等级表中不断上升,当任何一方开始感到焦虑的时候就要停止下来,他或她的性唤起水平也随之下降。只有当双方都对此刻进行的特定性行为感到舒适的时候,才可以尝试进行等级表中的下一项内容。性表现,包括性交和高潮,不是治疗的目标。在每个现实脱敏疗程中,夫妇以舒适的状态进行肢体接触是治疗师给予他们的指令,也是唯一的治疗目标。在这种非指令式环境(nondemand situation)下,夫妇通过逐渐放松,达到性唤起的过程来学习如何享受性行为。

现实脱敏法面面观

与系统脱敏法一样,现实脱敏法也可被用作治疗许多不同的焦虑障碍[84]。例如,在治疗惊恐发作方面,现实脱敏法的疗效不逊于药物治疗[85]。在减少与社交恐怖症有关的焦虑方面,它的疗效优于其他心理干预疗法(例如基于教育信息的方法和社会支持)以及其他行为疗法(例如认知重建和放松训练)[86]。现实脱敏对一位患有妄想障碍的71岁老人的成功治疗也证实了它的多功能性[87]。这个老伯认为电会导致人患癌症,因此他回避所有与电有关的东西。可想而知,这样做严重干扰了他的日常生活。

现实脱敏法不仅可以减少焦虑引起的显性行为,也可以减少引起焦虑的认知部分。例如,对在公开场所发言有焦虑感的来访者,在接受了现实脱敏法治疗以后,其表现焦虑的显性行为信号减少了(例如在发言的时候来回踱步),并且来访者也报告,焦虑的认知暗示也减少了(例如担心别人对自己的负面评价)[88]。

与系统脱敏法相比,现实脱敏法有三个优点。第一,对于那些想象场景有困难的来访者来说,现实脱敏法是有效的。这类来访者通常是年幼的儿童,偶尔是成年人[89]。第二,用现实脱敏法可以直接监测来访者对焦虑唤起事件的暴露反应;这点无法在系统脱敏法中做到,因为治疗师无法接触到来访者想象中的意象[90]。第三,在某些情况下,现实脱敏法比系统脱敏法更有效,因为治疗的正是在焦虑唤起情境中进行的,所以没有必要再从想象情境迁移到真实情境中了。

现实脱敏法有三个局限性。第一,由于它经常要求来访者进入焦虑发生所在的真实环境中,所以需要耗费治疗师大量的时间。例如,在个案 4-1 中,为治疗保罗的学校恐怖症,要求两名治疗师实施现实脱敏。自我管理式的现实脱敏法是解决这个问题的方法之一。第二,现实脱敏法并不适用于某些焦虑唤起事件(例如,自然灾害,比如洪灾和地震)。第三,即便所暴露的情境逐级上升,并且来访者可以同时进行竞争性反应,有些来访者还是无法忍受真实的威胁情境。在治疗的起始阶段,系统脱敏法中的想象暴露可能是来访者能够忍受的极限。为应对儿童对现实脱敏法的抵触,可在其中融入行为家长训练,这个策略所能产生的效果是可预期的[91]。治疗师教授家长利用儿童管理技术(例如提示和塑造)来帮助孩子暴露于焦虑唤起情境中。

虚拟现实暴露疗法

吸取现实脱敏法的优势,舍弃其劣势似乎是一种鱼和熊掌兼得的做法。事实上,这是可以办到的。通过用电脑生成的虚拟现实技术,可以让来访者暴露于焦虑唤起刺激中[92]。来访者头戴一个显示器,这个显示器所展示的内容是由计算机生成一个虚拟真实环境的视角(如照片 9-2 所示)[93]。安置在来访者头部和臂部的电磁感应器能够检测来访者的运动状态,以此让来访者能够与虚拟环境中的对象"互动"。例如,为治疗来访者对飞行的恐惧,可以模拟在一架商务客机中靠窗而坐的情景。当来访者转动头部的时候,他们能看到窗外的景象或者是机舱内部的景象。虚拟的内容不仅仅是视觉线索,还有声音,振动和气味。来访者被暴露的等级逐渐上升,场景和感官的焦虑唤起程度越来越高,例如坐在引擎还没有启动的飞机上,坐在引擎已经启动的飞机上,飞机滑行中,起飞,在平顺的气流中航行,在气流强大的暴风雨周围飞行和着落。

正如术语*虚拟现实*(*virtual reality*)所表达的那样,来访者所体验到的与在真实情况下所体验到的经历相差无几[94],下文对此作了恰如其分的说明。早期的测试旨在验证虚拟现实技术治疗恐高症的疗效,发明暴露疗法的治疗师们亲身体验了虚拟现实场景,之后才让来访者接受该暴露疗法。其中一个场景是一扇打开的电梯门,门外就是万丈深渊。尽管治疗师们知道他们只是身处虚拟环境,但是,如果没有提示和旁人对安全性的反复确认,他们还是不愿意"跨出电梯一脚踩空"[95]。

228

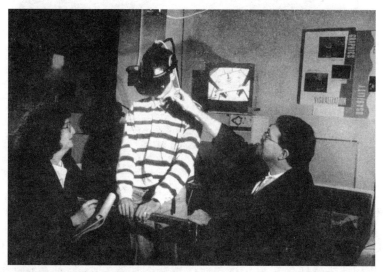

Courtesy of Georgia Institute of Technology

照片 9-2　患有恐高症的来访者通过虚拟现实技术接受暴露疗法的治疗

人们用虚拟现实暴露疗法来治疗一系列的恐怖症,包括害怕飞行[96],恐高症[97],害怕蜘蛛[98],幽闭恐怖症(害怕封闭的空间)[99],和社交恐怖症[100]。在 2001 年 9 月 11 日后,它在美国被用来治疗与恐怖袭击有关的创伤后应激障碍[101],人们正在制作一个虚拟现实场景以治疗在以色列经历汽车炸弹袭击的难民[102]。

人们还测试了多种虚拟现实环境以帮助那些曾在军队服役并参加战斗的患有创伤后应激障碍的军人[103]。虚拟伊拉克向来访者呈现的景象,正是他们驻扎伊拉克期间曾经历过的场景,包括集市、老旧的楼房、荒废的街道、清真寺和战斗情景(以照片 9-3 为例)。根据来访者的需要,治疗师增加或删去各种元素。例如,车辆、平民和军人可以在街上移动。来访者的位置可以是在一辆悍马里,他可以是司机、乘客,或是在炮塔里;车内其他士兵的数量是可变的,在攻击场景中,他们可能受伤。来访者可以通过一个游戏面板控制器或者一个类似于 M4 武器扳机部分的复制件来进行导航。治疗师可以操控时间,天气,和一系列与现实条件相似的视觉、听觉、触觉和嗅觉刺激[104]。

229

通过虚拟伊拉克景象来治疗创伤性应激障碍的暴露疗法目前尚处于发展阶段。尽管,个案研究[105]和正在进行中的临床研究所得出的结果是鼓舞人心的[106],但它是否真的是一种有效的疗法还有待确认。如果事实证明它确实有效,那么虚拟伊拉克景象来治疗退伍军人的好处之一是,它可以被称为"战后重整训练"而非一种疗法。在部队里,这样做可以有助于减轻士兵自己寻求治疗的羞耻感[107]。

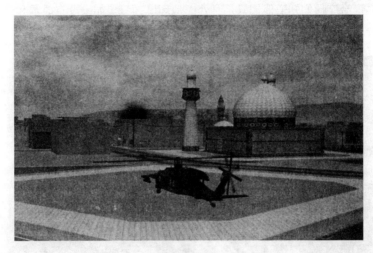

照片 9-3 凭借虚拟现实疗法中用到的战斗场景来治疗因伊拉克战争而患 PTSD 的老兵

越来越多的对照研究已证明,虚拟现实暴露疗法能有效治疗一系列与焦虑有关的障碍[108]。虚拟现实暴露疗法似乎跟系统脱敏法的疗效差不多,甚至优于系统脱敏法[109],这可能也暗示了虚拟现实场景的逼真程度接近真实场景。它所具有的潜在优势也令人振奋,包括能让来访者暴露于焦虑唤起情境中而非暴露于实际的真实情境中,道德伦理优势(例如真实的战斗情境),以及与现实脱敏相比更省时。

230

理论点 9-1　短时的/逐级上升的暴露疗法何以有效?

为什么短时的/逐级上升的暴露疗法能够减少焦虑感?一些理论解释了这个问题,在这里,我们主要描述五个最常见的理论:对抗性条件反射,交互抑制法,消退,认知因素和非特定因素。

对抗性条件反射

沃尔普最初的理论就涉及到了对抗性条件反射过程(*counterconditioning process*)。面对威胁性的刺激,适应性反应(比如,感到放松)被用来替代适应不良的反应(焦虑)[110]。学习过程的经典条件反射模型能帮助我们更好地理解焦虑是如何产生的。当一个不会引起焦虑感的中性事件(条件刺激)与一个能自然而然地导致焦虑的事件(非条件刺激)相结合的时候,焦虑就产生了。思考一下图 9-2 中所描绘的一个简单例子。你在课上发言,同学们笑话你。被人嘲笑(非条件刺激)通常会令人感到尴尬和耻辱(非条件反应)。如果你有好几次在上课发言的时候被同学嘲笑,在课上发言这个行为就会与感到尴尬和被羞辱联系起来,这个行为就变成了条件刺激。结果,现在的你每当要在课上发言(条件刺激)的时候就会感到焦虑(条件反应),因为你心里知道可能会尴尬或者被羞辱。

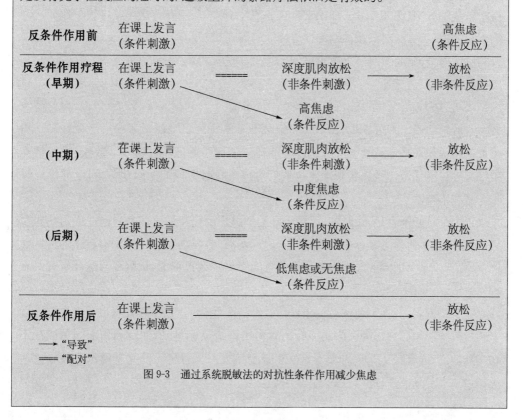

图 9-2　通过经典条件作用形成焦虑

短时的/逐级上升的暴露通过把焦虑唤起事件与放松或其他焦虑竞争反应相联系来对抗作用条件(见图 9-3)。用对抗性条件反射解释暴露疗法存在的一个问题是:即便是没有竞争性反应的短时的/逐级上升的暴露疗法依旧是有效的。

图 9-3　通过系统脱敏法的对抗性条件作用减少焦虑

交互抑制法

在理论化系统脱敏法的过程中,沃尔普采用了一种更基本、更接近神经生理学的解释。我们的生理反应(例如心跳加快和流汗)很大程度上受控于自主神经系统,而该神经系统被分为两个部分:交感神经系统和副交感神经系统。焦虑会引起的生理症状主要是由于交感神经系统的作用;而放松主要是由于副交感神经系统的作用。任何时候,这两部分神经系统之中的一个会占主导地位。因此,在短时的/逐级上升的暴露疗法实施过程中,与来访者的焦虑感(交感)相对立或会产生交互作用的生理反应——放松(副交感)——反过来抑制了焦虑感。这个过程被称为交互抑制(reciprocal inhibition)。这个解释的潜在问题是,交感活动和副交感活动只是部分独立的,因为,作为自主神经系统的一部分,某总程度上说它们始终是活跃的。

消退

对短时的/逐级上升的暴露疗法的工作原理的另一个解释认为,消退也是基本内在机制[111]。如沃尔普的对抗性条件反射解释一样,消退的解释认为焦虑的生成也是通过经典条件作用。消退终止了强化。在经典条件作用中,强化专指在条件刺激出现后,随之呈现的非条件刺激。在短时的/逐级上升的暴露疗法中,来访者一而再,再而三地暴露于条件刺激中(例如上课),而没有出现非条件刺激(被嘲弄),这样就打破了他们之间的配对关系。最近,对利用消退治疗恐怖症的内在机制的基本研究发现,在治疗过程中来访者体内会产生生化反应,这可能导致了恐怖症状的减少[112]。

认知因素

来访者的思维变化可能可以解释短时的/逐级上升的暴露疗法的有效性,对此至少有三种解释。第一种解释是,让来访者安全地暴露于焦虑唤起情境中可能会让来访者用更实际的方式思考该情境[113],这样做能让该情境中的威胁性减少。放松,或其他竞争性反应可以让来访者更客观地衡量他们对焦虑唤起情境的反应,明白自己的反应过于夸张或不合适[114]。

第二个认知解释是,短时的/逐级上升的暴露疗法让来访者预期自己在面对焦虑唤起事件时,产生的焦虑感会越来越少。有研究发现,当来访者被引导相信自己的害怕程度减弱了(尽管是虚假的反馈),他们就会真的不再那么害怕了,该解释与这个研究结果相一致[115]。

还有研究表明,人们对威胁的错误估计维持了他们的焦虑障碍,这也间接支持了以上两种解释。患有焦虑障碍的病人特别容易出现决策偏见,例如预期伤害的可能性不切实际地高,或夸张化与恐怖刺激有关的消极后果[116]。并且,研究还揭示了减少这些决策偏见与成功治疗社交障碍的关系[117]。

第三个认知解释是,短时的/逐级上升的暴露可以让来访者认为自己能够应对焦虑的信念增强[118]。这个信念来自于来访者在治疗过程中不断的成功——也就是说,他们不断暴露于焦虑唤起情境中却没有经历到消极后果,包括感到焦虑。

非特定因素

最后,短时的/逐级上升的暴露疗法的疗效还可以用非特定因素来解释,它们是所有形式疗法的共有元素。例如,治疗师给予来访者的关注就属于非特定因素。有研究把治疗师的关注作为控制变量,以此来评估它对治疗结果的影响。在短时的/逐级上升的暴露疗法中,得到暴露治疗的小组为实验组,虽然与治疗师在一起却不进行治疗为对照组,研究把他们进行了比较研究。研究评估了例如治疗师关注之类的非特定因素对短时的/逐级上升的暴露疗法的影响,结果表明他们是治疗取得成功的部分原因[119]。然而,研究也同时表明,仅凭非特定因素并不能说明疗效的有效性[120]。

为什么短时的/逐级上升的暴露疗法能成功? 显然,这个问题的答案有很多。在这里我们呈现了最主要的理论解释;许多其他解释也有其可取之处,包括一些基于塑造和示范作用的理论[121]。

在下章,我们会学习暴露疗法的另一个范式,长时的/强烈的。我们还可以用刚刚已经讨论过的对短时的/逐级上升的暴露疗法的解释,即消退、认知和非特定因素来解释长时的/强烈的暴露疗法。

综述:短时的/逐级上升的暴露疗法

暴露疗法发展之初,其形式就是短时的/逐级上升的,由系统脱敏法作为其开端,然后发展了现实脱敏法。这些早期的暴露疗法通常会使用肌肉放松作为竞争性反应来对抗焦虑感。在最近的应用中,治疗师有时会忽略竞争性反应,因为竞争性反应已不被认为是治疗的核心组成部分[122]。

越来越多的治疗师将想象脱敏与现实脱敏结合起来使用来治疗来访者[123],这种做法与当下行为疗法倾向于用整体治疗包来增加疗效,更快带来改变的趋势相符[124]。在实施视觉意象治疗的方面,也有新的趋势:治疗师会用言语描述焦虑唤起情境,这些描述会以录音方式记录下来,然后来访者在回家练习时会用到它[125]。

数以百计的研究结果已对短时的/逐级上升的暴露疗法作了评价,结果清楚地表明它们能有效治疗各种焦虑障碍及其相关障碍。无可非议,近年来此类疗法的结果研究并不多[126]。然而,短时的/逐级上升的暴露疗法仍被人们广泛应用于临床实践中[127]。

甚至,还有侧重于应用暴露疗法中的逐级暴露部分的趋势,这点与长时的/强烈的范式(下章主题)更相符合[128]。

当暴露过程是短时的,逐级上升的时候,来访者所体验到的痛苦程度是最小化的。这可以解释来访者为什么会普遍认为短时的/逐级上升的暴露比长时的/强烈的暴露更容易接受的原因。来访者更可能接受短时的/逐级上升的暴露疗法,并且中途退出的可能性较小。

小 结

1. 暴露疗法是通过让来访者暴露于会唤起他们情绪反应的情境或事件中来治疗焦虑,恐惧和其他剧烈的负面情绪反应的疗法。

2. 暴露疗法有两种范式。短时的/逐级上升的暴露是让来访者在较短时间内逐渐接触到威胁程度逐渐增加的事件。长时的/强烈的暴露是让来访者在较长时间内一下子接触到高威胁性事件。在这两种范式中,来访者既可以以想象的方式接触威胁性事件,也可以亲身经历的方式接触威胁性事件(或两者相结合)。暴露疗法的实施可以是由治疗师来进行,也可以由来访者以自我管理的方式进行。以下程序可以被用来增强暴露的疗效,包括使用竞争性反应来对抗焦虑,反应预防和夸张的场景。

3. 在系统脱敏法中,来访者通过想象暴露于焦虑唤起程度逐级上升的情境,同时参与一个能与焦虑感相竞争的反应。首先,来访者学习竞争性反应,大多数时候竞争性反应是肌肉放松。其次,来访者与治疗师建立起一个焦虑登记表,该表把各个事件按其能唤起焦虑的程度,按逐渐增大的顺序将他们进行排序。第三,来访者按照登记表中事件唤起焦虑程度由低到高的顺序,在脑海中视觉想象焦虑唤起事件,与此同时做出竞争性反应。如果来访者在视觉想象场景的过程中感到焦虑了,那么来访者就停止视觉想象,进行休息。

4. 系统脱敏法的核心部分是在没有任何消极后果的条件下反复暴露于焦虑唤起情境中。逐级上升的暴露和竞争性反应是辅助部分。

5. 系统脱敏法的变式包括应用除肌肉放松以外的其他竞争性反应(例如思考令人愉悦的念头和大笑),除焦虑以外的其他目标行为(例如愤怒),团体脱敏和应对型脱敏。应对型脱敏是指来访者把焦虑引起的身体信号作为放松和应对焦虑唤起事件的信号。内感性暴露是一种让来访者一边逐渐想象引发惊恐的事件,一边人为引入身体身体感觉的整体治疗包。

6. 系统脱敏法是第一个被发展出来的暴露疗法,它仍在被广泛应用。它效率高,也疗效显著。并且,来访者认为它是一个可接受的疗法。

7. 在现实脱敏中,来访者被暴露于真实的恐惧事件下。通常,差别放松会被作为竞争性反应,它要求来访者放松所有的非关键肌肉。暴露过程是短时的,逐级上升的。当治疗师不方便在场或治疗师在场条件不现实的时候,自我管理式的现实脱敏是有效的且实用的,例如治疗性功能异常。

8. 现实脱敏法是一种多功能的治疗程序,有时它优于系统脱敏法。它的局限性包括需要耗费治疗师大量的时间,不适用于某些焦虑唤起事件以及某些来访者无法忍受自己被暴露于真实的威胁情境中。

9. 虚拟现实暴露疗法利用计算机生成的虚拟现实技术,使来访者暴露于会产生焦虑的刺激下。它是一种发展前景良好的新治疗方法,能够被用来治疗各种焦虑障碍,包括恐怖症和创伤性应激障碍。

10. 可以用学习过程(对抗性条件反射和消退),生理过程(交互抑制),认知变量和非特定因素来解释短时的/逐级上升的暴露疗法。学习理论的假设前提是焦虑的发展和维持是通过经典条件反射实现的。

文献注释

1. American Psychiatric Association, 2000a; Hansell & Damour, 2008.

2. For example, Rothbaum & Hodges, 1999; Rothbaum, Hodges, Smith, Lee, & Price, 2000.

3. For example, Fecteau & Nicki, 1999; Foa et al., 2005; Tolin & Foa, 1999.

4. For example, Coldwell, Getz, Milgrom, Prall, Spadafora, & Ramsay, 1998; Schwartz, Houlihan, Krueger, & Simon, 1997; Tolin & Foa, 1999.

5. For example, Williams, Dooseman, & Kleifield, 1984.

6. For example, Fecteau & Nicki, 1999; Marks, 1978.

7. Wolpe, 1958.

8. Jacobson, 1929.

9. Compare with Lucic, Steffen, Harrigan, & Stuebing, 1991.

10. For example, Bernstein, Borkovec, & Hazlett-Stevens, 2000; Lukins, Davan, & Drummond, 1997; Öst & Breitholz, 2000.

11. For example, Bernstein, Borkovec, & Hazlett-Stevens, 2000; de L. Horne, Taylor, & Varigos, 1999; McCallie, Blum, & Hood, 2006; Means, Lichstein, Eppereson, & Johnson, 2000.

12. Wolpe & Lazarus, 1966, quotation from p.81.

13. Lang, 1969.

14. For example, Krapfl, 1967; Richardson & Suinn, 1973.

15. For example, Goldfried & Davison, 1994; Walker, Hedberg, Clement, & Wright, 1981.

16. For example, Miller & Nawas, 1970; Nawas, Welsch, & Fishman, 1970.

17. Bandura, 1969; Lang, 1969.

18. Morrow, 1986.

19. Lazarus & Abramovitz, 1962.

20. Nevo & Shapira, 1988.

21. Cousins, 1979, 1989.

22. Seligson & Peterson, 1992.

23. Ventis, 1973.

24. For example, Rimm, DeGroot, Boord, Heiman, & Dillow, 1971.

25. Boelen, de Keijser, van den Hout, & van den Bout, 2007.

26. For example, Moore, 1965.

27. For example, Steinmark & Borkovec, 1974.

28. Saunders, 1976.

29. For example, Shorkey & Himle, 1974.

30. For example, Hedberg & Campbell, 1974.

31. For example, Meyer, 1975.

32. For example, Walton & Mather, 1963.

33. Fisher & Thompson, 1994.

34. Cotharin & Mikulas, 1975.

35. Smith, 1973; quotations from pp. 577—578.

36. For example, Anton, 1976; Lazarus, 1961; Paul & Shannon, 1966; Taylor, 1971.

37. For example, Spiegler, Cooley, Marshall, Prince, Puckett, & Skenazy, 1976.

38. Goldfried, 1971.

39. Tan, 2007.

40. Rentz, Powers, Smits, Cougle, & Telch, 2003.

41. Borkovec & Costello, 1993; Borkovec & Whisman, 1996.

42. For example, Borkovec & Costello, 1993; Borkovec & Whisman, 1996.

43. Spiegler, Cooley, Marshall, Prince, Puckett, & Skenazy, 1976.

44. Borkovec & Mathews, 1988.

45. Suinn & Richardson, 1971.

46. Suinn, 2001; Suinn & Deffenbacker, 2002.

47. Suinn, 2001; Thom, Sartory, & Johren, 2000.

48. Deffenbacker, Filetti, Lynch, & Dahlen, 2000; Deffenbacker, Huff, Lynch, Oetting, & Salvatore, 2000.

49. Barlow, 1988.

50. Antony, Ledley, Liss, & Swinson, 2006.

51. Galassi, Quercioli, Charismas, Niccolai, & Barciulli, 2007.

52. Barlow, Gorman, Shear, & Woods, 2000; Gould & Otto, 1995; Gould, Otto, & Pollack, 1995; Stuart, Treat, & Wade, 2000.

53. Otto, Pollack, Sachs, Reiter, Meltzer-Brody, & Rosenbaum, 1993; Pollack, Otto, Kaspi, Hammerness, & Rosenbaum, 1994.

54. Barlow, Gorman, Shear, & Woods, 2000; Otto & Gould, 1995; Otto, Gould, & Pollack, 1994.

55. Otto & Hinton, 2006; Wald & Taylor, 2005, 2007.

56. Tull, Schulzinger, Schmidt, Zvolensky, & Lejuez, 2007; Watt, Stewart, Birch, & Bernier, 2006; Zvolensky, Lejuez, Kahler, & Brown, 2003.

57. Otto & Hinton, 2006.

58. Guevremont & Spiegler, 1990; Spiegler & Guevremont, 2002.

59. For example, Silverman & Rabian, 1994.

60. For example, Herbert, Gaudiano, Rheingold, Myers, Dalrymple, & Nolan, 2005.

61. For example, Evans & Kellam, 1973; Lang, Melamed, & Hart, 1970.

62. For example, Rosen, Glasgow, & Barrera, 1976.

63. For example, Bornas, Fullana, Tortella-Feliu, Llabrés, & de la Banda, 2001; Chandler, Burck, & Sampson, 1986.

64. For example, Evans & Kellam, 1973; Rosen, Glasgow, & Barrera, 1976.

65. For example, Bernstein, Borkovec, & Hazlett-Stevens, 2000; Carlson & Bernstein, 1995.

66. For example, Goldfried & Davison, 1994; Walker, Hedberg, Clement, & Wright, 1981.

67. For example, Kazdin & Wilson, 1978; Masters, Burish, Hollon, & Rimm, 1987.

68. Paul, 1969, p.159.

69. Leitenberg, 1976, p.131.

70. Liddell, DiFazio, Blackwood, & Ackerman, 1994.

71. For example, McCarthy & Craig, 1995; McGlynn, Moore, Rose, & Lazarte, 1995.

72. Goldfried & Davison, 1994.

73. Weidner, 1970; quotation from p.80.

74. Boutelle, 1998.

75. Neziroglu & Yaryura-Tobias, 1993.

76. Thompson, 1992.

77. For example, Barlow, O'Brien, & Last, 1984; Jannoun, Munby, Catalan, & Gelder, 1980.

78. Barlow, O'Brien, & Last, 1984; Munby & Johnston, 1980.

79. For example, Mathews, Gelder, & Johnston, 1981; Mathews, Teasdale, Munby, Johnston, & Shaw, 1977.

80. Lovell, Fullalove, Garvey, & Brooker, 2000; Swinson, Fergus, Cox, & Wickwire, 1995.

81. Goldfried & Davison, 1994.

82. Masters & Johnson, 1970.

83. For example, Kaplan, 1974, 1975; Masters & Johnson, 1970; Wolpe & Lazarus, 1966.

84. For example, Antony, McCabe, Leeuw, Sano, & Swinson, 2001; de Jong, Vorage, & van den Hout, 2000; Franklin, Abramowitz, Kozak, Levitt, & Foa, 2000; Öst, Thulin, & Ramnerö, 2004.

85. Clum, Clum, & Surls, 1993.

86. Donohue, Van Hasselt, & Hersen, 1994.

87. Townend, 2002.

88. Newman, Hofmann, Trabert, Roth, & Taylor, 1994.

89. Hill, 1989; Morris & Kratochwill, 1983; Ollendick & Cerny, 1981.

90. Chambless, 1985.

91. Silverman, Kurtines, Ginsburg, Weems, Lumpkin, & Carmichael, 1999; Silverman, Kurtines, Ginsburg, Weems, Rabian, & Serafini, 1999.

92. Glantz, Rizzo, & Graap, 2003; Wiederhold & Wiederhold, 2005.

93. Hodges et al., 1994.

94. Hodges et al., 1994; Kalawsky, 1993; Rothbaum, Hodges, Kooper, Opdyke, Williford, & North, 1995b.

95. Hodges et al., 1994.

96. Rothbaum, Anderson, Zimand, Hodges, Lang, & Wilson, 2006; Rothbaum, Hodges, Anderson, Price, & Smith, 2002.

97. Emmelkamp, Krijn, Hulsbosch, de Vries, Schuemie, & van der Mast, 2002; Rothbaum & Hodges, 1999; Rothbaum, Hodges, Kooper, Opdyke, Williford, & North, 1995a, 1995b.

98. Carlin, Hoffman, & Weghorst, 1997; Garcia-Palacios, Hoffman, Carlin, Furness, & Botella, 2002.

99. Botella, Baños, Perpiña, Villa, Alcañiz, & Rey, 1998.

100. Anderson, Rothbaum, & Hodges, 2003.

101. Difede et al., 2007; Difede, Cukor, Patt, Goisan, & Hoffman, 2006; Difede & Hoffman, 2002.

102. Josman, Somer, Reisberg, Weiss, Garcia-Palacios, & Hoffman, 2006.

103. Gamito et al., 2007; Rothbaum, Hodges, Ready, Graap, & Alarcon, 2001; Wood et al., 2007.

104. Rizzo, Reger, Gahm, Difede, & Rothbaum, 2008.

105. Gerardi, Rothbaum, & Ressler, 2008; Gerardi, Rothbaum, Ressler, Heekin, & Rizzo, 2008; Rizzo et al., 2008.

106. Rizzo, Reger, Gahm, Difede, & Rothbaum, 2008.

107. Rizzo, Reger, Gahm, Difede, & Rothbaum, 2008.

108. Parsons & Rizzo, 2008; Powers & Emmelkamp, 2008.

109. Powers & Emmelkamp, 2008.

110. Wolpe, 1958.

111. Kazdin & Wilcoxon, 1976.

112. Davis, 2006; Davis, Myers, Chhatwal, & Ressler, 2006; Myers & Davis, 2007.

113. For example, Borkovec & Whisman, 1996.

114. Beck, 1976.

115. Lick, 1975; Valins & Ray, 1967.

116. Foa, Huppert, & Cahill, 2006.

117. For example, Hofmann, 2004; McManus, Clark, & Hackmann, 2000.

118. Bandura, 1977a, 1978, 1984.

119. Compare with Strupp, 1995.

120. Kazdin & Wilcoxon, 1976.

121. Kazdin & Wilcoxon, 1976.

122. de Jong, Vorage, & van den Hout, 2000.

123. For example, Abramowitz, 2001; Tolin & Foa, 1999.

124. For example, Tolchard, Thomas, & Battersby, 2006.

125. For example, Fecteau & Nicki, 1999; Tolin & Foa, 1999.

126. For example, McGlynn, Smitherman, & Gothard, 2004.

127. Spiegler & Guevremont, 2002.

128. For example, Tolin & Foa, 1999.

第十章 暴露疗法:长时的/强烈的

238　　　　前一章,我们在引入暴露疗法的时候打了一个"坠马再上马"的比方。事实上,短时的/逐级上升的暴露疗法更像是重新爬上一头老骡子的背上,而长时的/强烈的暴露更像是驾驭一匹野生的公马。在用短时的/逐级上升的暴露疗法治疗的过程中,来访者的焦虑感被降低到了最低限度,每次呈现给他们的焦虑唤起刺激都是小剂量的,程度增强的过程也是逐级的。与之相反,长时的/强烈的暴露疗法将来访者的焦虑程度最大化,所给出的焦虑唤起刺激也是大剂量的,其程度从一开始就是强烈的。暴露可以是现实的,也可以是想象的。

　　　　由于长时的/强烈的暴露疗法通过在最初就增加焦虑的方式减少焦虑,他们有时也被称作**焦虑引入疗法(anxiety-induction therapy)**。在某种意义上,这些疗法是以毒攻毒的。**冲击疗法(flooding)**属于长时的/强烈的暴露疗法,因为来访者的焦虑程度[1]会在一段较长的时间内(有时超过一个小时)[2]内处于满溢的状态。尽管在暴露过程中,来访者的焦虑程度极高,但是他们所害怕的消极后果并没有发生——这是所有暴露疗法的特征。

　　　　偶尔,人们会在不经意间发现自己身处类似于冲击疗法的环境中,因此他们可以用这个条件来克服强烈的,甚至是由来已久的恐惧,个案 10-1 对此作了说明。

个案 10-1　　改变对蟑螂的恐惧:一个非正式自我管理冲击疗法的个案[3]

　　　　V.W.,一个世界著名的昆虫学家,在他研究生一年级的时候,接到了一个抽取蟑螂血液的实验任务。对于一个立志要在昆虫学道路上扬名立万的学生来说,这项看上去无害的任务却让 V.W.产生了强烈的焦虑。尽管他小时候就着迷于昆虫世界,但是对蟑螂深恶痛疾。自从他小时候第一次在家里看到它们的时候,对蟑螂的厌恶就开始了。尽管他对蟑螂的反感情绪和回避行为一直延续到了成年,但它并没有泛化到其他昆虫身上。

　　　　为了完成他的实验任务,V.W.不得不和班上的其他同学一起走入一个地下通道,数以千计的蟑螂在那里唾手可得,他的任务是从它们身上拿到一份血液样本。怀着强烈的焦虑感,他走进通道。同学们若无其事地抓起蟑螂返回实验室,而 V.W.站在那里一动不动,不知所措。就在那时,他意识到,如果他不能完成这项实验任务,那么他就必须从研究生院退学。尽管他怕极了,但是还是伸出手抓起了一只蟑螂。几乎在同时,他的焦虑感减退了。他拿着蟑螂回到实验室的时候,焦虑感完全消失了。60 年以后,V.W.再也没有体验过之前对蟑螂的强烈厌恶情绪,他解放了。

现实冲击疗法

　　现实冲击疗法(in vivo flooding)是长时间/强烈地暴露于真实的焦虑产生刺激下。它被用来治疗一系列问题,包括恐怖症[4],强迫观念及行为[5],创伤性障碍[6],神经性厌食[7]和躯体变形障碍[8]。个案 10-2 说明了现实冲击疗法的基本程序,包含了其所有的核心组成部分：*将来访者暴露于高度焦虑唤起情境中,一直到来访者的不适感到达顶峰,然后开始减少*[9]。从对个案的描述中,你会发现治疗师在治疗正式开始之前就向来访者解释了现实冲击疗法,包括告诉她治疗将会导致一些不适。

个案 10-2　　**用现实冲击疗法治疗对乘自动扶梯的恐惧**[10]

　　病人是一位 24 岁的女学生,她对……自动扶梯有强烈的恐惧感。她对此的恐惧开始于 7 岁之前。她曾与一些近亲一起乘坐自动扶梯上楼,这时相对较轻松,但是她曾表示因为显而易见的高度而害怕乘自动扶梯下楼。亲戚们用开玩笑的口吻强迫她走上去,自从那次后,她对自动扶梯开始有了厌恶情绪,于是她总是爬楼梯或者使用电梯……有一次,在逛商场的时候,她无意间走上了一部自动扶梯,强烈的焦虑感如排山倒海般袭来,她尽力克制着自己不让自己吐出来。每当她与同伴在一起的时候,如果有人提议坐自动扶梯去另一个楼层的时候,她都会突然间脉搏跳动加快,并会直言不讳地拒绝这个提议。(在参加治疗)之前……,有好几次,她在朋友的陪伴下鼓起勇气向跨上扶梯,试图自己克服恐惧感,这些尝试都失败了。那时,她自己可以站在自动扶梯的底端,但是却怎么也跨不上去(因为她害怕)……她扶着自动扶梯的把手,但把手一直向下滚,所以她总是错过台阶。

　　在一个疗程中,治疗师了解了她障碍的发展历史,并向病人描述了现实冲击疗法。治疗师告诉来访者,这种技术已经成功治愈了许许多多的恐怖症,并且很有可能可以在她的个案中起效。她还被告知,在此过程中会经历一些情绪上的不适感,但是治疗师保证会陪在她的身边,并会确保没有任何的恶性后果产生。然后,(治疗师)安排来访者在一个大型百货公司见面,在这个百货公司里有四级电动扶梯。起初,当来访者被要求靠近自动扶梯的时候,她表现出了强烈的焦虑反应。通过反复劝诱,保证和肢体(提示)……她最终跨上了扶梯。然后她马上说自己会呕吐,眼泪在眼眶里打转,一直紧紧地抓着(治疗师的)衬衫。走上第二级自动扶梯的过程简单地多,但她仍表现出同样的焦虑信号。在用自动扶梯乘上乘下 27 分钟后,她越来越能够自如地走近扶梯,并报告说焦虑感急剧减少了。然后,治疗师指导她自己乘扶梯,最后她能够相对轻松地完成这件事

情。当她感到自己不再需要治疗的时候,疗程也终止了,整个过程持续了 29 分钟。六个月后,来访者报告说,除了在一些极少的情况下,她在乘自动扶梯下楼的时候还会感到焦虑,其他时候她再也没有因此而有焦虑感。

内斯比特,E.B.(Nesbitt, E.B.1973)用现实满灌疗法在一个疗程内治疗对自动扶梯的恐惧(an escalator phobia overcome in one session of flooding in vivo)。行为疗法与实验性精神病学(Journal of Behavior Thearapy and Experimental Psychiatry),4,405—406。获重印许可。

个案 10-2 中的女士显然很想让自己摆脱强烈的恐惧感。在寻求治疗之前,她自己想要克服恐惧感的几次尝试均告失败。在使用冲击疗法的疗程中,最初她体验到了相当大的焦虑感,紧接着焦虑感急剧下降。尽管冲击过程可能只需要几次强烈的暴露程序,如同个案 10-2 所示,但是通常情况下会需要实施更多次的疗程。

在个案 10-2 中,有一点值得我们注意,即对病人对乘自动扶梯这一行为的恐惧的发展及维持过程的描述。她对这一行为的强烈恐惧仅仅来自于一次的创伤性体验。自那次开始,她开始回避乘自动扶梯,而她这样做恰恰减少了恐惧感,从而强化了她的回避行为。事件的发生顺序与理论点 10-1 中所描述的双因素学习理论相吻合。

理论点 10-1 解释恐惧感的发展和维持的双因素理论

描述恐惧是如何发展和维持的双因素理论涉及到了经典条件反射和操作条件反射原理[11]。起初,恐惧感的发生是通过经典条件反射(见图 9-2,原书 230 页)。一个中性事件(条件刺激)——不会引起恐惧——与一个会引起恐惧感的威胁性事件相联系(非条件刺激)。由于条件刺激与非条件刺激间建立起的联系,原先的中性事件就变得能够引起恐惧了。例如,一个原先并不害怕在汽车内待着的人可能会在经历了一场车祸后害怕驾车。经历车祸自然能引起恐惧。在车内和经历一场车祸之间建立起了联系,那么在车内待着就可能会引起恐惧。

一旦个人的恐惧感产生了,那么它的维系就可以通过条件作用。面对恐惧唤起事件,个体学会了恐惧减少反应。通常,这种反应包括回避或逃离恐惧唤起事件。由于该反应被负强化——即终止了令人不快的恐惧体验,所以它会继续下去,并且被不断增强。例如,当一个害怕开车的人拒绝了一次驾车出行的提议时候,他的恐惧感因回避了威胁性情境而下降。一方面,回避行为的作用是让这个人不再感到害怕。另一方面,这个行为的性质是适应不良的,因为他永远也不会知道驾车其实也可以是安全的,而知道这点对于我们生存于这个依赖汽车的世界来说是非常重要的。幸运的是,暴露疗法可以加速这个知识点的学习。

现实冲击疗法是一种多用途的疗法，下文中所提到的非典型个案对此进行了说明。它的不同寻常之处不仅在于案主是一个婴孩，而且暴露过程是由儿童的家长在家中施行的。

个案 10-3　家长用现实冲击疗法治疗婴孩的急性创伤性应激[12]

5个月大的迈克尔（Michael）在经历了一次大手术（颅骨重塑）后，开始表现出一系列情绪上和生理上的症状。他在手术中遭受了一些生理与情绪上的外伤，很可能就是这些外伤导致他出现这些症状。他的睡眠与进食模式发生了改变，哭得更多，会夜惊，运动技能退化，害怕陌生人，并且害怕仰卧。最后一个症状被用来作为现实冲击疗法的治疗目标。在手术之前，迈克尔喜欢在换尿布或换衣服的时候仰躺着。手术后，当他被用仰卧姿势放着的时候，就会发出极度惊恐的尖叫，使劲乱摆自己的手臂，蹬腿。治疗师迈麦克尔的父母如何用现实冲击疗法来减少他仰卧时的惊恐反应。

家长对孩子的治疗开始于术后的一周。在迈克尔仰卧之后出现惊恐反应时，他的父母让他继续保持仰卧的姿势，但是仍旧待在离儿子距离足够近的地方，让他可以碰到他们的脸。他们可以摸摸他，用充满爱意的口吻和他说话，偶尔可以抱一抱，然后重新放下。这样做并没有减少他的恐惧反应。然后，在长达一个小时的延时期中，迈克尔自动停止了哭泣，慢慢平静下来。

在术后的一个月中进行了八次冲击疗法的疗程，迈尔克再也没有在仰卧的时候表现出惊恐反应，并且在延时期内表现出了与手术进行前一样程度的愉悦情绪。在之后2个月的跟踪调查中，他的情绪与生理症状消失了；并且，在随后的1年中，他再也没有出现过此类症状。

反应预防

反应预防（response prevention）经常被用于现实冲击疗法中，它是指预防来访者表现出典型适应不良焦虑减少反应的特定过程。（反应预防有时也被用在现实脱敏法中[13]。）寻求安全感的行为在焦虑障碍中非常普遍，它是反应预防在治疗过程中所要消除的行为。回避一个焦虑唤起事件是最常见的寻求安全感的行为。避免这样的行为尤为重要，因为他们干扰了暴露疗法的实施[14]。

在用现实冲击疗法治疗**强迫症**（*obsessive-compulsive disorder*）的过程中，反应预防是其核心组成部分。在强迫症中，个体忙于应对（无法摆脱）特定的焦虑唤起事件，并通过表现适应不良的仪式性行为（强迫性）来缓解随之而来的焦虑感[15]。**仪式预防**（*ritual* *prevention*），顾名思义，即是对强迫障碍的治疗技术，它防止来访者表现出仪式性行为，读者可参见个案10-4。

242

个案 10-4 现实冲击疗法对强迫行为的居家治疗[16]

一位45岁的离异女士深受强迫障碍之苦，其仪式行为主要是由洗涤和清洁行为组成。任何时候，只要她接触了她认为与死亡有关的，哪怕只有微弱关系的物体后，她就要做这些仪式行为。例如，如果她手里拿着一份报纸，上面有一篇文章是关于某人被杀的内容的话，这个行为就会引起她强烈的焦虑。障碍初次发生于她母亲死去的时候，那年她15岁。

当来访者参与治疗的时候，她将在2周内再次结婚。几乎每天，她都会因为害怕自己被污染而经历惊恐发作和心悸。随着时间过去，她觉得可能被潜在污染了的物品越来越多。由于她的未婚夫是一个鳏夫，所以，由于他与亡妻之间的联系，他也成了污染的"携带者"。来访者觉得自己无法以现在的状态处理婚姻关系。因为来访者想要在2周内缓解自己的问题，所以治疗师提议用现实冲击疗法。又由于她对治疗有很高的动机，因此这让她能够忍受焦虑引入疗法会带来的不适感。

来访者选在家庭环境下实施治疗，然而现实冲击疗法是在一个医院殡仪馆里开始的。在那里，来访者和治疗师通过抬一具尸体来污染自己，这让来访者极度焦虑。然后，治疗师在来访者的公寓内到处放置与死亡有关的物体（比如一张在报纸上一个男人被打死在街上的照片），以此来对来访者进行全面的"污染"。治疗师指导来访者克制自己典型的清洁仪式行为，这样做会把在冲击过程中出现的焦虑感减少。在当天晚上和第二天早上，她成功地让自己没有参与到仪式行为中。在每天长达数小时的治疗中，治疗师给她各种各样的"污染物"，鼓励她不要求助于仪式行为，表扬她能够遵守约定。截至进行冲击程序的第三天，她都没有进行仪式行为。然而，当来访者的未婚夫从他家里带了一些食品到她公寓的时候，她无法碰他们，害怕它们因为与他过去的亡妻有关而受过污染。她打电话给治疗师以征询意见，治疗师通过电话指导她使用冲击疗法，其中一项内容是把她的公寓到处放满食物，"污染"整个房间。

在治疗进行了12天后，来访者报告说自己在该问题上已取得了长足的进步，第二天她就要结婚了。在以后的8个月里，她还是继续会体验到周期性的紧张，但是她感觉再也不用进行强迫性的仪式行为了。

243

尽管来访者进行冲击疗法的小时数非常多，但是整个治疗在12天内就完成了。治疗师指导了每个现实冲击疗程的进行，其中一个疗程是通过电话进行指导的。治疗师的在场和指导无疑让来访者经历现实冲击的过程更容易。在自我管理式的现实脱敏法中,暴露过程是短时的,逐级上升的(在第九章中已作描述)。与之相反,实施自我管理式的现实冲击法对来访者来说难度尤其大。尽管如此,在偶尔的情况下,它也可取得成功。例如,在对社交恐怖症的治疗过程中,治疗师不可能在来访者真实的社交情境中出现[17]。

个案 10-4 中所举的例子是相对严重的强迫障碍。案主的惊恐发作证实了她的焦虑程度之强烈。另外,她的强迫范围广泛,在一天中她所接触的所有物体都有可能与死亡有关。鉴于她的焦虑程度,我们可以想见,长时的/强烈的暴露疗法对她来说有多困难。如同大多数决定用现实冲击法来进行治疗的来访者一样,她对缓解自己的问题行为有强烈的动机。

抗抑郁药物,例如百忧解,被经常用作治疗强迫症的处方药。然而,现实冲击疗法可以与药物治疗疗效相当;并且,现实冲击疗法的复发率和中途退出率也较低[18];另外,在来访者的眼中,他们可能会把现实冲击疗法看作是比药物治疗更有效的治疗手段[19]。

现实冲击疗法与反应预防相结合,还可用来治疗躯体变形障碍。在一项治疗研究中,来访者进入公共场所:人们一般认为,在公共场所中,即便是潜在的形体缺陷也会被别人轻易地发现[20]。来访者被要求与他人进行目光接触,与陌生人交谈,并要求销售人员给予帮助。治疗一开始,治疗师就指导来访者,禁止他们用任何办法来掩饰自己所认为的缺陷,比如穿特别的衣物或化妆。(将长时的/强烈的暴露和反应预防与原书 225页第九章中所描述的用短时的/逐级上升的现实脱敏法治疗躯体变形障碍相比较)。还有,在研究中,半数的来访者也接受了应对复发的针对性训练,自我管理式的暴露练习,以及为解决他们的复发问题而需和治疗师共同参与应激疗程的后效契约。研究中,所有来访者的躯体变形感知都减少了,对先前会引发强烈焦虑感的情境的回避也减少了(比如在公共场所露面)。然而,随着时间流逝,那些参加了复发预防部分治疗的来访者在处理微小复发情况时表现得更胜一筹,并且抑郁和焦虑的自我报告显著低于其他来访者。

线索暴露

线索暴露(cue exposure)是结合了反应预防的暴露治疗的一种特殊形式,它被用来治疗与物质滥用有关的障碍。来访者被暴露于与成瘾行为有关的线索中,但却不能使用药物。例如,一个有酗酒问题的来访者可能会花一点时间在酒吧中度过。在那里,来访者会体会到与喝酒有关的视觉线索(比如看到别人喝酒),听觉线索(比如听到别人点酒),和嗅觉线索(比如闻到酒精的味道)。然而,来访者要忍住不喝酒(如照片 10-1 所示)。这些线索的呈现方式可以是现实的(如前面的例子所示),或暴露于图画和想象,

244

或者通过虚拟现实[21]。在没有非条件刺激(用毒品)的情况下,来访者被反复暴露于条件刺激(线索)下,这样做消除了强化,使得来访者对药物的渴望消失了(见理论点 10-1,原书 240 页)

仅靠线索暴露也可以有效减少来访者对成瘾物质的渴望[22]。然而,当它与其他应对技能相结合的时候,例如差别放松,它可以更有效的处理来访者对成瘾物质的渴望[23]。来访者所学习的本质内容是,当他们在遇到先前能引起他们成瘾行为的明显线索的时候,可以用所学的应对技能来代替他们原先的习惯性成瘾行为。线索暴露疗法已被人们用来治疗许多种不同的与物质有关的障碍,包括酒精[24],尼古丁[25],和鸦片[26](最后一个的治疗结果喜忧参半[27])以及类成瘾行为,比如暴饮暴食中的进食和呕吐行为[28]。

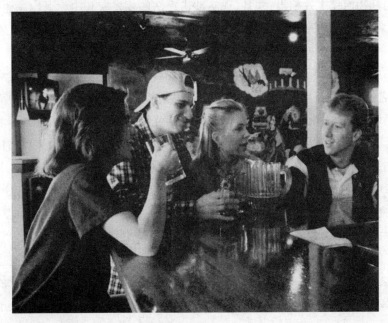

© Michael D.Spiegler and David C.Guevremont

照片 10-1　在线索暴露疗法中,来访者被暴露于与成瘾行为有关的线索中,但来访者需要克制自己的成瘾行为。在这里,来访者(最右)在酒吧里与其他正在喝酒的人互动,但他自己并不喝酒。

245

想象冲击疗法

在想象冲击疗法中,除了暴露过程是在来访者的想象中发生的这一点之外,它的基本原则和流程与现实冲击疗法相同。想象冲击疗法的优点之一是,它对是否能被治愈的焦虑唤起情境的本质没有限制。在应用想象冲击疗法来帮助有创伤体验(例如自然灾害和身体袭击)的受害者时,它的这一特点被证明有其实用价值。这类人可能会因此而患创伤后应激障碍,它的特点有:创伤性情境反复出现而对来访者产生严重的干扰(例如梦魇和闪回),回避任何与该事件有关的刺激(例如,拒接回到那个个体曾受到袭击的小区去),以及一系列的情绪和认知症状,包括焦虑,抑郁和注意力无法集中。

重新暴露于真实的创伤性事件通常是不可能的(比如龙卷风),或者由于道德伦理的缘故,重新进行暴露也是不合情理的(例如强奸)[29]。想象冲击疗法能够在安全的条件下重新创造一个创伤性环境——也就是说,实际上不会有消极后果发生[30]。想象冲击疗法被首次应用于治疗创伤性应激障碍的治疗对象是越南战争中的老兵[31],最近,它也被频繁用于治疗从伊拉克和阿富汗战场上归来的伤员[32]。如今,它被应用于治疗由各种创伤性事件而导致的应激障碍,包括强奸[33],除性侵犯以外的其他侵犯形式[34],平民所遭受的与战争相关的创伤[35],和与自然灾害有关的创伤[36]。个案 10-5 说明了想象冲击疗法的程序。

个案 10-5 **用想象冲击疗法治疗青少年创伤性应激障碍[37]**

一名 14 岁的黎巴嫩男孩因学业和行为问题,被所在学校校长转介来治疗师处进行评估。六个月前,来访者曾在贝鲁特被黎巴嫩军方劫持,时间长达 2 天。在评估期间,来访者脑中会不断涌现出他曾遭受的创伤性体验,也会产生与此经历相关的焦虑。他还报告说,自己回避去曾经被劫持的地点,难以集中注意力,难以记住信息内容和抑郁。在被劫持之前,他并没有这些问题。

治疗师向男孩和他的父母描述了想象冲击疗法和系统脱敏法所各有的优缺点,他们选择了想象冲击疗法。为了评估来访者的焦虑程度及其所起的作用,在治疗开始前,来访者完成了一些自陈量表(针对一般焦虑和抑郁)和认知测试(针对记忆和注意力)。治疗师还对来访者进行了包括有 12 个步骤的行为测试,包括离开家,走到他被劫持的地点,走进商店,买个东西,通过另一条路径走回家。在测验中,有两名助手悄无声息地观察着来访者,他们透过商店的玻璃观察他,并且在一段距离内跟着来访者走。最后,在冲击实施阶段,来访者用 SUDs 等级来报告他的不适感程度。

来访者被要求具体细致地想象四个不同场景(如表 10-1 中所描述的那样),包括他所见、所闻、所想和所感(例如,被劫持的地点,劫持者的声音,他在想自己被处决时的念头,被蒙上眼罩时所感到的不适)。疗程共分六次,每次都包括了 60 分钟的冲击过程,进行冲击之前和之后都要进行 10 分钟的放松练习。

246

表 10-1　为治疗 14 岁男孩的创伤性应激障碍而在想象冲击法中用到的场景

场景序号	内　　　　容
1	接近劫持的发生地,停下,被人用枪顶着强迫进入一辆车里,眼睛被蒙上,车子开走
2	眼睛被蒙着走进一幢大楼,被盘问、责骂,听武装人员争论是否有必要对他进行处决
3	被审问,回答问题,脑袋和身体被一次次地殴打,经历了几次不定时的隔离
4	知道自己将要被释放,不相信武装人员信守诺言

来源:赛 Saigh, 1987, p.148

场景 1、2 和 4 都成功地在一个单独的疗程内被治愈了,场景 3 的治愈花去了三个疗程的时间。来访者的焦虑和抑郁水平都降低了,他的记忆力和注意力水平也得到了提高。治疗后,疗效立即显现,并且在 4 个月后的跟踪调查中发现疗效依旧。并且,在接受治疗后的跟踪调查过程中,来访者完成了行为测试中的全部 12 个步骤,而先前他只能完成 4 个步骤。

由于来访者曾被劫持的地点是贝鲁特,它仍然是一个危险的地方,所以他在一般情况下仍然回避回那里。然后,在治疗终止后,他的确几次出于非必要原因回到那里去。他报告说,自己在那些情况下并没有体验到异常的焦虑感,并且提到,治疗的成功很好的弥补了他在冲击过程中所体验过的痛苦。

247　　个案 10-5 说明了想象冲击疗法的基本元素。对场景细致清楚的视觉描述非常关键,所以来访者会被要求用到多个场景。对这些线索的暴露时间是长时(60 分钟)和强烈的(高度焦虑唤起)。

在想象冲击法中,另一个能加强想象的创伤性场景的生动程度的方法是让来访者用细致化的语言描述他们正在想象的场景,并且要用现在时作为时态[38]。这样做的时间长度要长,这点与冲击疗法相一致。有时,治疗师会提示来访者补充他们遗漏的细节。

人们用想象冲击疗法来治疗因土耳其地震而患创伤性应激障碍的难民,事实证明了该方法用途广泛、效且高。[39]治疗师利用初始疗程来评估每个来访者所患有的特定问题(例如,对地震的恐惧,回避行为,对创伤事件的再体验),说明疗法及其基本原理(聚焦于获得更多的控制感),培养目标行为,指导来访者进行自我暴露。来访者可在家自行实施自我暴露。后续的疗程包括评价进展,疑难解答,强化进度和布置新的家庭作业。疗程长短因所要达到的临床效果程度不同而不同,76%的个案在一个疗程中就达到了临床疗效显著提高的结果,88%的个案在两个疗程后达到了该程度。该疗法不仅高效,并且只需最少的治疗时间(平均需要的疗程数为 4.3 个),同时,该疗法效率较高,能使大量地震难民得到治疗。

想象冲击法和现实冲击疗法经常被结合起来使用,下文中的个案对此进行了说明。

个案 10-6 结合现实冲击法和想象冲击法对与宗教有关的强迫症进行治疗[40]

R.H.是一名 36 岁的天主教徒,他有着 14 年的与宗教有关的强迫症病史。他深陷"下地狱"的想法不可自拔,因为他错误地把自己说的一些话或做的一些事认为是违反天主教教义的(例如因为一个低俗的笑话而哈哈大笑)。为了缓解他心中因违规而产生的罪恶感,R.H.会强迫性地寻求安慰:他没有罪孽,例如在心里回顾事件或和牧师交谈。每天,他会花超过 8 小时的时间来处理他的先占性强迫怀疑,不断地为他不能遵守教规的行为寻求安慰。

为了使 R.H.能暴露于引发焦虑的事件下,治疗师让 R.H.故意做出那些他认为是有罪的行为(例如,说一个低俗的笑话)。在治疗前,他总会用一些行为来减少他对该行为是否有罪的疑虑。治疗中,治疗师使用反应预防来阻止他参与这些行为。R.H.害怕自己"有罪"的行为会引发一些后果,而治疗师用想象冲击法来使他暴露于这些后果之下。图 10-1 表明,在 R.H.接受想象冲击疗法治疗的过程中,焦虑程度出现了预期之内的峰值和随后而来的下降。

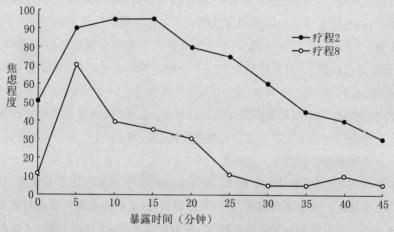

图 10-1 在用想象冲击法治疗来访者宗教性强迫症时,来访者的焦虑程度。图中曲线显示,在疗程(2)的开始阶段和疗程(8)的结束阶段出现了意料之中的焦虑程度峰值和下降。

来源:摘自阿布拉莫维茨 Abramowitz, 2001

每天,R.H.都会进行现实暴露疗法和想象冲击疗法(用在疗程内进行过的想象暴露的录音)。在 8 周的治疗结束后,R.H.的强迫症状显著减少,并且,在 6 个月后的跟踪调查中,疗效继续保持在该水平。另外,R.H.报告说,自己觉得生活更有希望,对参与社交活动和娱乐活动更有兴趣,而在参加治疗之前,他不曾参加过此类活动。

在 R.H. 的个案报告中,治疗师提到了在治疗宗教性强迫症过程中会遇到的独特挑战,为解决这些问题需要咨询神职人员。

我们必须分清什么是正常的宗教活动,什么是病态的宗教活动……(来访者)应该明白,治疗的目的是为了恢复对宗教正常的虔诚。另外,向来访者解释清楚暴露疗法的进行与该目标是一致的,这一举措对培养成功的医患关系和保持来访者较高的动机至关重要。[41]

249 内爆疗法

内爆疗法(implosive therapy)是由托马斯·斯坦普弗(Thomas Stampfl)和唐纳德·李维斯(Donald Levis)发展的一种长时的/强烈的想象暴露疗法[42]。场景呈现的过程需要三个程序,正是这三个程序把内爆疗法与想象冲击疗法区别开来:(1)使用假设的焦虑产生线索,(2)用夸张化的情景来提高焦虑的程度,(3)场景呈现时的细节化。表 10-2 对这些区别作了强调。

根据来访者的问题及其个性特征,治疗师在来访者对于威胁性情境的描述上加上一些假设性的线索[43]。例如,对于贪食症,治疗师可能会加入执着于力求完美和害怕被抛弃的线索,这些线索通常与该障碍息息相关[44]。其他假设性线索的建立会基于心理分析的诠释。例如,治疗师会推测,一个害怕牙医的人也会有阉割恐惧(根据心理分析理论,拔牙象征了阉割)。当治疗师向来访者介绍这些内容的时候,来访者如果表现出强烈的情绪反应的话,那么就可认为这些假设性线索与症状是有关联的[45]。

情节的夸张化,有时候带有类似于幻想的细节,是为了提高来访者的焦虑程度。下面是一个用来治疗害怕飞虫的来访者的夸张化情境的例子。

> 虫子绕着你的脑门飞。起初是一个,后来是几个,再后来变成十几个。他们不停地围着你飞,数量越来越多,最后你被几百个飞虫包围了。现在,他们变得越来越大。虫子大得像鸟,他们离你那么近,皮肤甚至都可以感到他们翅膀的振动。现在他们碰到你的皮肤了,他们开始咬你,从脚踝到腿,从腿到腹股沟。现在他们飞进你的体内,飞到你的嘴巴里,顺着食管而下。你都可以感觉到它们在撕裂你的身体。

在每个场景中,治疗师从那些看起来最明显的线索(真实的和假设的)开始形容,以使来访者焦虑起来。然后,治疗师对他或她的反应进行提问("这让你感觉怎么样?""你在想什么?")。基于来访者的反馈,治疗师可以进一步细化和修饰情境。个案 10-7 说明了假设性线索呈现的过程和如何检验它们的相关性,以及在情境呈现过程中会用到的角色扮演是如何进行的。

表 10-2　内爆疗法和想象冲击法中呈现的情境的本质区别

	内爆疗法	想象冲击法
加入情境中的线索	来访者报告的线索和治疗师假设的线索	仅有来访者报告的线索
对情境的描述	对报告的情境进行夸张处理	真实的报告情境(非夸张的)
对情境的建构	情境会随着呈现过程而发生变化	在呈现前,该情境的建构已完成

个案 10-7　内爆疗法疗程片断[46]

250

一位年轻的大学教授报告说,她在和丈夫移居另一个城市后不久,便第一次经历了强烈的焦虑发作。这次移居使她丈夫的事业有了进一步发展,却阻碍了来访者的职业发展。她想象着自己在他人在场的情境下无法说话,失去控制并且晕倒,这样的想象成为了情境线索,而这条情境线索似乎是引起来访者焦虑的导火索。另外,治疗师假设,来访者对自己内心的对丈夫的愤怒感到恐惧。为了检验这个假设,治疗师向来访者展现了一些相关情境,并评估她对此的反应。

治疗师:……你看到自己早晨刚刚起床。丈夫已经去上班了。有一天,你呆坐在公寓里,无所事事,只是浪费时间。你觉得好烦,没有效率。你想到了什么?

来访者:我要找个工作。我要为自己的生活做点什么。

治疗师:对。你不想浪费自己的时间。今天早上你开始找工作。你去了就业部门。你看到自己在那里。你在填表格。但是现在还没有工作适合你。接下来,你翻查报纸上的招工信息版面,但是没有你领域内的招聘启事。你已经找过所在地附近的大学了,但是他们不招人。你感觉怎么样?

来访者:沮丧。

治疗师:对。感受这种沮丧。你曾有一份很好的教师工作。人们都很喜欢你。你有朋友。但是你搬家了,生活变得没有价值,空虚,没有成就感。现在你在想你的丈夫。他喜欢他的工作,他在成功的阶梯上一步一步往上爬。你感觉怎么样?

来访者:我觉得愤怒。

治疗师:体验你对丈夫的愤怒。

来访者:不,这不是他的错。我们都同意搬家的。

治疗师:不管是不是他的错,尽量想象他关心的只有自己的工作和自己的需要。你的需要和渴望不重要。想象一下他,想象一幅清楚的画面。问他能不能回到原来的工作,这样你也能回到以前的工作。说出来。

来访者:"我们能回到(夫妻以往的居住地)吗?"

251

治疗师:在要求中加入一些感情。

来访者:"行吗?"

治疗师:他看着你,目光冷酷,拒人于千里之外。"不。你同意来这儿的。我赚的钱
比以前多了。你在这会找到些什么的。别自怜自爱了。"感受你的担心。
试图和他交流并取得理解。

来访者:"求求你,在这儿我受不了。"

治疗师:"别像个小孩。你该长大了。"你感觉怎么样?

来访者:气疯了。

治疗师:教训他,表达你的愤怒,告诉他你恨他。

来访者:"我恨你。"

治疗师:用点感情说。

来访者:"我恨你。我恨你。我恨你。"

在此场景结束后,治疗师要求来访者想象自己回到高中时代,那时她曾感觉自己很
孤独,被他人拒绝(注意心理分析对过去的强调)。那时候,她还没有对同伴的疏离感到
有任何的愤怒。治疗师向来访者描述了一系列来访者在高中时代被拒绝的情境。接下
来,治疗师根据来访者新提供的材料加入了一些情境。最后,来访者能够对曾拒绝她的
人产生一定的愤怒和敌意情绪。治疗师不断地向来访者呈现不同情境,并加以修饰,直
到来访者的不适感(焦虑,愤怒和抑郁)达到高峰后,消极情绪开始消失。

　　关于内爆疗法有效性的证据大多来源于个案研究,而非对照实验[47]。尽管有研究
表明,内爆疗法能够减少焦虑[48],许多研究存在方法论上的缺陷[49]。一些研究表明,
接受内爆疗法的实验组所取得疗效与对照组没有区别[50]。另外,一般情况下,内爆
疗法并不优于其他疗法,例如系统脱敏法[51]。总的来说,关于内爆疗法的疗效还没
有定论。

　　正如读者所见,内爆疗法加入了心理分析的内容,并对过去的事件加以探索,这点
与行为疗法的理论与实践不符,内爆疗法也因此饱受争议[52]。内爆疗法的发展开始于
行为疗法早期阶段。因此,在心理分析盛行的年代,蓄意加入心理分析元素可能是为了
让它更容易被当时的人们所接受。事实证明,很少或不用心理分析想象,内爆疗法也能
取得成功[53]。

眼动心身重建法

　　眼动心身重建法(eye movement desensitization and reprocessing, EMDR)是相对较

新的疗法。它基于暴露疗法之上，并受到了一些争议。弗朗欣·夏皮罗(Francine Shapiro)为治疗与创伤性经历有关的令人苦恼的记忆和思维而创立了该疗法[54]。EMDR是想象暴露法的混合形态，它既不能归于长时的/强烈的范式，也不能被归入短时的/逐级上升的范式。尽管来访者想象焦虑唤起情境的时间相对较短，但是他们能够产生强烈的焦虑感。治疗包括三个基本阶段，评估和准备阶段，想象暴露阶段，和认知重建阶段。

在评估与准备阶段，来访者(1)确定一个会引起焦虑或不安的创伤性意象(记忆)，(2)确定与焦虑有关的身体感觉(例如胸部紧张)，(3)用SUDs量表对他们正在体验的焦虑感程度进行10级评分，(4)确定一个与事件有紧密联系的适应不良信念(例如，以强奸意象为例，"我本该逃跑的")，和(5)建立一个适应性的信念以缓解与创伤性事件有关的不适感(例如，"我已经尽力了")并对此适应性信念对个体而言有多大的可信度进行7级评分。

接下来，在想象暴露阶段，来访者在想象创伤性画面的同时，一边用言语描述适应不良信念，一边将自己的注意力集中于他或她的与创伤有关的身体感觉。在这个过程中，治疗师要求来访者眼睛盯着治疗师的食指。治疗师的手指会快速地，有节奏地在来访者的视线内来回移动(从左到右，每秒两下，12到24次)。(夏皮罗把眼动产生的一种神经性疗效作为理论根据——与在做梦时的快速眼动相似——该疗效会帮助释放与压力有关的主导情绪的物质[55]。)在眼动期结束以后，治疗师会指导来访者暂时不去想这段经历，深呼吸，然后报告他或她想象了什么，想到了什么，感觉如何，并用SUDs对此番经历作评分。

当来访者的SUDs等级降到0或1的时候，来访者就已经做好进入治疗最后阶段的准备了，即认知重建(在第十二章中会做具体描述)。来访者会被再一次要求对创伤性画面进行想象(如果有，也只是会引起轻微的焦虑)，但这次是与思考适应性信念一起进行。这样做的目的是将创伤性意象与适应性信念联系起来，这样，该意象就不再会引起情绪不适和适应不良的想法了。这时需要重新评估适应性信念的可信度和来访者的焦虑程度。如果来访者能普遍接受适应性信念，并且所经历的焦虑极少，那么就终止治疗。如果这两条标准中的任何一条没有满足，那么就需要进行额外的眼动暴露练习。

1989年，夏皮罗第一次出版了对EMDR的说明[56]。此后，大量关于该疗法程序的报告刊登在了专业期刊上，并且，主流媒体也对EMDR进行了大肆宣传[57]。在人们看来，EMDR似乎在治疗基于创伤性事件的焦虑问题上有着奇效(例如在一个疗程内就可以完全消除症状[58])[59]。然而，这些断言都具有误导性[60]，因为那些提供了EMDR疗效证据的早期研究都存在严重的方法论缺陷[61]。

最近，研究的质量有所改善。现在，已有实证性证据证实，EMDR对治疗创伤后应

253

激障碍确有其效。然而,它的功效并不优于其他暴露疗法[62],并且在某些个案中,它的疗效稍逊于其他疗法[63]。与其他疗法相比,EMDR 需要较少的疗程数目,来访者需要完成的家庭作业量也较少。从这个方面来说,它是治疗 PTSD 的相对有效的治疗方法[64]。最后,眼动在疗法中所起的作用还没有被完全证实,现有的证据表明眼动部分并非核心内容[65]。

综述:长时的/强烈的暴露疗法

人们常用长时的/强烈的暴露疗法来治疗与焦虑相关障碍,包括恐怖症[66],强迫症[67],创伤后应激障碍[68],和广场恐怖症[69]。疗法还能治疗的其他问题有贪食症[70],心肌样综合征[71],精神性尿潴留[72],和焦虑型抑郁症[73]。

结果研究显示,冲击疗法,无论是现实冲击疗法还是想象冲击法,都是有效的治疗方法。尽管有些研究发现,现实冲击法能得到令人震惊的治疗结果[74],还没有一个普遍性的结论能够说明一种疗法优于另一种疗法[75]。在某些特定的个案中,一种呈现方式可能优于另一种(例如,当威胁性事件不可能在现实中重演时,想象冲击法就有其必要性)[76]。有时候,人们会把现实暴露法和想象冲击法结合起来使用,来治疗来访者严重的社交恐惧[77]和严重的创伤性焦虑[78]。先使用想象冲击法,再使用现实暴露法可以帮助那些无法在一开始就让自己暴露于真实的威胁事件中的来访者[79]。有研究比较了冲击疗法和系统脱敏法的效力,结果没有发现两者的疗效存在差异[80]。冲击疗法不仅是一个有效的疗法,而且它能高效减少来访者的焦虑,通常只需相对较短的时间(如个案10-4),偶尔只需一个疗程即可(如个案 10-2)[81]。与个体治疗相比,用想象冲击法对焦虑症进行团体治疗是一种疗效更显著,且效率更高的治疗方法[82]。

最近,美军加紧了伊拉克和阿富汗地区的军队部署,这样做的后果之一是,相当数量的士兵患上了创伤后应激障碍。士兵的身体因此而日渐虚弱,病患数量之大也令人震惊。军方标准的单疗程汇报(紧急事件压力管理,Critical Incident Stress Management)能有效预防 PTSD[83]。还有一种长达 5 周,内含四个疗程的治疗也颇有前景,它包括反复的想象冲击和现实暴露过程,但是,它还没有被进行恰当的检验[84]。

冲击疗法最主要的缺点之一是它在实施过程中产生的不适[85]。在一项研究中,研究人员用冲击疗法,示范疗法或系统脱敏法对来访者进行治疗并测试[86]。几乎所有接受示范疗法的来访者和接近一半的接受系统脱敏法的来访者对他们的治疗过程表示满意。与之相反,经历了冲击过程的来访者说他们不会推荐该疗法,原因正是他们所体验到的不适感——尽管冲击疗法显著较少了他们的焦虑感!与其他不适程度较低的暴露疗法相比,如果治疗中涉及到了冲击疗法,那么来访者拒绝参与治疗或中途退出的可能性更高[87]。因需要治疗的问题不同,疗法可能会出现的潜在缺陷也可能不同。有一项

254

研究比较了 25 项选用不同方法对创伤后应激障碍进行治疗的研究，发现无论使用暴露疗法（包括 EMDR），认知疗法（第十二章）还是用应激接种训练（第十三章）来进行治疗，来访者的中途退出率没有差异[88]。

为了让来访者更能接受满灌过程，偶尔，治疗师会**逐步**呈现包含有反应预防的长时暴露过程[89]。换句话说，来访者暴露于焦虑唤起程度逐渐增高的事件中，而不是一开始就暴露于最高焦虑唤起等级的事件中。然而，该治疗手段中所要求的暴露时间较长，且只有当来访者的焦虑感开始下降时才能终止治疗。

有些治疗师认为，如果在暴露过程中，来访者的亲人在场或协助暴露，那么冲击过程对于来访者来说可能就没那么令人厌恶了[90]。对于该可能性是否存在，有三项研究对此作了系统分析。只有其中的一项研究证实了由家属辅助的暴露过程比那些单纯由治疗师实施的或由来访者自我管理的治疗更为有益[91]。当来访者与该亲属之间的关系存在矛盾或过度依赖时，亲属在场实际上可能会降低疗效[92]。尽管为让长时的/强烈的暴露疗法更能被人所忍受，人们发展了各种各样的程序，但事实依旧如此——来访者还是经常会感到不适。结果，来访者可能就不会选择这种疗法，尽管该疗法可能是治愈他们问题的选择。

还有一个关于长时的/强烈的暴露疗法的担心是治疗的结果可能会让来访者在治疗之前变得更焦虑或更害怕。这个可能性是存在的，因为长时的/强烈的暴露疗法正是需要引起焦虑感，而后才能减少焦虑感。幸运的是，这个严重的消极副作用极少发生。在一份对曾经使用过长时的/强烈的暴露疗法的治疗师的调查报告中指出，在曾接受治疗的来访者中，只有 0.25％（3 493 名中的 9 名）的来访者报告了严重的消极副作用[93]。在这项调查中，报告治疗产生了消极副作用的来访者大多是用长时的/强烈的暴露疗法来治疗创伤后应激障碍的，而这些来访者还有其他的严重精神障碍病史[94]。在这些个案中，来访者受到二次创伤，焦虑感增加和对治疗产生了其他厌恶反应的几率也大大增加[95]。

出于人道主义和道德伦理的考虑，人们会对长时的/强烈的暴露疗法引起来访者的焦虑这一点做批评。人们会问，"已经受到伤害的来访者，比如被强奸和乱伦的受害者，他们应不应该让治疗程序再一次使自己感到痛苦？"[96]这样的治疗违背了道德原则，"首先，要无害。"然而，下列两条注意事项值得我们牢记。首先，来访者在进行长时的/强烈的暴露疗法之前已对它有所了解，并且同意参与**暂时的**压力治疗。其次，在心理治疗中，不适感通常是组成部分之一；例如，许多精神疗法要求来访者在生活中面对令人不安的事件。

最后，是否要使用长时的/强烈的暴露疗法的决定应在成本效益分析的基础上，治疗所带来的实际好处是否会多过它所带来的痛苦？例如，长时的/强烈的暴露疗法有时可以在几个疗程之内就显著减少焦虑感，这比一般的短时/逐级上升的暴露疗法取得疗

255

效要快得多[97]。在实际操作,道德伦理和人文主义方面,更快速的疗法对深受其苦的来访者来说具有显著的优势。在某些个案中,可用于治疗的时间仅限于一小段时间(例如个案 10-4,那位女士希望在她结婚前的两周内缓解强迫症)[98]。

在选择疗法时需要参考的另一个因素是不同来访者对不适感的忍耐程度不同[99]。有些来访者会发现,治疗所取得的疗效能迅速补偿他们(在治疗中)所体验到的痛苦,例如,个案 10-5 中的那个男孩,他因头脑中反复出现自己被拐骗的想法而感到苦恼,因此而寻求治疗。他报告说,治疗所取得的成功足以弥补他在冲击治疗过程中所体验到的不快。

综述:暴露疗法

所有的暴露疗法在实施程序上都有一个共同点:**暴露于焦虑唤起刺激中但没有真实的消极后果出现**。暴露疗法的形式多样,例如所属基本范式不同(短时的/逐级上升的或长时的/强烈的),暴露的模式不同(从现实到想象),暴露既可以是由治疗师实施的也可以由来访者自我管理,有无增加其他的特性(例如加入一个竞争性反应,反应预防和夸张化的情境)。

系统脱敏法是暴露疗法的初始形态,它是行之有效、应用性广泛的疗法。由于它的暴露是想象性的,因此焦虑唤起事件的实质受限于来访者的想象中。由于在系统脱敏法中的暴露是短时、逐级上升、想象的,所以它是不适程度最轻的暴露疗法。还有一个实际操作上的好处是,该疗法的实施可以在治疗师的办公室里进行。

现实脱敏法也是一种短时的/逐级上升的暴露疗法。它兼具了系统暴露法的优点,却没有系统脱敏法所具有的来访者无法形象地想象情境的潜在缺陷。让来访者暴露于真实的情境中可能会引起更大的不适感,但是治疗的进度会加快,并且,来访者可能更容易将治疗成果迁移到真实情境中。由治疗师实施的现实脱敏总是会耗去治疗师大量的时间,但是如果条件允许,来访者实施自我管理式的现实暴露可以有效降低治疗成本[100]。现在,现实暴露法已被人们认为是治疗广场恐怖症的必要治疗部分。广场恐怖症特指个体在公共场合或类似情境中停留所感受到的极端恐惧,并表现出回避行为。由于在该情境下,逃离可能是很困难的,或者个体也无法取得帮助,因而会出现无法控制的惊恐类症状。

现实冲击法不仅可以急速减少恐惧感,它也可被用来治疗广场恐怖症。它也是强迫障碍的治疗选择之一[101],并且,研究显示,该疗法的长期疗效至少可以维持 5 年[102]。另外,也有研究以高加索人为主要实验对象,对现实冲击疗法在强迫症治疗上的效果进行研究,其结果对其疗效提供了强有力的支持。最近,在该研究对象中加入了非洲裔美国籍来访者,结果仍保持一致[103]。

256

现实冲击疗法适用于许多来访者,包括老年人[104]。对于儿童(4岁左右)[105]来说,现实冲击疗法的使用率大于想象冲击法。现实冲击法的潜在局限性为(1)来访者必须愿意让自己长时地/强烈地暴露于让他们焦虑的真实情境中;并且(2)治疗过程通常需要治疗师的辅助,做到这点有时不太实际。

想象冲击法也可使得恐惧感急剧减少,它与系统脱敏法中的想象暴露有同样的优点。想象冲击法也会使来访者感到不适,但通常它所带来的不适感小于现实冲击法。

综上所述,我们已经简要说明了各种不同的暴露疗法,每种疗法都可为某些来访者服务,也可治疗某些与焦虑有关的障碍。然而,世上没有包治百病的秘方。对于不同的暴露模式(想象与现实),和暴露的范式(短时的/逐级上升的与长时的/强烈的),我们也可得到相似的结论。

尽管有些治疗师相信,现实暴露普遍优于想象暴露[106],我们还是有理由质疑这个宽泛的结论[107]。有研究对患有严重的与焦虑有关问题的来访者进行了调查,结果发现,现实暴露疗法对于想象冲击法的优势并不明显。当把现实脱敏法与系统脱敏法[108]进行比较后也发现,他们的疗效差别也不明显。现实冲击法与想象冲击法的比较结果亦是如此[109]。

当在现实中重现恐怖事件是不可能的时候,我们就必须要用到想象暴露法。对于某些特定的人群或特定的障碍,想象暴露或现实暴露可能都是比较理想的选择。例如,治疗童年期恐惧,现实脱敏法的疗效普遍优于系统脱敏法[110],而对于患有强迫障碍的且具有强迫性检查行为的来访者来说(例如,他们会反复检查是否锁好了公寓的门),想象冲击法能比现实冲击法更好地预防复发[111]。尽管如此,我们对想象冲击法和现实暴露法孰优孰劣最保守的普遍结论是:他们都是实用且有效的治疗程序。

在决定使用短时的/逐级上升的还是长时的/强烈的暴露疗法时,部分取决于我们所要治疗的心理障碍,因为每个范式都没有绝对的优越性[112]。例如,现实脱敏法(短时的/逐级上升的)对治疗广场恐怖症特别有效,而想象冲击法(长时的/强烈的)是治疗创伤后应激障碍的治疗选择[113]。对于强迫症的治疗而言,这两种类型的暴露疗法可能都有其根据,因为他们会对障碍的不同方面产生影响。短时的/逐级上升的暴露疗法能减少焦虑感和回避行为,而长时的/强烈的暴露能减少仪式性行为[114]。

还有其他因素可能会影响我们选择何种暴露范式,包括来访者对障碍的抱怨程度和来访者本身的偏好。在现实中,最后选用那种暴露疗法取决于两个因素的共同作用,行为治疗师的知识和经验,以及来访者的偏好。在某些个案中,已有研究结果表明,某种暴露疗法对治疗来访者所患有的特定障碍具有相对较好的疗效,那么基于这点,治疗师就会明确推荐这种暴露疗法。治疗师会向来访者介绍可用的疗法的实施程序及其优缺点。例如,系统脱敏法和冲击疗法都可以缓解来访者对飞行的恐惧。脱敏法可能会花较长的时间,它的"痛苦感"较小,而冲击疗法的特点则与之相对。在使用暴露疗法的

257

过程中,除了考虑有效性和效率,来访者愿意忍受多少不适感也必须纳入考虑范围。

作为一个疗法的大类,暴露疗法似乎是治疗焦虑障碍的一剂猛药[115],并且,它的疗效持久。但这并不意味着仅仅进行暴露疗法就足够了。事实上,面对严重和多重的障碍,我们经常需要用到多种治疗方法。创伤后应激障碍的治疗就是一个例子。暴露疗法能很好地治愈患有创伤后应激障碍来访者的强烈的情绪困扰和回避行为[116],来访者还可能会有技能缺失和伴发障碍,例如还需要治疗物质滥用[117]。

暴露疗法治疗多元文化来访者

截至目前,绝大多数的对暴露疗法的研究报告所针对的对象是白人,他们的文化背景是欧洲—美洲的文化。所幸,已有越来越多的证据证实,暴露疗法对多元文化背景下的来访者也同样适用。例如,在焦虑症的治疗方面,个体形式的暴露治疗和团组形式的暴露治疗对拉丁裔美籍少年和欧洲裔美籍少年的疗效似乎相同[118]。已有研究证实,用冲击疗法治疗强迫障碍既适用于非洲裔美国人也适用于加勒比裔美国人[119]。

尽管少数民族的来访者也可从暴露疗法中获益,但他们所经受的焦虑感减少程度可能不及欧洲裔美国人[120]。原因之一是,先有的种族歧视可能会对治疗过程产生干扰,因此产生了这样的治疗结果。下面的对话是发生在欧洲裔美国籍行为治疗师和她的非洲裔美国籍来访者之间的。当时,他们准备去一家购物中心,尝试用现实冲击法来治疗焦虑症。我们可以从下列对话中理解上述现象。对话已经过重新整理。[121]

来访者:	我今天真的不想这么做。
治疗师(认为来访者对焦虑的预期是问题所在)	我知道你如果去那里会很焦虑,但想想看,这是一次你面对恐惧,克服恐惧的机会。
来访者:	不,你不明白。我没钱。我什么都不能买。
治疗师:	没关系。你可以只看不买。很多人这么做啊。对于一些人来说,这样消磨时间又开心又便宜。
来访者:	对你是这样。白人就可以走进商店,随便看看。但如果是我们黑人这么做,商店保安就会盯着她,眼睛直勾勾的像鹰。如果我看上去不像是真的要买东西,他们会觉得我在偷东西。

258

显然,行为治疗师们必须考虑各种各样的可能因素——包括种族,文化,社会经济地位,性别,性取向,和年龄——它们可能与问题行为的维持和治疗有关。这里还有一个例子供思考,有一位 39 岁的非洲裔美国内科医生,她患有严重的慢性社交恐怖症。[122]来访者报告说,自己在与其他医学专家互动的时候会感到焦虑。在社交情境下,特别是有陌生人在场的情况下也会如此。结果,她就尽可能的回避这些场景。起初,想象冲击法和现实冲击法在一定程度上减少了她的焦虑感。然而后来,治疗师发现,来访者与欧洲裔美国籍医生的互动过程进行地特别困难,随后治疗师便将种族问题引入到暴露情境中。之后,冲击疗法取得了极大的成功。

理论点 10-2 暴露疗法：三生万物还是九九归一？

无异于其他行为疗法,暴露疗法或采用多种治疗途径和程序,或将他们相互配对使用。在治疗个体来访者的过程中,这样做无疑能使来访者的治疗方案个性化,满足对特定问题的需要,并迎合个体偏好。在研究过程中,治疗师被要求说清研究中所用疗法的组成部分。不幸的是,太多时候,我们并没有做到这些要求。除系统脱敏法外,行为治疗师不按使用章程,不向来访者描述暴露疗法的行为已是众所周知。在一些个案中,同样的一个术语会被用来指代其他的疗法,你可以参见表 10-3。术语使用的不一致导致人们对所使用的特定治疗程序产生了困惑。同时,它也可能反映了当下治疗的现状——顾名思义,各暴露疗法的应用天生就有其重合的部分,很难将其分门别类。

表 10-3 用来指代暴露疗法的术语

常用术语	其他术语
系统脱敏法	脱敏
现实暴露法	现实脱敏
	逐级暴露
	分级暴露
	暴露
现实冲击法	冲击
	现实暴露
	暴露
	反应预防
	现实暴露结合反应预防
	快速暴露
想象冲击疗法	冲击
	非现实冲击
	幻想冲击
内爆疗法	内爆
	内爆(冲击)疗法
	冲击

一开始的时候,所有的暴露疗法都有一个共同的理论解释(见理论点 9-1,原书 230页)。尽管主要的暴露疗法在实施程序方面各有千秋,但它们之间的共同点多过不同点。内爆疗法实际上就是想象冲击法的一个特殊形式——这就是一个简单的例子。这个例子也能说明为什么我们经常用术语内爆(冲击)疗法来指代"内爆疗法"[123]。无论来访者接受的是哪种形式的暴露——现实的还是想象的——经常,他们还是会间接地接受到另一种形式的疗法的治疗,这个例子比上个例子复杂些。在现实冲击法中,来访者一定在以前的疗程中体验过了一些暴露程序。因此,很可能在开始现实冲击法之前,来访者已经想过(想象过)暴露程序了,也包括已经想象了将要被呈现的事件;这个过程与想象冲击法大致相同[124]。类似的,想象冲击法也可能涉及现实冲击法。治疗师可能会推荐来访者在家实施自我管理式的现实冲击法[125]。即便治疗师没有提出这条建议,当来访者在他们的日常生活中遇到威胁性刺激时,他们会自然而然地进行现实冲击法[126]。

程序与程序之间重叠的另一个例子是竞争性反应的使用。在短时的/逐级上升的暴露疗法的标准操作步骤中,包含有竞争性反应。尽管在长时的/强烈的暴露疗法中,竞争性反应并不是标准程序,但治疗师在场和提供的支持可能也发挥了同样的功能。来访者也有可能在长时的/强烈的暴露过程中会同时使用应对型反应(例如安慰自己)来与高度的焦虑作抗争。

暴露疗法中出现的种种相似性让我们不禁提问:将此类程序定义为暴露疗法的种种变式(*exposure therapy with variations*)是否比不同的暴露疗法(different exposure therapies)来的更好?发现诸多暴露疗法之间的共同点可能会使我们更好地理解暴露疗法作为一种治疗手段的基本实质,也更好地说明了这些貌似不同的暴露程序的疗效。

小　结

1. 长时的/强烈的暴露疗法,通常被称作冲击疗法,是指让来访者在较长一段时间内暴露于焦虑唤起刺激下,该刺激的程度从一开始就是强烈的。暴露的进行一直要延续到来访者焦虑程度达到峰值后开始下降。

2. 在冲击过程中,暴露可以是现实的,也可以是想象的。冲击过程经常还包括反应预防,反应预防是指来访者被禁止参与他们典型的焦虑减少但适应不良的行为。现实冲击疗法是治疗强迫障碍的选择之一,它要求来访者参与焦虑唤起行为的同时不进行他们惯常所进行的典型强迫仪式行为。

260

3. 线索暴露疗法是反应预防的一种特殊形式,它被用来治疗与物质滥用有关的障碍;来访者被暴露于与成瘾行为有关的线索中,但不允许他们用药。

4. 想象冲击疗法使得让来访者暴露于任何焦虑唤起事件成为可能。它可被用来治疗创伤后应激障碍,因为在这种情况下,使用现实暴露不但不现实,也不道德。

5. 人们经常用暴露疗法来治疗恐怖症。恐惧感的发生和维持可以用双因素学习理论来解释。首先,一个中性事件与一个能天然引起恐惧感的事件相结合(经典条件作用),个体即习得了恐惧。随后,个体通过负强化维持了其焦虑减少反应即回避行为(操作条件反射)。

6. 现实暴露法和想象冲击法都是有效的疗法。尽管它们都是有效的,但是由于它们是长时的/强烈的暴露疗法,因而会引起来访者的不适,所以可能不会被选用。

7. 内爆疗法包括长时的/强烈的想象暴露,其中的想象场景被夸张化,并用与恐惧相关的假设线索对其进行修饰(常基于心理分析)。

8. 眼动心身重建法(EMDR)是相对较新的暴露疗法种类,它的核心内容包括想象暴露(包括快速的,有节奏性的眼球运动)和认知重建。

9. 每个暴露疗法的主要门类都会适用于某类来访者和某种焦虑障碍。已有越来越多的证据现实,暴露疗法适用于来自于多元文化背景下的来访者。

10. 尽管各种暴露疗法在实施程序方面有所不同,但是他们的重合部分如此之多,让我们不禁发问,他们是否应该被看作是一个单一疗法的不同变式。

文献注释

1. For example, Agras, Kazdin, & Wilson, 1979; Chambless, Foa, Groves, & Goldstein, 1982.
2. Malleson, 1959.
3. From the author's (MDS) clinical files.
4. For example, de Jong, Vorage, & van den Hout, 2000; Kneebone & Al-Daftary, 2006.
5. For example, Roth & Fonagy, 1997; Tundo, Salvati, & Busto, 2007.
6. For example, Tolin & Foa, 1999.
7. Boutelle, 1998.
8. For example, McKay, 1999; McKay, Todaro, Neziroglu, Campisi, Moritz, & Yaryura-Tobias, 1997.
9. For example, Kozak, Foa, & Steketee, 1988.
10. Nesbitt, 1973, pp.405—406.
11. Mowrer, 1960; Solomon, 1964.
12. Solter, 2007.
13. Franklin, Abramowitz, Kozak, Levitt, & Foa, 2000.
14. Powers, Smits, & Telch, 2004.
15. Franklin & Foa, 2008; Abramowitz, Foa, & Franklin, 2003.
16. Meyer, Robertson, & Tatlow, 1975.
17. Scholing & Emmelkamp, 1993a, 1993b.
18. Stanley & Turner, 1995.
19. For example, Van Balkom, Van Oppen, Vermeulen, Van Dyck, Nauta, & Vorst, 1994.
20. McKay, 1999.
21. For example, Lee et al., 2003; Lee, Kwon, Choi, & Yang, 2007.
22. For example, Lee & Oei, 1993; Monti, Abrams, Kadden, & Cooney, 1989.
23. For example, Monti et al., 1993.
24. For example, Lee, Kwon, Choi, & Yang,

2007; Loeber, Croissant, Heinz, Mann, & Flor, 2006.

25. For example, Lee et al., 2003.

26. For example, de Quirós Aragón, Labrador, & de Arce, 2005.

27. Marissen, Franken, Blanken, van den Brink, & Hendriks, 2005, 2007.

28. Martinez-Mallén et al., 2007; Toro et al., 2003.

29. Compare with Tolin & Foa, 1999.

30. For example, Frueh, 1995.

31. Foa & Rothbaum, 1989; Frueh, Turner, & Beidel, 1995.

32. Schnurr et al., 2007.

33. For example, Foa, Dancu, Hembree, Jaycox, Meadows, & Street, 1999; Foa, Rothbaum, Riggs, & Murdock, 1991.

34. For example, Foa, Dancu, Hembree, Jaycox, Meadows, & Street, 1999.

35. For example, Saigh, 1986, 1987.

36. For example, Başoğlu, Livanou, Şalcioğlu, & Kalender, 2003.

37. Saigh, 1987.

38. Rothbaum, Meadows, Resick, & Foy, 2000.

39. Başoğlu, Livanou, Şalcioğlu, & Kalender, 2003.

40. Abramowitz, 2001.

41. Abramowitz, 2001, pp.83—84.

42. Levis, 1980; Stampfl, 1961; Stampfl & Levis, 1967, 1973.

43. Stampfl, 1970.

44. Johnson, Corrigan, & Mayo, 1987.

45. Levis, 1980; Levis & Malloy, 1982.

46. Levis, 1980; quoted therapeutic dialogue from pp.125—126.

47. Saper, Blank, & Chapman, 1995.

48. Hogan & Kirchner, 1967; Levis & Carrera, 1967; Stampfl, 1966.

49. Morganstern, 1973.

50. For example, Hodgson & Rachman, 1970; Willis & Edwards, 1969.

51. For example, Borkovec, 1970, 1972; Mealiea & Nawas, 1971.

52. Levis, 1988.

53. Hogan, 1968, 1969.

54. Shapiro, 1989a, 1989b, 1995.

55. Shapiro, 1995; compare with Rosen, 1995.

56. Shapiro, 1989a, 1989b.

57. Bouhenie & Moore, 2000; Cowley, 1994; Oldenburg, 1994; Stone, 1994.

58. For example, Cocco & Sharpe, 1993.

59. For example, Forbes, Creamer, & Rycroft, 1994; Kleinknecht, 1993; Sanderson & Carpenter, 1992.

60. Bouhenie & Moore, 2000.

61. Spiegler & Geuvremont, 2003.

62. For example, Bradley, Greene, Russ, Dutra, & Weston, 2005; Davidson & Parker, 2001; Rothbaum, Astin, & Marsteller, 2005; Seidler & Wagner, 2006.

63. For example, Devilly & Spence, 1999; Taylor, Thordarson, Maxfield, Fedoroff, Lovell, & Orgodniczuk, 2003.

64. For example, Jaberghaderi, Greenwald, Rubin, Dolatabadim, & Zand, 2004; Lee, Gavriel, Drummond, Richards, & Greenwald, 2002; Rothbaum, Astin, & Marsteller, 2005.

65. Davidson & Parker, 2001; Resick, Monson, & Rizvi, 2008; compare with MacCulloch, 2006.

66. For example, Butler, 1985; Kneebone & Al-Daftary, 2006.

67. Abramowitz, 1996; Steketee, 1994; Van Balkom, Van Oppen, Vermeulen, Van Dyck, Nauta, & Vorst, 1994.

68. For example, Foa et al., 2005; Meichenbaum, 1994; Otto, Penava, Pollock, & Smoller, 1995.

69. Chambless, 1985; Swinson & Kuch, 1989; Trull, Nietzel, & Main, 1988.

70. For example, Leitenberg, Gross, Peterson, & Rosen, 1984; Schmidt, 1989.

71. For example, Stambaugh, 1977.

72. Glasgow, 1975; Lamontagne & Marks, 1973.

73. Hannie & Adams, 1974.

74. For example, Emmelkamp & Wessels, 1975; Watson, Mullet, & Pillay, 1973.

75. James, 1986.

76. For example, Saigh, 1986, 1987.

77. For example, Turner, Beidel, & Jacob, 1994.

78. Richards, Lovell, & Marks, 1994.

79. Steketee, 1994.

80. For example, Boulougouris, Marks, & Marset, 1971; Home & Matson, 1977; Suarez, McCutcheon, & Adams, 1976.

81. For example, Kneebone & Al-Daftary, 2006.

82. Fals-Stewart, Marks, & Schafer, 1993; Steketee, 1994.

83. Nathan, 2005.

84. Cigrang, Peterson, & Schobitz, 2005.

85. Cox, Fergus, & Swinson, 1994.

86. Home & Matson, 1977.

87. For example, Richard, 1995; Smith, Marcus, & Eldredge, 1994.

88. Hembree, Foa, Dorfan, Street, Kowalski, & Tu, 2003.

89. For example, Ollendick, Hagopian, & King, 1997; Tarrier et al., 1999; Tolin & Foa, 1999.

90. For example, Emmelkamp, De Haan, & Hoogduin, 1990; Mehta, 1990.

91. Steketee & Lam, 1993.

92. Emmelkamp, De Haan, & Hoogduin, 1990.

93. Shipley & Boudewyns, 1980.

94. Meichenbaum, 1994.

95. For example, Allen & Bloom, 1994; Pitman et al., 1991.

96. Kilpatrick & Best, 1984.

97. For example, Marshall, Gauthier, Christie, Currie, & Gordon, 1977; Rychtarik, Silverman, Landingham, & Prue, 1984.

98. For example, Rychtarik, Silverman, Landingham, & Prue, 1984.

99. For example, Rothbaum, Meadows, Resick, & Foy, 2000.

100. For example, Van Oppen, De Hann, Van Balkom, Spinhoven, Hoogduin, & Van

Dyck, 1995.

101. Franklin & Foa, 2008; Rowa, Antony, & Swinson, 2000.

102. McKay, 1997; Rowa, Antony, & Swinson, 2000.

103. For example, Williams, Chambless, & Steketee, 1998.

104. Beck & Stanley, 1997; Calamari, Faber, Hitsman, & Poppe, 1994.

105. Ollendick, Hagopian, & King, 1997.

106. For example, Ost, 2001.

107. James, 1985, 1986.

108. James, 1985.

109. James, 1986.

110. King, Muris, & Ollendick, 2005.

111. Foa, Steketee, Turner, & Fischer, 1980.

112. For example, Öst, Brandenberg, & Alm, 1997.

113. For example, Glynn et al., 1999; Keane, Fairbank, Caddell, & Zimering, 1989; compare with Tolin & Foa, 1999.

114. Foa, Rothbaum, & Kozak, 1989.

115. For example, Berman, Weems, Silverman, & Kurtines, 2000; Foa, 2000.

116. Foa, 2000; Lombardo & Gray, 2005.

117. For example, Coffey, Schumacher, Brimo, & Brady, 2005; Turner, Beidel, & Frueh, 2005.

118. Pina, Silverman, Fuentes, Kurtines, & Weems, 2003.

119. Friedman et al., 2003.

120. Chambless & Williams, 1995; Williams & Chambless, 1994.

121. Williams & Chambless, 1994, p.159.

122. Fink, Turner, & Beidel, 1996.

123. For example, Keane, Fairbank, Caddell, & Zimering, 1989; Levis, 1993.

124. Marshall, Gauthier, & Gordon, 1979.

125. Barlow, O'Brien, & Last, 1984; Mathews, Teasdale, Munby, Johnston, & Shaw, 1977.

126. For example, Mathews, Johnston, Lancashire, Munby, Shaw, & Gelder, 1976.

第十一章　示范疗法：感应式学习消除和技能训练

264   2001 年 9 月 11 日,两架被劫持的飞机径直冲向了纽约的世贸中心大厦。只过了四个月的太平日子,15 岁的查尔斯·毕晓普(Charles Bishop)驾着一架偷来的小型私人飞机撞上了佛罗里达州坦帕市的一座银行大楼。他身上带着一张便条,上面表达了自己对这位声称是世贸中心恐怖袭击事件的主脑人物,奥萨马·本·拉登的同情。尽管毕晓普自杀行为的原因尚未知,但他是如何想到以这样的方式结束生命已是毫无疑问。同样的,1999 年 4 月 20 日,在科罗拉多州的立托顿,两名科伦拜恩高中的学生实施了枪击案。自此以后,还有许许多多的青少年学生策划了枪击事件,谋害了自己学校里的同学和老师。

通过观察他人,进而模仿他人的行为,这样的学习过程在我们的生活中无处不在。幸运的是,在大多数的时间里,这样的学习和模仿是亲社会性的。我们通过观察他人的行为,学习语言,态度和价值,偏好,行为标准,礼仪规范,情绪反应和数不胜数的技能。我们从自己所熟知的人那里,例如我们的父母和兄长,借鉴了许多习惯,比如语言表达和身体语言。想想你自己的言谈举止,爱说的口头禅,甚至你在日常生活中的处事方法。这些行为有没有让你想起什么人?

榜样在心理和生理障碍的发生发展上起了一定的作用。例如,人们在原生家庭成员中观察到的攻击性与以后他们在自己的婚姻关系中所发生的攻击性行为的数量和种类有关[1]。我们生命中的重要他人体验痛苦的方式似乎影响了我们自己的体验方式[2]。甚至有证据表明,观察媒体对自杀的描述,无论是真实的还是虚拟的,都可能会导致模仿行为;在媒体呈现了此类内容之后,自杀率通常都会随之上升[3]。幸运的是,同样的示范作用(modelling)过程也可以被我们用来缓解问题行为,在下文中你马上可以发现这点。

照我做:示范过程的基本元素

示范过程的基本组成元素很简单:一个参与行为的**榜样(model)**和一个参与模仿的**观察者(observer)**。在观察榜样的过程中,观察者得到了两类信息:(1)榜样做了什么以及(2)榜样的行为完成之后有什么结果。榜样行为的结果——我们称作**替代性后果(vicarious consequences)**——非常重要,因为它们暗示了观察者如果模仿榜样的话,他们很可能会因此而收到的结果。当榜样的行为被强化——**替代性强化(vicarious reinforcement)**——那么观察者模仿榜样的可能性变大;当榜样的行为被惩罚——**替代性惩罚(vacarious punishment)**——那么观察者模仿榜样的可能性变小。如果你的教授表扬(替代性强化)或嘲笑了(替代性惩罚)其他在课堂上发言的学生,那么你可以思考一下你在课堂上发言的可能性会变大还是变小[4]。

到目前为止,在我们的讨论中,还未曾对**模仿**(*imitation*)做一个定义,因为它是一个常用术语。规范地说,当某人观察了一个榜样,然后表现得与这个榜样一样,那么**模**

仿(imitation)就发生了。然而,对榜样的观察不一定会导致模仿的发生,这点在理论点11-1中有所描述。

理论点 11-1 观察学习的三个阶段   265

    观察学习(*observational learning*)是指人们通过观察他人的行为而受到影响的过程。这个过程由三个阶段组成,按发生顺序排列分别为:接触,习得和接受(见图11-1)[5]。确保每个阶段的出现对于示范疗法的成功都是至关重要的。

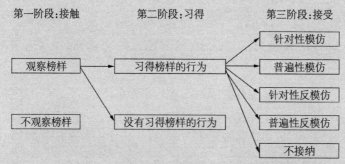

图 11-1 观察学习的三个阶段以及他们每个阶段所会出现的可能结果

    第一阶段是接触(*exposure*)到(即观察到)榜样行为。第二阶段是习得(*acquisition*)(即学会)榜样的行为。习得过程要求观察者注意榜样所做的事情,并记住它。替代性后果是影响习得过程的因素之一,因为榜样收到的后果加强了观察者对榜样的注意程度。实际上,只要榜样的行为引起了某种后果(无论是强化的还是惩罚的),都更有可能让观察者参与榜样的行为,但如果没有结果(或结果是中性的),那么该可能性就不高。

    观察学习的第三个阶段,也是最后一个阶段是观察者接受(*acceptance*)榜样的行为,把它作为自己的行动指南。有四种可能的接受方式。表11-1中涵盖了在日常生活

表 11-1 在观察学习的接受阶段可能会出现的五个结果举例   266

榜样行为:米里(Miri)观察到,她的室友经常慈善捐款	
接受结果	米里的行为举例
针对性模仿	米里在乞丐的杯子里放了几枚硬币
普遍性模仿	米里和她的朋友分享她有的东西
针对性反模仿	米里走过乞丐,并没有在杯子里放硬币
普遍性反模仿	米里没有和朋友们分享她的东西
不接受	米里没有受到室友捐款行为的影响

中,接受过程中会出现的可能结果。接受所涉及的既可能是模仿,也可能是反模仿,它们既可以是针对性的,也可以是普遍性的。

模仿(*imitation*)是指与榜样表现相似,反模仿(*counterimitation*)是指与榜样表现不同。在针对性模仿(*specific imitation*)中,观察者的行为与榜样相同;换句话说,来访者复制了观察者的行为。在针对性反模仿(*specific counterimitation*)中,观察者所作的行为与榜样所作的行为完全相反。在普遍性模仿(*general imitation*)中,观察者的表现和榜样相似(细节上不与其一致)。在普遍性反模仿(*general counterimitation*)中,观察者与榜样的表现不同(但并非是截然不同)。最后,观察者可能接触到榜样,也记得榜样的所作所为,但却没有收到榜样的影响,这个过程被称为不接受(*nonacceptance*)。

接触阶段和习得阶段是榜样影响观察者的必要条件,但不是充分条件。观察者还必须接受榜样的行为并把它作为他或她的行动指南。接受的形式很大程度上决定于发生的替代性后果。替代性强化通常会导致模仿,而替代性惩罚通常会导致反模仿。

要使示范疗法成功,三个观察学习的阶段必须都全部出现。因此,治疗师必须确保来访者观察到了榜样(接触)。然后,来访者必须准确记得,并能回忆榜样做了些什么(习得)。治疗师可能会通过言语提示(例如,"仔细看榜样",或"记住榜样做了些什么")来促进接触和习得过程。最后,来访者必须把榜样行为作为自己的行为指南(接受)。为了提高接受的几率,可以对榜样的模仿行为或反模仿行为进行强化。

榜样的形式有两种。我们把真实在场的榜样("本人亲自")称作**真人榜样(live model)**;我们把一个间接观察到的模特称为**象征榜样(symbolic model)**。我们经常通过电视,书籍和电影,口头描述(例如当别人告诉我们其他人做了些什么时)接触到象征榜样。那些传说和秘闻中的主人公们,都是经过时间沉淀,充盈着文化精髓的象征榜样[6]。汉瑟和葛雷朵是勇气的榜样,而美人("美女与野兽"中的)是富有同情心的榜样。**隐性示范(covert modeling)**是象征榜样的一种为人们所熟知的形式,人们会想象着某人会以怎样的形式做一件特别的事情[7]。例如,一个孩子可能会想象自己喜欢的一个卡通形象会怎样应付一个困局或者可怕的情境[8]。

表11-2描述了5种示范过程对来访者的作用:教育,提示,激励,减少焦虑感和劝阻[9]。示范疗法通常有多种功能。例如,社交训练就是其中一个,它涉及教育,提示和激励来访者参与社会适应行为。尽管示范作用的劝阻功能在行为疗法中具有治疗减速目

标行为的潜力[10],但它很少被人们用到[11]。

表 11-2 示范作用的五个功能

功能	描 述	实 例
教育	观察者通过观察榜样学到了一个新的行为	通过听成年人说话,儿童学习语言
提示	在观察了榜样参与行为之后,观察者被提示(提醒)表现该行为	就像电视情境喜剧中所有的笑声音频一样,人们在听到别人笑的时候自己也会笑
激励	观察一个榜样的行为,以及榜样所得到的喜欢的后果,这个后果(作为替代性强化)成为观察者参与同样行为的动力	当学生观察到别的学生大声朗读后,可以收到老师积极的反馈时,他们也自愿大声朗读起来
减少焦虑感	观察者看到榜样参与了一个焦虑唤起行为但却很安全时,其焦虑感减少	看到别人在游泳时很受,这让人们克服了对游泳的焦虑
劝阻	观察榜样因其行为而收到了不良的后果(替代性惩罚),减少了观察者模仿榜样行为的可能性	当孩子看到同伴因打人而受到惩罚时,他们表现出相同行为,甚至相似行为的可能性降低了

自我示范

榜样与模仿者之间的相似性使模仿更易于发生[12]。例如,对于孩子来说,同伴榜样通常比成人榜样更有效[13]。通过**自我示范**(self-modeling),相似性达到最大程度。在自我示范中,来访者成为自己的适应性功能的榜样[14]。*隐性自我示范*(covert self-modeling)是指来访者想象自己表现出目标行为,这也是自我示范最基本的应用。*录影自我示范法*(video self-modeling therapy)是由彼得·岛瑞克[15](Peter Dowrick)发展的疗法,它让来访者观看自己表现出加速目标行为的录像。例如,自我示范疗法曾被用来治疗一个患有阿斯伯格综合征9岁的男孩,他通过观看自己表达一系列情绪的录像来学习认识和理解情绪[16]。在治疗之外,录像自我示范法还被用于各种方面,例如体育指导[17]和初为人父者的养育教育[18]。

制作自我示范录像需要精妙的编辑技术,包括删掉错误和画外音提示。当目标行为包含有多个组成部分时,可以分别拍摄来访者的每个行为部分;当每个行为部分都能够被正确行使的时候,它们可以被结合起来,这样整个行为的表现过程可以显得流畅。另一项技术是把来访者在一个中性(非威胁性)情境下表现出的目标行为拍摄下来,然后将其叠加到问题情境中。自我示范疗法的标准程序在个案11-1中做了说明。

268

个案 11-1　通过自我示范法矫正不恰当的社交行为[19]

10 岁的查克(Chuck)是一所支气管哮喘治疗中心的住客,他独自一人度过了大半的时光。他的同伴们叫他"笨蛋"和"小娃娃",回绝了他想要和他们互动的尝试。查克退回自己的房间并大发脾气。查克在与成人的交往中也会表现不恰当的行为,例如时不时咯咯发笑,尝试挠痒痒,在面谈过程中跳上他人的膝盖。

为了处理这些问题,治疗师准备了自我示范录像。查克和其他两个男孩兴高采烈地答应"拍个电视电影"。在其中一个自我示范疗程中,查克走进一个成年人的办公室,在一张椅子上就座(而不是坐在成人的膝盖上)。

在 4 周中,查克每天都会看自我示范的录像。之后,在他的日常互动中,查克恰当的社交行为的频率有了显著增加。在治疗结束后的 6 个月住院期间,查克的恰当社交行为得到了持续保持。值得注意的是,许多医院员工都报告说查克的行为有所改善,而他们对查克的自我示范治疗毫不知情。

自我示范法不仅证明了个体对技能的掌握,也表明了人们的成功。正如一个飞行学员所提到的,当他在观看自己着陆的录像时,"我不仅看到了我哪里做得对,哪里做得不对;更多的是,我知道自己做到了。"[20]

通过描述来访者在可能遇到的挑战性情境下的适应性表现,自我示范法还能突出来访者在未来取得成功的可能性[21]。治疗师把此项未来影像(*video futures*)技术应用于一个阿拉斯加原住民("阿尔伯特"(Albert))身上,他 30 岁不到,患有智力残疾;阿尔伯特有一段恋童癖史,治疗师训练他用自我控制行为来对抗恋童行为[22]。竞争性行为包括让他在日常活动中遇到儿童的时候回避他们。在 10 天中,每隔一天阿尔伯特就会制作一个两分钟的自我示范录像,并且他会进行观看。他很快就开始表现出自我控制行为,并把它们迁移到了其他情境中。在 9 个月的跟踪调查中,他保持了这些治疗成果。

自我示范疗法已被应用于不同年龄段的来访者,所治疗的问题也各种各样[23],例如社交,日常生活和学业技能缺失[24];选择性缄默[25];口吃[26];抽动症[27];攻击性行为[28];多动[29];问题课堂行为[30];公开演讲焦虑障碍[31];抑郁[32];性冷淡[33];和不恰当的性行为[34]。自我示范法能使个体产生快速的,临床性显著改变,有时候仅需 12 分钟的自我观察即可[35]。一项对患有自闭症谱系障碍的儿童及青少年的录像自我示范法元分析研究表明,他们学到的技巧迁移到了其他人群和情境中,并且得到了保持[36]。

269

示范疗法的本质

示范疗法的程序通常会和其他行为疗法一起结合使用,例如提示,塑造,强化,现实脱敏和**行为预演(behavior rehearsal)**。行为预演是指来访者练习加速目标行为和应对技巧。尽管示范疗法常常是整体治疗包中的一部分,但单独使用时也疗效显著,你可以从个案 11-2 中明白这点。

个案 11-2　通过示范疗法加速医生规定的口腔卫生保健行为[37]

　　朱丽叶(Julie)是一位 25 岁的已婚妇女,她最近因患有严重的渐进性牙龈疾病而接受了一次口腔手术。牙医曾指导朱丽叶使用洁碧*。早在手术前几个月,她就买了一个洁碧,但她从来没用过它。牙医警告她说,如果她不能做到每天使用洁碧,她的牙龈状况会倒退到以前的水平。

　　在朱丽叶进行了手术几个月之后,她的丈夫,阿特(Art),开始变得非常忧虑:因为朱丽叶没有用洁碧。他对她提过这件事,但她说她会用的。一个月过去了,洁碧仍旧没有被用起来。阿特越来越担心了,他开始提醒朱丽叶用洁碧。朱丽叶对阿特的啰嗦感到非常气恼,对他说不要担心她的牙齿。

　　这时,阿特打电话给牙医了。牙医建议阿特自己每天使用洁碧。如果他的榜样作用能起到效果,那么就记录下妻子使用洁碧的次数。阿特示范作用的效果是惊人的。如图 11-2 所示,在阿特作榜样之前的 30 天里,朱丽叶没有使用过洁碧一次。在示范作用的第一周里,7 天里有 6 天里朱丽叶使用了洁碧;在接下来的一周中,朱丽叶天天使用洁碧;第三周使用次数降到了 5 次,但在其后的三周中,她每天都使用洁碧。

　　在接下来的两周里,由于阿特外出公干,所以没有示范过程或记录发生。当他回到家时,他打电话告诉牙医,他的建议成功了。牙医建议说,阿特不要再继续示范作用,而只是继续记录朱丽叶使用洁碧的次数。在接下来的 5 周中,朱丽叶平均每周使用洁碧 5 次(如图 11-2)。与为零的基线水平相比较,这已经是很大的进步了。并且,这次非正式示范疗法的结果具有显著的临床意义,因为每周使用 5 次洁碧足够能让她的牙龈保持健康。

270

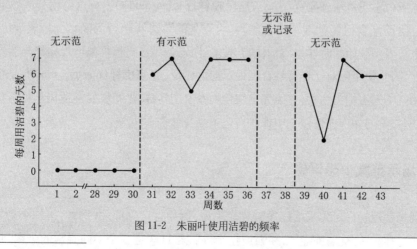

图 11-2　朱丽叶使用洁碧的频率

---

* 通过喷水达到清洁齿缝目的的洁牙器。

在前面的例子中,示范作用是治疗的核心内容。阿特只是表现出目标行为,让朱丽叶可以观察到它。正如我们通常所做的那样,在整个过程中既没有提示集中注意力于示范作用上,也没有强化模仿行为,而这也恰恰说明了示范作用本身的潜在能力。

个案 11-2 还说明了示范疗法的*精妙之处*,当来访者拒接别人要他们行为发生改变的直接指示时,这点显得尤为有用。当阿特提醒朱丽叶用洁碧的时候,她并没有用;实际上,阿特的提示可能让朱丽叶对使用洁碧更反感。当父母告诉孩子如何如何做时,他们也经常拒绝父母的提议("妈,你别管!"),但是他们会对更细微的提示做出反应。例如,父母在饭后把自己的碟子和餐具拿到水池里;这样的示范作用远比每次开口提醒孩子们这么做有效得多。相似地,当来访者所在的文化背景重视细枝末节的精妙和自主决定的时候(例如柬埔寨,美洲土著和斯拉夫文化),示范疗法更为有用[38]。

示范疗法被主要用来减少恐惧感/焦虑感,缓解技能缺陷。我们将描述一系列解决这类问题的示范疗法程序。

感应式学习消除:通过示范减少恐惧感

271

对消极后果的期待(例如在约人出去的时候认为自己会被拒绝)和技能缺陷(不知道怎么样约人出去)是恐惧感和焦虑感的维持原因。示范过程可以同时解决这两个维持条件:榜样证明,在焦虑唤起行为结束之后并没有发生消极后果,这个过程被叫做**感应式学习消除(vicarious extinction)**。

感应式学习消除通常需要一个**应对榜样(coping model)**——这位榜样人物起先害怕,无能,逐渐变得能掌握一定技能,并将原先的焦虑唤起行为能自如地表现出来[39]。由于来访者一开始的时候也害怕,缺乏技能,所以使用应对榜样能增加榜样与观察间的相似度,因此使用应对榜样有其合理性。与之相反,**专家榜样(mastery model)**是指一个从开始就不知害怕为何物,并能完全胜任的专家型榜样。[40]专家榜样适用于精密技能的发展,例如学习如何在性侵犯中保护自己不受身体伤害[41]。

用现场示范减少恐惧感

现场示范榜样可用来治疗多种焦虑障碍,例如特定恐怖症(例如,害怕小动物)[42],考试焦虑症[43],社交恐怖症[44],和强迫症[45]。个案 11-3 是一个不同寻常的个案,它的特别之处在于用家长示范和现实脱敏法来减少孩子对牙科治疗的恐惧。

个案 11-3 | **用计划中或计划外的家长示范和现实脱敏法来治疗对口腔治疗程序的恐惧**[46]

四岁的 S.Z.需要接受恢复性口腔治疗,但她极度害怕牙医。她尝试了 6 次去看牙医,每次 S.Z.都会"在走向牙医的时候尖叫,大哭,(并)身体剧烈地打哆嗦,她气也接不上来,坚决不配合。"S.Z.的母亲报告说,她自己也怕牙医,并且她认为女儿怕牙医这件事是从她身上学来的[47]。尽管 S.Z.的妈妈无意治疗自己的恐惧感,但为了女儿,她愿意做一个榜样。

在前五周,S.Z.和她的妈妈每周都要去一次牙医办公室。在那里,他们观看了描述不同口腔治疗程序的录像(榜样)。在牙医办公室里,S.Z.并不接受任何的牙科治疗(现实脱敏)。在第六次去牙医办公室的时候,治疗师和她的母亲示范了接受 1 分钟的牙齿检查的过程。他们扮演了应对榜样的形象:一开始他们表现出了些许犹豫;然后,他们配合进行治疗并评论说,"其实并没有那么糟"。尽管自己很害怕,但母亲还是做到了这一点。在第七个疗程中,S.Z.在母亲的陪伴和安慰下接受了口腔治疗。

第八个和最后一个疗程被用来进行治疗后评估。牙医对 S.Z.进行了局部麻醉,并对其实施了两项口腔治疗。S.Z.独自坐在椅子上,没有表现出明显的恐惧感。在治疗前和最后一个疗程中,S.Z.的母亲对女儿情绪失常的显性信号做了 100 级评分。这些评分围绕 10 项与牙医有关的行为,从"告诉 S.Z.要去看牙医"到"牙医在使用电钻"。在最后一个疗程中,平均分是 6 分,而在治疗前,平均分是 78 分。在 6 个月的跟踪调查中,S.Z.的情绪失常平均分为 3 分。在 1 年后的电话跟踪调查中,母亲和牙医都表示,S.Z.对口腔治疗的恐惧感微乎其微。

S.Z.的母亲并没有特意去治疗她自己对牙医的恐惧。然而,她还是为 S.Z.参与了两次现实脱敏过程,她为 S.Z.所作出的示范已经构成了自我示范和行为预演。显然,这样的间接治疗也足以让她消除自己的恐惧感[48]。这位母亲的情绪困扰分数在治疗前,治疗后和 6 个月后的跟踪调查中分别是 54 分,3 分和 7 分。一年后,这位母亲和她的牙医报告说,她对看牙医的恐惧感也非常小了。

272

参与示范

在**参与示范**(participant modeling)中,治疗师向来访者示范恐惧唤起行为,然后言语鼓励来访者,并亲手指导来访者练习该行为。布伦希尔德·里特(Brunhilde Ritter)发展了参与示范法[49],它结合了示范法、言语和身体提示、行为预演和现实脱敏法。参与示范也被叫做**接触脱敏法**(contact desensitization)[50],或**引导参与**(guided participation)[51],至于这样命名的原因在下文中很快会有解释。参与示范的三个基本步骤是:

1. **示范**:首先,治疗师会为来访者示范执行恐惧唤起行为。

2. 提示,行为预演,塑造和现实脱敏:治疗师会用言语提示来访者模仿他或她刚刚示范过的行为。治疗师会用身体提示的方式让来访者表现出该行为(例如握住来访者的手抚摸一只狗)。如果来访者成功地完成了任务就给予强化。治疗师和来访者之间的身体接触,除了能指导行为,还能安慰来访者,使其平静下来,这点与恐惧感形成竞争性反应。

3. 渐隐提示:治疗师逐步撤去言语和身体提示。治疗师虽然在场,但却没有身体接触。在这种情况下,来访者开始行使该行为,直到治疗师不在场,来访者还能继续表现行为为止。

需要被示范和练习的行为按等级表顺序排序,治疗顺序按其威胁性大小,由高到低进行。暴露的程度取决于来访者的恐惧程度,这点和在现实脱敏法中一样。个案 11-4 说明了参与示范的基本步骤;里特是其中的治疗师。

273

个案 11-4　用参与示范治疗对过马路的恐惧[52]

S 太太是一个 49 岁的寡妇,她极度害怕过马路,并且已经持续 10 年了。她的这一恐惧感让她几乎断绝了所有的社会联系,随之而来的绝望让她想要自尽。参与示范的过程如下所示:

治疗地点选在了一个交通并不繁忙的十字路口,一边是一条较宽的马路,一边是一条较窄的小道。咨询师花了 1 分钟时间穿过了那条较窄的小道,S 太太观察了这个过程。然后,咨询师紧紧地挽着 S 太太的手腕,和她一起走过了马路。这个过程不断地被重复……直到 S 太太说,自己已经能够坦然地完成这个任务了……继续过马路的行为,但是咨询师与 S 太太之间的身体接触逐渐减少,最后咨询师只是轻微地触碰 S 太太的手臂……(并且)行走的速度稍慢于她。然后,完全消除身体接触,在同样的那条小道上,咨询师首次跟着 S 太太一起过马路,并且走在她后面。接着,咨询师只陪 S 太太走完 3/4 的路程,并允许她自己走完剩下的路。逐渐地,咨询师缩短了她陪伴 S 太太走过的路程距离,直到 S 太太能够自己穿过整条马路为止。

之后,该治疗程序被应用于宽度越来越大,繁忙程度越来越高的街道上。并且,S 太太也被给予了越来越多的治疗责任,包括计划和完成自己的家庭作业。S 太太曾为治疗设下四个具体的目标,包括独自穿过 4 条位于交通要塞的马路。她在 7 周内就完成了所有的四个目标任务。

参与示范被用来治疗许多不同的焦虑障碍,包括对小动物的恐怖症[53],对牙科治疗的害怕[54],公开演讲焦虑[55],怕水[56],恐高[57]和广场恐怖症[58]。在一些研究中表明,参与示范优于现场示范[59],影片示范[60]和现实脱敏[61]。参与示范的疗效可能是因为它是一个整合了示范,提示,行为预演和现实脱敏的整体治疗包。来访者恐惧感的减少不仅归功于他们的"所见"(观察),还归功于他们的"所为"[62]。

用影像示范减少恐惧感

对医疗和口腔治疗过程的恐惧往往会对来访者产生深远的影响,因为它会让人不再去寻求常规的健康检查,也不会进行必要的治疗。影像示范法在减少此类恐怖情绪和回避行为方面已取得成功。有一项调查表明,美国37％的儿科医院运用影像示范来让孩子们准备好住院和进行手术[63]。我们将向读者描述影像示范疗法在减少手术恐惧及相关医疗程序恐惧方面的应用。平行示范疗法已被证明能有效减少儿童及成人对口腔治疗的恐惧[64]。

芭芭拉·梅拉米德(Barbara Melamed)是使用影片来减少儿童住院焦虑和医疗程序焦虑的先锋人物。她所使用的影片名为《伊森要做手术》(*Ethan Has an Operation*),片中描述了一个7岁男孩住院接受疝气手术的经历(如照片11-1所示)[65]。

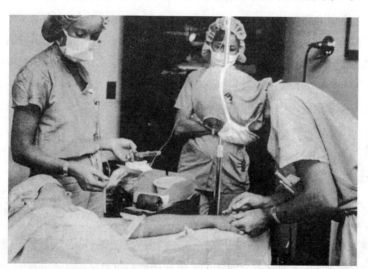

Courtesy of Barbara Melamed, produced at Case Western Reserve University

照片11-1　电影《伊森要做手术》的镜头之一,伊森在手术室内,一名手术医生正在插入一根针头

这部电影——含有15个场景,展示了大多数孩子在住院期间接受某种手术期间会经历到的各种事件,从入院登记一直到出院;从孩子被推入医院病房到看见医务工作人员,例如主刀医生和麻醉师;从验血到接触使用各种基本医疗设备;和妈妈分开;还有在手术室和康复室中的场景。影片中不仅有医务工作人员解释医院的各个程序,还有其他孩子解说不同的场景,包括他在每个住院阶段会有的感觉和担心。其他孩子的行为和言语提示展现了一个应对榜样的行为表现,这样,当他有所焦虑和害怕的时候,他可以克服这种恐惧心理,并以一种淡定的姿态成功完成每个事件。[66]

与控制组的孩子相比较(影片描述了一个男孩的一次自然旅行),那些看了影片《伊森要做手术》的孩子术后焦虑更少,在家时也较少发生行为问题[67]。

人们拍了一部 18 分钟的电影以使孩子对注射的恐惧最小化[68]。此时,片中的孩子正在接受注射,对孩子上半部分身体和脸部的特写表现了孩子的畏缩,他喊道"唉哟",并皱起眉头,这是注射的现实反应。孩子(4 到 9 岁)在接受他们的术前注射的 36 小时前观看了这部电影。一组孩子观看了这部展现现实应对榜样的电影;而另一组孩子观看了内容基本相同的电影,但区别是他们所观看的电影中,扮演病人的榜样并没有显示出任何疼痛或不适的表情。这样的反应是不合实际的,因为打针确实会疼。还有一组的孩子没有看电影。将这三组孩子进行比较,看了内容符合现实的电影的孩子表示,他们在接受注射时所感到的疼痛感最小;那些看了内容不合实际的电影的孩子报告说他们所体验到的疼痛感最强[69]。

人们将示范性影片与其他行为疗法相结合使用来减少孩子对医疗程序的恐惧。例如,《乔伊要做骨髓和脊髓穿刺手术》是一部 12 分钟的示范影片,它是为减少患有癌症孩子(3 到 7 岁)焦虑感的整体治疗包中的一部分,这些孩子要经历两次非常痛苦的治疗:骨髓穿刺和脊髓穿刺[70]。乔伊是影片的主人公,6 岁,因患有白血病而来到诊所接受治疗。

她描述着自己的想法和感受……作为一个应对榜样,她承认她对接下来的程序感到很害怕,她表现出不安的表情,不过之后,她有效地应对了这些想法和感觉……乔伊解释了为什么她必须接受这些治疗,并且她说明了在治疗中的每个节点上都会发生什么事情。[71]

在研究中,整体治疗包成功减少了每个孩子的不安情绪。

用示范性影片来治疗成人在医疗程序中所经历的恐惧和不安也是有益的[72]。女性性焦虑也是可以用示范性影片来治疗的另一个目标行为。[73]

理论点 11-2　将自我效能作为示范疗法及其他行为疗法效用的一般解释

自我效能感(perceived self-efficacy)是指人们认为自己能够胜任某项任务的信念[74]。自我效能是一种感知,因为它完全取决于个体是如何看待自己成功的可能性,而与其他外在事件无关。一个人可以对一项不可能完成的任务有很高的自我效能感,例如游泳横穿过太平洋;也可以对一项相对简单的任务有较低的自我效能感,例如游泳穿过游泳池。

根据班杜拉(Bandura)的自我效能理论,人们自我效能感的程度决定了(1)他们是否会尝试一项任务,(2)他们为完成任务而付出的努力程度,和(3)他们会在任务上花的时间长短[75]。个体的自我效能感越强,那么个体在面对障碍和挫折的时候,会显得更有冲劲、更坚强[76]。自我效能感具有情境特殊性——它因特定任务的不同而不同[77]。例如,人们对自己终止吸烟能力的自我效能程度的预期能预测他们能否能成功戒烟;但不能预测他们是否能成功节食减肥[78]。

班杜拉推测，示范法和其他行为疗法(包括其他形式的心理疗法也是如此)之所以有效，是因为它们创造并加强了来访者的自我效能感。[79]回想一下，暴露疗法的其中一种理论解释就是，它们能提高来访者的认识，使来访者相信自己能够解决自己的焦虑感(见理论点 9-1，第 230 页)。

自我效能感可以通过来自四个方面的信息得到加强：

1. **成就表现**：直接体验成功地完成一项任务可能是加强自我效能感最有效的源泉。

2. **替代性体验**：观察榜样成功地完成任务能让来访者相信，他们自己也能取得成功。

3. **言语说服**：告诉来访者或用逻辑的方法向来访者证明，他们可以成功。这是言语心理治疗中最常见的增强自我效能感的方式，该方法在行为疗法中，特别是认知行为疗法中也占有一席之地(见第十二章和第十三章)。

4. **情绪唤起**：人们的情绪唤起水平也影响了他们的自我效能感。通常，高唤起水平是与焦虑和怀疑相联系的，因此它会导致自我效能感低；低唤起水平倾向于与镇定和自信相联系，因此它会导致自我效能感高。因此，那些降低来访者情绪唤起水平的治疗(例如渐进式放松法)可以提高来访者的自我效能感。

表 11-3 呈现了通过给予四个方面的信息来提高来访者自我效能感的行为疗法的举例。

表 11-3 提供来访者四个方面信息以增强其自我效能感的行为疗法举例
(括号中的数字指代讨论该疗法的章节数目)

自我效能感的来源	行为疗法
成就表现	强化疗法(6) 代币经济(8) 现实脱敏(9) 现实满灌(10) 行为预演(11) 参与示范(11) 压力接种训练(13) 问题解决疗法(13) 接受与承诺疗法(14) 辩证行为疗法(14)
替代性体验	感应式学习消除(11)
言语说服	理性情绪行为疗法(12) 认知疗法(12) 自我指导训练(13)
情绪唤起	系统脱敏(9) 想象冲击(10) 内爆疗法(10) 眼动心身重建法(10) 正念认知疗法(14)

注意：自我效能感的各个来源疗法并不是相互排斥的；对于某一特定治疗过程来说，自我效能感可能来自于多个来源。

276

用叙事减少恐惧感和其他消极情绪

叙事(说故事)是另一种用象征性示范法来减少恐惧感的形式。例如,有一场木偶剧表演描述了一只泰迪小熊去医院的典型场景。这样的故事讲述方式被证明与用影片来做示范有同样的效果(包括以《伊森要做手术》为基准来做比较)[80]。许多在商业市场上销售的图书和手册都描述了各种各样的医疗诊断及治疗程序,比如我们可以在内科医生的办公室中看到这些书,书中的内容描述了真实或虚构的病人经历。例如,在《我的扁桃体填色书》(My Tonsillectomy Coloring Book)[81]中的一页上,有这样一幅画:一个小男孩躺在医院的病床上,他被慢慢推入手术室大门,医生见到他便向他挥手;图下的说明文字这样写道,"乔伊和一个护士陪着蒂姆走进一间房间,他们在那看到了一个医生,脸上戴着一个口罩,头上戴着一顶滑稽的帽子,里面藏着头发。"在另一页上,画着乔伊躺在手术台上,脸上盖着一个麻醉面罩,捂着嘴和鼻子;图下的说明文字是,"医生让它透过这个东西呼吸,好好玩! /他觉得自己就像宇航员,慢慢飘入了梦乡。"

《莱特福特叔叔》(Uncle Lightfoot)是一本用来减少儿童对黑暗的恐惧的书,全书85 页[82]。迈克尔,一个害怕黑暗的小男孩,去拜访他的莱特福特叔叔。叔叔教他在黑暗中玩各种有趣的游戏,比如在墙上做皮影。迈克尔作为一个应对榜样,渐渐学会了如何应付黑暗中的威胁性情境。书中的游戏都经过了改编,这样孩子可以在和父母读完故事后进行行为预演。

隐性示范法可以用来治疗与焦虑有关的问题,例如社交焦虑[83],特定恐怖症[84],术前焦虑[85]和强迫障碍[86]。隐性示范法就其内在而言,也是叙事法的一部分,因为观察者会想象故事中角色的行为。

家长和教师们通常会频繁地使用叙事的方法来影响孩子的行为和情绪,而非直接指示。例如,可以利用一些示范应对潜在压力事件的适应性方法的故事书和四格漫画,把它们中的人物名字改成孩子的名字,这样,就成了一种为孩子个性化定制的方式。这样的示范性故事还被用来治疗患有自闭症谱系障碍,艾森伯格综合征和轻度—中度智力障碍的孩子和青少年[87]。由于示范法更多地给予孩子建议而非命令,这样做能让孩子有更强的独立感,所以,示范法比直接给予指令更有效。思考下面的例子。一个 7 岁的女孩告诉爸爸,自己在学校受了欺负,感觉很委屈。这位父亲没有直接给女儿建议,告诉她如何处理这样的情况,相反,他明智地用委婉的方式给了女儿一个替代性的建议:他跟女儿说了自己小时候被欺负,然后自己是如何处理这件事情的故事[88]。同样地,为减少孩子在9/11恐怖袭击中所遭到的惊吓,专家建议家长向孩子讲述与之年龄段相符的榜样应对恐惧的故事。对于更小的孩子,《芝麻街》(Sesame Street)中有一集是以埃尔默(Elmo),那个红色毛茸茸的小怪兽为应对榜样,讲述它是如何在小区发生火灾之后处理自己的恐惧感的。

技能训练

技能缺陷经常是来访者问题的维持条件。要行使一项技能,个体必须(1)知道如何行使这个技能,(2)对这个技能的使用很熟练,(3)知道什么时候是表现技能的恰当时机,并且(4)有足够的动力来表现这个技能。因此,来访者的技能缺陷可能源于*知识的缺失,熟练度不够,缺乏辨别力,以及缺乏动力*(如表11-4)。这四个方面是表现技能的先决条件,来访者可能缺失其中之一或更多。

表 11-4 技能缺陷的类型

278

类　型	描　　述	举　　例
知　识	来访者不知道怎样行使这个技能。	一个从来也没有学过如何发邮件的大学生。
熟练度	来访者由于练习不够而不能熟练行使技能。	一个曾住院多年的精神病病人不会管理财务。
辨别力	来访者不知道环境条件(时间地点)是否适合表现技能。	一个学生在教授还在做讲座的时候与同学发起谈话。
动　力	来访者没有足够动力来表现技能。	疗养院里的住户没有意愿,也没有理由表现自我照料技能。

技能训练(skills training)是指为克服来访者技能缺陷而设的整体治疗包[89]。训练聚焦于维持来访者问题的特定缺失部分(知识,熟练度,辨别力和动力)。在技能训练过程中,示范是关键组成内容,它可能包含直接教导、提示、塑造、强化、行为预演、角色扮演和修正性反馈[90]。由于直接教导经常不足以对复杂技能的精巧之处加以表述,加入提示和塑造也不够,所以示范是核心组成内容[91]。来访者可能需要"亲眼见到"行为是如何被实施的[92]。以下内容节选自一次社交技能训练疗程,它详细说明了技能训练的主要构成。案主是一名高中学生,他在通过电话约女孩出去约会时难以启口。

治疗师:假设你想要约科妮莉亚去一个派对。你会怎么说?

来访者:嗯……我也不知道。我猜大概我会问她,是不是愿意去。

治疗师:你何不尝试一下假装打电话给科妮莉亚,然后说说看你在电话里会跟她说什么?

来访者:好吧,不过别期望太高。

治疗师:记住,我们只是练习。试试看嘛。(*提示*)

来访者:"你好,科妮莉亚,我是克林特。你好吗?听我说,如果你没什么事做的话,你想不想和我一起去格蕾丝的派对?"(*角色扮演*)

治疗师:这个开头有理有节。(反馈,塑造)看看你能不能做得更好。有一点要注意,你不想把跟你去跳舞这事弄得听起来好像是她最后一个选择一样的,是吧。(直接教导)我来示范给你看,你在说玩"你好"之后怎么把对话继续下去。听好了,然后看看你能不能听出一些区别来。(提示)"格蕾丝周六晚上有个派对,如果你那天不忙的话我想带你去。"(示范)

279 　来访者:对,我能听出区别。

治疗师:你何不尝试一下说说看类似的话。

来访者:"格蕾丝跟我说她周六晚上有个派对,我在想你愿不愿意跟我一起去。"(行为预演)

治疗师:非常好。(强化)这次好多了。直截了当地说你想要做的事情就可以了。(反馈)

患有自闭障碍的儿童有许多技能缺陷,而他们正是技能训练早期应用的治疗对象[93]。语言技能是主要的例子,在教授这些孩子如何说话的过程中,示范过程是关键内容。对于大多数正常孩子来说,在语言发展阶段,他们通过竞相模仿他人的行为受到强化,以此学会了如何模仿;但对于自闭症孩子来说,情况却不是这样。模仿能力是一种社交技能,它被称作**类化模仿(generalized imitation)**[94]。如果模仿能力没有通过自然学习形成,那么个体通过塑造也能学会该特定技能。要达到这个目标,在开始阶段要强化孩子所有的模仿行为,无论它是不是适应性行为,这样孩子才能开始模仿。一旦建立了类化模仿,就可以用示范法来教自闭症孩子表现他们从来没有学习过的适应性行为(见照片11-2)。

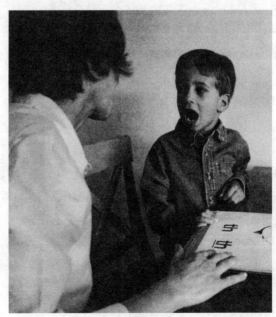

Christina Rennedy/ PhotoEdit Inc.

照片11-2 示范是自闭症儿童语言训练的关键内容。
治疗师向儿童示范正确的口型,舌头位置以及发音以便儿童模仿。

还有其他类型的来访者也深受技能缺陷之苦,如果能受到技能训练也会从中受益,他们有智力障碍[95],学习障碍[96],颅脑损伤[97],创伤后应激障碍[98],和双相情感障碍等问题[99]。人们使用技能训练来缓解许许多多种特定型技能缺陷,包括认知[100],问题解决能力[101],自我评估能力[102],压力管理能力[103],学业能力[104],消费能力[105],工作能力[106],和儿童管理能力等方面的缺陷[107]。人们还有针对性地发展了新颖的整体治疗包来教授儿童如何预防诱拐和性虐待。

通过技能训练预防诱拐和性虐待

在美国及其他许多国家,儿童诱拐是一个严重的问题。只有10％到17％的诱拐者在引诱受害者过程中使用了武力[108]。在一般情况下,诱拐者会试图与孩子建立起关系或用言语诱惑孩子,而孩子通常缺乏抵御诱拐者诱惑的技能[109]。

谢丽尔·波切(Cheryl Poche)是技能训练干预的先锋人物,该训练旨在教授儿童如何保护自己不被绑架拐骗[110]。在她的一项研究中,三个曾经有过被绑架危险的学前儿童接受了诱拐干预技能训练。一名成人扮演诱拐者的角色,接近孩子并要求他们跟着他一起离开学校。通过这种角色扮演的办法来评估潜在易感性。[111]"诱拐者"用了三种常见的诱惑儿童的策略,在表11-5中对它们做了描述。

表11-5　在用自然的角色扮演的方式评估儿童抗诱拐能力的过程中所使用到的诱惑类型

诱惑类型	定　义	角色扮演场景
简　单	仅简单要求跟着"诱拐者"走	"诱拐者"走近孩子,说"你好"或"嗨",然后发起一些简单的对话(例如,说"天气不错,你说呢?")。然后"诱拐者"说,"你愿不愿意跟我一起走走?"
权　威	要求中隐含权威人物(例如家长或老师)的批准	在简单的交谈之后,"诱拐者"说,"你愿不愿意跟我一起走走? 老师不会有什么的。"
诱　因	要求中带有对诱因的保证。	在简单的交谈之后,"诱拐者"说,"我的车里有个惊喜。你想不想看一看?"

来源:基于 Poche, Brouwer, & Seraringen, 1981。

通过示范、行为预演、反馈和社交强化,孩子们学习了如何对这三种常见的诱惑给出恰当的反应。(一个完整的恰当的反应是简洁地告诉"诱拐者",他或她不会跟着他走[例如,说,"不,我要问问我的老师"]然后在3秒钟内跑开。)在训练之前,如果用0到6分对孩子反应的合适程度进行等级评分的话,他们的分数接近0分。在训练之后,合适程度的分数接近6分,并且该反应也被迁移到了社区的其他环境中。在12周后,对两名继续在学前班中就读的孩子进行了跟踪调查,结果证实,训练成果得到了保持。

281

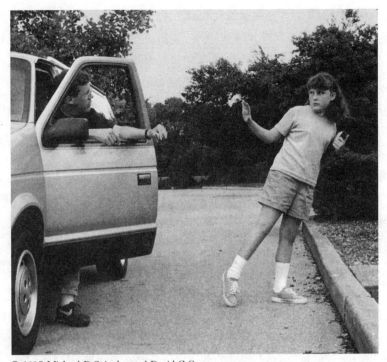

© 1997 Michael D.Spiegler and David C.Guevremont

照片 11-3　在儿童预防诱拐训练中,儿童练习自我保护技能
(例如大喊"不"并且跑开)用以对扮演诱拐者的成人做出反应

　　在一段 20 分钟的互动录像中也包含了相同的治疗内容,片中的孩子示范并展示了两条安全守则:(1)说,"不,我要问问老师(或家长)",然后(2)快速跑向老师(或家长)。在每个诱惑场景中,旁白主持会问观众,片中的儿童有没有做对,有没有说了正确的话[112]。在暂停的时候,旁白主持人会说,"如果你说_____,那么你说对了,听得很认真! 如果你说_____,那么我就骗了你。再看一遍。"通过这样的形式对恰当的反应进行表扬,对不恰当的反应进行修正[113]。录像还为儿童提供了对刚刚学过的技能进行行为预演的机会。对于年龄在 5 到 7 岁的孩子来说,将录像示范和行为预演结合起来,这样做的效果比单单进行示范要好得多。这个发现,以及许多近期的研究结果都表明[114],直接的练习,特别是在真实的生活场景中的练习,在教授孩子保护自己不被诱拐的教学过程中是重要的。

282

　　在由桑迪·维特勒(Sandy Wurtele)发展的技能训练项目中,年仅 4 岁的孩子学习分辨情境的合适性:当"大人"触碰孩子"私密部位"时,怎样的场景是合理的,怎样的场景是不合理的;以及如果一个成年人企图虐待他们时,孩子应该说些什么,做些什么[115]。该项目不仅有效增加了儿童对性虐待的知识,还增加了他们保护自己不受虐待同时又不会感到不安的技能[116]。鉴于性虐待耸人听闻的本质,这一点考虑显得尤为重要[117]。

人们还用类似的技能训练治疗包在智力障碍的成年女性中普及预防性虐待的知识[118]。研究评估结果显示,此类治疗包已被证明不仅能够使这些女性学会自我保护技巧,还能让他们在遭遇到不恰当的性接近时使用这些技能[119]。研究者通过一边让来访者所不认识的成年男性助手向这些女性做出不合适的性引诱行为,一边让其他助手在旁以不突兀的方式观察女性反应,证实了后一研究发现。

社会交往技能训练

社会交往技能(social skills)是一种人际间交往的能力,它是成功与他人进行互动的必要技能,是正常生活的关键技能。在人的一生中,社交能力的缺乏会是一系列适应问题的源头[120]。例如,在童年期和青年期,社交技能缺陷会与社会隔离、学业能力不佳和逃课旷课发生联系[121];在成年期,社交技能缺陷会与抑郁,社交焦虑和精神分裂症发生联系[122]。不出所料,许多在心理诊所就诊的病人都有社交技能缺陷。技能训练被广泛应用于教授儿童[123]和成人社交技能[124],其内容包括与社会隔离有关的特定社会交往技巧[125],愤怒控制[126],配偶关系[127]和性行为[128]。

对儿童和青少年的社交技能训练

那些与同伴的社会互动水平较低的儿童是社交技能训练的主要对象。影片示范法已被证实对幼儿园孩子有效[129]。以下就是其中一例影片,长约23分钟。

> 影片由11个场景构成,其中描述了孩子在幼儿园环境中的互动情况。在每个片段中,先让孩子观察其他人之间的互动,然后再参与到社会互动中去,紧接着给予强化后果。其他孩子以一种积极的姿态给予其反应,比如给他玩具、和他说话、微笑,继而鼓励他深入活动中来。场景按威胁程度递增顺序出现,其社交活动强度越来越大,活动小组的人数也越来越多。一开始,场景中的活动是非常安静的,例如两个孩子坐在桌旁分享一本书或玩具。在最后的场景中,六个孩子在房间里嬉闹,开心地把玩具扔来扔去[130]。

让孩子观看一到两次这样类型的示范性影片就足以让他们的社交互动达到正常水平,并且这些疗效可以保持一段时间[131]。与其他程序(例如塑造)相比,影片示范法是高度有效的[132]。现场同伴模仿在增加儿童的社交互动方面也同样有效[133]。在一个个案中,有两个社交技能欠佳的六年级男生,他们学着对两个同伴互动程度较低的幼儿园男孩进行社交技能训练[134]。在干预结束后发现,不仅两个幼儿园男孩表现出了更多的同伴间的积极社会互动,他们六年级的训练员也是如此。后者的研究发现说明了现场示范的潜在互惠疗效——通过示范一个行为,示范者参与了行为预演(就像那个个案

283

11-3 中的妈妈一样,她向女儿示范轻松自如地接受牙科治疗)。为了让儿童不再像他们的父母一样害怕,父母们可能会强迫他们自己参与恐惧唤起行为,例如滑雪和公开演讲。

对于青少年来说,不良的社交互动技能是一种严重的障碍,因为对于他们来说,社交非常重要。个案 11-5 说明了如何用社交技能训练来解决这个问题。

个案 11-5 对一个少年的社交技能训练[135]

十四岁的谢尔曼(Sherman)只和比自己小 5 到 8 岁的孩子一起互动。他没有与自己年龄相仿的朋友,哪怕是与同伴进行简单的对话都有困难。

谢尔曼的社交技能训练每周进行两次,每次 20 到 30 分钟。训练聚焦于(1)提合适的问题,(2)表达积极或确认性意见,(3)保持恰当的眼神接触,并且(4)表现出温暖友好的姿态。针对每个技能,治疗师都为谢尔曼做了为什么要学习它的基本说明,然后为其作逐一的示范。然后,谢尔曼同治疗师一起对每个技能做了预演。在向治疗师证明了自己对各个技能的熟练程度之后,谢尔曼与同伴(有男有女)一起进行练习,每次 10 分钟。治疗师提示谢尔曼使用四个对话技巧,并且给予他反馈。谢尔曼在家和在学校的时候也会练习他新的对话技能。

训练之前,谢尔曼极少用到这四个目标社交技能;治疗后,他所表现的社交技能大大增加了。为评估谢尔曼行为改变的效度,10 名同伴受邀参与对谢尔曼在治疗前与治疗后的交谈录像进行评分。这 10 名同伴来自不同的学校,也不认识谢尔曼。同伴的评价一致显示,谢尔曼的社交技能有了显著的进步。谢尔曼父母和老师对他训练后的评价也显示,他的整体社会适应能力,交朋友的能力,与同伴交往时的轻松度,和课外活动的参与度都有了很大的提高。在治疗后 16 个月的电话跟踪随访中,谢尔曼在社交技能和同伴关系上所取得的进步保持良好。谢尔曼邀请同学到家做客,他开始约会了,并且他还努力参加校体育队。

---

284 社交技能训练对有攻击性和破坏性行为的儿童和青少年也有益处。包括因性侵犯而接受治疗的青少年[136],因行为紊乱而住院治疗的少年(侵犯他人权利的暴力惯犯)[137],少管所囚犯[138],城中少数民族学生[139],和患有注意力缺陷多动障碍的儿童[140]。

社交技能训练还可成功服务于有特殊需要的儿童和青少年。例如,被诊断出患有癌症的儿童在接受了社交技能训练后,报告说自己收到了更多的来自同学和老师的社会支持[141]。同样,语言及听力残疾的青少年也能从社交技能训练中得益,在接受了训练后,他们能使用自我控制策略(例如自我强化)来维持自己对新学到的技能的使用[142]。

社交技能训练不仅仅适用于儿童和青少年。老年人也能从特定的社交技能训练中受益[143],例如用对话技术减少孤独感,用基本的强化和消退技术影响生活中的他人[144]。另外,社交技能训练还被广泛应用于治疗患有精神分裂症的成人。

对精神分裂症成年来访者的社交技能训练

社会退缩和社交技能缺陷是精神分裂症的特点[145]。哪怕是当残障特征,例如幻听和幻视,消失的时候(通常是药物作用的结果),显著的社会交往障碍也是挥之不去的顽症[146]。另外,那些社会隔离和不能在社区中活动自如的来访者旧病复发及重新入院的几率也更大[147]。迈克尔·斯宾格勒在1970年首次在社区训练中心项目中引入了技能训练,将其作为精神分裂症治疗的一部分内容,关于这部分内容你已在第八章中读到[148]。

针对患有精神分裂症的来访者的社交技能训练目标是(1)增加社会互动,(2)教给他们社区活动所需的特定社交技巧(例如和邻居交谈),和(3)通过教来访者如何应对在日常生活中出现的问题社交情境来减少他们的压力[149]。

所教授技能的具体种类是由来访者社交缺陷的严重程度决定的。对于那些有严重缺陷的来访者来说,社会沟通技巧可能是基本的非言语行为,例如恰当的眼神接触,面部表情,身体姿势以及与他人的身体距离。具有基本技能表现能力的来访者的训练内容是,维持一段谈话,表现自信,工作面试,请求约会,和能够被应用于任何日常生活人际交往问题的普遍社会问题解决能力[150]。

尽管社交技能训练能够有效地教授患有精神分裂症的来访者社交技能,并且来访者也能将在治疗过程中学到的技能迁移到住院生活环境中,但是,将这些技能迁移到医院外的环境中是最大的挑战[151]。向来访者布置作业,提醒其在自然情境中完成作业,强化来访者在家中参与社交技能的行为,这些都能增加来访者的迁移能力。这些不仅能让他们把学到的技能迁移到不同的环境中,还能迁移到除训练者之外的其他人上[152]。其他增强训练成果迁移度的方法将在下个部分介绍。

285

为精神分裂症来访者而设的社交技能训练能够减少社交焦虑,并且提高出院率[153]。与其他形式的心理治疗相比(例如家庭教育和家庭疗法),社交技能训练能够适度地减少其复发率,特别是在治疗后的3到6个月内。在社交技能训练结束后,[154]教授来访者一般的问题解决技能,使得来访者能够将它们应用于其他不同的社交情境中,这样做能够延长行为改变的持续时间[155]。

技能训练在很大程度上依赖于示范法,它还能被用来教授患有精神分裂症的病人一些日常生活技能,例如个人卫生,自我照料,自我管理药物,个人娱乐技能,食物准备,家庭维护,职业技能,找工作,使用公共交通,个人财产管理和自信行为[156]。

促进社交技能训练的迁移

把社交技能从训练环境迁移至来访者的自然环境中,并不是社交技能训练结束后会自然而然产生的结果。很多时候,来访者只会在他们习得技能的训练环境中使用该社交技能,对象也是他们特定的训练员[157]。对于那些有着严重残疾的来访者来说,这一情况表现更甚[158],比如精神分裂症来访者和注意力缺陷及多动症来访者[159]。针对这样的情况,我们也有必要掌握一些积极的策略以促进迁移能力。它们包括:

- 在训练中提供数量庞大,形式多样的例子[160]
- 在训练中使用间断强化。因为在自然环境中,行为的强化并不是连续性的,因此间断强化能够模拟自然环境的这一特点[161]
- 在训练环境中,使用与来访者所在的自然环境中相同的物理及社会刺激[162]
- 使用自然环境中有的提示[163]
- 使用自然强化物,例如表扬[164]
- 为新习得的技能提供练习机会[165]
- 教授能够应用于社会情境下的一般自我控制技能(例如问题解决)[166]

自信训练

自信行为(assertive behavior)是指个人因坚信自己在不侵犯他人权益的同时有能力掌握人际间情境而做出的行为,包括表达需要和感觉[a]。自信行为的缺失非常常见[167],在一些个案中,它会造成可怕的后果,例如不敢直接表达进行安全性行为的意愿[168]。自信行为可被分为界限清晰的五个类别,如表 11-6 所示[169]。

286

表 11-6　自信行为的五种特定类型

自信行为的类型	举　　例
要求得到你的所有权	当你发现找零的数目错误时,要求改正错误
捍卫自己的权利	当别人在你前面插队时提出反对
拒绝不合理的或不恰当的请求	当朋友向你借钱而你又不想这么做时说"不"
表达意见和感觉(即使在当时他们不受欢迎或是消极的)	在一群自由党人之间说自己的保守派意见
表达需要和要求	告诉你的性伙伴自己的性喜好

---

a 一直以来,人们对自信行为的定义众说纷纭,且十分模糊,它甚至被等同于社会适应性行为。以上定义是我们将已被广泛接纳却又相对严格的定义结合起来的一次尝试(Alberti & Emmons, 2001; Lazarus, 1971; Wolpe, 1990)。

　　自信行为很大一部分取决于特定的环境，它有三层重要的含义[170]。第一，不能把个体描述为自信或不自信。相反，个体在某一特定情境或某一类情境中的行为可以被形容为自信或不自信。并且，的确有许多人在很多情境下都会表现得自信或不自信(但不可能在所有情境中都这样)。第二，对于某一种自信行为的训练可能不会泛化到其他类型的行为上[171]。例如，拒绝无理要求和表达个人需要通常需要分开训练。第三，自信行为并不总是合适的或适应性的[172]。其行为合适度和适应性是由他们在特定场合中表现自信的结果所决定的，既有对个体自身的后果影响也有对他人的后果影响[173]。例如，如果一个服务员多收了你一点钱，你可以表现自信，并提出意见引起服务员的注意。然而，如果你当时有要紧事要做，那么你可能会决定就多付一点钱，它可能是一个不自信的行为，但在当时的情况下却是适应性的反应。

　　在不同的文化中，表现自信的合适度也有所不同[174]。在西方文化中，自信行为通常被认为是受人敬重的和合适的，因为在西方文化中，个人主义和独立自主被人们视作为可贵的品质。与此相反，在崇尚集体主义和互帮互助的文化(例如日本文化和波多黎各文化)中，自信行为很可能被视作是不恰当的。在某些文化中，恰当的自信行为还包括一些微小的细节，这些都要被纳入自信训练中(例如，在拉丁美洲文化中需要展现对他人的尊重)[175]。

　　在某些文化中，申诉自身权益的确是会被认作是合乎社会需要的(例如北美主流社会)。即便如此，也不应该把培养自信行为作为适合所有人和所有情境的绝对的目标。在行为疗法的实践中，我们应为来访者提供个体化的治疗和量身定做的治疗目标。在自信行为训练中也应注意这点。因此，如果行为治疗师认为来访者在某些情境中能够

表 11-7　对常见情境中的自信，攻击性和不自信反应的比较

287

情　　境	自信反应	攻击性反应	不自信反应
你不喝酒。在一个派对上，有人给了你一杯酒。	"不，谢谢"	"不！我不要什么酒；离我远点。"	"噢……谢谢不过……我想也没什么大不了的。"
你赶着去上课，不想迟到。这时，一个朋友拦住你，想请你帮他把家具搬到房间里。	"对不起，我要去上课了。如果你晚上还要我帮忙的话，告诉我。"	"你玩笑开大了！我要去上课。你找其他人吧。"	"嗯，我要去上课了，但我想我可以帮一下你，就几分钟。"

从自信的行为中获益,而来访者不这么认为的话,那么自信行为训练就不会被纳入来访者的治疗方案。

自信行为和攻击性行为不同。尽管他们最后得到的结果可能相同——得到个体想要的东西或有权得到的东西——他们达到目标的**方式**不同[176]。自信行为能以不侵犯他人权益的方式达到目标,然而攻击性行为是以他人的利益为代价实现自己的目标。表 11-4 比较了自信行为、攻击性行为和不自信行为之间的区别。

评估自信行为缺陷

我们可以通过多种方式来评估来访者的自信行为缺陷,包括访谈,直接的自陈量表,自我监控,系统自然观察和模拟观察,包括角色扮演[177]。评估提供了关于来访者自信行为缺陷的具体信息,还有技能缺陷的种类(即知识,熟练度,分辨力和动机),这些信息对选择合适的治疗来说非常关键。

有两种直接自陈量表可被用来评估自信行为缺陷。在第一种中,来访者对他们参与不同种类的自信行为的程度进行评分(见参与性练习 11-1)[178]。在第二种中,来访者会在给出的不同选项中选出他们会对某一情境做出的反应(用书面方式)。图 11-3 给出了《人际冲突处理风格问卷》(Conflict Resolution Inventory)[179]中的一项内容,它评估了自信行为的一种类型——拒绝无理要求。

288

一个和你并不熟的人要回家过周末了。他或她有一些图书馆的书快要过期了,问你是否愿意帮忙还书,这样它们就不会过期了。从你的住地到图书馆有步行 25 分钟的路程,书很重,而且你周末的时候本不打算去图书馆。

_____ 1. 我会拒绝,并且不会因此而感到不自在。

_____ 2. 我会拒绝,但我会因此而感到不自在。

_____ 3. 我不会拒绝,尽管我心里想这么做,但如果不拒绝的话我会觉得不自在。

_____ 4. 我不会拒绝,尽管我心里想这么做,但如果不拒绝的话我不会觉得特别不自在。

_____ 5. 我不会拒绝,因为它看上去是一个合理的要求。

图 11-3 《人际冲突处理风格问卷》中的项目

来源:McFall, R.M., & Lillesand, D.B. (1971).在自信行为训练中用示范法和教导法进行行为预演(Behavior rehearsal with modeling and coaching in assertion training)。变态心理学(Journal of Abnormal Psychology), 77, 313—323.获重印许可。

参与性练习 11-1 **用直接自陈量表评估你的自信行为**[b]

在本练习中,你将对一份用于评估自信行为的删节版自陈量表做出反应[180]。在一张纸上按顺序写下 1 到 13 的数字。逐条阅读项目,然后根据下文所给出的等级对你的典型行为进行描述。答案没有对错之分。

0＝从不

1＝极少

2＝有时

3＝通常

4＝总是

1. 如果有人待我不公平,我会提醒那人注意。

2. 如果我没有得到应有的服务,我会提出要求。

3. 如果有人在我面前插队,我会站出来说话。

4. 如果有人向我推销我并不需要的东西,我会告诉那个销售人员我不感兴趣。

5. 我在组内发言自如。

6. 如果有人向我借了东西(比如钱或一本书),然而没有及时还给我,我会跟那个人说些什么。

7. 我会向他人表达自己的积极感受。

8. 我会向他人表达自己的消极感受。

9. 如果我在餐馆里点的菜没有达到服务要求,我会让他们改正。

10. 我会退回有瑕疵的商品。

11. 我会拒绝无理要求。

12. 我赞美和表扬他人。

13. 如果某人干扰到了我,我会对那个人说些什么。

对此份问卷的回答可能会使你意识到自己对一般需要自信行为的不同情境(在西方文化中)的处理方式。某个项目的分数越高,那么你在所描述的特定情境中表现得越自信。然而,把分数相加得到一个自信分数的总分是不合适的,因为每个项目都与不同的情境有关,而自信行为正具有情境特殊性。

要完成自信行为缺陷的评估,还需要进行行为观察。如果条件允许,可以在来访者表现自信行为有困难的情境下进行系统自然观察。然而,模拟观察更常见,因为它们更易于安排。一般情况下,模拟观察要求来访者进行角色扮演,对需要表现自信行为的假

289

---

b 你应该在继续下文的阅读之前完成这项参与性练习。

设情境做出反应。

无论是自然行为观察还是模拟行为观察,都能使得评估来访者自信行为尝试中的风格元素成为可能,声调和身体姿势都属于这种风格元素(见表11-8),他们是有效自信行为的关键组成部分[181]。

表11-8　声调和身体姿势风格元素中自信、不自信、攻击性行为的比较

风格元素	自信行为	不自信行为	攻击性行为
目光接触 面部表情	与人交谈时,注视对方 对信息有适当反应	与人交谈时,转移目光 羞怯或者面无表情	与人交谈时,专注地盯着对方 对任何信息表示敌对
手　势	温和的,对信息有适当反应	没有或不恰当的反应	过度或过分热情
身体姿势	直立,保持一个适当距离,稍微倾向别人	无精打采,远离别人	直立,不远不近的距离,往任何地方夸张地倾斜
声　调	坚定(自信),适当的音量和声调	道歉、耳语、单音调	过分激动的,大喊大叫,"街头演说"般地演讲

自信训练程序

自信训练(assertion training)是指用来教授来访者如何和何时表现自信的特定社交技能训练程序。在教授自信行为的过程中,示范有特别的价值,因为难以用言语描述的风格元素可以通过示范的方法展示给来访者(例如,用恰当的身体姿态,音量和言语表达来表现自信)。

家庭作业是自信训练的常规项目,它通过循序渐进的方式进行,这点与渐进式暴露相同(见表11-9)。对来访者在疗程中和家庭作业中的表现的反馈是训练的一个重要方

表11-9　自信行为等级表,由一名在拒绝无理要求方面存在困难的来访者进行练习
(表中内容按降序排列)

9. 拒绝一个密友的无理要求,这个要求对密友来说非常重要
8. 拒绝一个密友的无理要求,这个要求对密友来说重要程度适中
7. 拒绝一个熟人的无理要求,这个要求对熟人来说非常重要
6. 拒绝一个熟人的无理要求,这个要求对熟人来说重要程度适中
5. 拒绝一个密友的无理要求,这个要求对密友来说相对不重要
4. 拒绝一个熟人的无理要求,这个要求对熟人来说相对不重要
3. 拒绝一个陌生人的无理要求,这个要求对陌生人来说非常重要
2. 拒绝一个陌生人的无理要求,这个要求对陌生人来说重要程度适中
1. 拒绝一个陌生人的无理要求,这个要求对陌生人来说相对不重要

注意:等级排列顺序因人而异,随来访者不同而不同。

面。治疗师对来访者的自信行为予以强化,而不对获得一个令人满意的结果给予强化。因为自信行为的结果极少受来访者控制(例如,请假一天的可能性取决于其他工人能否顶替)。相应地,通过示范和行为预演,来访者学习当自己恰当的自信反应却没有得到令人满意的结果时该如何反应和应对。

对自信行为的示范可以是隐性的[182],一个曾遭受性虐待的 7 岁女孩的个案可以说明这个过程。每当女孩觉得自己被人占便宜的时候,她就会大发脾气,并做出一些不恰当的性反应[183]。治疗师让女孩想象一个场景,在场景中有一个与她年龄相仿的女孩,她对自己的消极情绪能够给予建设性的积极应对,例如在别人不公平对待她时能够告诉老师。

表 11-10 中罗列了许多能够用于隐性示范自信行为的典型场景作为例子。隐性示范法可以通过**隐性行为预演(covert behavior rehearsal)**来进行实施,即来访者想象自己表现目标行为。我们经常在正式行动之前用这样非正式的方式进行预演。例如,你想请求导师延长论文的交稿时间,所以准备去见一见导师,在临走之前,你会在脑海中将请求的内容先预演一遍。

下文中的个案说明了自信训练的本质。

表 11-10　在自信训练中用到的隐性示范场景

场　　景	示范的自信行为	替代性强化
一位女士正在和朋友们在餐厅用餐。她点了一份色拉,要求服务员把调味料放在旁边。当服务员来的时候,调味料已经能够直接洒在上面了。	女士马上对着服务员说,"我要调味料放在色拉的边上。请再给我上一份色拉,不要放调味料,并且把调味料放在另外的一个碟子里。"	几分钟后,服务员回来了,准备了正确的色拉,并为自己的错误道歉,希望女士能够喜欢这道菜。
一位男士正在努力戒烟。当时他正在一个派对上,而派对上的大多数人正在吸烟。主人递给他一支烟。	男士说,"不,谢谢。但我想吃点什么。"	主人回答说,"当然可以。食物在餐厅。"

个案 11-6　拒绝无理要求的自信训练[184]

阿米拉(Amira),来自也门,女性,33 岁,3 年前移民至美国。她的工作是保险中介,所在的办公室里仅有三名女性,并且,她还是最新的员工。男同事经常会要求阿米拉做一些杂活,例如为他们泡咖啡。由于在也门文化中,服侍男人是恰当的行为,所以在也门长大的阿米拉对此默默承受了下来。然而,当她渐渐熟悉美国主流文化时,她对自己所扮演的"办公室家庭主妇"的形象感到矛盾起来。下文的对话节选自自信治疗疗程的起始阶段。

来访者:我知道,是我根深蒂固的传统想法让我遵从同事们的要求,但我认为它确实是不合理的——这儿又不是也门。这儿是美国。他们在利用我。

治疗师:你要知道,你是可以拒绝他们的无理要求的。

来访者:我以前从没这样做过,好吓人。

治疗师:我们能做的是先让你学会怎样在那样的情况下表现合适的自信行为,然后你可以和我一起做练习。你自我感觉可以的时候,你可以在办公室里慢慢用上它们。你觉得呢?

来访者:我猜可以,但是这样做违背了我一直以来所秉持的信条。

治疗师:嗯,我们可以先试个简单的角色扮演,看看效果怎么样。

来访者:好。

治疗师:现在,我们要为角色扮演设定一个典型的情境。你假设自己是一个男同事,我扮作你。你要求我做一些不合适的事情,我会向你示范一个恰当的自信反应作为例子。我们来试试看。你来要求我,跟我提一个不恰当的要求。

来访者:好吧。鲍勃可能会说,"嗨,阿米拉,你没在做什么重要的事。你帮我们去买几杯咖啡,几个甜甜圈怎么样,好孩子。"(角色扮演)他昨天就说了类似的话。

治疗师:"我也想要点咖啡,鲍勃,但我正忙着做报价。你和其他什么人可以给我们弄点咖啡来。"(示范)

来访者:我不能这么说。

治疗师:嗯,你当然不必照搬我的话。我只是给你举个例子。你觉得怎么说作为开头比较好呢? 我们来换个角色。你做你自己,我做鲍勃。你来回答我说的话,"阿米拉,我们想要几杯咖啡。你帮我们去弄点怎么样?"(角色扮演)

来访者:"哦,我想可以。但我现在正忙呢。我只要一做完事大概就可以了。"(行为预演)

治疗师:不错。(塑造)当然,这个回答没有完全答应要求;而且你也没有说你肯定会做这事。(反馈)你觉得你能不能更进一步,告诉鲍勃你不想去帮他倒咖啡?

来访者:那我怎么说呢?

治疗师:这样说好不好,"我不愿意去。"(示范)话说到这分上,你已经明确表示你不想去倒咖啡,但你实际上也没有把说"不去",可能一开始就说"不去"对你来说很难。(直接指导)我们再试一遍。"阿米拉,我们想要一些咖啡。你去帮我们弄一些怎么样?"(角色扮演)

来访者:"我真的很忙,鲍勃,现在让我去倒咖啡不太好。"(行为预演)

治疗师:非常好。(强化)好多了。(反馈)你第一次的反应是,你可能会在稍后的时间里去倒咖啡。现在你说了"不",尽管是用委婉的方式。(塑造)你发现区别了吗?

在七个自信训练疗程结束后,阿米拉觉得自己能够自如地尝试用自信的应答方式来对付日常情境中所会遇到的不恰当要求了,但还不能在工作情境中做到这一点。在为期3周的现实练习结束后,她开始能够在男同事面前表现得游刃有余了。

在日常生活中,很多人都难以拒绝别人不合理或不恰当的要求。参与性练习 11-2 能够帮助你磨炼这些技能。

参与性练习 11-2 对拒绝无理要求的自信训练[c]

293

在本练习中,你将会参与一个针对学习如何以有理有节的方式拒绝无理要求的方法。该练习中的内容包括象征性示范,行为预演和反馈。表 11-11 中包含了四种假设情境,每种情境中的要求都以书信的方式呈现。假设你收到了这封信,并将写一封回复。如果该要求为无理要求,请拒绝;如果该要求为合理要求,请同意。

表 11-11 假设情境及提出要求的信件

情 境	信 件
1. 有一个曾与你在夏天共同上过课的同学邀请你去参加派对。她请你去接一些你不认识的人,如果这样的话会需要多开 30 英里的路程。	亲爱的同学: 　　最近怎么样? 下周四在我家有一个小型的派对,我想邀请你参加。我的表弟也要来,但他没车。你觉得你可以去接他吗? 他住在离城 45 英里远的地方,所以我在信里附上了一份地图。周四见。 　　祝好! 　　　　　　　　　　　　　　　同学
2. 你最近加入了一家 CD 公司的俱乐部,这家公司在你没有下单的情况下给你寄了四张 CD 唱片。事实上,你已经及时地回复了订单,并注明你并不想要收到任何 CD 唱片。	亲爱的 CD 俱乐部成员: 　　截至目前,我们已经为你寄了四张 CD 唱片,共计 59.80 美元。我们还没有收到任何的汇款。请即刻按账单所示,寄出全额汇款,运费和手续费。 　　谢谢! 　　　　　　　　　　　　　　　主席 　　　　　　　　　　　　　大盗唱片公司
3. 你收到了一封来自一个从未听说过的宗教组织的信,信中要求你为这个组织捐款。	亲爱的居民: 　　为我们的组织发扬光大,为我们的信仰能播撒到更多地方,来自您的善款对我们来说尤其重要。请放开心胸,敞开心扉,给我们寄一张支票吧! 将善款和此卡一并寄回,这样我们能继续与您分享我们的圣职动态信息。 　　衷心祝福! 　　　　　　　　　　　　　　　主席 　　　　　　　　　　　　　联合富足教会
4. 一个好朋友问你能否替他去当地的邮局取一个重要的包裹并付掉运费,这个邮局你每天都会经过。	亲爱的朋友: 　　下周有些时候我不会在城里,但是我有一个重要的包裹下周会到城里的邮局。如果你能帮我领一下并且顺便付掉运费的话,我会十分感激。运费只有几块钱。我回来的时候就会还给你。 　　谢谢! 　　　　　　　　　　　　　　　你的朋友

---

c 该练习既可在读者继续阅读下文之前完成,也可稍后完成。

294

下文对如何以恰当的文字拒绝无理要求提出了一些指导性意见。

1. 要有礼貌。

2. 直截了当,实话实说。如果你想说你不想做某事,直说(并且要有礼貌),不要说你不确定你能不能做之类的话。前者的回答是诚实的,不含糊的;而后者的回答不诚实,含糊。

3. 不要过度道歉。然而,可以祝写信人在他人那里得到正面积极的答复,这样做或许是恰当的。

4. 根据要求的不合理程度来表达拒绝。例如,对于一个不合理程度较轻的要求,可以用拒绝语气较轻的口吻来回答,例如,"对不起我帮不了你。"

5. 把你与来信人之间的关系,包括现在的关系与将来的关系考虑进来。如果此人与你的关系很重要,那你可能需要软化你的语气。

6. 在某些个案中,与来信人进行协商可能是合适的,事实上,协商会让要求显得更合理些,你也会更愿意完成来信人所要求的部分事宜。

7. 记住:你有权拒绝他人的无理要求——甚至合理要求也有权拒绝。

在你回复完第一封信以后,参看表 11-12,阅读表中所列的回复示范及其解释,它会对你所写的内容给予反馈。你所写的回复并不一定需要和范例一样,但它必须包含与范例一样的基本元素。根据每个情境和信件重复练习这个过程。为使表 11-12 中所提供的范例使你受益最多,读者在写完每封信后,要继续写下一封回复之前,可以先仅仅参看其中针对性的示范回复(也就是说,不要阅读表 11-12 中所有的例子)。

295

表 11-12 拒绝无理要求的范例及其解释

范例回信	注 释
1. 亲爱的同学: 谢谢你邀请我参加派对。我一定参加。但我真的不能去接你表弟。三十英里的路程对我来说实在太远了。很期待在派对上见到你。	有理有节又不失友好;写清你会做什么不会做什么;用乐观的态度结尾。
2. 亲爱的主席: 我并没有订你寄来的 CD。我及时回复了订单并说明了我并不想要 CD。因此,我拒绝支付,并且寄回的运费需公司承担。	清晰明了地对情况做出解释,用绝对的语气说"不";用折中的方案表明了自己的态度。
3. 亲爱的主席: 我对贵组织没有兴趣,以后也不想收到关于你们的动态信息。	简单扼要,正式的回复,适用于非个人信件的回复,清晰明了地说明自己的立场。
4. 亲爱的朋友: 很高兴为你去取那个包裹。你回来的时候给我打个电话,我们安排一下时间方便你来取。	在这件事上,这是个合理要求。

284

自信训练面面观

数以百计的研究已经证实,自信训练对面临不同问题或不同年龄段的来访者均有其疗效[185d]。例如,自信行为在对易感人群预防 HIV 这一方面发挥着尤为重要的作用。其中,易感人群包括因患精神分裂和抑郁而长期住院的女性[186],城中低收入非洲裔美国籍男性[187]和女性[188],智力障碍人群[189]和高危青少年[190],例如患其他性传播疾病和两性性行为技能缺乏的青少年[191]。通过对这类人群的性伙伴数量,与陌生人进行性接触的次数以及使用避孕套的次数评估,自信训练能有效减少他们染上 HIV 的风险。

也有研究旨在确定积极自信行为的组成部分。例如,如果个体的自信反应是共情的[192],赞许他人的[193],那么人们就会认为这个人有能力并且受人欢迎。比如,"在人手如此短缺的情况下你们还能干得那么好;我只是希望你们能在今天下班前把我的车修好。"

人们经常把自信训练与其他行为疗法结合起来使用。例如,在团体治疗中,使用自信训练与认知疗法相结合的方式治疗伊朗青少年的害羞行为[194]。

自信行为显然属于行为疗法,但人们还会把它融入其他各种心理疗法中(例如格式塔疗法)。多年来,自信训练始终是"流行"心理学中的一个热门话题。关于它的书,数量惊人,琳琅满目,适合大众阅读,比如"有关拒绝的技巧,何时拒绝,拒绝的原因,对哪些事情说'不',为什么不要对拒绝心有愧疚……的文章"[195]。

296

综述:示范疗法

示范法能有效治疗焦虑障碍和技能缺陷[196]。总体而言,示范疗法的疗效与其他行为疗法的疗效至少相当。针对许多特定的问题,应用示范疗法进行治疗疗效较好[197],例如减少儿童恐惧感[198]。

示范疗法非常高效。有时候,在短短一次或两次治疗内,来访者就会发生巨大的变化[199]。其原因可能是示范法可以同时进行几项工作:向来访者示范适应性行为,对他们的表现进行提示,鼓励他们练习,减少表现行为时的焦虑感。象征性示范可以达到成本效益最大化。示范性影片、录像和书籍一旦投产,治疗师就无需再花时间了。例如,在牙科医生办公室里播放示范性录像来减少来访者对口腔治疗程序的恐惧现已成为日常工作内容。标准象征性示范的主要缺陷在于,它针对的是"一般"来访者,也就是说,它们不是个性化的。然而,呈现技术可以使订制象征性示范的过程相对简单些。例如,

---

d 在过去 20 年中,自信训练研究的数量急剧减少。造成这种状况的部分原因可能是,在《心理障碍诊断与统计手册》(*Diagnostic and Statistical Manual of Mental Disorders*)(美国精神病协会,1987,1994,2000a)中并未把自信行为缺陷列为障碍之一,而这恰恰通常是研究资金的必要来源。这个问题的出现并不是因为自信行为技能缺陷人群的数量减少了。

可以用录像机来制作个性化的示范性录像[200]，可以用文字处理工具将书面故事中的几个重要短语(例如姓名和地点)进行改动，以此来订制疗程。象征性示范还可以与个体化现场示范配合实施，在这种情况中，现场示范可能不需要花很长时间，也没有必要是广泛的，因为来访者已经接触过象征性示范了。

示范疗法的实施可以有各种形式——现场的，象征的(主要是通过影片)，以及与行为预演相结合(参与示范)——它们各有各的优势。例如，如果想要对恐惧感进行感应式学习消除，那么通常最有效的治疗方法是参与性示范(可能是因为它融入了行为预演)，影片示范是效果最差的(可能是因为它过于普遍，对来访者缺乏针对性)，现场示范疗效中等[201]。

非专业的行为改变代理人也可以在自然情境中实施示范疗法，这也是示范疗法具有高效特点的另一原因。为学前儿童而设的社交技能训练即是它的一个应用，这些孩子与同伴的社会交往程度较低，对他们的训练由示范法和老师的辅助提示结合而成，随后又加入行为预演内容[202]。训练可以在短时内迅速增加儿童的社会交往。

示范法的高效性还体现在另一方面。**自然榜样(natural models)**——这些人身处来访者的日常环境之中，他们所展现的行为表现正是来访者需要学习和练习的——这些榜样在日常生活中数量庞大，唾手可得，来访者可自行观察[203]。例如，一个害怕在社交集会上与人说话的人可以去参加一个大派对，观察别人是如何与他人说话的，当他们这么做时发生了什么(替代性后果)。家长和老师自然而然地成为了儿童和青少年的榜样，这点也可为治疗所用。例如，对于面对困难任务就会轻易放弃的青少年而言，观察他们生活中能恰当应对挫折感的成年人能使他们获益[204]。尽管，使用自然榜样是示范疗法的一种潜在的有力且有效的治疗形式，但行为治疗师应在何种程度上指导来访者观察合适的自然榜样仍是未知数。

来访者认为示范法是一种可接受的疗法。它潜移默化，不唐突。仅仅依靠呈现一个个体该如何表现的范例，示范法就能直接对来访者产生影响。这样，来访者对自己行为改变的控制感也会有所增加。这点非常重要，因为当人们相信自己对所产生的改变负有个体责任的时候，行为的改变可以更有效。

与此相关，示范法的另一个优点是它并不涉及言语指导，或者说来访者与治疗师之间并不一定需要言语交流。来访者可以仅凭观察榜样参与适应性行为而获益。对于那些言语理解能力有限的来访者来说，这点尤其有帮助作用。

示范法为来访者提供了行为表现的另一条途径，从这个意义上说，示范法使得个体的自由度更大了。对于正在学习如何要求别人给予帮助的智力障碍儿童来说是这样，对于正在学习如何在复杂的社交环境中表现有理有节的自信行为的商务人士来说也是这样。甚至对于患有严重慢性精神障碍的来访者来说，基于能力培养，包含有技能训练的治疗不仅能提高他们的自我效能感，独立生活能力，还能提高整体的生活质量[205]。

在许多行为疗法中,示范都被作为其中的一部分。例如,在现实脱敏和冲击过程中,治疗师会向来访者示范良好行为,这时,示范即是作为疗法的一部分[206]。治疗师的示范不仅对目标行为做了提示,并且也向来访者证明了行使该目标行为并不会有什么坏的后果。示范法也是许多认知行为应对技能治疗的组成部分(读者将在第十三章中读到相关内容)。

示范法除了作为一种治疗模式,还可以被用来向治疗师,非专业改变代理人,甚至包括来访者本人教授治疗技巧[207]。例如,示范是父母行为管理训练的重要组成内容(参见第八章内容)[208]。治疗师先示范一个行为管理程序,例如塑造。然后,家长练习塑造孩子的行为,并从治疗师处获得反馈。人们也使用相似的程序来教授家庭成员如何照顾患有生理及心理缺陷的老年亲属[209]。示范过程对鼓励来访者寻求治疗[210],并对心理治疗做好准备也有潜在的效用[211]。

298

小　结

1. 示范疗法需要两类人参与:一个表现行为的榜样和参与榜样所作行为的观察者。真人榜样是真实在场的人,象征榜样是非直接观察到的人,例如电视上的人。观察一个榜样不仅能让人知道榜样的行为,而且能知道榜样行为的后果,这个行为的后果被称为替代性后果(替代性强化或替代性惩罚)。

2. 观察学习是指人们通过观察榜样行为而受到影响的过程。它包括三个阶段:接触(榜样),习得(榜样行为)和接受(榜样行为并将其作为自己的行动指南)。观察者可以通过四种途径受到榜样的影响:针对性模仿,普遍性模仿,针对性反模仿,和普遍性反模仿。

3. 对于观察者而言,榜样有五个作用:教授,提示,激励,减少焦虑感和劝阻。

4. 在自找示范中,来访者充当他们自己的榜样(在录像中或他们的想象中)。它使观察者和榜样之间的相似程度最大化,从而加强了模仿。

5. 示范过程通常是整体治疗包的一个部分,行为预演经常是它的一部分内容。然而,示范作用在被单独使用时也有疗效。

6. 示范疗法主要被用来治疗两大类问题——恐惧/焦虑和技能缺陷。

7. 感应式学习消除是指通过让来访者观察榜样执行令人害怕的行为而并没有发生消极后果的过程来减少其恐惧感和焦虑感。应对榜样最初害怕无能,然后逐渐变得有能力并能自如表现令人害怕的行为。专家榜样最初就表现得不害怕,并有能力解决问题。应对榜样更适合于减轻恐惧感。

8. 在参与示范中,治疗师向来访者示范焦虑唤起行为,然后用言语提示和身体提示帮助来访者行使该行为,最后渐隐这些提示。

9. 影像示范被用来治疗儿童和成人对医疗程序和口腔治疗的恐惧。叙事法(讲故事法)是另一种象征性示范的形式,它被用来减少儿童的恐惧感和其他消极情绪。

10. 自我效能感是指人们相信自己能成功完成任务的信念。示范法和其他疗法之所以能够取得疗效,可能是由于它们通过表现成就,替代性体验,言语说服和情感唤起这些方法来增加来访者的自我效能感。

11. 技能缺陷包括知识,熟练度,辨别力和动力方面的缺陷。技能训练作为一种整体治疗包,其内容可能包括示范,直接指导,提示,塑造,强化,行为预演,角色扮演和反馈。偶尔,来访者,例如患有自闭障碍的儿童,可能要学习类化模仿——即模仿能力——这样他们才能在治疗过程中模仿榜样行为。

12. 在技能训练中可能会用到影片示范法和现场示范法,它经常被用来增加社会互动行为。对患精神分裂症的来访者来说,技能训练是治疗的一个重要组成部分。对于他们来说,治疗的目标是增加社会互动,学习在社区活动中所需要的技能,和通过学习来访者应对问题社交情境来减少他们的焦虑感。

13. 一些特定的程序经常被用来促进在社交技能训练中所学到的技能的迁移。

14. 自信行为是指个人因坚信自己在不侵犯他人权益的同时有能力掌握人际间情境而做出的行为。自信行为具有情境特殊性。

15. 自信训练由评估来访者自信技能缺陷的具体细节及其类型开始。现场示范或象征示范和行为预演是自信训练的主要内容。

16. 示范疗法是用来治疗焦虑障碍和技能缺陷的疗法,它有效且效率高。能同时教会来访者适应性行为,对表现加以提示,对练习给予动力,并减少因表现威胁性行为而出现的焦虑感。示范法是一种微妙的治疗方法,它以不突兀的方式使得来访者易于接受治疗。它是众多疗法的组成部分,因为治疗师经常会示范适应性行为。示范法还被用来训练治疗师和其他改变代理人。

文献注释

1. Kalmuss, 1984.

2. Craig, 1986.

3. Gould & Shaffer, 1986; Lester, 1987; Ostroff & Boyd, 1987; compare with Wasserman, 1984.

4. Compare with Strain, Shores, & Kerr, 1976; Wilson, Robertson, Herlong, & Haynes, 1979.

5. Liebert & Spiegler, 1994.

6. For example, Bly, 1990; Campbell, 1988; Constantino, Malgady, & Rogler, 1986.

7. Kazdin, 1974a, 1974b, 1974c.

8. Kendall, Chu, Pimentel, & Choudhury, 2000.

9. Bandura, 1971, 1977b.

10. Kazdin, 1979; Rosenthal & Steffek, 1991.

11. Compare with Maeda, 1985; Olson & Roberts, 1987; Owusu-Bempah & Howitt, 1985.

12. Bandura, 1986b.

13. For example, Barry & Overmann, 1977; Kazdin, 1974b; Kornhaber & Shroeder, 1975.

14. Meharg & Woltersdorf, 1990.

15. Dowrick, 1991, 1994.

16. Bernad-Ripoll, 2007.

17. Barker & Jones, 2006; Barzouka, Bergeles, & Hatziharistos, 2007; Ram & McCullagh, 2003.

18. Magill-Evans, Harrison, Benzies, Gierl, & Kimak, 2007.

19. Creer & Miklich, 1970.

20. Simmons, 1993, p.161, emphasis in original.

21. Dowrick, 2007; Dowrick, Kim-Rupnow, & Power, 2006; Dowrick, Tallman, & Connor, 2005.

22. Dowrick & Ward, 1997.

23. Dowrick, 1999.

24. Buggey, 2005; Delano, 2007; Dowrick, 1999; Hitchcock, Dowrick, & Prater, 2003; Hitchcock, Prater, & Dowrick, 2004; McGraw-Hunter, Faw, & Davis, 2006; Sherer, Pierce, Paredes, Kisacky, Ingersoll, & Schreibman, 2001; Wert & Neisworth, 2003.

25. Kehle, Madaus, Baratta, & Bray, 1998; Kehle, Owen, & Cressy, 1990; Pigott & Gonzales, 1987.

26. Bray & Kehle, 1998, 2001.

27. Clarke, Bray, Kehle, & Truscott, 2001.

28. Dowrick, 1978.

29. Davis, 1979; Kehle, Clark, Jenson, & Wampold, 1986.

30. Bray & Kehle, 1998; Clare, Jenson, Kehle, & Bray, 2000; Possell, Kehle, McLoughlin, & Bray, 1999.

31. Rickards-Schlichting, Kehle, & Bray, 2004; Schwartz, Houlihan, Krueger, & Simon, 1997.

32. Kahn, Kehle, Jenson, & Clark, 1990; Prince & Dowrick, 1984.

33. Hosford & Brown, 1975.

34. Dowrick & Ward, 1997.

35. Bellini & Akullian, 2007a; Dowrick & Raeburn, 1995.

36. Bellini & Akullian, 2007b.

37. From the author's (MDS) clinical files.

38. Spiegler, 2008.

39. Meichenbaum, 1971.

40. Bandura, 1986b.

41. Ozer & Bandura, 1990.

42. For example, Ost, 1989.

43. For example, Sarason, 1975.

44. For example, Mattick & Peters, 1988.

45. For example, Silverman, 1986; Thyer, 1985.

46. Klesges, Malott, & Ugland, 1984; quotation from p.161.

47. Milgrom, Mancl, King, & Weinstein, 1995.

48. Compare with Newman & Adams, 2004.

49. Ritter, 1968a, 1968b.

50. Ritter, 1968a, 1968b, 1969a, 1969b, 1969c.

51. For example, Bandura, 1976; Bandura, Jeffery, & Gajdos, 1975.

52. Ritter, 1969a; quotation from pp.170—171.

53. For example, Minor, Leone, & Baldwin, 1984; Öst, 2001; Öst, Ferebee, & Furmark, 1997.

54. Klingman, Melamed, Cuthbert, & Hermecz, 1984.

55. Altmaier, Leary, Halpern, & Sellers, 1985.

56. Davis, Kurtz, Gardner, & Carman, 2007; Menzies & Clarke, 1993.

57. Davis, Kurtz, Gardner, & Carman, 2007.

58. For example, Williams & Zane, 1989.

59. Menzies & Clarke, 1993; Öst, Ferebee, & Furmark, 1997.

60. For example, Downs, Rosenthal, & Lichstein, 1988; Öst, Ferebee, & Furmark, 1997.

61. Williams, Dooseman, & Kleifield, 1984; Williams, Turner, & Peer, 1985; Williams & Zane, 1989.

62. Bandura, 1986b.

63. Peterson & Ridley-Johnson, 1980.

64. Kleinknecht & Bernstein, 1979; Klorman, Hilpert, Michael, LaGana, & Sveen, 1980; Melamed, 1979; Melamed, Hawes, Helby, & Glick, 1975.

65. Melamed & Siegel, 1975.

66. Melamed & Siegel, 1975, p.514.

67. Melamed & Siegel, 1975.

68. Vernon, 1974.

69. Vernon, 1974.

70. Jay, Elliott, Ozolins, Olson, & Pruitt, 1985.

71. Jay, Elliott, Ozolins, Olson, & Pruitt, 1985, p.516.

72. Allen, Danforth, & Drabman, 1989; Shipley, Butt, & Horwitz, 1979; Shipley, Butt, Horwitz, & Farbry, 1978.

73. Nemetz, Craig, & Reith, 1978; Wincze & Caird, 1976.

74. Bandura, 1997, 2001.

75. Bandura, 1977a, 1986b, 2001.

76. Cervone & Scott, 1995.

77. Cervone & Peake, 1986.

78. For example, Haaga, 1990.

79. Bandura, 1984.

80. Peterson, Schultheis, Ridley-Johnson, Miller, & Tracy, 1984.

81. My Tonsillectomy Coloring Book, 1969.

82. Mikulas & Coffman, 1989; Mikulas, Coffman, Dayton, Frayne, & Maier, 1985.

83. Dawe & Hart, 1986.

84. Cautela, 1993; Jackson & Francey, 1985.

85. A.J. Kearney, 1993.

86. Hay, Hay, & Nelson, 1977.

87. Glaeser, Pierson, & Fritschman, 2003; Pierson & Glaeser, 2005.

88. Author's (MDS) clinical files.

89. Farmer & Chapman, 2008.

90. For example, Matson, Bamburg, Smalls, & Smiroldo, 1997; Matson, Smalls, Hampff, Smiroldo, & Anderson, 1998;

Miltenberger, 2000.

91. For example, Charlop & Milstein, 1989; Gambrill, 1995a.

92. For example, Star, 1986.

93. For example, Charlop & Milstein, 1989; Charlop, Schreibman, & Tryon, 1983; Lovaas, 1977, 1987.

94. Metz, 1965.

95. For example, Goldstein & Mousetis, 1989; Rietveld, 1983.

96. For example, Rivera & Smith, 1988; Smith & Lovitt, 1975.

97. For example, Foxx, Martella, & March-and-Martella, 1989.

98. Coffey, Schumacher, Brimo, & Brady, 2005; Lombardo & Gray, 2005; Turner, Beidel, & Frueh, 2005.

99. Pavuluri, 2008.

100. Newman & Haaga, 1995.

101. O'Donohue & Noll, 1995.

102. Szymanski & O'Donohue, 1995.

103. Pierce, 1995.

104. Vargas & Shanley, 1995.

105. Haring, Breen, Weiner, Kennedy, & Bednerah, 1995.

106. Rusch, Hughes, & Wilson, 1995.

107. Barclay & Houts, 1995.

108. Groth, 1980.

109. For example, Poche, Brouwer, & Swearingen, 1981.

110. Miltenberger & Thiesse-Duffy, 1988; Poche, Brouwer, & Swearingen, 1981; Poche, Yoder, & Miltenberger, 1988.

111. Poche, Brouwer, & Swearingen, 1981.

112. Poche, Yoder, & Miltenberger, 1988.

113. Poche, Yoder, & Miltenberger, 1988, p.255.

114. Johnson, Miltenberger, Egemo-Helm, Jostad, Flessner, & Gatheridge, 2005; Johnson et al., 2006.

115. Wurtele, Currier, Gillispie, & Franklin, 1991.

116. Wurtele, 1990; Wurtele, Currier, Gil-

lispie, & Franklin, 1991; Wurtele, Marrs, & Miller-Perrin, 1987.

117. For example, Brazelton, 1987.

118. Lumley, Miltenberger, Long, Rapp, & Roberts, 1998; Miltenberger et al., 1999.

119. Miltenberger et al., 1999.

120. Frame & Matson, 1987.

121. Matson, Sevin, & Box, 1995.

122. Gambrill, 1995b; Trower, 1995.

123. For example, Matson, Sevin, & Box, 1995.

124. For example, Trower, 1995.

125. Gambrill, 1995b.

126. For example, Sukhodolsky, Golub, Stone, & Orban, 2005.

127. Gottman & Rushe, 1995.

128. Gold, Letourneau, & O'Donohue, 1995.

129. Ballard & Crooks, 1984; O'Connor, 1969; Rao, Moely, & Lockman, 1987.

130. O'Connor, 1969, p.18.

131. O'Connor, 1969; Rao, Moely, & Lockman, 1987.

132. O'Connor, 1969.

133. For example, Star, 1986.

134. Gumpel & Frank, 1999.

135. Franco, Christoff, Crimmins, & Kelly, 1983.

136. For example, Graves, Openshaw, & Adams, 1992.

137. For example, Foxx, Faw, & Weber, 1991.

138. For example, Cunliffe, 1992.

139. For example, Middleton & Cartledge, 1995.

140. For example, Guevremont, 1990; Posavac, Sheridan, & Posavac, 1999.

141. Varni, Katz, Colegrove, & Dolgin, 1993.

142. Rasing, Coninx, Duker, & Van Den Hurk, 1994.

143. Gambrill, 1985; Garland, 1985.

144. Carstensen & Fisher, 1991.

145. Bellack, Morrison, Wixted, & Mueser, 1990; Spiegler & Agigian, 1977; Tro-wer, 1995.

146. Emmelkamp, 1994.

147. For example, Bellack & Mueser, 1994.

148. Spiegler & Agigian, 1977.

149. For example, Liberman, Vaccaro, & Corri-gan, 1995.

150. For example, Liberman, Wallace, Blackwell, Eckman, Vaccaro, & Kuehnel, 1993.

151. Emmelkamp, 1994.

152. Wong et al., 1993.

153. For example, Benton & Schroeder, 1990.

154. For example, Bellack & Mueser, 1994; Benton & Schroeder, 1990.

155. Liberman, Wallace, Blackwell, & Vac-caro, 1993.

156. For example, Bellack & Mueser, 1994; Spiegler & Agigian, 1977.

157. Herring & Northup, 1998; Miller & Cole, 1998.

158. Ducharme & Holborn, 1997; Huang & Cuvo, 1997; Pollard, 1998.

159. O'Callaghan, Reitman, Northup, Hupp, & Murphy, 2003.

160. For example, Beidel & Turner, 1998; Beidel, Turner, & Morris, 2000; Ducha-rme & Holborn, 1997.

161. For example, Ducharme & Holborn, 1997.

162. For example, Griffiths, Feldman, & Tough, 1997.

163. For example, Coyne, Faul, & Gross, 2000; Herring & Northup, 1998.

164. For example, Coyne, Faul, & Gross, 2000; Griffiths, Feldman, & Tough, 1997; Herring & Northup, 1998.

165. For example, Beidel & Turner, 1998; Beidel, Turner, & Morris, 2000.

166. For example, Griffiths, Feldman, & Tough, 1997.

167. Alberti & Emmons, 2001.

168. Kelly, St. Lawrence, Hood, & Brasfield, 1989; Powell, 1996.

169. For example, Bucell, 1979.

170. For example, Frisch & Froberg, 1987; Gambrill, 1995a.

171. Lazarus, 1973; Schroeder & Black, 1985.

172. Gambrill, 1995a.

173. Wilson & Gallois, 1993.

174. Spiegler, 2008.

175. Organista, 2006; Interian, Allen, Gara, & Esobar, 2008.

176. Alberti & Emmons, 2001; Gambrill, 1995a.

177. Blumberg et al., 1997; Gambrill, 1995a; St. Lawrence, 1987.

178. For example, Gambrill & Richey, 1975; Rathus, 1973.

179. McFall & Lillesand, 1971.

180. For example, Eisler, Hersen, & Miller, 1973; Hersen, Eisler, Miller, Johnson, & Pinkston, 1973; McFall & Lillesand, 1971.

181. Alberti & Emmons, 2001.

182. For example, Alberti & Emmons, 2001; Kazdin, 1974d, 1976; Maeda, 1985.

183. Krop & Burgess, 1993b.

184. From the author's (MDS) clinical files.

185. Gambrill, 1995a.

186. Weinhardt, Carey, Carey & Verdecias, 1998.

187. Kalichman, Cherry, & Browne-Sperling, 1999.

188. Carey et al., 2000.

189. Miltenberger et al., 1999.

190. Metzler, Biglan, Noell, Ary, & Ochs, 2000.

191. Nangle & Hansen, 1998.

192. Kern, 1982; Kern, Cavell, & Beck, 1985.

193. Levin & Gross, 1984; St. Lawrence, Hansen, Cutts, Tisdelle, & Irish, 1985.

194. Shariatnia & D'Souza, 2007.

195. Franks & Wilson, 1976, p.148.

196. Bandura, 1986b; Rachman & Wilson, 1980.

197. Graziano, DeGiovanni, & Garcia, 1979; Ollendick, 1979.

198. Rachman & Wilson, 1980.

199. For example, Allen, Danforth, & Drabman, 1989; Dowrick & Raeburn, 1995; Rao, Moely, & Lockman, 1987; Spiegler, Liebert, McMains, & Fernandez, 1969.

200. For example, Charlop & Milstein, 1989; Dowrick, 1991.

201. King, Muris, & Ollendick, 2005.

202. Storey, Danko, Ashworth, & Strain, 1994.

203. Spiegler, 1970.

204. Braswell & Kendall, 2001.

205. Hunter, 1995.

206. For example, Mattick & Peters, 1988; Silverman, 1986; Thyer, 1985.

207. For example, Duley, Cancelli, Kratochwill, Bergan, & Meredith, 1983; Nawaz, Griffiths, & Tappin, 2002.

208. For example, Webster-Stratton, 1981a, 1981b, 1982a, 1982b.

209. Pinkston, Linsk, & Young, 1988.

210. Park & Williams, 1986.

211. For example, Day & Reznikoff, 1980; Weinstein, 1988.

第十二章　认知行为疗法：认知重建

304　　　麦克尔(Michael)静静地站在黑钻(专业级)滑雪坡的坡顶,不知道命运会作何安排。"你觉得我能成功吗?"麦尔克问达里尔(Daryl),他的滑雪教练。达里尔笑笑,理所当然地说,"无论你觉得自己会成功还是失败,你都说对了。"

我们对生活中种种事件的看法会影响我们的处事方式和情绪感觉[1]。认知(*cognitions*)即是思维——包括了信念,假设,期望,归因和态度。认知行为疗法(*cognitive-behavioral therapy*)致力于改变在维持各种心理障碍和问题上发挥着作用的认知成分。在过去的 30 年里,该疗法得到了蓬勃发展[2],并成为了行为疗法的前沿学派[3]。

认知行为疗法的本质

来访者的认知矫正可以有两种途径:通过直接的认知干预和通过间接的显性行为干预。长久以来,我们一直遵从态度改变策略,即通过改变我们的行为来改变我们的想法[4]。例如,为一个其实你并不赞同的政治立场作辩论可能会使你倾向于这个立场。不同的认知行为疗法流派对改变认知(直接)还是改变显性行为(间接)会有不同的侧重;所针对的问题不同,侧重点也会有不同。然而,通常我们会把两者都纳入其中,这也是认知行为疗法这一称谓的由来。[5]

认知行为疗法有两个基本模型[a]。**认知重建疗法(cognitive reconstruring therapy)**,作为其中一个模型,致力于教导来访者改变扭曲的错误认知,这些认知是维持他们问题行为的原因。认知重建(cognitive reconstructuring)的过程包括让来访者认识到适应不良的认知,并用适应性的认知来取代他们[6]。当来访者的问题是由过多的适应不良思维维持的时候,我们就可以使用认知重建。

认知行为应对技能疗法(cognitive-behavioral coping skills therapy),作为其中的另一个模型致力于教导来访者用适应性反应——既是认知的也是显性行为的——来有效对付问题情境。当来访者做出适应性行为时,他们会以一种全新的视角重新审视问题情境。该模型适用于解决由于适应性认知缺陷而造成的问题。表 12-1 对这两种模型做了小结。

305　　　　　　　　　　　　**表 12-1　认知行为疗法两个模型的比较**

	认知重建	**认知行为应对技能**
治疗目标	过多的适应不良认知	适应性认知缺陷
治疗目的	以适应性认知替换适应不良认知	使用认知行为应对技能
治疗举例	思考中止法 理性情绪行为疗法 认知疗法	自我指导训练 问题解决疗法/训练 压力接种训练 认知行为配偶关系治疗

a 我们对认知行为疗法的两个模型的定义是根据认知扭曲和认知缺陷之间的区别所提出的(Kendall & Braswell, 1985);这两个模型的定义还与认知改变机制的类别相一致(Ross, 1977; Hollon & Beck, 1986)。

本章包含了认知重建疗法的内容,而认知行为应对技能疗法将作为第十三章的主题。

认知操作化:将私密的思维公布于众

起初,行为治疗师们把注意力集中在显性行为上,而把隐性行为,例如思维、信念和态度排除在外。1970年代,随着认知行为疗法的崛起,这一局面发生了变化,行为治疗师们遇到了一个难题:如何治疗不能被直接观察到的认知呢?在继续下文的阅读之前,你可以先花一分钟的时间完成参与性练习12-1,可能你就会找到解决这个难题的答案。

参与性练习 12-1 对思考的思考

首先,确定一个你在不久的将来需要解决或面对的问题。问题可大(例如做一个会对你的一生产生深远影响的决定),也可小(例如作下周的计划)。唯一的要求是,你脑海里想的这个问题必须是具体的,它有一些细节,想着这些细节,不知不觉就可以过去几分钟。

一旦你选定了一个问题,花一分钟思考它。当你在思考这个问题的时候,你要对你的想法保持清醒的认识,特别是他们的形式。思考一分钟后,继续下面的阅读。

你的思维是以怎样的形式出现的?他们可能有单词,短语,或者完整的句子。我们的思考过程大多包含了语言的精确运用(见理论点12-1)。基于以上事实,行为治疗师

理论点 12-1 自言自语不一定是疯狂的

306

世界如此这般,这般如此,仅仅是因为我们告诉自己,这就是天道轮回……你告诉自己。你并不是唯一一个这么想的人。我们每个人都是这么告诉自己的。我们与自己对话……事实上,我们在这样的自我对话中维持着世界的运转[8]。

以上这段精辟的描述是文化人类学家兼作家,卡洛斯·卡斯塔涅达(Carlos Castaneda)的观点,它凸显了"内部言语"在我们生活中的突出作用。具体地说,内部言语可以被形容成一种无声的心理言语,在我们想到某物的时候就会出现,比如计划或解决我们头脑中的问题,回想读过的书或听过的谈话,默读或默写时。在以上情境中,我们都是在言语组织的帮助下进行思考和记忆的。内部言语是我们与自己的对话,是隐秘的表达;它能够在有限的概念与决策系统中,通过逻辑处理感官信息来理解信息从而实现其作用。我们可以在自己有意识的感知、动作和情绪体验中发现内部言语的各种元素,他们可能以言语的形式出现,也可能是对自己的指令,还可能是对感知的言语诠释。这就使得内部言语成为了一个相当重要的普遍机制[9]。

们通常会以操作化的角度把认知定义为**自我对话**(self-talk),人们在思考时自己对自己说的话。如果你想知道别人脑海中在想什么时,最理想的问题应该是:"你对自己说了什么?"认知也可能含有感觉意象(包括视觉,听觉和触觉),但在认知行为疗法中,我们聚焦于内在言语[7]。

我们经常会忽略自己内心的演讲,因为我们没有想过自己是怎么思考的。思维过程是一个习惯性的自动化过程,它的进行甚至不需要我们做出蓄意的心理努力,就好比我们在锻炼或进食的时候那样。

只有当来访者意识到他们对自己所说的话时,他们才能改变那些维持他们问题的认知。因此,认知重建疗法的第一步就是让来访者意识到他们的自我对话,特别是在问题行为发生之前、之中和之后的自我对话。

本章主要致力于描述在认知重建疗法中被广泛应用的两种认知行为疗法:理性情绪行为疗法(*rational emotive behavior therapy*)和认知疗法(*cognitive therapy*)。我们也会简单地介绍思维阻断(thought stopping)技术,它是一个利用认知重建法来减少持续的侵入性思维的简单技术。然而,我们还是要从头开始——也就是评估认知,它是认知重建法的首要步骤。

评估认知

用来评估来访者认知的有四个基本方法:访谈,自我记录,直接的自陈量表和出声思维。每个方法都旨在引发来访者对自己认知的自我报告,而这也是直接取得他人思维信息的唯一方法。以上方法之间的区别主要体现在五个维度上:(1)时间(例如,回顾的或是同时的),(2)结构的开放性程度(例如开放式的或迫选的),(3)反应的模式(例如书面的或口头的),(4)刺激的性质(例如,书面情境或模拟情境),和(5)评价的来源(例如,由来访者作出或由治疗师作出)[10]。在文章的后面部分,我们将说明访谈技术和自我记录技术的应用。这里我们将先描述自陈量表和出声思维的使用过程。

307   用以评估认知的直接自陈量表中包含了常见的有关特定问题领域的自我陈述[11]。来访者需说明自己作出每个自我陈述(或与之相似的自我陈述)的频率[12]。例如,在由卡罗尔·格拉斯(Carol Glass)发展的社会交往自我陈述测试(Social Interaction Self-Statement Test)中分别列出了 15 条积极和消极的自我陈述,陈述的内容围绕异性间社交性约会互动中所出现的问题(举例参见表 12-2)[13]。成人对每条陈述进行 5 级评分,以此来表示自己产生该想法的频率(从"几乎从不"到"频繁发生")。儿童的认知评估也可以通过自陈量表实现。例如,《儿童消极情感自陈问卷》(Children's Negative Affectivity Self-Statement Questionnaire)评估了有关焦虑的适应不良想法[14]。标准自陈量表是进行初筛的有效方法。它们能使治疗师对来访者的想法类型有大致的了解。

需要特别说明的是，个体化的评估还要求用其他方法来评估认知。

表 12-2 社会互动自我陈述测验中的项目举例(从"几乎从不"到"频繁发生"进行 5 级评分)

> 我希望自己不会自欺欺人。
>
> 她大概不会对我感兴趣的。
>
> 这是个好机会。
>
> 如果他/她不给我反馈的话我就死定了。
>
> 这情况有点尴尬，但我能应付好。
>
> 说不定我们会很合得来。
>
> 我说的话很可能听起来很蠢。

出声思维(think-aloud)是让来访者在参与模拟任务或角色扮演情境中用言语来说明他们的想法(通常是让他们对着录音机说话)[15]。由杰拉德·戴维森(Gerald Davison)发展的在模拟情境中的阐述想法的方法就是出声思维的一个例子[16]。来访者会听到事先录制好的音带，音带中设置的情境内容会诱发不同的认知。例如，在一个社交批判情境中，描述了个体偶尔间听到两位熟人谈论自己的负面内容(例如嘲笑他或她的穿衣品位)。来访者被要求设身处地地展开想象，并"倾听"自己的想法。每隔 30 秒就会有一个声音出现以提示来访者对着一个麦克风大声说出自己的想法。治疗师向来访者保证，他们所说的话没有对错之分，也没有好坏之别；并鼓励来访者毫无顾忌地说出自己的想法，不用考虑想法合适不合适。

与直接的自陈量表相比，用出声思维法来作认知评估有五个显著的优势[17]。第一，出声思维法的反应模式是开放式的，所以来访者不必从一个事先制定好的，有限的反应中被迫选出一个反应。第二，它们能够在模拟情境发生后立刻让来访者作出认知反应，这样就回避了与回顾性报告有关的问题，例如遗忘[18]。第三，出声思维法可以根据来访者进行定制。第四，与书面的刺激相比，用录音展现的压力刺激可能更容易诱发原始的情绪反应，因此可以得到一个更现实的潜在适应不良认知抽样结果。最后，只有 9 岁的孩子也可以对用来评估认知的出声思维作出反应[19]。

308

出声思维程序是为模拟情境设计的，并非现实情境，因为在日常活动中对着一个录音机说话通常是不切实际的。因此，出声思维法的一个潜在的重要局限是它可能会错过相关度较高，发生频率较低的想法，而它们可能只会在现实生活中出现。

思维阻断

设计用来减少持续性的侵入性想法的频率和持续时间，它的实现是通过中断这些想法并用愉悦的念头代替他们[20]。用思维阻断来治疗的问题有强迫性穷思竭虑(例如，经常担心被病菌感染),抑郁性理念(例如,"好像什么都不对"),和自贬的想法(例如,"我什么都做不好")。思维阻断包括两个阶段:第一(1)打断令人烦扰的想法,然后(2)聚焦于竞争性的适应性想法[b]。

在第一阶段,只要当恼人想法一出现,来访者就说"停!"说出该词时,语气尖锐震慑,就好像是要对面临的危险发出警告一样。起初,来访者要大声说出"停!";然后他们可以对自己默默地说"停!"。尽管人们通常用说"停!"来作为阻断刺激,但也会用到其他合适的刺激,例如一声巨响或停止标志的图片[21]。

有时,治疗师会以戏剧化的方式展现思维阻断的效果。治疗师会让来访者专注于恼人想法,当来访者可以专注于恼人想法且该想法逐渐清晰的时候,就发出信号(比如举起一根手指)。一旦来访者发出信号,治疗师就会大喊"停!"来访者会问,"怎么了?"通常,来访者报告说他们会被吓到,恼人的想法也随之消失。

尽管"停!"可以暂时消除侵入的想法,但是如果个体不能想一些其他的东西的话,它还是会很快重现。(正如你所知,试图**不去想**什么东西几乎可以保证让你去想它。)因

个案 12-1 用思维阻断消除嫉妒[22]

K·F是一位27岁的男士,他发现与他同居的女子在搬进来之前有过一段短暂的情史。起先,他感到自己受到了严重的伤害,并感到愤怒,于是他想忘记这件事。他想这段关系继续下去,他也相信这个女子对自己的感觉并没有变。然而,K·F会经常想起女朋友的这段出轨的历史,而每当他想象她跟另一个男人有亲密性接触的时候就感到非常不安。这些念头不但恼人,而且也让他无法对当前所作的事情集中注意力。

几年前,K·F曾因其他问题而学习过思维阻断法,这个方法曾是治疗的一部分。通过回忆该程序,他把思维阻断法应用于自己的嫉妒性想法上。每当他开始反复纠结于她的出轨时,他就对自己大喊"停!",然后开始想象一两个事先安排好的预约想法。其中一个包含了女朋友对自己表现着爱意。另一个与这个女子无关,也与这段关系无关;主要是他在打一场精彩的网球,这是他个体满足感的来源之一。这两个预先安排的念头都能成功地让他不去想女子的出轨事件。

在实施思维阻断之前,这些令人痛苦的想法持续时间从几分钟到一个小时不等,平均每天发生的次数为10次。思维阻断可以立刻把侵入性想法的持续时间缩短到几秒钟,它的出现频次也逐渐减少了。在第二周快结束的时候,这些念头平均每周出现5次;一个月后,他们出现的次数每周少于1次。在K·F开始思维阻断程序开始后三个月,他就完全摆脱了恼人想法的困扰,在与该女子维系关系的2年中,这些想法再也没有烦过他。

---

b 思维阻断不能与**思维抑制**(*thought suppression*)相混淆,思维抑制是指刻意尝试不去想什么东西。与思维阻断不同,思维抑制的结果要么会立刻产生想法,要么会推迟想法的产生(Zeitlin, Netten, & Hodder, 1995)。

此,在思维阻断的第二阶段,在说出"停!"之后,来访者立刻要聚焦于一个事先准备好的想法上,这个想法可以与恼人念头相抗衡。治疗师会协助来访者选择一个或多个适应性竞争想法,以用在思维阻断的第二阶段里。思维阻断的基本步骤可参见个案 12-1。

K·F 在个案 12-1 中用到的替代性念头与他的嫉妒性想法完全不同。另一种技术被称为*意象改编*(*imagery rescripting*),它让来访者矫正自己的恼人念头、意象或信念,这样能让它更容易接受,也更令人愉快[23]。例如,一个来访者曾有过从高处摔下,听到自己骨头断裂声的可怕想法。他把这个想法改编为撞到地面后又反弹回到空中,就像卡通片中那样幽默。另一个来访者在童年期曾遭受过性虐待,她创建一个新情境来改编自己脑海中受虐待情景的侵入性念头;在新的场景中,她把自己视作一个成人,走入该场景去帮助幼年时的自己。意象改编可能对那些因曾遭受过创伤性体验,例如性迫害,而反复经历痛苦想法的来访者特别有帮助[24]。

310

思维阻断面面观

思维阻断是一个简单易行且直截了当的程序,它可以被用来治疗侵入性的、令人困扰的想法。这些想法不但会使个体感到不安,还会导致各种严重的问题。因此,思维阻断已经成功地治愈了许多问题,包括焦虑[25],强迫行为[26],抑郁[27],头痛[28],过度手淫[29],肢体攻击性[30],和自残行为[31]。

来访者可以很快学会思维阻断法,并把它应用在自己身上而无需治疗师的指导。如个案 12-1 所示,思维阻断,如同其他认知行为疗法一样,给予来访者自我控制技能,这样,他们可以把它泛化到其他问题的解决上[32]。

思维阻断通常是整体治疗包　部分[33]。人们对它的使用相对频繁,这看起来暗示了它的有效性[34]。然而,还没有对照研究能够证明其有效性[35]。另外,我们也难以从已有的却无数不多的结果研究中得出结论,或许是由于思维阻断与其他治疗方法结合使用,因此它的效果无法完全从其他疗法的疗效中分离出来;也或许因为这些研究本身就带有了方法论上的局限性[36]。尽管目前没有证据能够确定它的有效性,但来访者使用思维阻断似乎没有什么相关的风险。

理性情绪行为疗法

理性情绪疗法(rational emotive behavior therapy[37] , REBT)是著名的疗法,它主要使用认知重建来改变非理性想法,而非理性想法正是造成诸多心理问题的原因,例如焦虑、抑郁、愤怒和内疚[38]。大约半个世纪以前,阿尔伯特·艾利斯(Albert Ellis)设计了

REBT[39]。该疗法是根据艾利斯对心理障碍发生和维持原因的理论发展而来[40]。在阅读他的理论之前，花 2 分钟时间完成参与性练习 12-2，它将帮助你理解艾利斯的理论。

心理障碍的理性情绪理论

根据艾利斯的理性情绪理论，心理问题——消极情绪和适应不良行为——都是由人们对生命事件的诠释(*interpretation*)所维持的。正如希腊禁欲主义哲学家爱比克泰德(Epictetus)在 2 000 年前所说的那样，"人非受世事所困，所累皆源于内心之执念"。

这个简单理念的惊人之处在于，许多人内心都不同意它。通常，人们认为是外在事件("物质")导致了消极的兴趣。当某人占了你原本的停车位，你就会生气，因为某人占据了"你的"位置。在你刚刚完成的参与性练习中，你在回答"什么让你生气"这个问题的时候，有没有把你的不安归咎于某个情境或某个主人公？

与之相反，艾利斯的理论认为，我们对事件的信念(*belief*)——而非事件本身——是让我们愤怒(挫败感，生气，不安等等)的原因。事情的发生顺序通常都是相同的：(1)一些事件启动了(2)非理性信念，而它又导致了(3)消极后果(消极情绪或适应不良的行为)。拿停车位这件事打比方，你的愤怒很可能是非理性信念的直接结果，比如"那是我的车位，""不公平，"和"就是这些琐事害我约会迟到了。"在参与性练习 12-2 中，你的自我谈话是不是与这些信念相似？

311

参与性练习 12-2 你在生什么气？

首先，拿一张纸和笔。然后，读一读以下场景，并想象自己身处其中——换句话说，在你的脑海中进行角色扮演，就好像这些事发生在你身上。

你带一个特别的朋友去参加生日庆祝会，你希望这个生日会可以办得特别好。你已经在一家豪华的餐馆订了位子，并且为此打扮了一番。你到餐馆的时候，你向服务员报上了你自己的名字，于是服务员去翻开预约记录本查看你所预定的位子。在你等候的时候，你的朋友评论餐馆是多么的豪华，并表现出溢于言表的欣赏。当服务员回来时，她说无法找到你的预约信息，并且餐馆全部的位子都被订满了，也就是说不可能有位子留给你了。不出意外，你生气了！

现在，简要回答以下两个问题。

1. 你生谁的气？

2. 你对自己说了什么？

非理性信念维持了心理问题，而非理性信念则来自错误的推理和逻辑错误，例如绝对化,过度概括化和灾难化[41]。**绝对化思维**(*absolute thinking*)是指把事件看成 1 或 0,或非黑即白,例如,"我一定要一直做好"和"我怎么对待别人,别人也会怎么对待我。"**过度概括化**(*overgeneraization*)是指由于一个或两个个例的存在,个体得出所有情况都会以一种特别的方式出现的结论。例如,教授在演讲中发挥得不好,他跟自己说,"我再也不会是一个好讲师了。"**灾难化**(*catastrophizing*)是指把一个微小的情况看作是灾难。例如,一位女士在测验中得了低分,她告诉自己说,"我大学的生涯结束了。"

艾利斯确定了两个经常会在非理性理念中出现并导致心理问题的主题:个体无价值感和责任感。**个体无价值感**(personal worthlessness)是过度概括化的一种特殊形式,它与失败联系在一起。例如,一个商业行政判定自己是"完全完全的失败者",因为她不能在下班前把事情都做完。

为了更好地理解第二个主题,在你继续下面的阅读之前,写下你本周必须要做的三件事。现在继续下文的阅读。

当你在言语和脑海中用到**必须,不得不,应该和应当**这些词的时候,责任感就显现出来了。艾利斯形象地把这些词的使用称为"musturbation/必须强迫欲"[42]。这些有关"必须强迫欲"是非理性的,因为事实上,每个人必须做到的行为屈指可数。想一想,当你生病时,你就无法参加一些正常的活动,比如你列出的本周必须要完成的三件事。这时候,所有你必须要做的事实际上没法完成——但是你还是活下来了,并且这样做的结果很少是灾难性的。

312

坚持自己**一定要**做些什么事其实是放弃了个人选择。明明是错在自己的选择却把责任归咎于外力,这样做常常比较方便。当朱厄尼塔(Juanita)用"我必须学习"的理由拒绝朋友们晚上外出的邀请时,朋友们很可能会觉得难以接受"我想学习"这个理由。朱厄尼塔怎么可能宁愿学习也不愿和朋友们出去呢!事实上,朱厄尼塔也可能想和朋友们外出,但是她更想多多学习,因为她想到了不学习会产生的消极后果,比如第二天考试不及格。但是,无论这些结果会多糟糕,她还是有选择学习和与朋友外出的权利。在接下来的几天里,你可以轻松地完成参与性练习 12-3。它将帮助你理解自己"必须强迫欲"的程度,以及如何能够打破这些习惯。

参与性练习 12-3 甩掉那些习惯

大多数人都没有意识到他们经常使用这些词:必须、不得不、应该和应当。例如,学生告诉老师,"我星期五不能参加考试,因为我必须回家参加一个婚礼";老师则通知学生,"你们必须周五之前把论文交上来。"每天不知道要重复多少次,人们说起话来好像他们不做这个或不做那个,就会到世界末日那样。

本练习的目的是帮助你认识到你所具有的"必须强迫欲",并给你练习 REBT 技术的机会,辩驳那些非理性想法,并用理性想法取代他们。把一张纸分为三栏,把第一栏记作必须的强迫欲求,第二栏记作理性反驳,第三栏记作理性想法。

在接下来的几天里,写下你在平时的言语和想法中使用到必须、不得不、应该、应当这些词的例子。在你准备好的工作表的第一栏填上他们,每个例子之间空几行。由于我们经常会对这些想法视而不见,请你的朋友在你使用这些必须类的词时帮你指出来。

当你收集到 10 个有关"必须强迫欲"的陈述时,在工作表的第二栏中针对每条写下简短的反驳。反驳的内容应该解释为什么该条陈述是非理性的。最后,在第三栏中写下理性的陈述,并作为非理性的"必须强迫欲"的替代品。理性陈述应能反映你对自己的作为负有责任。它应能表达你想要选择去做什么而非你认为你必须做什么的意思。图 12-1 展示了一位学生的记录表,上面罗列了可能的反驳和理性想法,你可以以它为样例。

313

必须强迫欲	理性反驳	理性想法
我不能去上课,因为我还没复习好。	如果我选的话,我可以去上课。我只是觉得认真准备考试很重要。	我情愿逃课也不想准备得不好。
我必须在周末父母来看我之前打扫好房间。	爸爸妈妈看到乱成一堆的房间一定会发火,但他们不会因为房间乱成一团而和我断绝关系。	我愿意在父母到之前把房间打扫干净。
我必须赶回家看我最喜欢的电视节目。	我当然很喜欢电视节目,但是如果我错过一集,日子还是会继续往下过。	我希望自己到家的时候能赶上电视节目。

图 12-1　节选自一位学生完成参与性练习 12-3 时所作的记录表

尽管非理性信念在维持心理障碍的过程中起了重要作用,它们并不是唯一的维持条件。心理障碍也受生理因素,发展因素和环境因素的交互作用影响[43]。通过改变来访者的非理性信念,认知重建理论可以矫正一系列重要的维持条件——尽管它们并不是唯一的维持条件。

理性情绪行为疗法的操作步骤

REBT 的目标是矫正非理性信念,这个目标的完成需要通过三个主要程序:(1)确定由非理性信念产生的想法，(2)挑战非理性信念，并(3)用基于理性信念而产生的想法替代基于非理性信念而产生的想法。

首先，确定由非理性信念而产生的想法，治疗师会询问来访者当感到不安时(例如，抑郁)或参与适应不良行为时会做出的具体而特定的自我陈述。同其他认知重建理论一样，来访者可能需要学会参与自己的自我对话，例如一旦问题发生，他们就要写下自己的自我对话。

一旦确定了来访者与问题有关的自我对话，治疗师就会教来访者如何用强调其中 314
的非理性来挑战那些非理性陈述[44]。例如：

来访者：我感觉很糟糕，因为梅不肯和我出去。我喜欢的女人好像不喜欢我。

治疗师：这说不通。你把情况想得太糟糕了，过度概括化。我想你被拒绝了，心里
　　　　一定不好过，但明天又不是世界末日。而且，仅仅因为梅对你没兴趣，不肯
　　　　跟你出去，也不能说明其他你喜欢的女人也会觉得你没有吸引力。

积极争论(*active disputing*)非理性信念是把 REBT 与其他认知重建疗法区分开来的关键元素[45]。多达 90％ 的疗程中会涉及治疗师挑战来访者想法中的理性部分，揭露来访者对世界"应该"如何运作的迷思[46]。

最后，来访者学会了如何用理性想法取代非理性想法。在前面的例子中，治疗师可能会建议来访者告诉自己，"我很失望，梅不肯和我外出，但她又不是世界上最后一个女人。"表 12-3 举了一个来访者思维发生改变的例子，在 REBT 的过程中，该来访者的情绪反应也发生了预期中的变化。

表 12-3　举例说明来访者在 REBT 过程中思维的改变以及符合预期的情绪反应变化

情　　境		来访者关于情境的自我对话	来访者的情绪反应
治疗前	考试不及格	（没有意识到或没有将注意集中于自我对话上）	愤怒，沮丧
治疗中	考试不及格	1. "太吓人了。" 2. "我爸妈会气得火冒三丈。" 3. "我就是笨。"	愤怒，沮丧
治疗后	考试不及格	1. "这样肯定不能提高我的平均分。" 2. "父母肯定会不高兴，但他们会好的。" 3. "这不是世界末日；我能弥补。"	不安，失望

个案 12-2 展示了 REBT 初期疗程的部分内容，说明了在 REBT 中用到的许多原则和操作步骤。

在个案 12-2 的治疗师—来访者对话里包含了许多 REBT 的特点。治疗师主动挑战来访者的非理性想法，并向来访者示范这个过程，这样来访者就能够自己操作。治疗师的风格是对抗性的，几乎接近争论。来访者的任务是学习如何确定和辩解非理性想法和信念，然后用理性想法取代他们。起先，来访者在疗程中预演这些技术，然后治

315 **个案 12-2** **用理性情绪行为疗法治疗抑郁症**[47]

　　来访者是一位名牌大学的学生,目前处于第二学期的学习阶段。他觉得高中阶段的学习不是很难,几乎没花什么力气他就取得了高分。他形容自己对什么都不感兴趣,感到抑郁。以下的对话摘自第一次 REBT 的疗程。节选内容旁注有对操作过程和步骤的评语。

治疗师:	你感到抑郁多久了?	
来访者:	这个学期开始的时候就有了,我觉得。	
治疗师:	你能不能告诉我,是什么让你感到苦恼?	
来访者:	每件事……我也不知道……一团糟。我好想什么都不关心。我甚至都不在意学校,以前它可是我生活的重心。	
治疗师:	你在学校怎么样,比如分数?	治疗师(T)问了一个可能的驱动事件。
来访者:	一塌糊涂。这个学期我总共只完成了 2 个学时。	
治疗师:	我们来看一看。秋天是你来斯坦福的第一个学期? 那时你的成绩怎么样?	
来访者:	很差;平均绩点 2.3。成绩是 C。我也很用功了。感觉自己已经要把课本翻烂了。	
治疗师:	可能这是你感到抑郁的部分原因……那么,你在自己眼里是怎么样的?	T 询问来访者对外部事件的诠释。
来访者:	我是个失败者……就凭这样的成绩,好的医学院不可能接受我。可能我最后会去萨利纳斯做一个加油站的加油工人……我最多就是那样了。感觉自己好没用。	来访者(C)得出了一个非逻辑的结论,并提出了个体无价值的主题。
治疗师:	听起来,好像你对自己说,"我是个失败者……我没用",把它作为你上学期成绩得 C 的评价。这么说的话,任何人都会感到抑郁的。	T 提出了自我谈话的理念。
来访者:	真的。我应该做好的,但我没有。	责任感和绝对化。
治疗师:	所以,你认为如果要让自己认为自己是一个有价值的人,你必须在某方面取得成功……比如在斯坦福拿到 A?	T 把 C 的非理性信念明晰化。

来访者：	一个人总要有点优势，他才有价值。我这个人本来只有在学校里才能表现得好。	C确认了非理性信念。	316
治疗师：	我想指出的是，和你一起竞争的一些学生，是全国最好的学生，他们有时都不是很在乎学习成绩。在优秀的人群中取得一个一般的成绩，这件事本身就不一般，是不是？	T引入了理性信念来对抗C的非理性理念。	
来访者：	我知道你什么意思，但没用。所有好的医学院都要求至少B+以上的成绩，我必须考进去。这是我小时候就有的目标。	更多的责任感。	
治疗师：	现在，等一等！你说你必须考入医学院。听起来如果考不进医学院的话就好像违背准则似的。是这样吗？		
来访者：	嗯，也不完全是。你知道我的意思。		
治疗师：	我不确定。你是想表达你有那么想要进医学院吗？因为这与你认为自己必须要靠近医学院有天壤之别。如果你认为自己必须要考入医学院，你就会把它看作是生或死的问题，但它并不是。但你相信它是，这可能是你现在觉得抑郁的主要原因。	T挑战C的有关"必须"的非理性观点，并建议用理性的"想要"替换它。T向C解释是非理性信念维持了抑郁。	
来访者：	我能明白你的意思，就算我同意你的观点，但我家……我长这么大，家里的父母一直告诉我，全家人都指望着我能成为一名医生。	解释了一个可能的C的非理性信念的起源。	
治疗师：	好，但那是他们的想法。它必须是你的想法吗？	T反驳C的非逻辑假设。	
来访者：	我就是不想让他们失望。		
治疗师：	那如果你让他们失望了会怎么样？		
来访者：	他们会受伤害，感到失望。有时候我几乎觉得他们不会再喜欢我了。那样就完蛋了！	灾难化。	
治疗师：	嗯，也就是说如果你不上医学院的话，最坏的情况就是你父母不再喜欢你，也可能甚至拒绝你。你甚至自己都不能确定这会不会发生。但是，就算他们这样做了，就真的那么糟糕吗？我的意思是，你能不能用逻辑的方法证明？	T指出缺乏证据。T示范用逻辑的方式分析想法和信念。	317

来访者：	你自己的家人都不要你的时候,那会很糟糕。	
治疗师：	我还是不能理解他们拒绝你这件事和事情变糟糕之间的逻辑关系。我同意,这件事不会令人高兴。但你把被拒绝等同于灾难,我想请你试试看说服我他们之间的前后关系。	T继续挑战C的非逻辑想法
来访者：	他们会不希望我在周围……好像我是没用的东西。那样就糟透了。	
治疗师：	你看你又来了,你对自己说因为他们会拒绝你,所以他们不会想看到你,你是个没用的东西。再重复一遍,我不理解里面的逻辑关系。	
来访者：	这就是这样感觉的……	
治疗师：	不,我强烈不同意……是你让自己那样觉得的。你对自己说同样的话。	T直接反对C的理念,介绍REBT的基本前提。
来访者：	但我觉得这是真的。	
治疗师：	你认为被拒绝就意味着你没有价值,或者不上医学院你就是个废物,你说说看你这些理念的逻辑基础,我等你说。	
来访者：	好,关于医学院这个问题我可以同意一些。我并不是一定要上。但我的父母……话题太沉重了……我在想……我放假的时候去哪呢?不过我本来在家里待的时间就不长,我想到了。但是,还有钱……这地方很贵,我又没有奖学金。如果他们切断我的经济来源,那就是灾难了。	C开始用理性思考。
治疗师：	你又来了……灾难化。你证明给我看,那样会是灾难。	
来访者：	嗯,可能我是夸张了一点。那样会很艰难,我想我可以申请援助,或者可能找一份工作。事实上,我知道我可以。但那样我就需要更多的时间才能从学校毕业,那样也很糟。	
治疗师：	现在你说话有道理多了。我同意,那样是会很糟……但也不至于那么可怕。	

318

来访者：　你知道,这是最近几个星期来我第一次感到好过一点了。好像心里卸了一块大石头。这怎么可能?

治疗师：　我不觉得有什么不可能,但我在想你要是今天晚上或者明天又开始感到抑郁了怎么办……你会如何处理?

这时,治疗师建议来访者用行为预演来确定和挑战自己的非理性理念,然后在家里也这么做。

疗师会要求他们在家使用这些技术。除了练习确定和辩解非理性信念,接受 REBT 治疗的来访者还需要完成一系列的家庭作业,包括对在疗程里学会的技术进行行为预演(例如恰当的自信行为),坚持写心情日记,和阅读与 REBT 原理相关的材料[48]。

理性情绪教育

理性情绪行为疗法主要用于治疗成人,他们更倾向于用言语来进行推理。争论非理性信念的基本形式并不适用于儿童,特别是年幼的儿童[49]。目前有一些使用标准 REBT 来治疗儿童的个案报告,但它的有效性还没有经过评估[50]。

理性情绪教育(rational emotive education) 是为儿童和青少年所改编的 REBT[51]。课程包括(1)确定情绪,并把它们与想法区分开来;(2)学习想法是如何影响情绪的,而非情境影响情绪;(3)认识到理性想法和非理性想法;和(4)通过使用这些概念和技术处理各种常见困难情境(例如被嘲笑)。儿童通过经验学习,例如,可采用"我演你猜"这个游戏(儿童尝试猜测其他儿童以哑剧方式表演的情绪)。通过玩这个游戏,儿童发现,自己了解他人感觉的最可靠办法就是开口问他们。这种形式对儿童来说更易接受。在认知行为疗法中,人们已越来越多地使用到类似的办法[52]。

与 REBT 的研究文献相比,评价理性情绪教育的研究数目相对较少。最近有研究对 26 份关于理性情绪教育的报告作了元分析。结果显示,理性情绪教育减少了非理性信念和功能失调行为数目,对降低消极情绪有调节作用[53]。然而,许多此类研究都仅仅基于自陈的方法,这样就限制了证据的力度[54]。理性情绪教育能潜在预防心理障碍[55];然而,还没有人进行长期研究以评价其可行性[56]。

319

参与性练习 12-4 我思故我感：建立连接[c]

确定与我们的情绪相联系的认知，认识到我们的想法是怎样影响我们的感受，这点是 REBT 和理性情绪教育治疗目标中的关键。本练习将帮助你更好地意识到你的想法是如何影响情绪的。

在接下来的几天里，一旦你体验到强烈情绪波动的时候(无论是积极的还是消极的)，注意当时你的心中所想——换句话说，你对自己说了什么。立刻在你随身携带的卡片或一张纸上写下情绪和与之相关联的认知。把卡片分成两栏：第一栏填你所体验到的情绪，第二栏填你当时的**认知**。

在你收集了不同情绪和与之相联系的认知以后，考虑一下以下几个问题：(1)你从本练习中学到了什么？(2)你有没有发现，与以往比较，你更能注意到自我谈话了？(3)与你的积极情绪相联系的认知和与你消极情绪相联系的认知有什么区别？(4)你的情绪是来自你的想法还是反过来？对这些问题的回答可以让你对 REBT 的基本假设、作用过程以及认知重建疗法的概况有所认识。

理性情绪行为疗法面面观

鉴于许多理由，理性情绪行为疗法在治疗师与来访者之中很流行。因为它聚焦于理性，所以它有道理！艾利斯关于心理问题的发生和维持的理论易于理解。另外，"该方法直接，具有说服力，并且强势……它符合一般社会认可的医生—病人角色模式。"[57]基于 REBT 方法的自助手册也使 REBT 声名远播，许多都由阿尔伯特·艾利斯编写完成[58]。艾利斯，逝于 2007 年，是一位直率的 REBT 倡导者。他创造力丰富，又极具个人魅力[59]，正是这样的个性使他深深地被 REBT 所吸引[60]。

REBT 可以治疗由非理性信念引起的任何问题[61]。目前曾被治愈的问题包括压力(过大)，广泛性焦虑，广场恐怖症和其他恐怖症，不自信行为，强迫，愤怒，抑郁，反社会行为，头痛，口吃，性功能紊乱，肥胖，A 型行为，和慢性疲劳综合征[62]。

REBT 还被应用于来自不同文化背景的来访者人群中。REBT 成功地改变了非洲裔美国高中生对自己数学能力的自我挫败信念[63]。人们还成功地使用 REBT 的部分内容治疗波多黎各青少年的抑郁问题[64]。REBT 还被用于治疗老年来访者因年龄渐长而易于出现的非理性想法和信念[65](例如，"我必须和年轻时做的一样好，否则我就是不行了，""我年纪大了，其他人就应该对我好，对我公平，"和"我应该和以前一样身体健康，

---

c 你需要在以后的环节中完成本参与性练习。

而不是病恹恹的，没有能力”）。尽管人们为儿童和青少年设计了 REBT 的变式[66]，但REBT 还是更适用于成年人。

对于那些有着强烈宗教信仰的来访者来说，REBT 可以借此信念来挑战来访者的非理性信念，并强化适应性想法的使用[67]。例如，当采用基督教的方法时，可以要求来访者检验《圣经》对他们信念的评论[68]。一位认为愤怒情绪永远是错的或罪恶的女士，通过认识到在《圣经》中，上帝和耶稣都曾愤怒过，而他们的行为并不是罪恶的，她从认知角度重建了这个想法。

REBT 的标志之一是对直接对抗来访者信念，依赖于此会导致治疗产生缺陷。例如，直接的对抗可能不能在患有某些障碍的来访者身上起作用，例如物质依赖，性欲倒错，惊恐障碍，厌食症和暴食症，以及强迫症[69]。对于那些来自回避直接对抗的文化背景的来访者来说，REBT 可能也不适合（例如美国土著和日本人）。还有证据表明，治疗中的对抗通常还与来访者对治疗程序的不配合相联系[70]。

尽管 REBT 的支持者对它的临床疗效持乐观态度，但它的实证支持还不多[71]。例如，尽管 REBT 能够改变酗酒来访者的非理性思维方式，但它对酗酒行为的改变程度有限[72]。许多对 REBT 有效性进行评价的研究，其本身的设计结构就有问题，所以研究结果也不具有概括性[73]。其中一个方法论上的缺陷是无法对 REBT 进行操作定义[74]。因此，我们也不清楚在不同的研究中用到了哪些具体的治疗程序。通常，REBT 的疗效优于对照组和被列入等待名单的对照组[75]，但我们经常发现 REBT 的疗效仅仅等于或略逊于其他行为疗法（例如暴露疗法和渐进式放松）。最后，几乎没有长期的 REBT 跟踪研究。

我们没有进行过系统的研究来确定 REBT 的核心组成部分，这让很多问题都无从解答[76]。例如，与来访者非理性信念的对抗是否是一个必要部分？如果仅对来访者的非理性信念进行温和的探索，最后的治疗工作是否也会取得一样的疗效？[77]这些问题急需得到解答，因为一些来访者和治疗师对 REBT 的“强硬的”对抗手段感到不适。[78]

认知疗法

认知疗法（cognitive therapy）是一种认知重建疗法，它强调用实证的方法验证适应不良信念的正确性。阿朗·贝克（Aaron Beck）[79]在 1960 年代早期开始构思认知疗法，在那时，艾利斯也在发展 REBT。贝克和艾利斯似乎分别创立了他们的理论和治疗技术[80]。他们的疗法都基于同一个基本假设，即心理障碍的维持是因为扭曲的认知；他们的治疗目标也相同，即矫正这些认知。两者的疗法都涉及挑战扭曲的非理性信念，但使用的策略却不同。认知疗法让来访者把信念视作假设性的命题；然后来访者会通过收集反驳（或支持）的证据来检验假设的正确性[81]。与之相反，REBT 主要依靠直接的指

321

导、说服和逻辑辩论来挑战扭曲的信念。两种疗法之间的另一个区别是,认知疗法更基于实证性质,而 REBT 更基于哲学性质[82]。表 12-4 总结了 REBT 和认知疗法之间的主要区别。

表 12-4　REBT 与认知疗法之间的主要区别

	理性情绪行为疗法	认知疗法
疗法基础	理性	实证证据
程　序	教导,说服,辩论	实证假设的检验
机　制	主要是认知重建	结合了认知重建和显性行为干预
治疗师的作用	示范理性思考过程(认识和辩论非理性信念)	寻求对来访者信念实证检验的协助调查者
治疗师的风格	对抗	合作
家庭作业的作用	练习辩论非理性信念和认知重建	收集证据以确立信念的正确性

　　贝克曾对患有抑郁症的来访者所具有的扭曲思维过程做过研究[83],而认知疗法正是从此研究发展而来,治疗抑郁症也是它本来的主要关注点。最近,认知疗法治疗对象的范围扩大到了焦虑症[84],惊恐发作[85]和惊恐障碍[86],恐怖症[87],和强迫症[88];人格障碍[89];婚姻紧张[90];愤怒[91];自杀行为[92];厌食症[93];暴食[94];肥胖[95];和精神分裂症[96]。

322　**心理障碍的认知治疗理论**

　　贝克对心理障碍发生和维持的理论与艾利斯的理论所具有的基本假设相同。两间的区别主要是使用了不同的具体概念。在这一点上,贝克把适应不良(非理性)认知称为**自动化想法(automative thoughts)**,这个术语强调了来访者是如何实践他们扭曲的思维的[97]。来访者报告说,他们扭曲的想法"条件反射般"冒出来,在此之前没有思考也没有推理。对于来访者来说,自动化想法似乎完全讲得通,也有根有据,这点可以帮助我们理解他们对情绪和行为的强烈影响。根据贝克的理论,当人们把这个世界看成具有威胁时,心理障碍就出现了。

　　　当这种情况发生时,原本正常的认知处理过程出现了一个功能性的紊乱:
　　对事件的感知和诠释变得具有高度选择性,以自我为中心,以及刻板。该个体
　　"终止"扭曲思维的能力越来越弱……难以集中注意,回忆或推理。修正功能
　　越加衰弱,而该功能正是实施现实检验和整体概念化的部分。[98]

　　因此,个体会在推理过程中犯系统错误。例如,焦虑的孩子可能会把友善的情境误解为充满敌意[99];患有惊恐障碍的成人会把自己身体的某些感觉作灾难化的诠释(例如心跳加快说明会犯心脏病)[100];抑郁的人会把他们自己,整个世界(包括其他人),和将

来自动化地消极对待(贝克的认知三联症)[101]。贝克曾指出六个常见的**认知曲解**(*cognitive distortion*)和逻辑错误,在有心理困扰的人的思维中经常可以发现它们的踪影;表 12-5 中描述了这些认知曲解。不出所料,艾利斯所提出的各常见非理性形式的定义之间有些重合的部分。请注意,不同类型的认知曲解也有其重合部分,所以扭曲的想法可能由一种以上的认知曲解所组成。

表 12-5　与心理困扰相关联的认知曲解 323

认知曲解	定 义	举 例
任意推断	在没有充分证据或证据完全相反的情况下就得出结论	认为自己失去工作的原因是因为个人能力不强,而公司已经倒闭。
过度概括化	由单一事件得出概括的结论	第一次尝试失败后,你就总结自己永远不可能成功。
选择性概括	专注于一个细节而忽视全局	一个朋友急急忙忙去赶巴士,没有停下来和你说话,你因此感到自己被拒绝。
个人化	错误地将外在事件归因于自身	认为那些大笑的人正在笑话自己。
极端化(两极化)思考	以极端的方式思考,非黑即白或要么全对,要么全错	在丢了钱包以后认为自己是穷人。
扩大与贬低	把某物的重要性看得过多或过少	拿回论文后发现自己的文章有几处需要修改的地方,便认为自己是一个不合格的作家,或者发现自己的文章有多处要修改的地方而认为自己是一个伟大的作家。

来源:Beck and Weishaar, 1989

认知治疗的操作步骤

认知治疗的目标是(1)修正来访者错误的信息处理过程,(2)矫正维持来访者适应不良行为和情绪功能失调的信念,和(3)提供来访者技能和经验以促进适应性思维的生成[102]。治疗师与来访者以合作的方式确定功能失调的信念,并挑战其正确性。认知治疗需要来访者的积极参与,比如一般认为家庭作业是治疗的重要环节。人们发现,对家庭作业的配合程度以及作业的质量与认知疗法的有效性呈正相关[103]。

由于治疗师与来访者之间的合作是认知疗法中的关键元素,因此,建立良好的医患关系是取得有效治疗的先决条件[104]。为了达到这个目标,治疗师将注意力集中于来访者看待整个世界的方式,以及理解来访者的认知曲解[105]。

认知治疗师们通过**苏格拉底式对话**(*Socratic dialogue*)也叫**引导式发现**(*guided* *discovery*)来帮助来访者认识功能失调信念。他们向来访者询问一系列易于回答的问题,引导来访者自己认识到功能失调信念和自动化想法——而不是如 REBT 中那样,直接向来访者指出此类信念。下文节选自一个认知疗程,该片段说明了认知疗法的操作步骤,案主是一名大学高年级学生,患有严重的酒精依赖[106]。

> 治疗师:这个周末你和你的朋友要开一个派对,你觉得你会怎么处理喝酒这个问题?
>
> 来访者:我绝对不会不喝! 我只要以后不喝就行了。
>
> 治疗师:你很顽固啊。是什么让你觉得在派对上不喝不行?
>
> 来访者:如果我不喝酒,我就不会变得有趣。
>
> 治疗师:所以,如果你不有趣,那么会发生什么坏事?
>
> 来访者:人们就不理我了。
>
> 治疗师:如果他们不理你,你觉得那意味着什么?
>
> 来访者:他们不喜欢我?
>
> 治疗师:那么假设人们不理你了,也假设那就说明他们不喜欢你了。那对于你会有
> 什么结果?
>
> 来访者:嗯,我猜学校里会风言风语,我会被社会所摒弃。没有朋友;没人愿意和我
> 出去;没有女孩愿意和我约会。
>
> 治疗师:所以这一切都会发生,仅仅是因为你没有在自己的派对上喝酒?
>
> 来访者:嗯,我觉得我有一点夸张。
>
> 治疗师:当然了。我觉得对你来说,认识到一个非理性信念一个挨着一个出现,这样
> 会导致让你觉得最坏的事会发生——仅仅因为在这个情境下你没有喝酒。
>
> 来访者:我没有意识到我做了什么。不分析,它真的看起来像个灾难;但可能并不
> 是这样。

治疗师让来访者把自动化思维看作是假设(*hypotheses*),是需要实证的,它不是"目前的状况"(既定事实)。然后,治疗师与来访者共同设计了家庭作业"实验"来检验这些假设,这个过程被贝克称为**协同检验(collaborative empiricism)**[107]。例如,一位女士觉得她的同事不喜欢她,因为他不和她说话,而自己又觉得他很有吸引力。治疗师建议女士可以通过观察这位男同事与其他办公室里的女同事的互动频率来检验这个假设的正确性。令她吃惊的是,她发现那位男士几乎很少与异性说话。因此,她功能失调的信念被实证所反驳,也证明她的信念是基于任意推断和个人化而产生的。

请注意,认知疗法和 REBT 一样,都试图改变错误的思维过程,但它们使用了不同的策略。认知疗法使用的是以观察结果为**实证**的辩论,它根据对真实事件的观察结果来挑战错误的思维过程。与之相反,REBT 采用**理性**的辩论方式,直接聚焦于信念的非逻辑本质。

一旦参与认知治疗的来访者学会了如何挑战他们功能失调的信念的正确性,他们就会学习如何用适应性的信念来取代他们。在前面的例子中,那位女士意识到她所欣赏的男士"大体上对女人就没有什么兴趣"。这个观点不仅更准确了,而且也更具有适应性,它让她对自己的感觉好了一些。

有时候,对功能失调信念的检验恰恰揭示了它的正确性——也就是说,它与现实相吻合。在上面的个案中,那位女士发现,男士跟办公室里的其他女人互动,只是不和她说话。在这种情况下,收集到的数据与现实相吻合,那么治疗师就要帮助来访者正确看待这个情境,以避免导致来访者作出适应不良的反应。例如,那位女士可能会改变她的想法,转而变成"他不注意我就不会知道他错过了什么,这是他的损失,不是我的。"

在认知疗法中,用来改变来访者功能失调思维过程的具体技术被分为两类:认知干预和现行行为干预。

认知干预

认知干预基于认知重建,它直接改变来访者的认知。例如,为了驱散来访者不现实的恐惧感,治疗师会与来访者一起分析来访者所用的错误逻辑,治疗师也可能会提供给来访者恐惧感何以不现实的相关信息(例如,人们很少会在乘电梯的时候受伤)。

治疗师会要求来访者记录下他们每天的自动化想法,记录的内容包括想法出现的场合,他们当时的情绪,他们所犯的逻辑错误,和对该情境所应有的理性反应[108]。图12-2是此类记录的一个范例,有时候我们把它叫做三栏技术(three-column technique)。

情　　境	自动化想法	逻辑错误
第一次穿新外套	人们会笑话我的。	没有证据
在课上作一个口头报告	上次我大脑一片空白,这次也会这样。 如果我做得不好就死定了。	过度概括化
家人搬走	他们就是不想在我周围。	个人化
约会被拒绝	我的生活毁了。	扩大
论文得了B	说明这个课程内容我没有掌握。	极端化思考

图12-2　一位来访者使用三栏技术的例子

其他诠释的生成(generating alternative interpretation)是认知重建过程中的重要方面。例如,一位担心最后一个完成测验的学生会想,"我一定很蠢",他也可以用更具适应性的方式反过来思考,比如"我更熟悉材料,所以要说的内容更多,"和"作出优秀的回答是需要时间的。"首先由治疗师向来访者示范如何对焦虑唤起事件作其他诠释,然后要求来访者排练这项技能。

325

326

责任再归因(*reattribution of responsibility*)能帮助那些认为自己对潜在消极结果掌控能力较强而实际情况并非如此的来访者。一个年轻人马上要有一个约会,他对此感到非常焦虑,害怕与他约会的女士不开心。通过苏格拉底式对话,治疗师帮助他接受了自己能够计划好约会内容的想法,并相信自己能够在约会中找到乐趣,但他并没有能力控制女士的感觉。

去灾难化(*decatastrophizing*)是再归因的一种特殊形式,焦虑障碍来访者常常会认为事情的结果会非常可怕,这时该技术就能发挥作用。通过苏格拉底式的对话,治疗师指导来访者发现这种绝不可能出现的结果的可笑之处,让可能性更大的、非灾难化的结果来使自己的心情得到放松。例如,头痛更有可能是由劳累、饥饿或压力引起的,而非脑部肿瘤。

参与性练习 12-5 反过来想:认知重建[d]

你可以用认知重建技术来应对日常生活中会出现的困难或压力情境。在这个练习中,你会读到几条针对日常情境的简单描述,每条描述旁边都注有一些人在面对这些情境时可能产生的消极自我陈述。这些自我陈述全部都是消极的,因为所描述的后果非常可怕,要应付它们几乎是不可能的。事实上,这些情境可能都是不幸的,但它们并不一定是灾难。

你的任务是想一想积极的,乐观的和适应性的替代性的自我陈述。这些自我陈述必须也是符合现实情况的。例如,如果你的新车被偷了,这么想就不太现实,"我不需要车",因为这几乎是不可能的。针对每个情境及其消极自我陈述,写出两条可能积极、乐观、适应性的和现实的自我陈述。然后,把你所写的自我陈述与学生资源手册中所给出的例子作对比。

情　　境	消极的自我陈述
1. 明天必须要交一份又长又难的作业	1. "明天之前把活干完是肯定不可能的了。"
2. 车子出了交通事故	2. "哦,不,我爸会杀了我的。"
3. 被邀请去跳舞但是自己跳舞的水平又不高	3. "我不会跳舞;肯定会出丑的。"
4. 失业	4. "我找不到其他工作了。"
5. 搬去新家,远离家人和朋友	5. "我抛下了我所在意的东西。"
6. 和室友合不来	6. "我们永远相处不好。今年真是倒霉透了!"
7. 与爱人分手	7. "她(或他)是我的所有……我生活的全部。我活着没有什么意思了。"

---

d 你可以在继续阅读之前完成本练习,也可以在以后的环节中完成本参与性练习。

显性行为干预

除了直接改变来访者的认知，认知疗法还改变来访者的显性行为，即间接矫正他们的认知和情绪。通常，来访者的心理障碍和认知扭曲的程度越严重，就越依赖显性行为干预，至少在治疗的开始阶段是如此。例如，患有严重抑郁的来访者通常难以加入苏格拉底式的谈话，也难以生成替代性诠释。在他们的眼里，"一切都没有希望，这样做有什么用呢?"另外，他们的推理能力可能已严重受损，因而不能从直接的认知干预中获益。因此，改变他们的显性行为可能是更理想的策略[109]。

在认知疗法中，有三种常用的特殊显性行为干预手段：活动规划表、熟练度与愉悦感评分，以及等级任务布置。

活动规划表

活动规划表(activity schedule)是一份记录来访者日常活动的书面计划，对焦虑或抑郁的来访者来说尤为有用。来访者和治疗师一起对每天大多数的时间作活动规划(见图 12-3)。该活动规划表让焦虑的来访者获得方向感和熟练度。它与混乱，不知所措的感觉相对抗，让来访者从焦虑唤起的想法中解脱出来。抑郁的来访者经常无精打采，甚

	星期一	星期二	星期三
8—9	起床，穿衣	起床，穿衣	起床，穿衣
9—10	打扫浴室	去食品店购物	用吸尘器打扫房间
10—11	去博物馆	↓	去图书馆
11—12	锻炼	锻炼	锻炼或散步
12—1	午餐	与朋友一起共进午餐	午餐
1—2	做治疗作业	↓	打扫卧室
2—3	洗衣服	打扫客厅	付账单
3—4	做家务	去拜访母亲	参加治疗
4—5	读报纸	读报纸	读报纸
5—6	准备晚饭	外出吃饭	准备晚饭
6—7	与家人一起吃晚饭	做治疗作业	和家人一起吃晚饭
7—8	打扫厨房	散步	
8—9	看电视，读小说	用电脑办公	看电视，读小说
9—11	↓	读小说	↓

图 12-3 一位患有抑郁症的 45 岁男士的活动规划表部分内容

328 至对最简单的任务都觉得难以完成。活动规划表提供了一种结构,鼓励来访者每天都能表现出积极的行为。

熟练度与愉悦感评分

深受抑郁和焦虑之苦的来访者不仅需要变得积极起来,还需要感到自己有能力做好正在做的事情,并对此有愉悦感。**熟练度与愉悦感评分**(mastery and pleasure rating)技术给予来访者关于成就感和愉悦感的反馈,而这些感觉实际上正是来访者所体验到的。**熟练度**(*mastery*)是成就感(尽管不是尽善尽美的)的一种,而**愉悦感**(*pleasure*)是指在完成任务的过程中所感受到的欢乐和满足感。来访者对他们活动规划表上的每个活动中所体验到的熟练度和愉悦度进行 0 到 5 的等级评分(0 分代表没有熟练度/愉悦感,5 分代表熟练度/愉悦感最大)[110]。使用熟练度与愉悦感评分表可以鼓励来访者认识到自己已取得的部分成就和部分愉悦感。熟练度与愉悦感评分对治疗抑郁症尤为有效,因为它让"失明"的来访者看到了一丝光线……透过这道光,他们看到自己是成功的,他们想要忘记过去,而这种渴望又让他们感到满足[111]。同样的一个来访者,以前他可能会说,"我什么都做不对"和"没什么事有趣,"现在他可能会对某些活动打出一个较高的分数,而非零分。这些来访者所体验到的部分成就感和愉悦感可作为实证证据,用来反驳来访者认为自己不能完成任何事,一切都很无聊的信念。

等级任务布置

等级任务布置(graded task assignment)是一个接一个的小步骤,它的目标是最终达成一个治疗目标。治疗师鼓励来访者完成一系列的等级任务,由此塑造治疗目标。个案 12-3 说明了等级任务布置可以对来访者产生的影响,该来访者患抑郁症,且活动等级为最低。

329

个案 12-3 **使用等级任务布置来加速一个日裔美国人的步行行为,该来访者的主要问题是抱怨其实并不存在的身体症状**[112]

Makoto S.是一位 42 岁的日裔美国男士。他因为经常抱怨身体异常而入院治疗。他的主治医师并没有找到任何的生理问题以解释他的抱怨。这种抱怨并不存在的身体症状的行为经常被发现在日本来访者身上,是患抑郁症的关键症状,因此,治疗师认为他最有可能是患上了抑郁症。

由于日本文化中崇尚非言语交流,因此治疗师主要使用行为干预疗法。治疗师采用了一系列的分级任务布置来让 Makoto 先生开始走路。来访者声称自己不能走路,他是坐着轮椅来接受治疗的。治疗师按如下方式开始引入等级任务布置。

治疗师:你为什么认为自己不能走路?

来访者:因为我没有力气。

治疗师:如果你试试看会怎么样?

来访者:我会摔跤的。

治疗师:你确定吗?

来访者:是。

治疗师:嗯,你可能是对的。但你也有可能是错的。我们何不验证一下看看?

来访者:我知道我走不了。

治疗师:你可能是对的。有抑郁症的人经常那么想,但通常他们会发现,当他们开始尝试的时候,他们是能够走路的。你觉得你能不能就朝沙发走几步路?

来访者:万一我摔跤。

治疗师:那我就跟你一起走,扶着你。

这时,治疗师扶着 Makoto 的手臂,让他走向沙发。治疗师指出,Makoto 所做的比他原先想的要好得多,所以,他建议 Makoto 走向办公室的门。这时 Makoto 心里虽充满了疑惑,但还是尝试了一下,结果成功了。在接下来的三个疗程中,Makoto 走路的距离越来越远,这样的结果为 Makoto 原先认为的自己不能够走路的自动化想法提供了反驳的理由。随着治疗的进行,Makoto 的心情有阵子变得开朗起来,这点是抑郁症来访者的典型表现[113]。这也使 Makoto 更有动力去尝试更多的活动。他越是积极,越无法告诉自己他无法参与正常的日常活动,他的心情也会变得更阳光。

　　等级任务布置可以帮助来访者变得更积极,并给他即时的成功体验。一项项任务非正式地验证了他认为自己无法行走的假设。当来访者的切身体验告诉他,自己之前的信念都是没有根据的时候,他就能用一种全新的方式看待自己。反过来,这种全新的观点能让他去尝试新的行为,而这些行为与他认为自己健康且有能力行动的信念相吻合。结果,他的抑郁症状——主要表现为对并不存在的身体症状的抱怨——减轻了。

认知疗法对焦虑症及其相关障碍的治疗

　　用认知疗法来治疗的第二大常见问题是焦虑症及其相关障碍。尽管人们经常选择暴露疗法作为强迫障碍的治疗方法,但认知疗法也可用来挑战和替代强迫性思维,这些强迫性思维与来访者需要事事完美的想法有关,与责任感的夸张化见解有关(例如,"如果有任何闪失,那一定是我的错"),和魔幻性观念(例如,"踩上人行道上的裂缝是很危

330

险的")[114]。创伤后应激障碍是另一种与焦虑有关的障碍,它的起因可能有很多,比如战争[115]和性侵犯[116]。创伤后应激障碍也可用认知疗法进行治疗。曾被性侵犯的受害者常把这个世界看成是危险的,并认为自己没有能力应对这种压力。认知疗法能够很好地处理受害者与各种情绪有关的适应不良自动化想法,包括恐惧(例如,"那人快我攻击我了"),内疚和羞愧(例如,"我本可以制止那个攻击我的人的"),生气和狂怒(例如,"为什么是我?")和悲伤(例如,"我再也不会和以前一样了")。已有证据表明,在治疗创伤后应激障碍方面,认知疗法的疗效与想象暴露疗法的疗法相当[117]。如果与暴露疗法相结合,那么认知疗法可以有效治疗社交恐怖症,与药物治疗一样有效[118]。人们还发现,在治疗广泛性焦虑方面,认知疗法的疗效与放松训练一样[119]。

肠易激综合征(*irritable bowel syndrome*)是一种与压力有关的障碍,它可引起与肠道功能紊乱有关的疼痛或不适,包括便秘与腹泻。它的症状表现并不是机体的某种情况,而是主要受心理事件的影响,例如压力和焦虑。认知疗法的一般治疗目标是帮助来访者重新定义他们的肠道症状[120]。治疗师要帮助来访者转变他们认为自己的症状纷繁复杂的观念,用一种新的信念,即自己的症状主要是因为自己的心情,因此它具有可控性,来代替旧的信念,即自己身患无法控制的医学问题。认知疗法在压力管理中的其他应用还包括治疗感染 HIV 的同性恋男性[121]和因患早期乳腺癌而接受治疗的女性[122]。

认知加工疗法对应激障碍的治疗

认知加工疗法(**cognitive processing therapy**)由帕翠莎·瑞斯克(Patricia Resick)最先发展起来,它是认知疗法的一种改编形式,用于治疗因经历了创伤而深受应激障碍之苦的来访者[123]。治疗过程包含了暴露和认知内容,典型的疗程长度为 12 个疗程,它的实施既可以是个人的,也可以是团体的[124]。来访者首先要以书面形式描述创伤性事件对他们生活的影响——也就是说,创伤性事件对他们来说意味着什么——这个过程可以帮助治疗师和来访者确定与该创伤性事件有关的适应不良想法和感觉。然后,来访者需要被暴露于创伤性事件之下,治疗师会要求来访者详细描述该事件,包括对事件的想法,感受和身体感觉。他们将这部分内容读给治疗师听,然后每天在家读给自己听。剩下的内容也是认知加工疗法的主要内容,它包括挑战来访者关于创伤性事件的适应不良信念与想法,所用的方法是苏格拉底式询问,然后用更具有适应性的认知来代替它们。起初,聚焦点集中于想法和信念,这些想法和信念或者是与非理性自责有关,或者是在事情发生后企图改变创伤性事件的某一方面(例如,"那是我的错"或"如果我能逃跑就好了")。治疗的最后五个疗程的内容涵盖了经受创伤的受害者们常见的问题:安全,信任,控制,尊严和亲密。例如,经受创伤的受害者可能会过度概括化,认为任何情况下他们都不会再安全,没有人可以信任,或者他们对发生的事情无能为力。首先,来访者需要学会如何一个一个挑战这些适应不良的想法,并对它们加以认知重建;然后,他们可以把这些技能应用到他们脑海中更多的,更广泛的适应不良主题上。

起先,认知再加工疗法被用于治疗强奸案中的成年受害人[125],它也被用于治疗曾在童年期受到性虐待的女性幸存者[126],人际暴力的女性受害者[127],与军事活动有关的创伤后应激性障碍来访者[128],和患有创伤后应激障碍的在押少年犯[129]。该种治疗曾被进行文化改编,有效治疗了波斯尼亚难民[130]。有相对简单的个案研究,报告用认知加工疗法治疗世贸中心爆炸案幸存者的创伤性应激障碍[131];或者用该疗法治疗一个30岁男同性恋者因受到恐同者攻击而产生的急性应激障碍[132];也有相对复杂的个案,一位41岁的女士曾在童年遭受过性虐待、身体虐待和心理虐待,成人后又遭受过几次强奸[133]。初步数据显示,认知加工疗法对缓解与创伤性事件有关的内疚感可能特别有效[134]。

认知疗法对妄想和幻觉的治疗

妄想和幻觉是精神分裂症的标志,也可偶见于其他障碍。这些症状对个体(或其他人)造成了非常大的困扰,也严重损害了个体正常生活。直到近年,人们对它们的治疗主要依赖抗精神药物。在过去的二十多年中,认知疗法被用来治疗这些严重的症状[135]。

妄想(delusion)是指人们在面对相反的证据时,坚持显而易见的错误信念(例如,一位来访者相信自己是圣女贞德)。为治疗精神分裂性妄想而进行的认知疗法所包含的基本步骤与治疗抑郁症和焦虑症的认知治疗步骤相同。首先,确定认知曲解;然后,寻找证明其正确性的证据,最后,用适应性的认知代替扭曲的认知。然而,鉴于精神分裂症中妄想症状的本质及其严重程度,以及来访者的脆弱性,治疗过程中会用到一些特殊的程序和预防措施。例如,医患关系尤为重要,因为来访者如果想要谈论他们光怪陆离的妄想,有的使人害怕,有的具有威胁性,有的千奇百怪,就必须要求来访者信任治疗师[136]。治疗师要避免直接挑战来访者的妄想,因为这样做经常会让来访者作出消极的反应[137]。以上情况最有可能出现于患偏执型妄想(paranoid delusion)的来访者,他们的想法会包含有人跟踪他们,有人在密谋或想要伤害来访者。

为了更好地确定具体的妄想信念,来访者需要以日志形式每天记下他或她的妄想。日记中还包括要求来访者对自己的妄想作确信度(strength of conviction)打分,也就是说来访者在多大程度上相信此妄想为真,评分等级为0—100分。

332

对妄想的治疗是以阶梯渐进的方式进行的[138]。首先,我们会把注意力聚焦于确信度最低的信念上。随着来访者逐渐适应治疗,治疗师会转而去处理确信度更高的信念[139]。治疗师会鼓励来访者考虑用其他的诠释方法来看待同样的事件[140]。例如,一位22岁的男士相信有个"女巫"跟着他,如影随形[141]。他用其他的方法来解释他的妄想(例如,"可能我只是胡思乱想"),这样做使他的妄想频率大大减少,其程度也大大减轻,需要服用的用来控制妄想的药物也大大减少了。

治疗师和来访者合作,用实证的方法来评价来访者妄想的证据基础[142]。例如,一个来访者认为,只有自己变得愤怒,对"听"到的声音以吼叫作为回应才能避免自己受到身体攻击[143]。来访者同意用停止愤怒情绪和不对那些声音吼叫的方式来观察一下,如果这样做了,自己是否还会被攻击。当来访者发现自己并没有受到攻击,他轻松多了,也不那么担心自己的安全问题了。这种实证性调查研究非常有用,因为它们让来访者自己得出结论,说明他们的妄想可信度到底如何[144]。

幻觉(hallucinations),精神分裂症的另一核心症状,指在缺乏客观现实根源的情况下,人们所感知到不存在的事物并认为是真的。其中以幻听为主导,典型症状包括听到并不存在的声音并因此而让人感到苦恼,例如一位男士听到一个声音命令他进行自残式的苦行。

根据当下主流理论对于幻听的解释[145],幻听来自于来访者自己的思想。显然这来自于内部,然而来访者往往将它们归因于外因。此外,来访者对于声音来源的信念会影响他们对该声音迫切程度的判断。例如,被上帝谴责的声音会比被牧师谴责的声音显得更为迫切。根据这些构想,认知疗法对于幻听的治疗采用了直面并挑战幻听内容的方式[146]。

为了挑战来访者对于幻听内容的理解,来访者会被要求对其幻听做出几个不同的解释,并对这些解释的可信度打分(0%到100%)。其次,治疗师会要求来访者对于每个解释的证据进行检验,这些验证可能包括治疗者和来访者之间的合作性实证研究。以上这些步骤会伴随其他行为疗法的标准程序,除此之外,对于精神分裂性幻觉,其他特殊的疗法也会被采用。治疗师会告诉来访者他们幻觉的本质,触发幻觉的应激源,以及此类幻觉体验在正常人口中的比例(这会帮助他们正视这种正常现象)。治疗师还会帮助来访者分析积极的方面(例如医院员工会对来访者更为关切)以及幻听带来的负面效应。

来访者经常引用他们的幻听作为"证据"来支持他们对于幻听是真实的论辩(例如,"我听到的声音一定来自中央情报局,因为只有他们才会知道如此多的关于我的信息")。然而,如果相反的证据出现了,这可以帮助来访者对幻听源进行否定。因此,对于幻听内容的挑战也显得相当必要。治疗师可以采用类似挑战来访者对幻听解释的基本程序来挑战来访者的幻听内容。

以上所述的行为疗法基本治疗程序可以结合以下的应对策略来达到更好的效果[147]：

- **认知训练**(*awareness training*)帮助来访者意识到妄想和幻觉即将来临，这样他们可以采取相应的积极应对策略
- **注意力转移**(*attention switching*)是指将来访者的注意力从妄想或幻觉转移到另一个心理反应（例如一个欢乐的场景）
- **注意力缩短**(*attention narrowing*)是指限制来访者的注意力，从而减少精神分裂症状中常有的应激超载
- **自我引导**(*self-instruction*)采用根据实际情况作出的自我陈述（例如，"我不用害怕"）
- **活动规划**(*activity scheduling*)能提高来访者的活动量，这很重要，因为来访者在一段时间静止后更容易陷入妄想与幻觉之中

研究者将针对妄想和幻听的认知疗法(抗精神药物配合)进行了元分析，结果表明，认知疗法具有其有效性[148]。5 年的跟踪调查发现，认知疗法的疗效能够持续[149]。然而，截至目前还没有研究能够证明认知疗法单独使用是否确有疗效，这点并不出乎我们意料，因为大多数的精神分裂症来访者都服用药物，让他们脱离药物(进行实验)会导致一些道德问题[150]。对于精神分裂症来访者来说，使用认知疗法进行治疗的另一优点在于能够显著减少他们的自杀念头，这点非常重要，因为精神分裂症来访者具有极高的自杀风险[151]。

接受认知疗法以治疗妄想和幻觉的来访者认为，该种疗法是可接受的疗法，无论是在治疗刚刚结束时还是治疗结束后 3 个月。来访者在何种程度上认为自己已掌握了一定的技能和知识预测了他们对治疗的整体满意度[152]。

图式聚焦认知疗法

目前为止，我们已描述了用认知疗法来改变维持来访者心理障碍的认知曲解。图式聚焦认知疗法，以杰弗里·杨(Jeffrey Young)为先锋派人物，将传统认知疗法的受众对象扩展至患有长期心理问题的来访者上，例如人格障碍，它的维持经常是由于适应不良的图式[153]。图式(schema)是指广泛而普遍的认知主题，可以是关于自己的，关于他人的，或关于世界的[154]。图式通常植根于童年经历，进而发展直至贯穿整个人生。例如，一个缺乏父母养育、共情和保护的女孩，成年后会有"情感剥夺"的图式[155]。它涉及一个夸张化的主题，认为自己不被他人关心，也不被他人理解——它甚至与证据背道而驰——这样的想法充斥了这位女士的整个世界观。

334

与离散的认知曲解相反,图式如同一个可以处理大规模经历的模板,它是自保持的,更具有不可辩驳性和刻板性,鉴于图式的这些特点,它极难被改变[156]。表 12-6 列出了五种广泛的图式,他们被暂定为患有慢性抗治疗心理问题的来访者所具有的核心认知结构[157]。

表 12-6　暂定为患有慢性抗治疗心理问题的来访者所具有的核心认知结构的广泛图式

图　　式	描　　述
遗弃感/不稳定性	认为别人的支持和稳定的信任关系具有不稳定性或者不可靠性
不信任/虐待	预期别人会蓄意伤害,虐待,羞辱,欺骗或利用你
情感剥夺	预期别人不会满足你情感支持的需要,包括养育、共情和保护
有缺陷/耻辱	感觉自己有缺陷、能力低下、不好或不可爱,这会导致对批评、拒绝和责备以及对自我意识中的缺陷过分敏感
社会隔离/疏远	感觉自己游离于世界之外,与别人不同,与任何群组或团体没有联系

来源:Young, 1994

尽管图式是长期存在的,它们可被当下的经历所突然引发。一位来访者的"遗弃感"图式源自童年,却可能因妻子的一次去外地与会而被触发。图式一旦被启动,它会产生很大的心理困扰,包括抑郁、焦虑、强烈的孤独感、人际间冲突和成瘾行为。

图式聚焦认知疗法的评估阶段包括四个步骤:(1)图式的确定,(2)图式的激活,(3)图式概念化和(4)图式的教育。图式的确定需要依靠信息收集,方法有很多,包括自陈报告[158],访谈,以及来访者在家中自行记录观察,例如填《图式确定工作表》(见图 12-4)[159]。治疗师可以根据所获得的信息来确定内在主题,即自动化想法的组织形式[160]。

335

情　　境	心情 强烈程度(1—10)	自动化想法	内在假设	图　　式
没有被邀请去参加朱丽叶的派对	沮丧(7) 沮丧(5)	我肯定有什么地方不对劲。我不正常。 没人喜欢我。我是班级里的异类。	如果我是正常人,肯定会受欢迎。 她不邀请我是因为她不喜欢我。	有缺陷/耻辱 社会隔离/疏远

图 12-4　《图式确定工作表》初始阶段举例

一旦确定了来访者的具体图式内容,治疗师就会有意识地通过想象和角色扮演来激活它们(该过程可能会涉及与图式有关的痛苦的童年经历)。激活图式的目的是为了确定引起来访者强烈情绪反应的那些图式;这些图式对于来访者来说是关键图式,对其的处理贯穿整个改变阶段。

接下来,治疗师为来访者形成图式的概念。其中包括影响来访者生活体验的特定图式,激活该图式的情景线索,在当图式激活时来访者所产生的特定认知、情绪及动作表现。最后,治疗师向来访者解释图式的概念化,并与来访者一起制定治疗计划。

图式聚焦认知疗法所使用的基本认知和显性行为改变技术与传统认知疗法中所用到的技术相同,但为了处理图式,可能要对它们稍作修改。例如,生命回顾(*life review*)就是一种认知练习,它是指治疗师要求来访者从他们的生活中找出证据以支持或反驳他们的图式。该练习帮助来访者理解他们的图式是如何使他们的认知产生扭曲的,并开始将自己与图式分离开来,而不是一味认同他们。在图式聚焦认知疗法中,等级任务布置是另一种能帮助来访者逐渐展现新行为,反对旧图式的显性行为技术。

336

实验性和人际改变技术也是图式聚焦认知疗法的部分内容之一。图式对话(schema dialogue)是一种实验技术。来访者进行角色扮演的对象既包含图式的"声音",也包含他们对图式所发出的健康反应的"声音",在两个声音的来回往复中,来访者与图式对峙,反驳图式。实验性技术可能是图式聚焦认知疗法中最有效的干预技术[161]。

由于接受图式聚焦认知技术的来访者大多有重要的人际问题,包括难以与治疗师建立关系,所以我们还会用到人际改变技术。例如,在有限父母重塑(limited reparenting)技术中,治疗师可以提供一段治疗关系来对抗适应不良的图式。在一个个案中,来访者因童年时受到过极端的批评而形成了"被拒绝"图式,治疗师就会在治疗中尽量接纳来访者并对其频繁表扬[162]。

图式聚焦认知疗法与传统认知疗法的不同表现在以下四个方面:(1)更多地利用医患关系并把它作为改变的媒介,(2)探索早期的图式表达(通常在童年期)以理解它当下表现的本质,(3)更强调情绪和使用实验性改变策略,和(4)治疗过程较长。已有证据表明,图式聚焦认知疗法能够有效治疗人格障碍,物质依赖,有童年虐待史的来访者,进食障碍和慢性疼痛,以及预防抑郁症和焦虑障碍的复发[163]。然而,图式聚焦认知疗法与传统认知疗法的疗效比较研究还有待更多的对照临床研究予以说明。

为不同人群而改编的认知疗法

以往,认知疗法主要用于治疗非住院病人。然而,它已被越来越多地用于治疗其他人群,包括住院病人[164]和老年病人[165]。对儿童的认知疗法的改编尤其具有创新性[166]。例如,青少年抗抑郁计划(Adolescent Coping with Depression Program)[167]就是利用流行的卡通四格漫画中的主角(例如"加菲猫")来说明消极想法是如何导致抑郁的,以及积极想法能使心情变好的道理。该计划已被改编以适用于非洲裔美国青少年[168]。改编认知疗法以治疗患有考试焦虑症的土耳其儿童是它的另一个例子[169]。

同所有的行为疗法一样,当认知疗法的改编形式能符合来访者的特定特点时,它的疗效最显著[170]。例如,有一种认知疗法的改编形式,它的治疗对象是患有抑郁症的具有宗教信仰的来访者。其治疗过程使用到了宗教的基本理论,并用宗教的论点来与来访者的非理性信念对峙(与前章节所描述过的用 REBT 治疗有宗教信仰的来访者过程相似)[171]。对于此类人群而言,以宗教为中心的认知疗法比标准的认知疗法有效得多。

认知治疗过程中包括检验和矫正消极偏见的适应不良的信念,这样做可能对那些难以接受自己同性恋倾向的男同性恋者有所帮助[172]。类似的信念比如有,"同性恋的生活方式意味着放弃一些生活体验,那些只属于异性恋的人"(比如有一段稳定的关系和抚养孩子),以及"做同性恋意味着某些行为方式就要表现得符合社会主流的原型"(例如,去艺术展览而不是体育赛事)。通过合作性实证研究,男同性恋者可以了解其他同性恋的生活和习惯,并收集数据以反驳自己的错误假设。来访者可以发现,例如,许多同性恋伴侣都可以有长期的关系,并且许多男性同性恋者都喜欢体育。

认知疗法面面观

40 年前,贝克对抑郁症来访者扭曲思维的研究使他发展出了认知疗法[173]。随后,人们越来越清楚地认识到扭曲的思想也与许多其他心理障碍有关,认知疗法的基本理论也可适用于各种障碍。人们已经设计了一些特殊的认知治疗程序来治疗焦虑症[174],人格障碍[175],婚姻紧张[176],和精神分裂性妄想和幻觉[177]。在一些个案中,治疗师会将认知疗法与其他行为治疗程序结合使用,以处理维持问题的认知曲解,例如性功能紊乱[178],肥胖[179],和赌博成性[180]。

已有大量研究清楚地证明了认知疗法在治疗抑郁症上的有效性[181]。尽管大多数研究的研究对象为女性,但认知疗法似乎对患有抑郁症的男性也同样有效[182]。这些研究的质量都特别高(与对 REBT 的结果研究形成鲜明对比)[183],许多研究已被应用到治疗临床人群。由于很好地定义了具体的干预手段,因此临床工作者对认知疗法的使用和研究者对它的评价都使用了标准程序(而 REBT 并非如此[184])。并且,来访者也认为用认知疗法治疗抑郁症非常有效[185]。

认知疗法治疗一般抑郁的急性发作有特别的疗效[186],但对慢性抑郁的疗效却没有那么显著[187]。要想用认知疗法成功治疗慢性抑郁,可能需要更多的疗程和反复治疗,聚焦于一到两个关键问题,并且使熟练度和愉悦感的练习丰富多样[188]。认知疗法还被用于治疗双相障碍,其特点是心境在抑郁和躁狂之间波动[189]。

特别要引起我们注意的是,已有证据表明,认知疗法在抑郁症治疗方面的疗效至少与药物治疗相当，甚至在严重个案里也是如此[190]。药物治疗作为最常见的对抑郁症的治疗手段，有其弊端，包括可能的心理及生理消极副作用。并且，与药物治疗相比，认知疗法是一种更为本轻利厚的疗法；例如，服用百忧解比使用个体认知疗法要多出 33% 的治疗费用[191]。

与其他治疗手段相比（包括药物治疗），认知疗法还能更好地预防抑郁症的复发[192]。例如，认知团体治疗曾被用来防止一群曾有过抑郁症反复病史的高危来访者病症的复发/再现，这些病人现正处于康复阶段。抑郁症复发的评估时间以 2 年为单位。77 名来访者（占总体样本数的 41%）曾有过五次或五次以上的发病史，他们每周接受 2 个小时的认知治疗，疗程持续 8 周，结果他们的复发率从 72% 减少到了 46%[193]。认知疗法可能（1）让来访者感受到了与他们的抑郁症状有关的认知的种类，并（2）提供他们应对技巧以中和潜在的抑郁唤起事件（例如用适应性的想法来取代自动化想法）。因此，在认知疗法的帮助下，"'在人们结束治疗后，不仅症状减轻了，他们还学到了一些下次能用得上的新东西。'"[194]已有过程研究证实，随着认知治疗的进行，来访者的认知也得到了积极的改变[195]。基于同样的原因，认知疗法可能也可有助于预防其他障碍的复发。用认知疗法治疗抑郁症有关的另一个优点在于，它似乎能减少来访者的自杀风险[196]。（我们会在第十四章正念认知疗法中再次讨论抑郁复发的预防。）

以数百份设计精良的研究结果为基石，认知疗法在治疗抑郁症以及其他心理障碍的疗效已取得了强有力的实证支持。然而，大多数此类研究都是在实验室环境下进行的（例如医院），即来访者是被招收的（比如通过报章广告）。相反，绝大多数用认知方法治疗的来访者是自行寻求治疗的，而不是为了报名参加一项关于疗法的研究，并且大多数的治疗都是在社区环境下进行的。由于两组来访者之间存在本质差异，所以确定认知疗法对于社区小组中自荐的来访者是否却有效对我们来说尤其重要。已有越来越多的证据表明，在社区环境中，该疗法能有效治疗抑郁症和惊恐障碍[197]。

认知疗法的用途广泛。尽管它最常应用于个体治疗，但它也能在团体形式的治疗中起作用[198]，且有证据表明它在团体治疗中的疗效与个体治疗中的疗效相当[199]。电话实施认知治疗非常适用于患有生理疾病及障碍的来访者，也适用于无法远行参与疗程的老年来访者。例如，用电话实施认知治疗的方法已被用来治疗患有多发性硬化的抑郁症病人，结果证明，该方法不仅有效且效率高[200]。

认知疗法结合了各种认知及显性行为干预手段[201]，它强调自我控制[202]。被用来验证个人信念的假设—检验技术以及疗程间技能练习是认知疗法中自我控制内容的组成部分，它们与疗效的产生有关[203]。

认知疗法之所以在来访者和治疗师之间很流行，部分原因和 REBT 的流行一样——也就是说，治疗的程序和内在理论易于理解。另外，一些来访者喜欢认知疗法的原因是,他们能够通过参与合作性实证研究和苏格拉底式对话,发现自己的思维曲解。事实上,在完成认知治疗后,来访者报告他们对自己的思维和感觉有了更大的控制感,并且对自己的问题有了更深入的思考[204]。

综述:认知重建疗法

在本章中,我们先后呈现了三种认知重建疗法——思维阻断,理性情绪疗法和认知疗法——排列顺序是按照他所使用程序的难度来安排的,从易到难。这样的排列顺序也与它们对显性行为干预手段的依赖程度相符,由少到多。思维阻断是绝对的认知技术,REBT对认知的倾斜较多,对行为的倾斜较少,认知疗法显然既使用了认知干预手段又使用了行为干预手段。

鉴于思维阻断的应用范围仅限于治疗侵入性思维,REBT和认知疗法则可治疗较广泛的问题,且它们的具体程序之间也有重合。尽管REBT和认知疗法的目标相同,即促进适应性思维的加工,但它们对如何达到这个目标所采取的途径不同:分别是理性辩论和合作性实证研究。REBT中使用到的理性辩论技术是指,治疗师通过言语说服让来访者意识到功能失调的想法——它是一种"告知"式的方法。认知疗法中合作性实证研究聚焦于让来访者自己通过实证的假设检验来发现自己所具有的功能失调思维——它是一种"显现"式的疗法。不同个体来访者对这两种不同的策略偏爱程度可能有所不同,这也是为什么我们需将这两种方法都作为选择提供给来访者的原因。REBT和认知疗法都要求来访者有较好的使用逻辑和数据的能力,所以他们可能不适用于那些具有智力缺陷或沟通技能具有局限性的来访者(例如患有重度智力障碍或脑部创伤)。

在思维阻断、REBT和认知疗法中,认知重建是核心程序。它也是第十三章中所描述的认知行为应对技能疗法中的一个组成部分。改变我们对生活事件的诠释可在很大程度上影响我们的显性行为、情绪和对整体生活满意度和幸福度[205]。

340

理论点 12-2 **建构主义:见仁见智**

认知重建的哲学基础是**建构主义**(*constructivism*),其秉持的观点是制造(建构)现实(对人们来说真实且有意义的现实)的人正是人们自身[206]。我们对事件的诠释——而不是事件本身——决定了事件的意义。这个理念可以适用于外部事件(例如别人所做的与我们有关的事情)和内部事件(例如我们对身体如何感觉)。

为了更好地理解建构主义的实用性,让我们先来思考一下仁者见仁,智者见智(同样的事件对不同人有不同的意义)这种情况发生的频率如何。一个十月的下午,天气炎热异常,有些人抱怨酷热的暑气,而另一些人却希望能够再多享受几天这样的盛夏天气。我们经常还会看到,对同样的事故或案件,不同的目击证人对此会有不同的证词,这也是上述情况的另一个例子[207]。

来访者会建构非理性想法,而这些想法则会维持他们的消极情绪以及适应不良行为。由此类推,他们也可以重建他们的想法——用一种不同的眼光来看问题——这样他们的认知就会产生积极的感觉以及适应性行为。

M.H.的个案说明了这一过程。M.H.是一位44岁的女士,4个月前,她曾决意在年底辞职[208]。她在工作时感到极不高兴,因为她的领导,旺达(Wanda),好像经常批评她。尽管M.H.为自己做出的辞职的决定而感到高兴,但她还是越来越反感去办公室上班。早晨在上班的路上,她会感到担心,感觉整天都"魂不守舍",每天下班则感到一阵轻松。

M.H.的治疗师建议她对自己与旺达的沟通方式进行重组(认知重译),以使得她可以以积极的眼光看待它们。治疗师特别建议她把旺达的批评看作她辞职决定的根据。M.H.自己对这个理念进行了扩展。每次旺达批评她的时候,她就对自己说类似的话:"旺达能这样告诉我真好,再一次说明了我辞职的决定是英明的。"起初,这样的自言自语只是让她轻轻地笑或者微笑。然而,到第二周快结束的时候,M.H.已经把旺达视作了她的伙伴而非敌人。有一次她告诉自己说,"有旺达这样一个朋友多好,她不断地提醒我那个辞职的决定是多么的明智。"在三周内,M.H.不再害怕去上班,在工作时也能保持放松,下班时也能感觉良好。本质上,由于M.H.对工作情境的看法发生了转变,因此工作情境也随之改变(这就是见仁见智)。结果在年底,她能够以相对压力较小的状态在她进行了认知重译的工作环境中结束了工作。

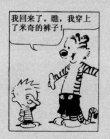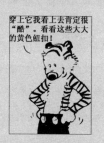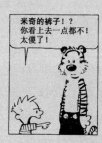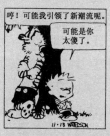

CALVIN AND HOBBES copyright 1986 Watterson. Dist. By UNIVERSAL PRESS SYNDICATE.

341

小 结

1. 认知行为疗法通过两种方式改变维持心理障碍的认知条件。认知重建直接矫正认知,改变隐性行为间接矫正认知。

2. 认知行为疗法由两个基本模型组成。认知重建疗法通过教授来访者以更具有适应性的反应替代扭曲的、错误的认知,从而改变其问题行为维持条件。认知行为应对技能疗法旨在教授来访者适应性反应——既包括认知行为也包括显性行为——以此来有效应对他们所面对的困难情境。

3. 认知在操作层面上可被定义为自我对话。有四个方法可以被用来评估来访者的认知:访谈,自我记录,自陈量表和出声思维程序。

4. 思维阻断通过打断来访者的侵入性思维,然后用与之相竞争的适应性想法将其取代,从而减少了侵入性思维的频率和持续时间。

5. 理性情绪行为疗法(REBT)使用认知重建来改变非理性想法。艾利斯的理性情绪理论认为,对生命事件的看法,而非事件本身,维持了心理问题。

6. 由于适应不良的想法来自于逻辑错误,比如绝对化,过度概括化和灾难化,所以适应不良的想法具有非逻辑性。人们经常可以在非理性理念中找到两个常见的主题:个体无价值感和责任感,它们通常是导致心理问题的原因。

7. REBT 根据非理性信念来判断想法,它对非理性信念发出挑战,并用理性信念替代那些非理性信念。治疗师挑战来访者想法中的理性内容,揭示来访者对这个世界"应该"如何运作的困惑,说服来访者认识到自己的非理性想法,并开始进行理性的思考。

8. REBT 主要用于成人。理性情绪教育是根据 REBT 的原则和操作程序改编而成的,它主要为儿童和青少年而设。

9. 认知疗法与 REBT 有相似之处。两者都认为是扭曲的认知维持了心理障碍的出现,两者都使用认知重建。然而,认知疗法更强调用检验实证假设的方法来改变已有的信念——而非 REBT 中所用的辩论和说服。

10. 认知疗法的治疗目标是修正错误的信息处理过程,矫正功能失调信念,向来访者提供技能与体验以促进适应性思维过程的生成。认知疗法需要来访者和治疗师相互合作,共同努力。治疗师教来访者如何把自动化想法(适应不良的认知)看作可以对其正确性进行实证检验的假设,而非既定事实。来访者在家庭作业环节检验假设,得到的观察结果会否定(或肯定)假设。

11. 认知治疗的操作过程是指直接改变来访者的认知,包括分析错误逻辑,获取精确的信息,自行记录自动化的想法,生成其他的对事件的诠释,对消极结果进行责任再归因和把夸张了的想法作去灾难化处理。

12. 认知疗法通过改变显性行为,包括活动规划表,熟练度与愉悦感评分和等级任务布置来间接改变来访者的认知和情绪。

13. 认知加工疗法是认知疗法的一种改编形式,它把暴露疗法与认知疗法相结合,用来治疗应激障碍。

342

14. 用认知疗法来治疗精神分裂性妄想和幻觉时，其基本程序与用认知疗法治疗其他问题时相同。不同之处在于，鉴于来访者认知曲解的严重性程度及其脆弱性，有必要时会采用特殊的考量和操作步骤。

15. 某些来访者的问题受离散的、适应不良的认知影响较少，而更多地受适应不良的图式影响，即关于自我、他人和世界的普遍而广泛的认知主题。图式常常根源于童年经历，发展贯穿至人的一生。以图式为基础的认知疗法使用特殊的评估程序和认知疗法程序来改变来访者的图式。

16. 认知重建的基础是建构主义，其哲学观点是，人们自己建设了自己的现实世界。我们对事件所赋予的诠释——而非事件本身——决定了事件的意义。

文献注释

1. For example, Lazarus & Follkman, 1984.

2. Craighead, 1990.

3. Cottraux, 1990; Goldfried, Greenberg, & Marmar, 1990; Spiegler & Guevremont, 2002.

4. Festinger, 1957; Kelly, 1955.

5. Bandura, 1986a.

6. For example, Hartl & Frost, 1999; Reinecke, 2000; Rudd, Joiner, & Rajab, 2001.

7. Beidel & Turner, 1986; Beutler & Guest, 1989.

8. Castaneda, 1972, pp.218—219.

9. Sokolov, 1972, p.1.

10. Blankstein & Segal, 2001; Glass & Arnkoff, 1997.

11. Glass & Arnkoff, 1997.

12. Glass & Arnkoff, 1989.

13. Glass, Merluzzi, Biever, & Larsen, 1982.

14. Ronan, Kendall, & Rowe, 1994.

15. For example, Craighead, Kimball, & Rehak, 1979; Genest & Turk, 1981; White, Davison, Haaga, & White, 1992.

16. For example, Davison, Vogel, & Coffman, 1997; Feindler, Rathus, & Silver, 2003.

17. Davison, Vogel, & Coffman, 1997.

18. Davison, Navarre, & Vogel, 1995.

19. Lodge, Tripp, & Harte, 2000.

20. Wolpe, 1958; compare with Ellis, 1989b.

21. For example, Kenny, Mowbray, & Lalani, 1978.

22. Author's(MDS) clinical files.

23. Rusch, Grunert, Mendelsohn, & Smucker, 2000.

24. Smucker, Dancu, Foa, & Niederee, 1995.

25. Upper, 1993.

26. A.B.Kearney, 1993.

27. Peden, Rayens, Hall, & Grant, 2005.

28. Dewhurst, 1993.

29. Krop & Burgess, 1993a.

30. Groden, 1993.

31. Jurgela, 1993.

32. Newman & Haaga, 1995.

33. For example, Degotardi, Klass, Rosenberg, Fox, Gallelli, & Gottlieb, 2006; Peden, Rayens, Hall, & Grant, 2005; Trzepacz & Luiselli, 2004.

34. Freeman & Simon, 1989; Guevremont & Spiegler, 1990; Spiegler & Guevremont, 2002.

35. Tyron, 1979.

36. For example, Hackmann & McLean, 1975; Kenny, Mowbray, & Lalani, 1978; Rimm, Saunders, & Westel, 1975; Stern, Lipsedge, & Marks, 1973.

37. Ellis, 1993, 1995, 1999.

38. Ellis & Dryden, 1993.

39. Ellis, 1962, 1994a; Hansen, 2001.

40. Ellis & Abrams, 2009.

41. Bernard & DiGiuseppe, 1989; Ellis & Bernard, 1985; Harris, Davies, & Dryden, 2006.

42. Ellis & Dryden, 1987.

43. Beck & Weishaar, 1989; Ellis, 1989a; Ellis & Abrams, 2009.

44. Ellis, 1970.

45. Ellis & Bernard, 1985.

46. Ellis, 1989a; Kopec, Beal, & DiGiuseppe, 1994; Lazarus, 1989b.

47. Rimm & Masters, 1979; dialogue is quoted from pp. 385—387; annotations are original to this text.

48. Broder, 2000.

49. For example, DiGiuseppe, 1981; Kendall, 1987.

50. For example, Ellis, 1959; Ellis & Bernard, 1983.

51. For example, Bernard & Joyce, 1984; Knaus, 1985; Knaus & Haberstroh, 1993; Omizo, Lo, & Williams, 1986.

52. Braswell & Kendall, 2001; Friedberg, Crosby, Friedberg, Rutter, & Knight, 2000; Kendall, 2000.

53. Trip, Vernon, & McMahon, 2007.

54. Gossette & O'Brien, 1993.

55. Joyce, 1995.

56. Haaga & Davison, 1989a.

57. Mahoney, Lyddon, & Alford, 1989, p.87.

58. For example, Burns, 1980; Dyer, 1977.

59. Franks & Wolfe, 2008.

60. Mahoney, Lyddon, & Alford, 1989.

61. For example, Dryden & Hill, 1993; Ellis, 1994b, 1994c, 1994d, 1994e.

62. Abrams & Ellis, 1994; Alvarez, 1997; Balter & Unger, 1997; Greaves, 1997; Haaga & Davison, 1989a; Rieckert & Moller, 2000; Scholing & Emmelkamp, 1993a, 1993b.

63. Shannon & Allen, 1998.

64. Rossello & Bernal, 1999.

65. Dryden & Ellis, 2001; Ellis, 1999.

66. Bernard, 1990; Flanagan, Povall, Dellino, & Byrne, 1998.

67. Nielsen, 2001; Robb, 2001.

68. Tan, 2007.

69. Lazarus, 1989b.

70. Meichenbaum, 1991; Patterson & Forgatch, 1985.

71. Franks, 1995; Haaga & Davison, 1989a, 1989b; Hollon & Beck, 1986.

72. Terjesen, DiGiuseppe, & Gruner, 2000.

73. Solomon & Haaga, 1995.

74. Haaga & Davison, 1989a, 1989b, 1993; Kendall, Haaga, Ellis, Bernard, DiGluseppe, & Kassinove, 1995.

75. Lyons & Woods, 1991.

76. Haaga & Davison, 1993.

77. Compare with Goldfried, 1988; Haaga & Davison, 1989a.

78. Weinrach, 1995.

79. Beck, 1963, 1976, 2005.

80. Bernard & DiGiuseppe, 1989.

81. Hollon & Beck, 1986.

82. Padesky & Beck, 2003.

83. Beck, 1967, 1976.

84. For example, Alford, Freeman, Beck, & Wright, 1990; Beck, 1988; Beck & Emery, 1985.

85. Laberge, Gauthier, Cote, Plamondon, & Cormier, 1993.

86. Schmidt & Woolaway-Bickel, 2000.

87. Brown, Heimberg, & Juster, 1995.

88. Van Oppen, De Haan, Van Balkom, Spinhoven, Hoogduin, & Van Dyck, 1995; Whittal, Thordarson, & McLean, 2005.

89. Beck & Freeman, 1989; Leahy, Beck, & Beck, 2005; Young, 1999.

90. Baucom & Epstein, 1990; Beck, 1988; Dattilio & Padesky, 1990; Epstein & Baucom, 1989.

91. Deffenbacher, Dahlen, Lynch, Morris, & GowenSmith, 2000.

92. Beck, 1967; Freeman & White, 1989; Reinecke, 2000; Rudd, Joiner, & Rajah, 2001.

93. Edgette & Prout, 1989; Simon, 1994; Weishaar, 1996.

94. Leitenberg & Rosen, 1988; Leung, Waller, & Thomas, 2000.

95. Kramer & Stalker, 1989.

96. Alford & Beck, 1994; Morrison, Renton, French, & Bentall, 2008.

97. Beck, 1976.

98. Beck & Weishaar, 1989, p.23.

99. Bell-Dolan, 1995.

100. Otto & Gould, 1995.

101. Beck, 1976.

102. Beck & Weishaar, 1989.

103. Addis & Jacobson, 2000; Burns & Sprangler, 2000; Schmidt & Woolaway-Bickel, 2000.

104. Beck & Emery, 1985; Beck & Freeman, 1989.

105. Burns & Nolen-Hoeksema, 1992.

106. Based on Beck, Wright, Newman, & Liese, 1993.

107. Beck & Weishaar, 1989.

108. For example, Beck, Wright, Newman, & Liese, 1993; Foa & Rothbaum, 1998.

109. Bowers, 1989.

110. Beck, Rush, Shaw, & Emery, 1979.

111. Beck, 1976, p.272.

112. From the author's(MDS) clinical files.

113. Beck, Rush, Shaw, & Emery, 1979.

114. Freeston, Leger, & Ladouceur, 2001; Hartl & Frost, 1999.

115. Chemtob, Novaco, Hamada, & Gross, 1997.

116. Foa & Rothbaum, 1998.

117. Tarrier, Sommerfield, Pilgrim, & Faragher, 2000.

118. Coles, Hart, & Heimberg, 2001; Otto, Pollack, Gould, Worthington, McArdle, & Rosenbaum, 2000.

119. Öst & Breitholz, 2000.

120. Toner, Segal, Emmott, & Myran, 2000; Vollmer & Blanchard, 1998.

121. Antoni et al., 2000.

122. Antoni et al., 2001.

123. Resick & Schnicke, 1992, 1993.

124. Chard, 2005.

125. Resick, Nishith, Weaver, Astin, & Feuer, 2002.

126. Chard, 2005; House, 2006.

127. Resick, Monson, & Rizvi, 2008.

128. Monson, Schnurr, Resick, Friedman, Young-Xu, & Stevens, 2006.

129. Ahrens & Rexford, 2002.

130. Schulz, Huber, & Resick, 2006; Schulz, Resick, Huber, & Griffin, 2006.

131. Difede & Eskra, 2002.

132. Kaysen, Lostutter, & Goines, 2005.

133. Messman-Moore & Resick, 2002.

134. Nishith, Nixon, & Resick, 2005.

135. Alford & Beck, 1994; Bentall, Haddock, & Slade, 1994; Morrison & Renton, 2001.

136. Alford & Correia, 1994; Kingdon & Turkington, 2005.

137. Alford & Correia, 1994.

138. Alford & Beck, 1997; Morrison, Renton, French, & Bentall, 2008.

139. Alford & Beck, 1994.

140. Alford & Correia, 1994; Himadi, Osteen, Crawford, 1993.

141. Alford, 1986.

142. Chadwick & Lowe, 1990.

143. Tarrier, 1992.

144. Alford & Beck, 1994.

145. For example, Morrison, 1998.

146. Morrison & Renton, 2001.

147. Tarrier, 2008.

148. Rathod, Kingdon, Weiden, & Turkington, 2008; Wykes, Steele, Everitt, & Tarrier, 2008.

149. Turkington et al., 2008.

150. Kingdon, Rathod, Hansen, Naeem, & Wright, 2007.

151. Bateman, Hansen, Turkington, & Kingdon, 2007.

152. Miles, Peters, & Kuipers, 2007.

153. Young, Rygh, Weinberger, & Beck, 2008.

154. Riso, du Toit, Stein, & Young, 2007.

155. DeRubeis, Tang, & Beck, 2001.

156. Leahy, 2007.

157. Young, 1994.

158. For example, Schmidt, Joiner, Young, & Telch, 1995.

159. Tinch & Friedberg, 1998.

160. Persons, 1989.

161. McGinn & Young, 1996.

162. McGinn & Young, 1996.

163. McGinn, Young, & Sanderson, 1995; Weertman & Arntz, 2007; Young, Beck, & Weinberger, 1993.

164. Bowers, 1989; Thase & Wright, 1991.

165. Glanz, 1989.

166. DiGiuseppe, 1989.

167. Clarke, Hawkins, Murphy, Sheeber, Lewinsohn, & Seeley, 1995; Lewinsohn & Rohde, 1993.

168. Lewinsohn, Clarke, & Rohde, 1994.

169. Aydin & Yerin, 1994.

170. Vallis, Howes, & Standage, 2000; Whisman, 2008.

171. Propst, Ostrom, Watkins, Dean, & Mashburn, 1992.

172. Kuehlwein, 1992.

173. Beck, 1967; Beck, Rush, Shaw, & Emery, 1979.

174. Hollon & Beck, 1994; Otto & Gould, 1995; van Oppen & Arntz, 1994; van Oppen, de Hann, van Balkom, Spinhoven, Hoogduin, & van Dyck, 1995.

175. Beck & Freeman, 1989.

176. Abrahms, 1983; Baucom & Epstein, 1990; Beck, 1988.

177. Alford & Beck, 1994; Alford & Correia, 1994; Morrison, Renton, Williams, & Dunn, 1999.

178. McCarthy, 1989.

179. Kramer & Stalker, 1989.

180. Battersby, Oakes, Tolchard, Forbes, & Pols, 2008; Doiron & Nicki, 2007.

181. For example, Lewinsohn, Clarke, & Rohde, 1994; Shapiro, Rees, Barkham, Hardy, Reynolds, & Startup, 1995; Teasdale, Segal, & Williams, 1995.

182. Thase, Reynolds, Frank, Simons, McGeary, et al., 1994.

183. For example, Shapiro, Rees, Barkham, Hardy, Reynolds, & Startup, 1995.

184. Haaga & Davison, 1993; Kendall, Haaga, Ellis, Bernard, DiGiuseppe, & Kassinove, 1995.

185. For example, Friedberg, Viglione, Stinson, Beal, Fidaleo, & Celeste, 1999.

186. Antonuccio, Danton, & DeNelsky, 1995; Thase, Bowler, & Harden, 1991; Thase, Simons, Cahalane, & McGeary, 1991.

187. Sanderson, Beck, & McGinn, 1994; Thase, Reynolds, Frank, Simons, Garamoni, et al., 1994.

188. Thase, 1994.

189. Lam et al., 2000.

190. Antonuccio, Danton, & DeNelsky, 1995; Antonuccio, Thomas, & Danton, 1997.

191. Antonuccio, Thomas, & Danton, 1997.

192. Hollon, Shelton, & Davis, 1993; Hollon, Stewart, & Strunk, 2006; Teasdale, Segal, & Williams, 1995; Vittengl, Clark, Dunn, & Jarrett, 2007.

193. Bockting et al., 2005.

194. DeAngelis, 2008, p.49.

195. Garratt, Ingram, & Rand, 2007.

196. Brown, Ten Have, Henriques, Xie, Hollander, & Beck, 2005.

197. Penava, Otto, Maki, & Pollack, 1998; Persons, Bostrom, & Bertagnolli, 1999;

Stuart, Treat, & Wade, 2000.

198. For example, Deffenbacher, Dahlen, Lynch, Morris, & Gowensmith, 2000; Oei & Shuttlewood, 1997.

199. Vollmer & Blanchard, 1998.

200. Mohr, Hart, & Vella, 2007; Mohr et al., 2000.

201. Hollon & Beck, 1994.

202. Newman & Haaga, 1995; O'Leary & Rathus, 1993.

203. Robins & Hayes, 1993.

204. O'Leary & Rathus, 1993.

205. For example, Csikszentmihalyi, 1990; Csikszentmihalyi & Csikszentmihalyi, 1988.

206. Neimeyer, 2000; Neimeyer & Raskin, 2000, 2001.

207. Loftus, 1979.

208. From the author's(MDS) clinical files.

第十三章　认知行为疗法：应对技能

读者在前一章中读到的认知重建疗法更适合用来解决由过多适应不良思维而产生的问题。相反,认知行为应对技能疗法——认知行为疗法的另一模型——被用来治疗由于适应性认知的缺陷而产生的问题。该疗法的聚焦点不再集中于来访者在想些什么,而在于他们没想到什么。如认知重建疗法一样,认知行为应对技能疗法在改变来访者认知的同时,也改变他们的显性行为。我们将讨论三种应用广泛的认知行为应对技能疗法——自我指导训练,问题解决疗法/训练,和压力接种训练——还有一种具有针对性目标的疗法,认知行为配偶关系治疗。

自我指导训练

离地 47 000 英尺——相当于距离地面 9 英里,不算上风里刺骨的寒冷,温度也会跌至零下 70 度,在一次空难中从这样的高空落下,生存几率不容乐观,至少保守来说是这样。上述的体验对常人来说已是谈虎色变,但对于威廉姆·兰金(William Rankin)来说,即使情况再坏,也需要他坚持下去,因为在接下来的 40 分钟里,他在自由落体的同时,需要与足以撕碎弃机 F8U"十字军战士"的猛烈气流相周旋。兰金可能会把他的幸存归功于他不停告诉自己的话:"坚持住! 你会成功的。你在思考。你很清醒。你知道发生了什么。好好完成这次自由降落,你行的。"[1]

每天,可能境况没有上面说的那么戏剧化,但当我们遇到困难情境时,我们总会告诉自己怎么做,怎么想和怎么感觉。"先去洗衣店,因为那儿关门早,然后在回家的路上顺便去银行。""集中注意力。为了这次考试我刻苦学习了很久,而且我了解这份材料。""眼睛看球,反击,跨步上前,坚持到底。"自我指导是指直接的自我谈话,它具备六个功能,在表 13-1 中分别作了描述。自我指导的措词也可以有各种不同的形式,参见表 13-2。

表 13-1　自我指导的六个功能

功　能	举　例
让来访者准备好自我指导	"你在考试的时候要记得用自我指导"
集中注意力	"注意。别开小差。"
指导行为	"好。现在,在继续之前先再检查一遍你的答案。"
提供鼓励	"目前为止很好。继续努力。"
评价表现	"干得好。我又做对了。"
减少焦虑感	"冷静。放松就好。我做得还行。"

表 13-2 自我指导的形式

形 式	举 例
命 令 式	"坐下休息一会儿。"
第一人称	"我最好坐下休息一会儿。"
第二人称	"你需要坐下休息一会儿。"
名 字	"梅根,坐下休息一会儿。"

唐纳德·梅根鲍姆(Donald Meichenbaum)**发展了自我指导训练(self-instructional training)**来教会人们如何指导自己有效应对复杂情境[2]。它被用来治疗许多类型的问题,从儿童的学业技能缺陷[3]到精神分裂症来访者的奇思异想以及奇谈怪论[4]。

自我指导训练最初用来治疗儿童的冲动行为[5]。那些行为冲动的孩子在做事之前不思考,给他们自己和他人都造成了不良影响。治疗冲动行为的自我指导训练的一般目标是,使儿童学会在行动之前进行思考和计划——"停下来,看一看,听一听。"自我指导训练包括五个步骤。

1. **认知示范**(*cognitive modeling*)。成人示范在完成任务时说出一个已慎重考虑过的策略。例如,在展示如何完成一项线条临摹任务的时候,榜样会大声说,

好,我要做什么? ……用不同的线条来临摹这张画……慢慢来,仔细画。好,把线画下来,下来,好的;然后画到右边,对了;现在再画下来一点然后画到左边。好,目前为止我做得还行[6]。

2. **认知参与示范**(*cognitive participant modeling*)。在示范者大声描述指导语的时候,儿童操作该项任务。

3. **显性自我指导**(*overt self-instructions*)。在儿童操作任务的时候,儿童自己大声说出指导语。

4. **消退显性自我指导**(*fading of overt self-instructions*)。在儿童操作任务的时候,轻声说出指导语。

5. **隐性自我指导**(*covert self-instructions*)。最后,在儿童操作任务的时候,自言自语地说指导语。

按照这些步骤,治疗师先教来访者用自我指导完成一些容易且简短的任务(例如把一系列用数字标记的点按顺序连接起来),然后进行一些较复杂,需要时间较长的任务(例如完成一些需多步骤解决的口头数学题)[7]。对于年幼的孩子来说,训练可以以游戏方式进行,或者以图片内容为线索进行提示,这样可以提醒儿童用自我指导来解决问题(见图 13-1)。个案 13-1 说明了用自我指导来训练一个学龄前男孩的过程。

349

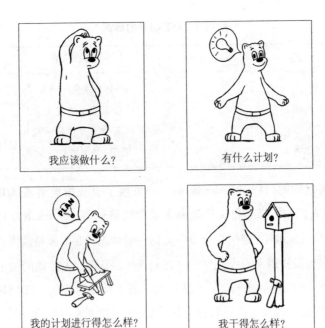

图 13-1 用线索卡片来提醒儿童用自我指导来解决问题

Camp, B.W., & Bash, M.A.S. Think Aloud: Increasing cognitive and social skills-A problem-solving program for children(Primary Level). Champaign, IL, Research Press, 1981.

个案 13-1　通过自我指导训练提高一个学前儿童的学业技能[8]

5 岁的彼得(Peter)所上的学前班是为具有行为及学习问题的儿童开设的。尽管他很聪明,也有能力做学校作业,但彼得总是不能做完作业。他总是会花很多时间在教室里东张西望,做白日梦。随着时间过去,他总会急急忙忙地赶着完成作业。

治疗师每周见彼得三次,每次 20 到 30 分钟,治疗的地点在紧邻教室的一个房间里。治疗师教彼得用四个具体的自我指导步骤:(1)"我先要做什么?"(问题定义);(2)圈出所有(以两个字母顺序)为开头的单词;(3)"我有没有找到横线上所有的单词呢?"(自我评价和错误纠正);和(4)"干得好。我全都找到了"(自我强化)。治疗师按顺序把自我指导步骤教给彼得;只有当他正确使用了一个自我指导步骤后,才会教他下一个步骤。

治疗师用两种方法来记录彼得的行为,并用它们来评估训练的有效性。第一,把彼得在做作业时的表现用录像方式记录下来,用以计算他在作业上花的时间。第二,治疗师把一个与录音机连接的小型微型麦克风放在彼得的课桌上,用以记录彼得所说的自我指导语。

彼得在作业上所花的注意时间平均百分比从自我指导训练开始前的 31%,提高到了训练后的 72%。注意力的提高还反映在,彼得每天能正确完成的问题百分比从训练前的 32%,提高到了训练后的 79%。因此,使用自我指导训练与注意力的提高和作业质量的提高有关联,并且,显性的自我指导能使受训者正确完成数量更多的问题。

对于来访者来说，使用显性自我指导和隐性自我指导都具备很多优点。显性自我指导可以由他人监控，如个案 13-1 所示。另外，显性自我指导很可能可以增加来访者对自我指导语的注意，因为来访者能实实在在地听到他们。隐性自我指导不会打扰他人，来访者也不会因别人听到他们的自我指导语而感到尴尬。

增强自我指导训练的效果

似乎有许多因素能提高自我指导训练对学业问题的治疗效果。那些积极参与训练的儿童(比如会帮助治疗师作出自我指导语并使用它们)能比那些以消极姿态被动接受训练的儿童取得更大的进步。不出所料，良好的医患关系也与良好的表现有关[9]。在训练中加入自然改变代理人(例如家长和老师)[10]和增加训练疗程[11]也能更大程度上提高儿童的学业表现及社交行为。

治疗师还会使用不同程序来帮助来访者将他们的自我指导训练从治疗环境迁移到课堂环境中去。这些程序包括，制作与儿童在课堂环境中使用的相似的训练材料(例如工作表)[12]和安排模拟正常课堂环境的训练情境，例如在其他儿童在场的情况下进行自我指导训练[13]。

训练结果泛化到其他不同任务中的程度受儿童所学习的自我指导类型的影响。与具体任务指导相比(例如，"我要圈出相同的图片")，一般的概念性指导(例如，"我一定要慢慢来，仔细做")能让儿童更好地将之泛化，应用到许多其他任务中去[14]。

在你继续下文的阅读之前，请用几分钟的时间来思考如何用自我指导来应对每天都会遇到的困难，你可以按照参与性练习 13-1 中所给出的指示。

351

参与性练习 13-1　做自己的主人：使用自我指导

用自我指导的方法可以帮助你更好地应对在日常生活中你所遇到的许多困难。它们可以指导你的行为，减少焦虑感，集中注意力，并鼓励你。

对于以下每个情境，写出你认为可能会有用的自我指导。当你完成以后，可以将《学生资源手册》中的例子与你自己所写的指导语作比较。

1. 现在是星期五晚上。星期一之前必须要完成的学习任务和作业把你压得喘不过气来。

2. 晚上开了很长时间的车，你感觉很累。你发现自己在驾驶时难以集中注意力。有好几次，车子都晃进了相邻的车道，你不得不猛打方向把车回到自己的车道上。

3. 你急急忙忙地为一次两天一夜的旅行整理行李，不想自己忘记带重要的衣物。

4. 你在减肥,不能吃甜品。你和朋友出去看电影,电影结束后每个人都点了派或者冰激淋,你觉得自己的意志动摇了。

5. 在 5 英里的长跑中,你已经到了最后一英里的冲刺阶段。这时候你已经精疲力尽,感觉快要放弃,但你还是想坚持跑完。

6. 你在一块不是很熟悉的地方开车。你停下来问路。别人告诉你,"在下一个红绿灯右转。然后开一英里,看到停止标记左转。然后,大约开半个英里,路就到尽头了。在停止标记的地方左转,然后再左转。再开四分之一英里,你就可以看见餐馆在你的右面。"

7. 你马上要参加一个面试。你感觉充满自信,又很放松。事实上,你意识到自己过于放松了,对面试一点都不"紧张"。

8. 你想约同学出去约会。你走到电话前,却不知道说些什么。

自我指导训练面面观

自我指导训练已为人们服务了 40 年,期间为人们治疗了许多类型的问题,包括冲动行为[15],精神分裂性行为[16],社会退缩[17],焦虑[18],愤怒[19],人格障碍[20],肥胖[21],暴食症[22],不良的身体意象[23],疼痛[24],以及自信行为缺陷[25],问题解决能力缺陷[26],娱乐技能缺陷[27],创造力缺陷[28],以及因脑部损伤而引起的认知及机能表现缺陷[29]。

尽管自我指导训练主要用于儿童,它也可用于治疗青少年和成人。例如,对于那些经常做出冲动性行为,并爆发愤怒情绪的青少年,他们就可以学习应对型自我指导来处理矛盾[30]。学习自我指导可以帮助他们对行为做好准备(例如,"我不要感情用事"),在冲突中指导行为(例如,"我要控制事态"),和在事情发生后对自己的行为作出评价(例如,"我处理得很好")。

自我指导训练还被用来帮助指导智力障碍的成年人完成与工作相关的任务[31]。该训练能显著有效地改进与工作有关的任务行为[32],工作表现的准确度[33],任务的完成度[34],和遵守时间的程度[35]。这些引人注目的研究结果说明,自我指导训练能够成功改善患有严重智力缺陷个体的生活质量。

问题解决治疗/训练

在日常生活中,问题随处可见。问题解决技能也是我们用来应对许多生活困难的普遍性应用技术[36]。并且,问题解决技能的欠缺也与许多心理问题有关[37]。

在本文中,**问题解决**(*problem solving*)是指一种系统过程,个体通过它(1)生成许多潜在的有效的问题解决方案,(2)明智地从中选出最优方案,并(3)对选出的解决方案进行实施和评价[38]。如同强化一样,问题解决过程并不是由行为治疗师们发明出来的。然而,在过去的 40 年里,行为治疗师们——由托马斯·迪祖利亚(Thomas D'Zurilla)领衔[39]——已对问题解决的程序进行了提炼,并将它们进行改编以治疗和预防心理问题。

问题解决治疗(**problem-solving therapy**),也叫社会问题解决治疗(social problem-solving therapy),是为满足那些寻求特定治疗手段以解决困难的来访者的技术应用。对于成年人来说,它被用来解决各种问题,包括压力[40],抑郁[41],广场恐怖症[42],进食障碍[43],吸烟[44],赌博成瘾[45],夫妻不和[46],儿童虐待[47],和患有精神分裂症和抑郁症的来访者的生存技能[48]。问题解决技能还帮助那些需要照料患有精神分裂症[49]和癌症[50]亲属的家庭成员们解决他们所面临的困难。对于儿童和青少年,问题解决可用于焦虑[51],偏头痛[52],肥胖[53],攻击性行为[54],愤怒[55],习惯性赌博[56],自信社会行为[57],课堂行为[58],学校适应[59],和家长—青少年冲突[60]。

由于问题解决能力是一种应用广泛的应对技能,因此,问题解决治疗的目的通常有两个。第一,它能够为寻求治疗的来访者马上找到治疗问题的办法。第二,它让来访者有能力在将来靠自己解决问题,这可能能从源头上预防心理问题的发生[61]。

不同于**治疗**,**问题解决训练**(**problem-solving training**)只有上述的第二个功能。问题解决训练仅仅把问题解决技能当作一个一般的应对策略,用以解决日常生活中可能会出现的问题。训练所服务的人群经常是那些被认为有高度危险会发展心理障碍的人(例如,难以控制愤怒情绪的青少年),或者有复发危险的人(例如患有慢性精神分裂症的成人)[62]。以预防为中心的问题解决训练有时会被融入常规的课堂教学中,这样,所有的孩子都能学习问题解决技能[63]。我们对问题解决方案的讨论既可以用于问题解决治疗,也可以用于问题解决训练。

353

基本程序

问题解决治疗把问题解决的过程分为若干阶段和步骤[64]。基本的七个阶段是(1)采纳问题解决的取向,(2)确定问题,(3)设定目标,(4)得出几种解决方案,(5)选择最优解决方案,(6)实施该解决方案,(7)评价效果(见图 13-2)。每个阶段的成功完成有赖于在前阶段学会的技能和得到的信息。相应的,如果来访者在后阶段遇到了困难,那么他们可能需要回到前阶段(如图 13-2 中所示的虚线)。

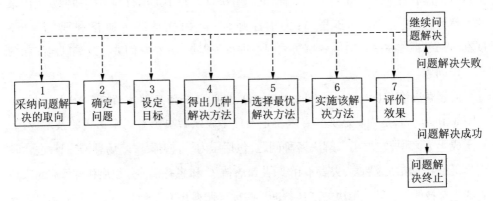

图 13-2　以流程图说明问题解决治疗/训练的七个阶段。
虚线表示如在某一阶段遇到困难时,可能有必要退回之前的阶段。

阶段 1:采纳问题解决的取向

采纳问题解决的取向是问题解决的一个关键阶段,它可能决定了后阶段的结果[65]。显然,我们有必要需要先认识到问题的存在,然后再尝试解决它。例如,失业的人很容易发觉他们将会面对一些问题。然而,当人们认为一些生活中的难题无法解决的时候,他们可能不会把它们再当作"问题"了,但某种意义上说,人们会更需要"问题解决"的帮助。当个体对困难情境或难以改变的情境(例如,爱人去世)作出夸张的或适应不良的反应时,他们不太会认识到其实有潜在的问题解决方案。在这些情况下,个人对情境的反应才是真正的问题,而非情境本身。

采纳问题解决的取向需要我们理解(1)在问题发生时,认清它们是必要的,因为这样才能作出恰当的反应;(2)问题是生活的一部分,这是正常的,人们可以学着对付它们;以及(3)有效的问题解决需要仔细评估各行动方案。

阶段 2:确定问题

354

在第二阶段,治疗师帮助来访者准确找到问题所在,这样才能得出具体的解决方案。如果确定的问题非常模糊,那么就很难得出解决方案,例如"我和我的室友相处得不好。"相反,"我室友喜欢早睡早起,而我的日常作息正好相反",这样的问题确定就可以比较容易得出解决方案(见图 13-3,♯1)。

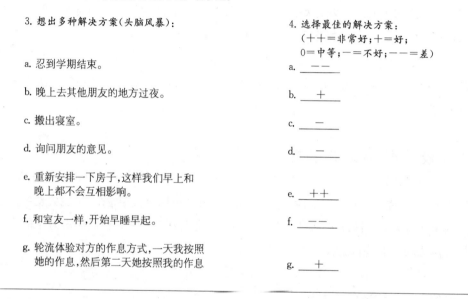

问题解决工作表

1. 确定问题,包括重要细节。

背景:我的室友喜欢早睡早起。我喜欢熬夜,早上睡懒觉。我们是好朋友,但因为我们的生物钟不一样,所以我们很少有时间说话和社交。并且,晚上我还要控制自己尽量进行安静的活动,因为她已经睡了。我喜欢晚上请朋友来我这玩,但这对我的室友不公平。早上我还在睡觉,经常被她的早起而吵醒,然后我就很难再睡着了。

具体的问题情境:我们不同的作息时间开始影响我们之间的友谊,对我们都造成了不便。我希望我能晚上和朋友们一起社交,早上不会被室友吵醒。

2. 设定具体的目标(问题不再发生就意味着必须做到什么?):我必须和朋友在晚上社交,因为我很喜欢这样,早上也不希望被室友离开房子的声音吵醒。

3. 想出多种解决方案(头脑风暴):	4. 选择最佳的解决方案: （＋＋＝非常好;＋＝好; 0＝中等;－＝不好;－－＝差）
a. 忍到学期结束。	a. ＿＿－－＿＿
b. 晚上去其他朋友的地方过夜。	b. ＿＿＋＿＿
c. 搬出寝室。	c. ＿＿＿＿＿
d. 询问朋友的意见。	d. ＿＿－＿＿
e. 重新安排一下房子,这样我们早上和 晚上都不会互相影响。	e. ＿＿＋＋＿＿
f. 和室友一样,开始早睡早起。	f. ＿＿－－＿＿
g. 轮流体验对方的作息方式,一天我按照 她的作息,然后第二天她按照我的作息	g. ＿＿＋＿＿

图 13-3 问题解决工作表样表

355

阶段3:设定目标

设定目标前,来访者要回答这个问题,"问题不再发生就意味着必须做到什么?"(见图13-3,＃2)。目标的设定可以聚焦于(1)问题情境,(2)对问题情境的反应,或者(3)两者兼而有之[66]。情境聚焦型目标(*situation-focused goals*)是指改变问题情境本身(例如,还清债务)。反应聚焦型目标(*reacion-focused goals*)是指改变个体对问题情境的情绪反应,认知反应和显性行为反应(例如因为背债而感到自己不名一文)。问题的本质——也就是说,问题是如何确定的——决定了哪种类型的目标是合适的。例如,当情境无法改变时,那么只有可能选择反应聚焦型目标了。来访者所设的目标指导了第四阶段中解决方案的生成。

阶段 4:得出几种解决方案

在第四阶段,来访者学习如何得出解决问题的办法(行动过程)。该阶段的目标是尽可能想出多的解决方案,这样做能使找到成功解决方案的几率最大化(见图 13-3,♯3)。治疗师多鼓励来访者进行**头脑风暴**(*brainstorming*),在进行该程序的时候,任何可能的解决方案都是受欢迎的,无论它们看起来多么不切实际或者听起来多么奇怪。尽管这些"奇怪"的想法可能本身并没有可行性,但它们可能引导来访者从一个新的方向找到解决问题的办法。以上文中室友的问题作为例子,"谋杀室友"显然不是一个行得通的解决方案,但它所指向的目标——摆脱室友——可能可以是一个行得通的解决方案的思考方向,比如搬出去。头脑风暴可以对抗来访者在治疗中经常出现的狭隘、僵化的思维,也可以向来访者揭示本来意想不到的解决方案。

头脑风暴作为一项一般策略,使用于问题解决过程的不同阶段[67]。例如,在第三阶段中,头脑风暴可被用来生成其他的目标,并在第五阶段用来确定一个特定解决方案的不同结果。

阶段 5:选择最优解决方案

在第五阶段,来访者从第四阶段中得出的众多选择中选出最优的问题解决方案。选择的前提是先通过检验各阶段行动的可能结果:在短期或长期看来,可能会发生什么事,对来访者会怎么样,对其他人会怎么样。用一张等级量表来评价各解决方案的有效性(以图 13-3,♯4 所示为例)。

阶段 6:实施该解决方案

在第六阶段,来访者实施在上阶段中所选择的解决方案。从某种意义上说,该阶段最为关键,因为只要实施恰当,最优解决方案就可以解决问题。这也意味着来访者必须具备一些必要的技能,实施该解决方案的机会,以及这样做的动力。

阶段 7:评价效果

最后,方法实施一段时间后产生了作用,来访者因此评价该解决方案的成功程度。如果问题被成功解决了,治疗即终止。如果问题依旧存在,那么来访者就要重复以上的一个阶段或多个阶段。首先,来访者需要重新选择一个解决方案(阶段5)。如果剩下的解决方案都不可行,那么就要生成更多其他的解决方案(阶段4)。有时,产生困难的根源在于目标的选择(阶段3)或者问题的确定(阶段2),那么就有必要重复以上这些步骤了。

356

教授来访者问题解决技能

在教授来访者问题解决技能的过程中,我们会用到各种行为治疗程序,包括示范、提示、自我指导、塑造和强化[68]。在早期阶段,治疗师可能会用认知示范来展示问题解决的过程。例如,治疗师可能针对一个假设问题用出声头脑风暴的方式向来访者说明这种无拘无束的、开放式的操作程序。在下面的认知示范情境中,治疗师扮演了一个难以完成论文的研究生的角色。

论文的截止日期是六月,我怎样才能在此之前完成论文呢? 我应该花更多的时间,也就是说放弃每天的慢跑和看电视时间……甚至睡眠时间。不要评价,只要蹦出想法就好。我可以雇一个助手来帮我做一些文献调研。可以我也可以找一个英语专业的研究生来帮我提高写作。当然,我也可以从那些网上的论文公司那儿买一篇论文……或者我可以贿赂院长。

在第四阶段,治疗师*提示*来访者用头脑风暴的方法,并*强化*来访者的想法,无论它实际可行还是天马行空。如果来访者进行头脑风暴有困难,那么可能就需要采用*塑造*程序。治疗师也可以教授并鼓励来访者在问题解决的过程中提醒自己使用*自我指导*技术和*自我强化*技术,以此展现更为恰当的问题解决行为。在最后阶段,治疗师可能要用其他的行为治疗程序来帮助来访者将所得付诸于行动。例如,如果来访者对向朋友寻求帮助这件事感到焦虑或拘束,那么,可能就要使用系统脱敏法和自信行为训练。

为儿童而设的问题解决治疗/训练

为儿童而设的问题解决治疗/训练与为成人而设的问题解决治疗/训练之间在操作程序上的区别不大[69]。例如,如表 13-3 所示,可以用假设性的问题情境来教授儿童用问题解决技能来应对人际交往困难和攻击性行为。

表 13-3　用假设性问题场景教授男孩如何使用问题解决技能 357

今天天气很热,刚刚下课休息。你排着队,想要喝杯水。在你前面排着其他的一些孩子。等了5分钟,终于可以轮到你了。你刚想走上去,另一个你班上的男孩插在了你前面。

你注意到小区里有些孩子在打篮球。你觉得他们其中的一个人与你在同一所学校上课,但是你不认识其他人。你想和他们一起玩,但不清楚他们会不会让自己加入他们。

放学了,你注意到有些同班同学在教学楼后面抽烟。他们叫你过去,并问你要不要也来一支。你其实并不想抽,但你也不想他们不喜欢你。

当你到学校的时候,班上的另一个男生开始取笑你,嘲笑你刚理的头发。你告诉他停下来,但他还是我行我素。很快,其他孩子也开始嘲笑你了。

问题解决治疗/训练已被用来帮助学前儿童[70]，即将进入青春期的少年[71]，和青少年[72]，既可以用于个体治疗也可以用作团体治疗[73]，问题解决治疗尤其适用于那些对成人单方面决定和规则制定表示反感的青少年[74]。例如，将问题解决治疗融入传统的家长行为训练项目可以增加忤逆成人的青少年的合作行为和服从行为[75]。个案13-2说明了如何将问题解决治疗用于治疗即将进入青春期的少年。

个案 13-2 **用问题解决治疗减少一个即将进入青春期的男孩的攻击性行为和破坏性行为[76]**

11岁的卡尔(Carl)被老师转介来接受治疗，因为他会做出攻击性行为和干扰课堂的行为，与同学的关系也不好。卡尔经常会做出各种不恰当的行为来吸引别人的注意，例如大声打嗝，哼小调和离开座位。卡尔也想交朋友，但他的同伴都回避他，认为他举止粗鲁，令人生厌。当卡尔与老师或同学发生冲突的时候，他常常会表现得很冲动——威胁他人，大喊下流话或冲出教室。治疗师向卡尔的老师了解卡尔不能有效应付的几种情境的类型，并建构了每种问题情境的简单场景（与表13-3中的场景相似）。

卡尔和他的治疗师在12周左右的时间里一共进行了18.5个小时的治疗，他们见面的地点是在卡尔学校的一个私密房间里。治疗师向卡尔解释了做事之前要"停下来想一想"的逻辑根据和好处，也解释了治疗会帮助卡尔更好地与老师和同伴相处。卡尔学会了如何在问题场景中想出尽量多的解决方案。然后，卡尔学习了如何选择最佳解决方案，这些方案既是现实的，又可以得到积极的，至少是中性的结果。如果卡尔以不现实的观点来评价某个解决方案（例如，"如果我打他，那他就不会再烦我了"），那么治疗师就会提醒他，采取这种解决方案在现实中很有可能导致怎样的结果。最后，卡尔和治疗师讨论如何实施他所选择的解决方案，并评估其有效性。

在后半部分的疗程中，卡尔和治疗师对情境进行了角色扮演，这些情境模拟了当卡尔尝试解决方案时可能会发生的事情。例如，卡尔决定邀请班上的另一个男孩和他在下课的时候一起玩；治疗师扮演那个男孩，卡尔练习自己在真实情况下会做的事和会说的话。治疗师对卡尔的展示给予反馈，并在卡尔遇到困难的时候向他示范其他的办法。

卡尔在问题场景中应用了每个问题解决技能，这证明他学会了这些问题解决技能。更重要的是，他能通过使用这些技术来改变他的在校行为。在问题解决治疗开始后，他的课堂破坏行为数目显著减少了。在问题解决治疗开始之前，卡尔表现出破坏性行为的时间平均占到了总时间的30%，而在治疗结束后，他的破坏性行为的时间长度减少了一半。

问题解决治疗/训练面面观

问题解决被应用于不同问题和人群的治疗[77]。已有许多强有力的证据证明，问题解决能有效治疗成人抑郁症[78]，也能在体重控制行为项目结束后，作为一项维持策略继续发挥作用[79]。它对于治疗各类人群的轻度抑郁症也非常有用，包括儿童[80]，老年[81]，和患有精神分裂症的来访者[82]。问题解决治疗既可以帮助来访者解决迫在眉睫的问题，也可以提供来访者解决将来问题的技巧——行为疗法中的自我控制法即是一个典型例子。问题解决治疗尤其有助于解决涉及冲突或者需要作出决定的问题，比如决定是否要一个孩子，是否要换工作，或者是否要退学。问题解决技能的缺陷已被证明与绝望情绪和自杀风险有关，治疗师可能会用问题解决治疗来帮助那些企图用自杀的方法来结束生命的来访者[83]。

似乎有一些因素对问题解决干预是否会产生效果起了重要作用，它们是(1)积极的医患关系，(2)为来访者定制个性化的程序，(3)治疗师对问题解决技能的示范，(4)来访者完成家庭作业，和(5)来访者学习如何用具体的方法来实施解决方案[84]。

问题解决治疗/训练的有效性取决于以下三个序列干预结果：(1)学习问题解决技能，(2)将它们应用于解决真实生活中发生的问题，和(3)从对它们的应用中获益——也

表 13-4　儿童问题解决技能简要评分守则　359

---

1. **解决方案的数量**
   相互间存在显著差异的方案可以被认为是不同的解决方案。例如，告诉老师，告诉校长和告诉操场管理员应被认作是一种解决方案——也就是，将这件事告诉权威人士。

2. **解决方案的效力**
   一个有效的解决方案应具备以下的特点，(1)非攻击性，(2)可以解决问题，(3)对儿童或其他人没有反作用。评分等级如下所示：
   1—2：肢体攻击
   3—4：言语攻击
   5：无攻击性，但问题解决方案消极，不可能解决问题
   6—7：无攻击性，亲社会，积极尝试解决问题

3. **计划的复杂度**
   1—7 分的评分等级是根据儿童表现出的问题解决技能所包含的项目总数所确定的。
   1. 对可能结果的敏感度
   2. 对障碍的预估
   3. 对社会规则的借鉴
   4. 对目标的设定
   5. 对现实的感知
   6. 对顺序的排列

来源：摘自 Guevremont & Foster, 1992.

就是说,实实在在地解决问题。在评价第一个结果之前,需在治疗/训练前后对来访者的问题解决技能作评估,评估通常使用假设性问题。治疗师把来访者对这些问题的反应记录下来,之后进行评分。表 13-4 描述了简要的评分守则,用以对儿童问题解决技能加以评分,而评分则是基于他们对问题场景的反应(如表 13-3 所示,原书 357 页)。另外,问题解决能力也可以通过纸笔测量的方式进行评估,例如社会问题解决量表(Social Problem-Solving Inventory)[85]。该量表适用于成人,分别有西班牙语版[86],德语版[87],和中文版[88]。已有证据清楚地证明,成人和儿童可以以非常快的速度学会问题解决技能[89]。

那么,我们可不可以说,来访者通过运用相关技能,就能从问题解决治疗/训练中获益? 还没有研究能够提供确凿的证据支持儿童对问题解决技能的掌握与他们的行为调节有关联[90]。尽管儿童可以学会问题解决技能,但他们在家和在校问题的改变程度可能并不能达到临床显著性。对成人的研究结果也表现出相似性。

令我们失望的是,一般研究发现,来访者并不会把他们学到的问题解决技能用于处理生活中出现的真实问题,这又是为什么? 有一个可能是,来访者可能没有把日常生活中所遇到的困难视为问题。在某些以反应聚焦为目标的个案中表现得尤为如此。解决该问题的方法之一是,加入一个额外的阶段 1 训练,即把情境和对情境的反应都作为需要处理的对象,这样,生活困难就成了可以解决或可以处理的问题。有趣的是,在一项研究中发现,消极的问题取向可以很好地预示成人抑郁症和焦虑症[91]。*消极的问题取向*(*negative problem orientation*)是指具备以下的普遍倾向,(1)把问题定性为威胁,(2)怀疑自己的问题解决能力,(3)期待消极的问题解决结果并(4)在面对问题时对挫折感的容忍度较低。

来访者不能应用问题解决技巧的另一个可能原因是,由于缺乏特定的技能,导致他们无法实施解决方案。例如,来访者可能不具备特定的知识和缺乏对该技能操作的熟练度,因此,他们没有能力做出解决方案中所需表现的行为。例如,在一个个案中,来访者决定直面她的老板来解决自己受到不公正待遇的问题,但由于她缺乏恰当的自信技能,因此也就无法行动。或者,来访者可能仅仅因为缺乏实施解决方案的动机,因为可能它看上去需要花很大的力气。

问题解决治疗/训练的传统做法是,强调帮助来访者生成多种解决方案,并从中选出最佳方案。然而,要想让来访者将所学的问题解决技能应用到日常生活中,治疗师可能需要花更多的精力在采纳问题解决取向和实施解决方案这两个阶段上(阶段 1 和 6),它们可能是最关键的阶段。

参与性练习 13-2　**解决方案，解决方案，多多益善：练习问题解决**[a]

如果你把问题解决的过程看成一项挑战,那么解决问题就会变得很有趣。在本练习中,你将练习问题解决的两个阶段:解决方案的生成和选择最佳解决方案。

我们先读一读对情境1的描述,然后根据文中的指导生成解决方案并从中选出最佳方案。

情境1。尽管天气预报说会下雨,你还是对此表示怀疑,去图书馆的时候没有带雨衣或雨伞。而当你准备走回家的时候,却下起了倾盆大雨。你家距离图书馆有五个街区的距离,如果走回家的话肯定会湿透。**你会怎么办?**

想出尽可能多的**不同的**解决方案;你的目标是追求数量,而不是质量。头脑风暴:列出所有的解决方案,不管它们多么的不切实际或者看上去是多么的"奇怪"。当然,不要省略实际的或者传统的解决方案。即便你觉得他们看起来是最理所当然或最理想的方案,你也不要停止思考,要继续想其他的解决方案。写下你所想到的所有解决方案。

当你写出的解决方案到达一定数量的时候,根据可能的结果将它们进行评分。考虑一下(1)你认为该解决方案的成功率有多大和(2)该解决方案对你和他人的结果是什么。参考以下等级评分,将你所认为的合理分数写在他们旁边。

361

5＝非常好

4＝好

3＝中

2＝较差

1＝极差

接下来,看一看你评为5分(非常好)的解决方案,或者如果没有5分的话,就看一看4分(好)的解决方案。(如果你对所列出的解决方案没有分数为4分或5分的,就需要生成一些其他的解决方案。)从你所评的得分最高解决方案中,选出最好的一个——也就是那个你觉得可以达到最满意的结果的解决方案。

现在,对情境2也采取相同的步骤。

情境2。你请朋友吃饭。当要付账的时候,你发现你把钱包忘在家里了。**你会怎么办?**

想一想你从本次练习中学到的东西。头脑风暴有没有帮助你想出解决方案? 你有没有惊奇地发现你居然可以为每个问题想出如此之多的不同解决方案? 你能不能理解"思维阻塞",比如僵化的思考模式是如何阻碍你生成各种解决方案的? 你觉得选择最佳方案这个阶段进行得顺利吗? 最后,你会发现,如果将你所想出的解决方案与其他参与本练习的学生的方案相比较,结果会非常有趣。

---

a 本参与性练习既可在你继续下面的阅读之前完成,也可在之后完成。

应激接种训练

人们会经历许多生命事件——大大小小——它们使人们感到压力。对于许多潜在的压力唤起事件(应激源),我们无力控制,大到地震和恶疾,小到学业考试和漏气的轮胎。然而,我们可以控制自己对这些事件的**看法**和对它们的**应对方式**。广义上,应激是指一系列的消极心理反应,包括焦虑,愤怒,挫败感和沮丧,以及各种生理不适,包括头痛,失眠,疲劳,溃疡和高血压[92b]。

基本程序

应激接种训练(stress inoculation training)是梅根鲍姆发展的另一疗法。来访者首先习得应对技能,而后在面对应激源时练习使用它们,通过这样做使得来访者学会如何应对压力唤起事件[93]。治疗过程分为三个阶段:(1)概念化,(2)习得应对技能,和(3)应用。

阶段 1:概念化

362

应激接种训练的第一阶段是教育性的。治疗师向来访者解释,事件本身并不会引起消极情绪反应,例如焦虑或愤怒;相反,消极情绪的产生源于我们如何看待这些事件。治疗师告诉来访者,通过学习应对技能,他们可以对压力唤起事件重新进行概念化,并用学会的技能处理这些事件,这样,来访者就不会因此感到情绪化。治疗师会鼓励来访者用以下这五个简单的步骤来看待应对过程:

1. 为潜在压力唤起事件(应激源)做准备
2. 直面应激源并对其进行应对
3. 在应对过程中处理暂时出现的困难
4. 评估个体在应对应激源时的表现
5. 对成功应对应激源进行自我强化

阶段 2:习得应对技能

在应激接种训练的第二阶段,来访者学习应对技能并进行预演。尽管来访者所学

---

b 在日常应用中,人们既可以用术语应激(*stress*)来指代加剧恶性反应的事件(*events*),也可以用它来指代这些反应(*reaction*)本身。我们对该术语内涵的双重性表示遗憾,因为它使人们根深蒂固地认为事件本身导致了负面的反应。这样理解有违认知行为理论,也与许多盛行的关于应激的科学概念相悖(Lazarus & Folkman, 1984)。在正确的术语使用中,应用应激源(*stressor*)指代事件,用应激(*stress*)指代对事件的消极反应。

的应对技能的特定种类取决于问题的本质，但我们最常使用的一般应对技能主要有四种：差别放松，认知重建，问题解决自我指导，和自我强化/自我效能感自我指导。

大多数曾有过应激相关问题的来访者都有肌肉紧张的体验，练习渐进式放松可以缓解此类症状。相似道理，来访者通常会对潜在应激源产生消极想法，并对自己的应对能力不抱乐观，那么来访者就可以用**认知重建**来应对这类问题。来访者可以用到的自我陈述应对技巧包括："这种焦虑感正好提醒我要用放松训练了"；"想一想好的方面，心态要积极"；"我有权生气，但我能忍住"；"当我不那么痛苦的时候，我可以换一种应对策略试试。"

对那些有顽固问题的来访者来说，部分原因是因为他们不知道用什么方法来解决问题，也不清楚用**任务中心问题解决自我指导**（task-oriented problem-solving self-instructions）可以有助于解决问题。如表 13-5 所示的例子，这些自我指导改变了来访者看问题的角度，把来访者的注意力集中在问题解决的操作步骤上。

表 13-5　在压力接种训练中使用的任务中心问题解决自我指导方法举例　363

把压力情境视作一个问题 　这并不是世界末日，只是我需要解决的一个问题。 　感到泄气没什么，只要记得你可以对付这个问题就可以了。 **确定解决压力情境问题的方向** 　静下心来想一想我能为此做什么。 　聚焦于我需要收集的信息。 **把压力情境分解成小的单元** 　我需要采取哪些步骤？ 　我怎样分解这件事，这样我就可以一次解决一小块内容？ **问题解决** 　建立行动计划。第一件事做什么？ 　我的目标是什么？什么是我期望发生的？

来源：Meichenbaum & Deffenbacher, 1988.

只要来访者得到强化，他们就会继续使用应对技能。但我们不能依赖自然产生的结果，例如目标的完成，来维持应对技能，尤其是刚开始的时候，来访者对技能的应用可能还会失败。因此，来访者要学习个体化的**自我强化/自我效能感的自我指导**，比如表 13-6 中所举的例子。

表 13-6　在应激接种训练中使用自我强化/自我效能感自我指导

继续努力。你做得很好。 　坚持住。你应付得不错。 　我对这个越来越拿手了。 　那没我想的那么糟糕。下次它会变得更简单的。 　我没预想中的做得那么好，但我还在继续尝试，这感觉不错。

　　除了用这些一般的应对技能来处理不同的问题之外,来访者还可以学习其他的具有问题针对性的应对技能。例如对恐惧情绪,来访者可以学习如何对威胁事件收集准确的信息。对于慢性疼痛,来访者可以学习用何种想法来分散自己的注意力。

阶段3:应用

　　在应激接种训练的前两个阶段中,来访者用适应性的视角看待潜在压力唤起事件,并学习用应对技能来处理他们。在第三阶段,来访者将实际应用这些观点和应对行为。起先,这个过程是在治疗中实现的,来访者对潜在压力唤起情境进行想象和角色扮演。例如,一个经历过惊恐发作的来访者可能会被要求在脑海中重现惊恐发作时的景象,然后应付它(应对型脱敏的变式,见第九章)。由于唤起过度是惊恐发作的一个常见症状,因此可以通过引入唤起过度来使惊恐发作的想象变得更真实[94],即(第九章中的)内感性暴露。

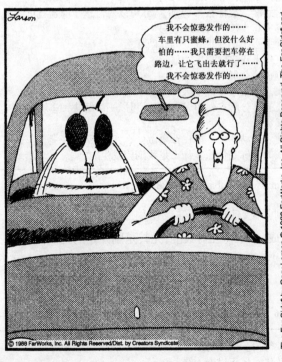

　　为帮助非洲裔美国儿童(平均年龄12岁)应对由镰状细胞血症(该疾病只见于非洲裔美国人)所引起的疼痛,治疗师为他们进行了一个疗程的应激接种训练[95]。治疗师教授的认知应对技能包括简略版的渐进式放松,情绪意象,和使个体平心静气的自我指

导。首先，治疗师向来访者描述并示范每个技能。然后，来访者逐一学习各个技能直到能熟练操作。接下来，来访者会体验两次由实验室引起的低强度疼痛，并练习新习得的应对技能。疼痛的产生是靠一个压力刺激器——用一个不锋利的塑料截面按在来访者的手指上并持续加压，逐渐产生一种隐痛。治疗师每天向来访者布置回家作业，其内容包括根据录音带中对技能操作的指示，对所学技能进行日常练习。治疗结束后，治疗师还会每周给来访者打一次电话，提醒他们练习使用这些应对技能。以接受标准照料的儿童为对照组，那些接受了应激接种训练的儿童产生消极想法的程度较低，在治疗结束后的疼痛刺激试验中报告痛苦的可能性也较低。

一般，儿童愤怒管理项目也会将应激接种训练作为其中一部分内容[96]。首先，治疗师以团体形式教授儿童各种应对技能。然后，参与项目的儿童被要求进行角色扮演，假装讥讽和嘲笑对方，以 30 秒为时间间隔，这样每个来访者都有机会练习如何实施愤怒管理策略。来访者的表演会得到反馈，对应对技能的恰当运用可以得到强化。

在以上的例子中，来访者所练习应对的模拟压力唤起事件与他们在生活中会遇到的情况非常相似。然而，在治疗中所给出的模拟应激源并非一定要和真实事件一模一样，因为通常，来访者所学习的是普遍的应对技能，能适用于各种类型的潜在应激源（与应对型脱敏程序相呼应，第九章）。

在治疗过程中，当来访者能熟练应用应对技能处理模拟应激源时，治疗师所布置的家庭作业会逐渐让他们暴露于压力唤起程度增大的真实生活事件下。治疗师还会训练来访者处理在应对真实生活应激源时会面临的无法回避的失败和障碍，这时会使用到复发预防程序，该部分内容会在下文加以描述。

个案 13-3 说明了应激接种训练的一个创新应用，它被用来解决一个 4 年心理分析治疗（每周三次）也无法治愈的严重问题。

个案 13-3 **通过应激接种训练消除自残行为[97]**

唐娜（Donna）是一位 32 岁的母亲，有两个孩子，由于严重的自残行为而接受入院治疗。她"残忍地抓伤了自己的左半边脸，留下了大面积的伤疤，伤口很深，且经常流血。"唐娜有 15 年的自残史。

在为该来访者设计的整体治疗包中，应激接种训练是主要内容。在概念化阶段，唐娜每天都会记录(1)她感到冲动，想要割伤自己的情境，(2)冲动的持续时间，(3)在抓伤自己之前和之中的想法及感觉，以及(4)在抓伤自己以后的想法和感觉。从这些信息中，有三种情境可以引发唐娜的自残行为：从镜子中看自己；想自己脸上的伤疤；和想到疏远她，羞辱她自残行为的丈夫。当唐娜身处这些情境的时候，她会感到越来越紧张，最后只有靠使劲抓自己(持续几分钟或几小时不等)，她才会感到放松。

366　　　　唐娜学习了四种应对技能:(1)渐进式放松,(2)自我指导,(3)内隐致敏法和(4)自我实施生理厌恶后果(用力击打以前她用来抓伤自己的那只手)。唐娜一边对着镜子看自己,一边练习这些技能,或者一边想象自己和丈夫在一起的场景,一边对技能进行行为预演。

在为期两周的六个疗程结束后,唐娜抓伤自己的行为次数减少了,她回了一次家。在家里,她没能成功应对丈夫的挑衅,又转而以抓伤自己的方式来解决问题。治疗又进行了六个疗程,唐娜又回了一次家。这次她能够成功地将自己所学的应对技能应用于处理与自己丈夫有关的焦虑唤起事件。对于唐娜来说,这次成功体验是一个转折点。从那以后,唐娜报告说自己只需要依赖两种应对技巧——渐进式放松和自我指导——并对自己的应对能力表示有信息。

在 18 个疗程后,唐娜不再会抓伤自己了。医院准许她出院后,她仍保留了写日记的习惯。治疗结束一年后,她的抓伤行为也没有复发的表现,唐娜报告说自己再也没有那种想要抓伤自己的冲动了,脸上的伤疤也已痊愈。另外,她已经有了一份全职工作,并已经做了 6 个月,并且也与丈夫离了婚。

个案 13-3 说明了对一个问题的成功治疗能够对来访者所遭受的其他问题产生积极的影响,这就是每次治疗一到两个目标行为所具有的好处。在唐娜的抓伤行为消失后,她能够有一份全职的工作,而这件事在她承受自残行为之苦的时候是可望而不可即的,治疗的成功也让她的家庭生活重新步入了正轨。

理论点 13-1　应激接种训练:与生物免疫同理

应激接种训练是生物免疫(例如,接种流感疫苗)在行为意义层面上的同义词。人们将致病微生物注入人体,剂量小到不足以使有机体出现疾病生理症状;但人体免疫系统却会因此分泌一种抗体以对抗或中和这些微生物。这些抗体存于机体内,能在将来与致病微生物相抗衡,这样就加强了人体的免疫系统。

埃内斯特·波泽(Ernest Poser)[98]首先提出了心理免疫的理念,它使人们对那些会导致适应不良行为的压力唤起事件免疫。行为免疫学(Behavioral Immunology)是指让人们在真实生活情境中遇到完全的(应激)事件之前,在安全条件下就让先暴露于小剂量的压力唤起事件下。该学说假设,个体如果之前就已接触过微小的应激源,那么他们就能自行发展出应对策略,并在将来遇到压力唤起事件时使用这些策略。

压力接种训练并不依靠来访者自身能力发展应对技能。相反,治疗师一边教授来访者各种应对技能,一边让他们在接触一定量的压力唤起事件时对这些技能进行预演。我们可以把应对技能理解成"心理抗体",它们能增加个体对应激源的抵抗力。训练的目标是让来访者在面对真实生活中的应激源时,能够激活这些抗压应对技能。

复发预防:应激接种之变式之一

在应对真实生活中的应激源的过程中,退行不可避免[99]。**复发预防(relapse prevention)**正是为应对这种情况而设的,它包含许多特定的程序。其中包括确定复发最有可能发生的高危情境,学习和排演这些可以用于应对这些高危情境的应对技能。

阿兰·马拉特(Alan Marlatt)和他的同事们首先发展出在成瘾行为(物质滥用障碍)被成功治愈后预防其复发的方法[100]。复发预防的中心内容是区分行为失检和病症复发。**行为失检(lapse)**是指一次个别的违反戒断行为,它并不一定会导致**复发**——复发是指成瘾行为的全面回归(也就是说,回到治疗前的物质滥用水平)。复发预防教育来访者把一次行为失检看成一个错误,一个学习新东西的机会。治疗提供来访者必要的认知行为应对技能防止行为失检升级成为病症复发。复发预防包括四个部分内容:(1)确定高危情境,(2)学习应对技能,(3)练习应对技能和(4)创造平衡的生活模式。

确定高危情境

病症的复发最有可能在高危情境中出现。四分之三的成瘾行为复发与下列因素有关:(1)消极情绪状态(35%),包括挫败感,焦虑,抑郁,愤怒和孤独;(2)社会压力(20%),例如被哄骗着进了一个酒吧;和人际冲突(16%),例如与配偶争执[101]。来访者必须对这些最有可能引起复发的特定情境保持高度警惕,这样他们才会对此类情况做好准备。

学习应对技能

当来访者面对一个高危情境时,表现出有效应对反应的能力能减少复发的可能性。并且,来访者成功应对一次高危情境的经历易于增加他们对自己能够应对其他高危情境的自我效能感[102]。

来访者所要学习的认知行为应对技能包括(1)**自信行为**,它能帮助来访者处理鼓励他们参与成瘾行为的社会压力,(2)**渐进式放松和压力管理**,能帮助来访者减少与消极情绪状态有关的紧张感与不适感,(3)**社交技能与沟通技能**,能帮助来访者处理人际冲突,(4)**问题解决技能**,能帮助来访者有效处理日常生活中出现的问题,以及(5)**认知重建**,帮助来访者改变其与成瘾行为有关的适应不良的认知(参见表 13-7 中对四种常与成瘾行为相联系的认知类型的描述[103])。

表 13-7 常与成瘾行为相联系的四种认知

认 知	描 述	举 例
预期信念	期望在参与一个成瘾行为后能够得到积极的结果	"如果我和他们一起'嗨',他们会觉得我很酷。"
以放松为目的的信念	期望在参与一个成瘾行为后能够减少不适感	"抽支烟,放松放松"
促进信念	来访者允许自己参与成瘾行为	"只是大麻而已。我没有吸食毒品"
自动化想法	与成瘾行为有关的具有简洁性、重复性的自动产生的心理意象,它会导致冲动或欲望	想象自己在和朋友交际的时候啜饮一杯冰啤

来源:基于 Liese, 1994

练习应对技能

一旦来访者学会了应对技能,他们就要在模拟的高危情境中练习这些技能。例如,治疗师和来访者可能以角色扮演的形式模拟某个情境,比如说一个朋友邀请来访者出去喝东西,来访者需以一种合理又充满自信的态度给予拒绝。行为预演的目的有两个,(1)让来访者学习识别高危情境,然后(2)"自动"表现已排练熟练的应对技能而非"自动"地转换到习惯性的成瘾行为。

创造平衡的生活模式

成瘾行为的触发往往因为来访者内心对生活中的责任义务(即他们"应该做"的事情,例如去上班)和欲望(即他们"想做"的事情,例如去看一场球赛)产生失衡的看法[104]。唾手可得的解决方法让来访者有更多的机会来释放自己的欲望。然而,鉴于许多来访者刚刚摆脱成瘾行为的魔爪,他们最凸出的欲求往往涉及成瘾行为。例如,一个来访者可能会想,"今天值得喝一杯犒赏自己一天的工作。"

针对这种情况,治疗师会鼓励来访者发展一种责任义务与欲望相平衡的生活方式。首先,他们每天自我监控自己的责任义务和欲求,以确定失衡的程度和本质。然后,来访者用活动计划表在失衡点上增加既有趣味又具有适应性的活动,也就是说这些能满足欲望的活动并不一定与成瘾习惯有关的。这个过程可以被称作对兴趣的再学习过程(relearning)或者说"兴趣再生(rejoyment)。"[105]

复发预防面面观

人们把复发预防作为对各种物质滥用障碍治疗的一部分,成瘾物质包括酒精[106],

尼古丁[107]，可卡因[108]，大麻[109]，和鸦片[110]。一般，复发预防是整体治疗包的一个部分。例如，当治疗是针对酒精滥用的时候，它可以与认知行为疗法结合起来使用[111]，也可以和药理学疗法相结合[112]，甚至与戒酒互助协会的十二步康复项目相结合[113]。复发预防也可应用于其他类型的问题，比如预防高危性活动[114]以及治疗躯体变形障碍[115]，阳痿[116]，和儿童性骚扰[117]。

目前的研究结果对成瘾行为复发预防的有效性还没有达成共识[118]。有些研究表明，复发预防比其他的治疗手段和无治疗的对照组疗效更佳。例如，在同时接受皮给系统治疗(即透过皮肤接受尼古丁替代物贴片)和复发预防训练的来访者中，停止吸烟的人群的比例比对照组，即仅接受药物干预的控制组更高[119]。也有其他研究表明，复发预防至少与其他疗法疗效相当[120]。截至目前，对复发预防疗效的最有力证据来自于其对酒精滥用和多重物质滥用的治疗[121]。当来访者通过指导性的自助法来以自我实施的方式治疗酒精滥用时，复发预防可能有一定疗效，其过程包括自我监控，目标设定，简要阅读和家庭作业[122]。复发预防除了能促进疗效的长期维持，还能减轻复发的严重程度[123]。

我们必须以谨慎的态度看待有关复发预防具有积极疗效的文献。有些相关研究在方法论上存在缺陷，例如没有使用对照组[124]以及在一个较大的整体治疗包的背景下对复发预防进行评价[125]，这样会模糊复发预防所给出的特定贡献。另外，有一些认为，与其他疗法相比，复发预防并不具有优越性，特别是对于吸烟的治疗[126]。整体而言，现有证据表明，复发预防对于成瘾行为的干预有着积极的发展前景，但对其疗效的证据尚不足以对其有所定论。

应激接种训练面面观

应激接种训练已被人们用来治疗和预防许许多多成人问题。它所治疗的三种最常见问题是焦虑[127]，愤怒[128]，和疼痛[129]。具体治疗的问题包括对飞行的恐惧[130]，术前焦虑[131]，对牙科检查的应对[132]，减少癌症来访者的压力[133]，与创伤有关的应激(例如恐怖袭击)[134]，和儿童受到成人的虐待[135]。压力接种训练还被用来帮助那些对压力唤起情境过于敏感的人减少情绪上的不适，并提高他们在此情境中的行为表现。例如，一年级的法学院学生在接受了压力接种训练后，他们表现出的应激和非理性行为减少，学业表现也有所提高[136]。应激接种训练不仅可用于个体治疗也可用于团体治疗[137]。

尽管在大多数情况下，应激接种训练被应用于成人，但它也可偶用于儿童和青少年，例如处理攻击性行为[138]和拒绝上学的行为[139]。然而，目前还没有对应激接种训练用于治疗儿童问题和青少年问题的对照研究[140]。

370 　　最近,应激接种训练还被用于治疗创伤后应激障碍,特别是治疗遭受性侵犯和肢体伤害的女性受害者[141]。在一个密集型的治疗项目中,来访者每隔一周接受一次个体治疗,治疗持续九周。治疗师教授来访者各种应对技能,包括渐进式放松,差别化放松,思维中止,认知重建,自我指导和隐性示范[142]。在这些受害者的日常生活中,有一些事件会唤起她们的焦虑情绪,这些情绪与过去的受害经历有关。通过练习应用应对技能,她们就能学会应对这些消极情绪。与等待名单上的对照组来访者相比,接受应激接种训练的来访者能够显著减少创伤后应激障碍症状和抑郁症状,12个月的跟踪调查表明,疗效保持良好。在某些个案中,应激接种训练对创伤后应激障碍的疗效与暴露疗法疗效相当。另外,曾遭受性侵犯的女性受害者认为应激接种训练是一种接受度较高的治疗手段[143]。初步证据也表明,应激接种训练还能有效治疗曾遭受性虐待的8到10岁儿童(包括男孩和女孩)的创伤后应激障碍[144]。

　　应激接种范式具备让人们做好准备,面对几乎所有压力唤起事件的潜力。例如,有同性恋倾向或双性恋倾向的青少年因为感受到他人对同性恋的消极态度(对同性恋的憎恶和恐惧);向他人揭示自己的性取向;发展关系(既包括性关系也包括友情)而感到压力时,可能会发现应激接种训练有用[145]。也能提高军人的心理抗压能力,以应对服役过程中所出现的应激源,预防创伤性应激障碍[146]。

　　大多数的对照研究都表明,应激接种训练是一种有效的治疗手段[147]。它对焦虑症,抑郁症[148],和牙科恐惧[149]的治疗具有长期的疗效。学习应对技能似乎是应激接种训练中的核心治疗环节[150]。

　　对应激接种训练的评估不如其他认知行为疗法那样广泛[151]。其原因之一是应激接种训练是一个整体治疗包,其中的各环节内容都已被分别进行了评价,包括放松训练,认知重建,和自我指导。我们倾向于假设一个整合的疗法会比它的任意一个组成部分的疗法具有更强的疗效。然而,整体治疗包的疗效是否确大于或等于其各部分内容的疗效有待于更多的实证研究来回答。

认知行为配偶关系治疗

　　配偶关系问题——无论是婚姻内还是婚姻外,无论是同性间还是异性间——是成人寻求心理帮助的最频繁的原因之一。由于配偶关系的复杂性和多面性,治疗所涉的整体治疗包通常涵盖了配偶之间的多方面问题。

传统型配偶关系行为疗法

传统型配偶关系行为疗法(**traditional behavioral couple therapy**)起初包含两个基本组成部分:沟通和问题解决技能训练以及增加积极行为的互换。在以后出现的变式中包含了认知重建。

沟通和问题解决技能训练

沟通是人际关系的基础,而不良的沟通是所有苦恼的配偶所具有的共同点[152]。传统型配偶关系行为疗法所强调的沟通技能包括聆听,复述另一半所说的话,直接表达感觉,表达请求,给出反馈,和定时安排交谈。共同处理大大小小的问题也是维持所有健康关系的必要条件,那些关系欠佳的配偶通常都存在问题解决技能的缺陷。沟通技能和问题解决技能的教授都是通过标准的技能训练程序完成的(见第十一章)。

增加积极行为的互换

关系欠佳的伴侣们通常都觉得双方之间的爱意寡淡,不出所料的是,这点也反映在他们消极的互动方式上(例如,冷嘲热讽或者做对方不喜欢的事情)。针对这种情况,传统型配偶关系行为疗法的一个普遍目标即是增加伴侣间的**积极行为互换**(*positive behavior exchanges*)[153]。达成这一目标的方法之一是通过**日常关爱技术**(**caring-days technique**),由理查德·斯图亚特(Richard Stuart)首先提出,它要求配偶双方表现得互相关心[154]。治疗师指导配偶为对方做出一些微小的,具体的积极行为(这与《窈窕淑女》中伊丽莎·杜丽特尔(奥黛丽·赫本饰)对亨利·希金斯(雷克斯·哈里森饰)所说的话神似,"如果爱我,告诉我")。治疗师会要求配偶回答这个问题,"你的伴侣怎么做会让你觉得他或她是关心你的?",并将这些**表示关爱的行为**(*caring behaviors*)列成一张表。治疗师指导配偶至少要表现出这张表上的一部分行为,甚至对方没有为自己这么做的话,自己也要为对方这样做。双方记录下对方所表现出的关爱行为数目,如图13-4所示。

增加积极行为互换的另一个方式是通过**抓住伴侣的闪光点技术**(*Catch Your Partner Doing Something Nice*)[155]。每天,自己都要注意到并承认对方所作出的一个令人高兴的行为。类似协议还被用于促进积极行为互换和在关系中拓展更多的行为改变领域[156]。

<table>
<tr><td colspan="8" align="center">关爱行为记录表</td></tr>
<tr><td></td><td colspan="7" align="right">周次 6 月 16 日</td></tr>
</table>

桑迪为雪莉做的	日	一	二	三	四	五	六
问我感觉怎么样		✓		✓	✓		
和我一起玩拼字游戏	✓	✓					
洗碗		✓	✓		✓	✓	✓
为我倒一杯咖啡	✓		✓		✓		
当我离开家或回到家的时候吻我		✓	✓	✓			
拧上牙膏盖	✓		✓	✓	✓		✓
关灯	✓		✓	✓	✓		
夸我	✓		✓	✓	✓		
睡前道"晚安"		✓			✓		✓
我一醒来就跟我说"早上好"						✓	✓

雪莉为桑迪做的	日	一	二	三	四	五	六
自觉吻我			✓		✓		✓
上班的时候给我打电话			✓	✓		✓	
赞美我漂亮		✓	✓		✓		✓
用完厕所以后冲一下		✓	✓		✓	✓	
给我留/送短小却充满爱意的便条	✓	✓		✓			
我为你做事的时候,说声谢谢	✓	✓	✓				
我说了一个笑话,你要笑	✓	✓				✓	✓
穿戴整洁	✓		✓	✓			
问我今天过得怎么样		✓		✓	✓		

图 13-4　伴侣之间的关爱行为及其表现记录表

认知重建

如果伴侣对双方之间关系的认知存在分歧,那么往往会造成配偶之间的问题,或者成为这类问题的维持原因。这样的分歧可能是(1)对发生了什么事情的*感知*,(2)伴侣之所以要那样做的*归因*,(3)对事情会如何发展的*期望*,或者(4)对事情的走向或应该如何发展的*假设*(见表 13-8)[157]。配偶之间可以使用认知重建和其他认知行为治疗程序来化解这些分歧。治疗师首先教授来访者评价他们认知的根据及其合理性,然后矫正偏见或者不切实际的想法,并用更恰当和更具有适应性的认知来取代他们。

373

表 13-8 怨侣之间常见的认知分歧

分 歧	描 述	举 例
感 知	双方"看"问题的角度不同	帕 特："我们几个月没说话了。" 克里斯："我们上个星期刚说过话。"
归 因	一方以错误的方式推导了他人行为的原因	帕 特："我等了你半个钟头。你就是想我一直等着。" 克里斯："我迟到是因为我在路上爆胎了。"
期 望	双方对事情结果的期望不同	帕 特："我今天晚上想做爱。" 克里斯："我想看电视,完了就想睡觉。"
假 设	双方对同一件事的假设不同	帕 特："你应该照顾小孩。" 克里斯："小孩是我们两个人的,照顾他们是我们共同的责任。"

传统型配偶关系行为疗法的有效性

已有一定数量的对照研究证明,传统的行为配偶关系治疗能有效减少配偶间的不合[158]。并且,研究者发现它还能缓解已婚夫妇之间的抑郁[159]。这个发现具有其重要性,因为半数为抑郁而来寻求治疗帮助的来访者都有婚姻关系方面的困难[160]。还有研究表明,传统型配偶关系行为疗法在治疗物质滥用方面也有其独特的发展前景[161]。

不幸的是,传统型配偶关系行为疗法只能有效治愈三分之二的配偶。另外,在这些被治愈的配偶中间,只有三分之二的人可以在一到两年内保持治疗中所得到的进步[162]。也就是说,在所有接受行为配偶关系治疗的来访者中,最后只有不到一半的人能在治疗结束后将疗效保留下来。这一令人警醒的数据成为了研究者发展整合型行为配偶关系治疗的源动力[163]。

整合型配偶关系行为疗法

传统的配偶关系行为疗法聚焦于改变一方所表现出的最令对方感到不安的行为[164]。与之相反,尼尔·雅各布森(Neil Jacobson)和安德鲁·克里斯坦森(Andrew Christensen)所提出的**整合型配偶关系行为疗法**(integrative behavioral couple therapy)为那些苦恼的伴侣们提出了一个新的目标——它叫做在情感上接纳对方所做的令人不快的行为(*emotional acceptance of one's partner's upsetting behaviors*)[165]c。在配偶关系治疗中,情感上的接纳有时是唯一的现实目标。在一些个案中,来访者不愿意改变自

---

c 这里我们所说的接受(*acceptance*)要与行为疗法程序中来访者和治疗师对疗法的可接受度(*acceptability*)相区别,可接受度是衡量疗效的一个标准(见第四章)。

已那些令别人感到不快的行为,例如放弃一份需要上夜班的工作。而在另一些个案中,配偶中的一方可能愿意作出改变,但要达到理想的改变效果可能是极其困难的,也可能需要付出许多时间,例如克服长期的情感压抑或者修正长期以来的行为习惯。在某些情况中,配偶中的一方到达了可改变的极限,例如一些生理原因导致他或她无法做出令对方愉悦的行为活动。最后,配偶之间总会有一些区别,但接受这些差别可能是维持一段长期的令人满意的配偶关系的基本条件[166]。尽管这么说会显得累赘,但我们还是要说,一旦发现家庭暴力是配偶间的问题之一,“接受”它绝不是可行的方案。

374

接受并不意味着臣服于一段令人困扰的关系。接受对方的缺点或“无法接受的特点”可以成为使双方关系愈加亲密的纽带,它并没有改变关系的本质。当配偶关系的治疗目标是接受后,双方都没有需要改变什么的压力,而这种无为而治的方法反而更能使改变发生[167]。

把接受作为配偶关系的治疗目标并非是一个新的理念。但直到最近,我们还没有促进接受度生成的具体可操作办法[168]。在整合型配偶关系行为疗法中,用到了四种策略用以增加接受度。

1. **共情参与**(*empathic joining*)是指在一段关系中,配偶一方学着理解和领会对方经历的情感痛苦。共情参与要求一方仔细聆听对方对所承受的痛苦的描述,不要对此妄加评价,而要试图从对方的角度看待这种感受。治疗师要帮助来访者理解,是他们看问题的角度和反应的差异——不是他们之间有差异这一纯粹的事实(这点无可非议)——是造成他们人际关系困扰的主要原因[169]。当配偶中有一方患有慢性生理疼痛时,缺乏共情通常是造成困扰的主要原因。这时,整合型配偶关系疗法对他们来说可能尤为适用[170]。

2. **分离**(*detachment*)通过让配偶双方将矛盾与他们自身分离开来,从而达到培养接受度的目的。治疗师鼓励来访者把自己与配偶之间存在的困难说成和想成“它”——即游离于他们关系之外的某物,而非他们的一部分[171]。“它”是带给他们痛苦的共同敌人,二人需齐心协力对付这个敌人,而不是其中一个人造成的问题,或其中一人对另一人做的什么事情。当来访者把问题看作“它”时,即便问题依旧存在,但他们可能会感到情绪已稍有平复。

3. **容忍度的建立**(*tolerance building*)包括让来访者学习一些方法,使自己不那么容易被对方的行为激怒。通过认知重建,配偶双方学习以积极的眼光看待对方作出的所谓的消极行为。例如,“情绪多变”可以被重建理解为“深思熟虑”,“挑剔”可以被理解为“仔细慎重”,“注意力不集中”可以被理解为“天马行空的思想”。为了能使认知重建的进行更有效,来访者必须理解,大多数的行为在本质上并不具有积极性或消极性。“积极”或“消极”都是我们赋予行为的评价。另外,配偶在当下矛盾关系中所感到烦恼的行为恰恰正是他们在过去觉得非常吸引人的那些行为,特别是在求爱阶段[172]。例如,当他们在约会的时候,一位男士会觉得一个女人有主见,会让每分每秒变得又刺激又令人兴奋。几年过后,丈夫可能会反而抱怨妻子是个变化多端,无法预测的人,好像她总是在改主意。

4. **自我照料**(*self-care*)是指配偶要发展出一套方法,使得自己能够不依赖于双方之间的关系而获得独立的满足感和个人成就感。这样做能让个体有赖于对方而获得基本生活需要的程度降低。治疗师要求配偶双方互帮互助,参与自我照料活动。

初看,用促进接受的理念来帮助这些深陷烦恼中的爱侣们似乎不那么"行为主义"。进一步观察,我们发现它深深植根于行为疗法的原则和操作程序[173]。除了在培养接受感时用到了具体的认知行为操作程序(例如认知重建),它的一般操作方法是以行动为取向的。参与治疗的配偶要表现出具体的行为来发展接纳感。在这方面,这种积极的行为与传统观点所持观点不同,即接受并非被动的顺从。在第十四章,你将会学习更多在行为疗法中对接受的应用。

整合型配偶关系行为疗法面面观

克里斯坦森和他的同事们曾做过史上规模最大的一次配偶关系疗法有效性研究。在研究中,他们选取了 134 对配偶,他们之间的关系存在着严重的问题,且已经持续了很长一段时间。研究者把他们随机分配入两组,分别接受整合型配偶关系行为治疗或传统型配偶关系行为治疗[174]。在社区中工作的 7 名经验丰富的临床心理学家实施了治疗。他们接受了两种形式的治疗训练,并且遵照治疗手册中的规程,对每位来访者进行特定的治疗。研究者对治疗师对规章的恪守程度以及对他们实施治疗的熟练程度打分,结果显示这些心理学家都完成了治疗程序的实施。

治疗结束后,大多数被试,无论接受了哪种治疗,都表现出了临床显著性的进步[175]。例如,在婚姻满意度的测量中——即用标准测量方法来评估配偶关系疗法成功与否——71％的接受整合型配偶关系行为疗法的被试和 59％的接受传统型配偶关系行为疗法的被试的婚姻满意度确实得到了改善或问题得到了解决。研究对 134 对原配配偶中的 130 对配偶进行了 2 年的跟踪调查,结果发现,69％的接受整合型配偶关系行为疗法的被试和 60％的接受传统型配偶关系行为疗法的被试与配偶之间的关系得到了显著改善[176]。尽管研究结果表明,两种形式的配偶关系行为疗法的治疗结果相似,但在被试发生改变的过程中却有我们值得注意的区别点。与传统型配偶关系行为疗法相比,接受整合型配偶关系行为疗法的来访者对婚姻满意度提高的报告出现得更早些,在跟踪调查中,这些在生活中继续保持伴侣关系的配偶对婚姻的满意度更高,配偶间的关系也更为牢固稳定。这些研究结果颇为鼓舞人心,因为这些配偶在研究开始时,都已

375

饱受严重、长期的婚姻困扰。还有其他的研究将接受配偶关系行为治疗的被试与不接受任何治疗的被试做了比较,结合这些研究结果[177],我们可以说,配偶关系行为疗法是一种有效的疗法。

可能,配偶关系中最难处理的问题是忠诚与背叛。有一些初步的研究结果表明,在处理异性配偶[178]和同性配偶[179]婚姻忠诚问题方面,整合型配偶行为疗法有其光明的前景。

376　配偶关系问题的预防

由于配偶关系具有其复杂性和多面性的本质特点,并且配偶间适应不良的互动形式会随着时间的推移而互相强化,因此配偶关系问题难以治愈。要想越过这些看似不可逾越的阻碍,方法之一是从一开始就采取措施预防这些互动形式的发生[180]。为了达到这个目标,霍华德·马克曼(Howard Markman)发展出预防与关系加固项目(Prevention and Relationship Enhancement Program),它被贴切地简称为"PREP"(即 preparation,意为"准备"的缩写)。该项目可与认知行为配偶关系疗法同时进行[181]。PREP 的教育对象是那些还没有深陷痛苦中的配偶们,教授的内容是与成功配偶关系相关的特定技能。它所教授的技能包括沟通,问题解决,角色和责任的协调,价值观的澄清和对性行为及亲密行为的期望;在最近的版本中,它还加入了宽恕能力[182]。关系加固技能训练能够让配偶双方对该段关系的满意度增加,增加对对方的积极情感,减少配偶间的暴力水平和分手率[183]。

综述:认知行为应对技能治疗

人们用认知行为应对技能来治疗许多问题行为。与主要适用于成人的认知重建疗法不同,认知行为应对技能治疗除了可用于成人来访者,也同样适用于儿童和青少年。

一般而言,已有研究详细记录了认知行为应对技能治疗的有效性,特别是该疗法对情绪问题的疗效,例如焦虑和抑郁。然而,认知行为应对技能治疗所具有的复杂性使得对它疗效的评价面临诸多问题。该治疗通常以一个整体治疗包的形式出现,但作为其组成的各部分治疗却没有得到评估。另外,尽管在不同研究中我们都使用同样的名称来指代所采取的疗法,但研究与研究间所采用的具体治疗内容却不同。这些变量可能可以部分解释为何研究者对认知行为应对技能疗法的评价结果偶有差异。

认知行为应对技能治疗的本质是来访者的自我控制,它要求来访者对治疗的成败负主要责任,特别是将所学的应对技能迁移到日常生活中去。尽管一般研究结果证实,来访者可以学会应对技能，但他们无法靠自己的能力将这些应对技能在必要时应用自如[184]。在应激接种训练中所学习和练习的自我指导，问题解决策略和应对技能正符合以上论断。我们需强调认知行为应对技能的实践及迁移，这个过程对来访者来说是尤为重要的挑战，需要引起我们的重视并对其加强训练。

认知行为应对技能治疗已被用于治疗具有少数民族及文化背景的来访者中[185]，还包括男同性恋，女同性恋和双性恋取向的来访者[186]。疗法中对自我控制的强调特别适用于那些所属文化为耻于或羞于因个人问题而向他人寻求帮助的来访者。

治疗中，向来访者教授应对技能有主要发挥了两个功能。第一，帮助来访者解决问题，这也是他们寻求治疗的原因。第二，来访者可以把这些应对技能应用于将来生活中会遇到的问题。例如，对于患有边缘型人格障碍(*borderline personality disorder*)的来访者来说，他们的特点之一即是配偶关系不稳定，极端情绪化，自我意象消极，和冲动并且经常表现出自我毁灭的行为。患有这种障碍的人们长期饱受身心的摧残，年复一年日复一日。马莎·林内翰(Marsha Linehan)发展了**辩证行为疗法**(*dialectical behavior therapy*)以专治边缘型人格障碍(你在第十四章将会读到相关内容)。辩证行为疗法的一个主要内容是教授来访者认知行为应对技能，包括问题解决，渐进式放松，认知重建和用自信行为来有效处理应激源[187]。

综述：认知行为疗法

早在第十二章，我们就已对认知行为疗法作了讨论，并对其现状进行了普遍性评价。1968年，一群卓越的行为治疗师们提出建议，认为"当下的(行为疗法)操作程序应当有所调整，我们应该发展新的操作程序，利用人类有机体的独特能力来进行认知操控。"[188]显然，这一建议受到了关注。在以后的十几年中，行为疗法继续发展，只有少数反对意见认为行为疗法应只针对显性行为[189]。到了1980年，认知行为疗法成为了行为疗法的一个分支[190]，如今，它已成为行为疗法的前沿学科[191]。认知行为所具备的时代精神(德语"*Zeitgeist*")引导了心理学界的"认知革命"[192]。班杜拉曾主张，最实用的做法是将所有的行为疗法都看成是认知行为的。

> 错误的二分法已被心理学界所发生的变化所淘汰，不存在所谓纯粹的认知疗法或纯粹的(显性)行为疗法。人们也很难再找到一个能完全不依赖认知表达(媒介)而存在的"行为"疗法，也无法找到一个能完全脱离任何表现(显性行为)元素的"认知"疗法。[193]

为了能从认知重建疗法中获益更多，来访者必须按要求掌握认知技能，例如使用逻辑语言和进行逻辑推理的能力。这些能力与认知发展进程有关[194]，这也是为什么认知重建疗法更适合于成人而非儿童和青少年的原因之一。

相反,认知行为应对技能治疗既能有效治疗儿童和青少年,也能治疗患有严重智力缺陷的来访者。由于大部分的治疗程序都是自我实施的,一个成功的认知行为应对技能治疗要求来访者有较强的动力来改变自己的行为。例如,由成年人转介来治疗攻击性行为或冲动性行为的年轻人一般很少有动力要改变自己的行为。毕竟,要想孩子改变行为的是成年人。因此,儿童可能可以学会自我指导和问题解决技能,但如果没有额外的干预,他们常常不能在自然环境中应用它们,这里的所指的干预手段例如来自成人的提示和强化[195]。

小 结

1. 认知行为应对技巧疗法通过改变认知和显性行为来治疗问题,并且该疗法认为适应性认知缺陷是维持问题的主要原因。

2. 在自我指导训练过程中,来访者学习如何指导自己有效应对困难情境。自我指导有六个功能,分别为:集中注意力,指导行为,提供鼓励,评价表现,减少焦虑感。

3. 自我指导训练的五个步骤是:认知示范,认知参与示范,显性自我指导,消退显性自我指导,隐性自我指导。

4. 问题解决治疗/训练教授来访者如何使用系统性的策略来解决面临的问题。问题解决治疗的目的有两个:其一,治疗来访者迫在眉睫的问题;其二,使来访者具备自行处理将来的问题的能力。问题解决训练把问题解决技能作为一项一般的应对策略,处理在日常生活中出现的各种问题。

5. 问题解决的七个阶段包括:采纳问题解决的取向,确定问题,设定目标,得出几种解决方案,选择最优解决方案和评价效果。来访者通过认知示范,提示,自我指导和强化学会问题解决技能。

6. 儿童与成人通常均可快速学会问题解决技能,然而,来访者往往不会将这些技能应用于他们的日常生活。

7. 应激接种训练帮助人们处理压力。它首先让人们学习应对技能,然后在来访者面对压力唤起事件的时候,让他们练习这些技能。应激接种训练的过程包括三个阶段:概念化,习得应对技能和应用。人们常用该方法治疗焦虑问题,愤怒问题和痛苦问题。其核心内容是学习应对技能。

8. 应激接种训练是生物免疫在行为意义层面上的同义词。学习该技能的来访者可以被视为具有了"心理学意义上的抗体",这种"抗体"能够增强人们对于潜在压力唤起事件的抵抗能力。

9. 复发预防是应激接种的一个变式，它能让那些已完成了成瘾行为治疗的来访者做好准备，应对将来可能会出现的病症的复发。来访者先确定高危情境，发展应对技能，然后练习应对技能以备不时之需，最后创造一种责任义务与欲望相平衡的生活模式。

10. 传统型配偶关系行为疗法的三个基本组成部分是沟通和问题解决技能训练，增加积极行为互换和认知重建训练。通常，认知行为配偶关系治疗的目标是配偶都需要改变在对方眼中有问题的行为。

379

11. 整合型配偶关系行为疗法采用了不同的治疗目标，即接受对方那些令人反感的行为。为提高接受程度，疗法采用了四种策略：共情参与，分离，容忍度的建立和自我照料。

12. 预防与关系加固项目（PREP）是一种解决配偶间困扰的预防性手段，它的教育对象是那些还未经历关系问题的配偶，教育内容是与成功的配偶关系相关的特定技能。

13. 认知行为应对技能疗法被用来治疗广泛的问题，大多被用于治疗儿童和青少年，也可用于成人来访者。尽管来访者可以轻易地学会应对技能，但真正的挑战来自于来访者难以把他们的所学运用于日常生活中。

文献注释

1. Rankin, 1960.
2. Meichenbaum & Goodman, 1971.
3. For example, Camp & Bash, 1981; Camp, Blom, Herbert, & Van Doorwick, 1977; Spivack & Shure, 1974.
4. For example, Meichenbaum & Cameron, 1973; Meyers, Mercatoris, & Sirota, 1976.
5. For example, Guevremont, Tishelman, & Hull, 1985.
6. Meichenbaum & Goodman, 1971, p.117.
7. Meichenbaum, 1977.
8. Guevremont, Osnes, & Stokes, 1988.
9. Kendall & Braswell, 1985.
10. For example, Guevremont, Tishelman, & Hull, 1985.
11. For example, Lochman, 1985; Lochman & Curry, 1986.
12. For example, Bryant & Budd, 1982; Guevremont, Osnes, & Stokes, 1988.
13. Burgio, Whitman, & Johnson, 1980.
14. For example, Kendall & Wilcox, 1980; Schleser, Meyers, & Cohen, 1981.
15. For example, Kendall & Finch, 1978; Meichenbaum & Goodman, 1971.
16. Bentall, Higson, & Lowe, 1987; Meichenbaum & Cameron, 1973; Meyers, Mercatoris, & Sirota, 1976.
17. Combs & Lahey, 1981.
18. Cradock, Cotler, & Jason, 1978; Glass, Gottman, & Shmurak, 1976; Holroyd, 1976; Kendall, 1994; McCordick, Kaplan, Finn, & Smith, 1979; Meichenbaum, Gilmore, & Fedoravicius, 1971; Ollendick, Hagopian, & King, 1997.
19. For example, Camp, Blom, Herbert, & Van Doorwick, 1977; Foreman, 1980.
20. Overhoser & Fine, 1994.
21. For example, Dunkel & Glaros, 1978.

22. For example, Kettlewell, Mizes, & Wasylyshyn, 1992.

23. Cash & Lavallee, 1997.

24. Gil, Carson, Sedway, Porter, Schaeffer, & Orringer, 2000.

25. For example, Jacobs & Cochran, 1982; Kaplan, 1982; Kazdin & Mascitelli, 1982.

26. For example, Labouvie-Vief & Gonda, 1976; Meichenbaum, 1974.

27. Keogh, Faw, Whitman, & Reid, 1984.

28. Meichenbaum, 1975.

29. O'Callaghan & Couvadelli, 1998; Suzman, Morris, Morris, & Milan, 1997.

30. Ecton & Feindler, 1990.

31. Rusch, Hughes, & Wilson, 1995.

32. For example, Rusch, Morgan, Martin, Riva, & Agran, 1985.

33. For example, Hughes & Rusch, 1989.

34. For example, Rusch, Martin, Lagomarcino, & White, 1987.

35. For example, Sowers, Rusch, Connis, & Cummings, 1980.

36. For example, D'Zurilla & Chang, 1995.

37. For example, Biggam & Power, 1999; D'Zurilla & Nezu, 2007; Frye & Goodman, 2000; McCabe, Blankstein, & Mills, 1999; Rudd, Joiner, & Rajab, 2001.

38. D'Zurilla & Nezu, 2007; Nezu, Nezu, & D'Zurilla, 2007.

39. D'Zurilla & Goldfried, 1971.

40. For example, D'Zurilla & Maschka, 1988.

41. For example, Alexopoulos, Raue, & Arean, 2003; Arean, Perri, Nezu, Schein, Christopher, & Joseph, 1993; Mynors-Wallis, Gath, Day, & Baker, 2000.

42. Kleiner, Marshall, & Spevack, 1987.

43. Black, 1987; Johnson, Corrigan, & Mayo, 1987.

44. Shaffer, Beck, & Boothroyd, 1983.

45. Bujold, Ladouceur, Sylvain, & Boisvert, 1994; Doiron & Nicki, 2007.

46. Jacobson, 1991; Jacobson & Margolin, 1979.

47. Dawson, De Armas, McGrath, & Kelly, 1986; MacMillan, Guevremont, & Hansen, 1989.

48. Hansen, St. Lawrence, & Christoff, 1985.

49. Falloon & Coverdale, 1994.

50. Varni, La Greca, & Spirito, 2000.

51. For example, Kendall & Gerow, 1995.

52. For example, Lascelles, Cunningham, McGrath, & Sullivan, 1989.

53. Braet & Winckel, 2000.

54. For example, Kazdin, Esveldt-Dawson, French, & Unis, 1987.

55. Lochman & Curry, 1986; Lochman, Nelson, & Sims, 1981.

56. Bujold, Ladouceur, Sylvain, & Boisvert, 1994.

57. Feindler, Ecton, Kingsley, & Dubey, 1986; Feindler, Marriott, & Iwata, 1984.

58. Frisby, 1990.

59. Shure & Spivack, 1980; Spivack & Shure, 1974.

60. Robin & Foster, 1989.

61. For example, Kendall & Gerow, 1995.

62. For example, Bushman, 2008; Tarrier, Kinney, McCarthy, Humphreys, Wittkowski, & Morris, 2000.

63. For example, Daunic, Smith, Brank, & Penfield, 2006.

64. For example, D'Zurilla & Nezu, 2007; D'Zurilla & Goldfried, 1971; Spivack & Shure, 1974.

65. D'Zurilla & Nezu, 2001.

66. Nezu, Nezu, D'Zurilla, & Rothenberg, 1996.

67. Nezu, Nezu, D'Zurilla, & Rothenberg, 1996.

68. Nezu, Nezu, D'Zurilla, & Rothenberg, 1996; Nezu, Nezu, & Houts, 1993; Watson & Kramer, 1995.

69. Braswell & Kendall, 2001; Spivack & Shure, 1974.

70. For example, Sharp, 1981; Spivack &

Shure, 1974.

71. For example, Kazdin, Esveldt-Dawson, French, & Unis, 1987; Yu, Harris, Solovitz, & Franklin, 1986.

72. Feindler, Marriott, & Iwata, 1984.

73. Feindler, Ecton, Kingsley, & Dubey, 1986.

74. Grothberg, Feindler, White, & Stutman, 1991; Robin & Foster, 1989.

75. Nangle, Carr-Nangle, & Hansen, 1994.

76. Adapted from Guevremont & Foster, 1992.

77. Chang, D'Zurilla, & Sanna, 2004; Nezu, 2004.

78. D'Zurilla & Nezu, 2001.

79. D'Zurilla & Nezu, 1999.

80. Weersing, Gonzalez, Campo, & Lucas, 2008.

81. Arean, Perri, Nezu, Schein, Christopher, & Joseph, 1993.

82. Liberman, Eckman, & Marder, 2001.

83. Clum & Febbraro, 2004; D'Zurilla, Chang, Nottingham, & Faccini, 1998; Rudd, Joiner, & Rajab, 2001; Fitzpatrick, Witte, & Schmidt, 2005.

84. Nezu, Nezu, D'Zurilla, & Rothenberg, 1996; Nezu, Nezu, & Houts, 1993.

85. D'Zurilla, Nezu, & Maydeu-Olivares, 2002; Maydeu-Olivares & D'Zurilla, 1997.

86. Maydeu-Olivares, Rodriguez-Fornells, Gomez-Benito, & D'Zurilla, 2000.

87. Graf, 2003.

88. Siu & Shek, 2005.

89. For example, D'Zurilla & Nezu, 1982; Shure & Spivack, 1980; Spivack & Shure, 1974; Yu, Harris, Solovitz, & Franklin, 1986.

90. Yu, Harris, Solovitz, & Franklin, 1986; compare with D'Zurilla & Maschka, 1988.

91. McCabe, Blankstein, & Mills, 1999.

92. Cofer & Appley, 1964; Lazarus & Folkman, 1984.

93. Meichenbaum, 1977, 1985, 2007.

94. Barlow & Cerney, 1988.

95. Gil et al., 1997.

96. Lochman, 2003; Lochman, Whidby, & FitzGerald, 2000; Nelson & Finch, 2000.

97. Kaminer & Shahar, 1987; quotation from p.289.

98. Poser, 1970; Poser & King, 1975; Spiegler, 1980.

99. Marlatt & Gordon, 1985.

100. Marlatt & Donovan, 2005; Marlatt & Gordon, 1985; Witkiewitz & Marlatt, 2007.

101. Marlatt & Barrett, 1994.

102. Marlatt & Barrett, 1994.

103. Liese, 1994.

104. Collier & Marlatt, 1995; Marlatt & Tapert, 1993.

105. Collier & Marlatt, 1995.

106. For example, Peterson & Lowe, 1992; Sobell, Sobell, & Leo, 2000; Somers & Marlatt, 1992.

107. For example, Dooley & Halford, 1992; Gruder et al., 1993.

108. For example, Maude-Griffen, Hohenstein, Humfleet, Reilly, Tusel, & Hall, 1998; Rohsenow, Monti, Martin, Michalec, & Abrams, 2000.

109. For example, Stephens, Rottman, & Simpson, 1994.

110. For example, Chang, Carroll, Behr, & Kosten, 1992.

111. Wells, Peterson, Gainey, Hawkins, & Catalano, 1994.

112. For example, Irvin, Bowers, Dunn, & Wang, 1999; O'Farrell, 1994.

113. For example, Minncker-Hugel, Unland, & Buchkremer, 1992.

114. For example, Corrigan, Thompson, & Malow, 1992.

115. McKay, 1999.

116. McCarthy, 2001.

117. Gillies, Hashmall, Hilton, & Webster, 1992.

118. For example, Carroll, 1996; Carroll, Roun-saville, & Gawin, 1991; Hollon & Beck, 1994.

119. Minneker-Hugel, Unland, & Buchkremer, 1992.

120. For example, Ouimette, Finney, & Moos, 1997; Wells, Peterson, Gainey, Hawkins, & Catalano, 1994.

121. Irvin, Bowers, Dunn, & Wang, 1999.

122. Sobell & Sobell, 2000; Sobell, Sobell, & Leo, 2000.

123. Carroll, 1996; Wells, Peterson, Gainey, Hawkins, & Catalano, 1994.

124. For example, Mazur & Michael, 1992.

125. For eample, Chang, Carroll, Behr, & Kosten, 1992.

126. Carmody, 1992; Irvin, Bowers, Dunn, & Wang, 1999; Ockene et al., 2000.

127. Meichenbaum & Cameron, 1972; Suinn, 2001.

128. Cahill, Rauch, Hembree, & Foa, 2004; Novaco, 1975, 1977a, 1977b; Suinn, 2001.

129. García, Simón, Durán, Canceller, & Aneiros, 2006; Turk, 1975, 1976.

130. Meichenbaum & Deffenbacher, 1988.

131. For example, Wells, Howard, Nowlin, & Vargas, 1986.

132. For example, Getka & Glass, 1992; Liddell, Di Fazio, Blackwood, & Ackerman, 1994; Moses & Hollandsworth, 1985.

133. Elsesser, Van Berkel, Sartory, Biermann-Göcke, & Ohl, 1994.

134. Meichenbaum & Deffenbacher, 1988.

135. Meichenbaum & Deffenhacher, 1988.

136. Sheehy & Horan, 2005.

137. For example, Lochman, 2003; Lochman, Whidby, & FitzGerald, 2000; Nelson & Finch, 2000.

138. For example, Feindler, Ecton, Kingsley, & Dubey, 1986; Lochman & Curry, 1986.

139. King et al., 1998.

140. Maag & Kotlash, 1994.

141. Foa & Rothbaum, 1998; Rothbaum, Meadows, Resick, & Foy, 2000; Trzepacz & Luiselli, 2004; Veronen & Kilpatrick, 1983.

142. Foa, Dancu, Hembree, Jaycox, Meadows, Street, 1999.

143. Meadows & Foa, 1998; Muran & DiGiuseppe, 2000.

144. Farrell, Hains, & Davies, 1998.

145. Safren, Hollander, Hart, & Heimberg, 2001.

146. Thompson & McCreary, 2006.

147. Foa, Davidson, & Frances, 1999; Hembree & Foa, 2003; Meichenbaum, 1985; Meichenbaum & Deffenbacher, 1988.

148. Meichenbaum & Deffenbacher, 1988.

149. Liddell, Di Fazio, Blackwood, & Ackerman, 1994.

150. Horan, Hackett, Buchanan, Stone, & Stone, 1977; Vallis, 1984.

151. For example, Maag & Kotlash, 1994.

152. For example, Geiss & O'Leary, 1981.

153. For example, Jacobson & Margolin, 1979; Patterson & Reid, 1970.

154. Stuart, 1969, 1980.

155. O'Farrell & Fals-Stewart, 2000.

156. Baucom & Epstein, 1990; Jacobson & Margolin, 1979; O'Farrell & Fals-Stewart, 2000; Stuart, 1969, 1980.

157. Baucom & Epstein, 1990; Beck, 1989.

158. Baucom & Hoffman, 1986; Baucom, Shoham, Mueser, Daiuto, & Stickle, 1998; Hahlweg & Markman, 1988; Jacobson, 1989.

159. For example, Baucom, Shoham, Mueser, Daiuto, & Stickle, 1998; Beach & O'Leary, 1992.

160. Beach, Whisman, & O'Leary, 1994.

161. Epstein & McCrady, 1998; O'Farrell & Fals-Stewart, 2000.

162. Christensen, Jacobson, & Babcock, 1995.

163. Christensen, Jacobson, & Babcock, 1995.

164. For example, Stuart, 1980.

165. Baucom, Christensen, & Yi, 2005; Christensen, Jacobson, Babcock, 1995; Jacobson, 1991, 1992, 1993; Jacobson & Christensen, 1996.

166. Waller & Spiegler, 1997.

167. Jacobson, Christensen, Prince, Cordova, & Eldridge, 2000.

168. Waller & Spiegler, 1997.

169. Compare with Waller & Spiegler, 1997.

170. Cano & Leonard, 2006.

171. Compare with White, 1989, 1995.

172. Waller & Spiegler, 1997.

173. Jacobson, 1992.

174. Christensen, Atkins, Berns, Wheeler, Baucom, & Simpson, 2004.

175. Christensen, Atkins, Berns, Wheeler, Baucom, & Simpson, 2004.

176. Christensen, Atkins, Yi, Baucom, & George, 2006.

177. Baucom, Hahlweg, & Kuschel, 2003; Shandish & Baldwin, 2005.

178. Baucom, Gordon, Snyder, Atkins, & Christensen, 2006.

179. Martell & Prince, 2005.

180. Jacobson & Addis, 1993; Sullivan & Bradbury, 1996.

181. Markman, Floyd, Stanley, & Lewis, 1986; Markman, Renick, Floyd, Stanley, & Clements, 1993.

182. Markman, Stanley, Jenkins, Petrella, & Wadsworth, 2006; Markman, Williams, Einhorn, & Stanley, 2008.

183. Hahlweg & Markman, 1988; Markman, Floyd, Stanley, & Storaasli, 1988; Markman, Renick, Floyd, Stanley, & Clements, 1993; Stanley, Markman, St. Peters, & Leber, 1995.

184. For example, Peterson, Crowson, Saldana, Holdridge, 1999.

185. Hansen, Zamboanga, & Sedlar, 2000; Paniagua, 1998.

186. Safren, Hollander, Hart, & Heimberg, 2001.

187. Linehan, 1993a, 1993b; Linehan & Dexter-Mazza, 2008.

188. Davison, D'Zurilla, Goldfried, Paul, & Valins, 1968.

189. For example, Ledwidge, 1978, 1979; Locke, 1979; Zettle & Hayes, 1982.

190. Spiegler, 1983.

191. Kendall, 1987; Spiegler & Guevremont, 2002.

192. Dember, 1974.

193. Bandura, 1986a, p.14.

194. Bernard & Joyce, 1984; Morris & Cohen, 1982; Schleser, Meyers, & Cohen, 1981.

195. For example, Kendall, 1993.

第十四章　第三代行为疗法：基于接受和正念认知的干预[a]

---

　　a 本章与约翰・P.福塞斯（John P. Forsyth）和肖恩・C.谢泼德（Sean C. Sheppard）合作编写。

384   一些行为治疗师把行为疗法的发展划分为三个阶段[1],图 14-1 描绘了行为疗法的族谱。第一代疗法起始于 1950 年代至 1960 年代,其内容包括刺激控制、强化和惩罚、厌恶疗法、暴露疗法和示范疗法(第六章—第十一章)。这些疗法强调通过改变影响来访者的外部环境条件,治疗能被直接观察到的问题行为。

        第二代行为疗法出现于上世纪 60 年代中期,它认为认知因素是问题行为的决定性元素。认知行为疗法(第十二章—第十三章)使用的治疗技术既包括第一代行为疗法所使用的程序,也包括了具体的认知改变程序,其目的在于矫正来访者功能失调的思维和信念。

        第三代行为疗法发展与上世纪 90 年代[b]。第一代和第二代行为疗法的主要治疗目标是消除或减少来访者的问题。与之相对,第三代疗法的目标是让来访者以积极的态度接受各种形式的心理不适和痛苦(在第一代和第二代中用问题一词来指代),并把这个过程看成生命历程中不可避免的一个部分——而不是把它们看作在完成目标的过程中所出现的阻碍。换句话说,来访者要在学习如何与这些无法避免的痛苦与不适共处的过程中活出生命的精彩。这是一个吸引人的角度,你说呢? 要达成这个目标,不仅需要用到第一代和第二代行为疗法中的改变策略,也需要采用加强接受和正念认知的干预手段,从而帮助人们依照个人价值观实现自己的生活理想。

        在当下的行为疗法实践过程中,这三代的行为疗法都有所呈现。他们之间的关系在某种程度上交织重叠,不可分割。第二代疗法沿袭了第一代疗法的原则和操作程序,第三代疗法又继承了第一代和第二代疗法的原则和操作程序。每代疗法都是行为疗法家族的成员之一,事实上,它们具有相同的定义主题和普遍特征(见第一章的描述),特别是他们均共同致力于通过科学的方法缓解人类所遭受的各种痛苦[2]。

        上文我们对第三代行为疗法作了简要描述,即便它篇幅较短,但你可能已经发现了它与第一代、第二代行为疗法之间的巨大差别。实际上,人们对第三代行为疗法还颇有争议[3](从它一开始被提出到现在都是这样)。第三代行为疗法强调正念,接受,价值观,人生的意义和目的。考虑到这些内容,我们就不会对它饱受世人争议这一点而感到奇怪了。实际上,学习第三代治疗方法可能不仅会挑战你对认知疗法本质的原有假设,也会挑战你长期以来所坚持的对人类苦难本质的假设。所以,为了更好地学习以下内容,请保持一个开放的心态。

---

        b 术语第三次浪潮(*third wave*)也曾被用来描述过第三代行为疗法(Hayes, 2004b)。我们在此偏向于使用术语第三代(*third generation*),因为它更强调与前几代行为疗法的传承关系,同时也为将来预留了发展空间。浪潮,与其相反,来去自由,它可能无法贴切形容对第三代疗法未来发展趋势。然而请注意,在行为疗法相关文献中,术语第三代和第三次浪潮可交替使用。

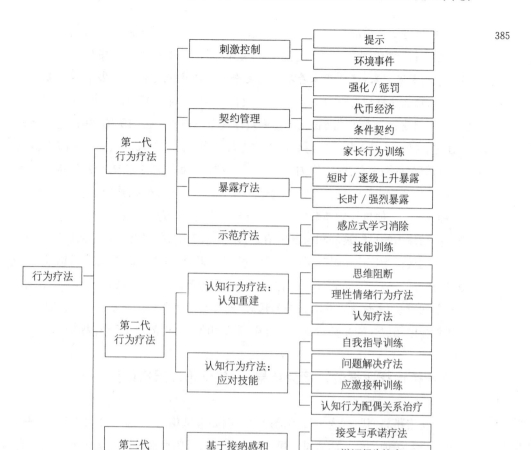

图 14-1　三代行为疗法的族谱

来源：© 2008 Michael D.Spiegler

第三代疗法的核心主题

　　第三代行为疗法具有五个相互联系的核心主题：以拓展性视角看待心理健康，广义看待治疗所得的可接受结果，接受，正念，和以生命价值为生活目标[4]。

以拓展性视角看待心理健康

　　行为疗法的主要目标是帮助人们解决心理问题。第一代行为疗法和第二代行为疗法（和几乎其他所有的心理疗法）所采取的方法是减少来访者的心理困扰。当然这样有它的道理；只因为这是来访者所期望发生的事。第一代疗法和第二代疗法的内在假设是,这些心理困扰是消极的,他们应该被消除,或者至少症状要得到减轻。

　　第三代行为疗法的假设与上述二者完全不同:把心理痛苦与困扰假设为生活中不可避免的普遍现象,这就意味着不可能完全根除或避免它们。如果个体不接受这一前提假设,那么执意与其进行对抗可能会反而加重个人的痛苦和困扰。短期来看,为控制、最小化或避免不适感所付出的努力可以使个体得到短暂的快感,并且这些努力会被负强化。(例如,对人际交往感到焦虑的史蒂夫通过回避参加团队活动来减少自己的焦虑感。)但在长期来看,这些努力百害而无一利,因为来访者需要耗费大量的时间和精力,并且它会把人们的痛苦体验扩大化。(例如,史蒂夫开始频繁地编造借口,这点让他觉得很有压力,他也开始渐渐失信于朋友和同事。)越来越多的研究表明,这种类型的努力可能与体力的日渐衰弱和与日俱增的心理困扰有关,并最终导致生活质量的下降[5]。

　　第三代行为疗法正是基于此类研究发展而来,它致力于改变人们对思维、记忆、感受和身体感觉痛苦方面的反应。治疗师鼓励来访者,即使体验痛苦并不是一件美差,但也不要回避它,来访者在体验痛苦的同时,也应继续做自己认为重要的事。该治疗方法让我们能以拓展性的视角看待心理健康问题和治疗所得的可接受结果。

广义看待治疗所得的可接受结果:聚焦于第二层次改变

　　来访者带着问题行为来接受治疗——例如考试焦虑,难以集中注意和抑郁——这些问题影响了他们的生活质量。第一代和第二代行为疗法是以直接缓解问题行为的工作模式来帮助人们完成重要使命,比如取得优异的成绩,完成工作任务,或者甚至是起床。这个过程被称为**第一层次改变(first-order change)**。

　　第三代行为疗法采取一种完全不同的立场。它们聚焦于**第二层次改变(second-order change)**,既所采取的干预手段是为了改变问题行为的作用(*function*),而非改变其表现形式(*form*)[6]。例如,一个人会有这种想法,"我是个失败者,没有人会喜欢我的",而在治疗之后,这个人会把它仅仅看作是脑海中的一个想法,甚至是一个令人痛苦的念头。该个体会继续与他人的互动,而非试图改变或消除这个念头本身(即行为的表现形式)。

　　决定它是第一层次改变还是第二层次改变的并不是治疗本身,而是治疗的目标。例如,如果用第一层次改变的角度看问题的话,那么传统暴露疗法(第九章—第十章)的治疗目标是让来访者学会积极思考并改善感受(某种程度上说即是变得不再那么惊恐不安)。如果以第二层次治疗为背景,那么同样的暴露疗法可以被用来使来访者更善于*思考和感受*(某种程度上说即是把思维和感觉相联系),使得来访者的生活质量得到提高。如果用第二层次改变的角度看问题,来访者就不会把它当作是实现人生目标的阻碍,尽管他们还在经受种种不适,但他们仍会想出各种办法来实现自己的目标。也就是说,比,尽管某人会在考试或准备考试的时候感到焦虑,但他仍旧能拿好成绩。为了让读者体验第二层次改变是如何运作的,请花两分钟时间完成参与性练习14-1。

参与性练习 14-1 "我碰不到墙":第二层次改变的应用

你只需用一把椅子,并身处一室即可完成本次练习。

读下列指导语并按其操作。

1. 一边坐在椅子上,一边大声重复下列想法:"我站不起来,也碰不到墙。"这样做至少15秒。

2. 一边重复说,"我站不起来,也碰不到墙",一边站起来,走向墙,伸出手,碰到它。

如果你在说,"我站不起来,也碰不到墙"的时候成功地摸到了墙,那么恭喜你!你刚刚已经用了第二层次改变策略来改变自己"我站不起来,也碰不到墙"的想法。请注意,你并没有改变这个想法的*形式*,你原本可以说"我可以站起来,碰到墙的。"但你并没有那么做:你继续说着那样的话,一句接着一句,也没有停下来。你真正做到的是你改变了该想法的*功能*,从一个阻碍你完成自己愿望(站起来碰到墙)的潜在壁垒到尽管你这么想,但还是让行为成功地表现出来的过程

这个练习证明了你可以带着想法进行活动,做你所选择做的事,甚至当你的想法与实际背道而驰的时候也可以这么做——比如在我们的生活中,我们会有"我不能……""太大了,好吓人,太难了"的想法。

接受

从字面意义上看,"接受"意为"领取对方所提供的东西。"**接受(acceptance)**意为全心全意地包容个体当下的体验,不作判断评价。"接受"是佛学的中心,有一个禅学故事,讲一个男人放工回家,发现自己家的房子被烧光了。他只是看着残砖破瓦,说了一句,"就这样吧。"这个男人认识到*发生了什么*,在体验的过程中不对此加以评价。很多人会把这种接受的态度误解无消极的顺从和放弃,这些并不是接受。"就这样吧"是对当下经历的承认,不外加判断。所接纳的仅有此时此刻的现状,这并不意味着个体不会在将来做一些事以改变情境(比如这个男人又盖了一桩新房子)。

接受愉快的体验是容易的,但接受痛苦经历往往很难。对心理痛苦不坚持,不反抗,不辩护,这样做是违反天性,违反人类习惯性反应的(就像把手从滚烫的表面挪开)。然而,放开挣扎的束缚并控制自己的痛苦(接受)可以是最具有适应性的反应,因为它提供了个体最大的可操控空间。这个过程就好比试图把自己的手指从中国指套里解脱出

388

来一样[7]。

中国指套(见图14-2)是一个由毛线做成的管子,大约5英寸长,直径为半英寸。你可能在孩提时代玩过。你把食指分别划进指套的两端,塞进指套中间并两指相碰。然后,你尝试着把手指拿出来。大多数人为了做到这一点会使劲分开两根手指。但当你这么做时,指套会收紧,夹得你的手很不舒服。你越是用力,指套会变得越紧。把手指伸出来似乎是最佳(也是最自然)的解决方案。但是,它并不奏效。

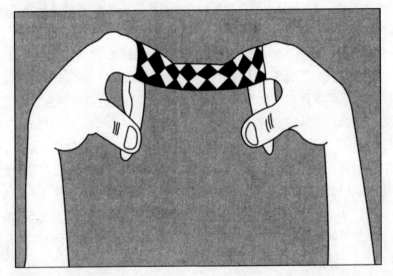

图14-2 一个中国指套:用来比喻在与问题的纠缠不清中越陷越深,最终得到消极的结果

当人们挣扎着摆脱"问题"思维和感觉的时候,同样的情况往往也会发生。要想使你的手指重获自由,你反而要把你的手指往里推,而不是往外拉,往里推会给你更多的松动空间。相似道理,停下,不要再和自己的问题纠缠不清,斗争反抗——某种意义上说,把自己融入问题或者和问题坦然相对——可能会给你更多的心理空间,让自己"挣脱束缚"。

389 正念

正念(mindfulness)是指有意识地对当下发生的任何事投以不带任何评判的关注[8]。正念的概念,与接纳一样,历史源远流长,也是佛教中的核心规诫。佛陀(buddha)在梵文中意为开启对当下的感知,体验当下。听上去很容易,是吗?事实上,要做到这点很难。因为我们生活的很大一部分内容来自于头脑对生活的处理——诠释、评价和判断我们自身、我们的思维和感觉、过去和现在、他人和整个世界。大多数时间,我们心中没有正念,只是愚蠢而不自知(*mindless*)。例如,毫无疑问你曾有过这样的体验,你读到了一页书的末尾,却发现自己对所读内容依然一无所知。我们希望现在你是抱着正念在阅读。

你可能已经猜到,正念的概念和接受的概念其实是环环相扣的[9]。接受需要正念,或者说身处当下而不抱任何判断或评价,而对正念的细致观察即是接纳。在疗法中,我们应用正念和接纳二者来削弱来访者挣扎和抵抗的力量,注入他们新的能量来创造他们愿景中的生活。接受—正念技术发源于第三代行为疗法,它的实现需要通过一系列的练习[10]。参与性练习14-2是这些练习的其中一例,它也是你学习如何在日常生活中成为一名正念观察者的基础性练习。请先阅读参与性练习,但你可能会希望稍后再完成它。

参与性练习 14-2　正念呼吸法

呼吸行为是我们参与最多的行为,但通常我们都不会意识到它,除非我们使劲呼吸。留心自己的呼吸可能看上去很简单,其实不然,你在做这个简单练习的时候就会发现这点。正念呼吸法的习得必须靠不断练习。下面是你需要做的事。

你需要一块区域,在那里你可以舒适地坐着,在5分钟内不受到干扰(如果你喜欢的话,时间可以更长,但以5分钟作为起点是个不错的主意)。眼睛看着厨房计时器或者一块手表,倒计时5分钟。

身体坐直,两手轻轻放在膝盖上。轻合双眼。慢慢地把自己的注意力引向你自然的呼吸节奏上,体验一下你的身体感觉,全身上下——胸腔,腹部,鼻腔或嘴巴。只要注意你的呼吸就可以了,呼……吸……呼……吸……。你没有必要刻意调整自己的呼吸,不用加快速度也不用减慢速度,不用深呼吸也不用浅呼吸。顺其自然地呼吸(这就是正念)。

当你的正念开始分散,不再集中于你的呼吸上时,请注意到这一点并慢慢地把正念重新再聚焦到呼吸上。你可能需要不止一次地把正念拉回到呼吸上,没有关系(每个人都会这样)。

继续保持对你呼吸的注意,直到计时器响。(练习可能是令人放松的,所以你可能会选择再继续下去。)当你准备好了的时候,逐渐放宽注意力的范围,轻柔地睁开眼睛,逐渐地把这种聚焦式的注意方式(正念)变为常态体验(我们将在参与性练习14-5中再探索这个过程)。每周至少进行一次该练习。

创造有价值的生活

390

第三代行为疗法的最后一个主题是:治疗应当以帮助来访者以符合他们价值观的

方式生活为整体目标——这对他们来说是有意义的。思考一下,对于一位女士来说,和家人共度时光具有至高无上的重要性。如果对飞行的恐惧无法让她见到远在他州的孩子,那么对于这个来访者来说,治疗目标可能是乘上能够帮她见到孩子的飞机。如果她乘上飞机时,恐惧感较小,或者什么恐惧感都没有,那就更好了,但更重要的是她能够踏上飞机,去见自己的家人。帮助来访者创造*有价值的生活*(*a life worth living*)这个主题贯穿了整个第三代行为疗法。

现在我们头脑中已经有了第三代行为疗法的各个核心主题,现在我们来看看他们是如何指导具体的治疗的。我们将以三种第三代行为疗法治疗途径为例:接纳与承诺疗法,辩证行为疗法,和正念认知疗法。[c]

接纳与承诺疗法(ACT)

接纳与承诺疗法(Acceptance and Commitment Therapy,简称 **ACT**,英语发音与单词"act"相同)有两个主要目标:(1)有些思维和感受并不受人欢迎,且它们的出现和消失也不受来访者控制,但来访者仍须接受他们,(2)承诺与行为服务于生活,而这种生活必须吻合来访者的个人价值观[11]。ACT,其先锋代表人物是史蒂文·海斯(Steven Hayes),既包含接纳也包含改变,它所进行的改变主要是第二层次的改变,也就是矫正"问题行为"的功能[d],而非其形式或出现频率。

ACT 改变过程

以 ACT 的观点来看,来访者问题的主要根源在于他们**心理僵化**(**psychological inflexibility**),行为选择面狭窄,这让人"不知所措。"ACT 聚焦于培养心理弹性(psychological flexibility)——也就是说,有更多的行为选择,这需要人们从心态上接受自己那些令人烦恼的想法和感受,做出与自己价值观相符的行为表现。这个目标的实现需要在 ACT 中用到一系列经验性,具有象征意义的第二层次改变方法。

心理僵化的产生与维持是由于六个互相关联的过程的作用:认知融合,依恋于概

---

c 还有一些其他的行为疗法也与第三代疗法相关,包括我们以往已讨论过的一些章节:行为激活(第六章),功能分析心理疗法(第六章)和整合型配偶关系行为疗法(第十三章)。

d ACT 的理论基础为关系参照理论(Relational Frame Theory),它主要以行为取向来解释人类语言和认知(Blackledge,2003;Hayes,Barnes-Holmes,& Rochem,2001)。该理论聚焦于人类能将各事件以无穷无尽的方式相联系的能力(例如,与……相同,与……相似,由于……原因,为……的部分内容)。起初,这种能力是通过示范和塑造直接习得的,之后,它的应用可以以未曾教过的新颖方式或随机方式出现。

念化自我，经验性回避，与当下脱节，价值观模糊，对价值观的不作为。这些核心过程也是 ACT 的治疗目标，它们被列在表 14-1 的左栏，表中也列出了相对应的培养心理弹性的核心过程——即 ACT 治疗的理想结果——它们被列在右栏。在接下来的六个部分中，我们将逐一讨论每个导致心理僵化的根源，以及用以增加心理弹性的策略。每个部分的冠名结合了心理僵化的源头以及相对应的产生心理弹性的治疗结果。

391

表 14-1　通过对想法的处理把心理僵化（进行 ACT 前）改变为心理弹性（ACT 的理想结果）

心理僵化（进行 ACT 前）	心理弹性（ACT 的理想结果）
认知融合	认知去融合
依恋于概念化自我	与概念化自我分离
经验性回避	经验性接受
与当下脱节	心智觉知当下
价值观模糊	澄清价值观
对价值观的不作为	以价值观为导向的行动

来源：© 2008 Michael D.Spiegler

认知融合对认知去融合

认知融合（cognitive fusion）指的是人们倾向于通过字面意思产生想法，并相信头脑中的想法已对该事物进行了准确的描述，而非看透其本质——也就是说，它们只是*想法而已*。例如，如果有人说了*柠檬*这个词，很可能你会在心里觉得自己看见了一个柠檬，看见了它的形状和颜色，还可能尝到了一点它酸涩的味道。但是，心里想着柠檬和你自己是不是一个柠檬完全是两回事，对吗？你并不是心里的那个想法。

遭受心理痛苦的人往往不能领悟上述观点。对于患有严重抑郁症的病人来说，无能并不仅仅是一个想法了（就像柠檬想法一样）。它是一个关于自己的不可接受的想法（也就是说"我无能"）。

认知融合的解药是**认知去融合（cognitive defusion）**，它是指让人们抛弃自己的一些想法，不要把这些想法认作为是对自己确凿体验的描述和解释，而是纯粹把它们当作是脑海中的想法[12]。另一种理解该术语概念的途径是区分*内容化自我（self-as-content）*，即把自己等同于想法和*过程化自我（self-as-process）*，即我在处理（或改变）我的想法。内容化自我是认知融合，而过程化自我是认知去融合[13]。表 14-2 列出了这两种不同的想法在处理方式上的区别。

个案 14-1 中说明了另一种用来制造认知去融合的 ACT 策略。

表14-2 内容化自我(认知融合)与过程化自我(认知去融合)之间的区别举例

内容化自我(认知融合)	过程化自我(认知去融合)
"我是个蠢蛋。"	"我只是有这么一个想法,认为我是个蠢蛋。"
"我有抑郁症。"	"我现在只是有抑郁的感觉。"
"没人爱我。"	"是我自己相信没有人会爱我。"
"我的生活糟透了。"	"我在对自己的生活作判断,认为它糟透了。"
"什么都不会变。"	"生活会一成不变是我自己的假设。"

个案 14-1　去融合与抑郁相关联的痛苦想法

　　玛莎(Martha),47岁,是三个年幼孩子的妈妈。她向治疗师抱怨称,自己对自己和自己的生活充满了消极的念头,终日疲劳,心情沮丧。她担心自己的抑郁情绪会影响自己做一个"好妈妈",也担心孩子们会潜移默化地受到自己阴郁情绪的影响,也会变得抑郁。玛莎的行为表现和心理感受都表明,她把对自己自贬的想法当成了对自己的精确描述,这加重了她的抑郁情绪并让她深陷其中不得自拔。为了与这种认知融合相对抗,治疗师要求玛莎参与去融合练习。

治疗师:你已经向我描述了许多关于你自己,你的生活和你母亲的角色,等等等等的消极想法。这里面有许多纠缠不清的部分,就像你被困在一张蜘蛛网上一样。我想看看我们能不能从这些令人不快的想法中解脱出来,争取一些空间。你愿不愿意跟我做一个练习?

来访者:当然。我加入。

治疗师:我们先来选一个想法,它让你感到不安、悲伤或者忧郁。如果要你把它写在一张卡片上,你会写什么?

来访者:嗯,"我是个坏妈妈",怎么样?

治疗师:简明扼要。(治疗师的这个反应看上去有点奇怪,但这是有意而为之。这样做的目的是消除人们在表达消极想法和情绪时所会收到的典型社会反应,例如"听到你这样说我觉得心里很难过"或者"你其实并不是一个坏妈妈。"这样的反应旨在削弱人们的痛苦体验,因此并不能培养对他们的接纳感。)我会把这个想法写在记录卡上。(治疗师写完后,拿起卡片让来访者看。)你看到了什么?

来访者:嗯,我看到了"我是一个坏妈妈。"

治疗师:好的。它的本质是什么? 我的意思是,如果你要向他人描述这卡片上的东西,你会怎么说?

来访者:嗯……我看见了一堆字母和单词。

治疗师:对,我也看见了。好的,说说看你其他的令你讨厌的想法?

来访者:嗯……"为什么我就不能正常点?"

治疗师:不错。(治疗师把这个想法写在另一张卡片上,然后举起来给来访者看。)看看这张卡片,你看见了什么?

来访者:又是一堆单词。

治疗师:我们再来看一个想法。

来访者:好。"我还会不会开心呢?"

治疗师:好的。(治疗师把该想法写在一张卡片上)目前为止,我们有了三张卡片,上面都是你曾有过的想法。并且,我确定我们还可以继续写下去。但我想看一看你是否能感悟到些什么。你头脑中满是这些想法的时候,你对他们有什么想法? 他们在你脑中涌现的时候,你对他们的感觉怎么样?

来访者:糟糕透了。我受不了。

治疗师:那我们再看看他们怎么样?(治疗师再次拿出三张卡片,出示给来访者。)再来一次,你在卡片上看到了什么?

来访者:很多单词。

治疗师:这就对了! 你可以把你的这些想法就看成单词。事实上,你拿着这些卡片的时候,不注意这些单词都可以。来,伸出手,手心向上。(治疗师把其中一张卡片放在来访者打开的手掌上。)现在,注意你手中握着的这些想法。就这样看着你手中的这些想法,你感觉怎么样?

来访者:感觉很奇怪……很不同。我身体里的一部分想把它扔掉或者干脆烧了它。我之前从来没这么做过。这不像我。

治疗师:但它可能是真的。你要注意一下自己刚刚手握自己想法时的感觉,并把它们看成单纯的文字。还要注意其他的一些东西——你并不等同于你的想法。刚才它们还在你的头脑里,现在它们都被释放出来了,揭示在你的面前。你可以选择像现在一样注意它们。见鬼,你也可以像刚刚一样只是手拿着它们,或者在它们之中挣扎,让它们与你如影随形,或者放开它们。这都由你决定。

来访者:我明白。卡片轻飘飘的,和以往的感觉很不一样。

治疗师:当我们学了如何观察自己的想法时,就会有你现在的这种"轻飘飘"的感觉。在我们进行下一个疗程前,你是否愿意用这个练习方法来处理自己的想法,无论它们是好的,坏的,还是丑恶的? 我会给你一些卡片。当你脑海中有什么想法出现时,取出一张卡片,把这个想法写下来。然后,花一点时间轻轻地握住卡片,理解你并非等同于这些想法的道理。实际上,你可以整天带着这些卡片。如果只要你愿意,你可以挑一些时间,取出这些卡片,简单地看一下上面有什么。这些是你能力范围之内可以做的事情。

来访者:我会试试看的。

394 　　以上是 ACT 的典型治疗过程,个案 14-1 中的治疗师让来访者参与一个实验性的练习,通过这个练习来亲身体验治疗策略(认知去融合)的价值,而非只是向来访者解释该策略。

依恋于概念化自我对与概念化自我分离

对概念化自我的依恋(*attachment to the conceptualized self*)是认知融合的一个极端表现形式,因为它融合了整个自我概念。人们作茧自缚于对自我的认识(概念化自我)中,这点可以通过人们对自己和对他人所描述的关于自己是谁,自己为何这般的故事中表现出来。通过讲这些故事,人们形成了概念化自我。故事本身是真是假并没有关系,因为人们认为它们是真的。对概念化自我的依恋导致了僵化行为,人们之所以会表现出僵化行为是为了确证或维护他们的那些故事,他们由进一步造成了心理僵化。

我们来看一看安德烈娅(Andrea)的故事。来参与治疗之前,她有很长的一段普遍性焦虑症病史,她把此看作是她生活枯燥,一事无成的原因。她把自己的焦虑症称作"慢性病",并把它归结为"使自己神经化学层面上发狂"的原因。她主要的故事线索如下:"我的心支离破碎,残破不全,我永远也不可能逃开病魔的手掌。"

概念化自我分离(detachment from the conceptualized self)包括认知去融合的过程,就像从认知上除去特定念头获得心理弹性。治疗师鼓励来访者从概念化自我中脱离开来,并以观察者的角度看待它,认识到概念化自我并不等同于他们本身,而只是一个故事。对于安德烈娅来说,这也就意味着她需要把自己的那个故事看成是可以描述自己生活的千千万万故事的其中一个。更重要的是,她当下对缺陷/疾病故事的依恋执着对她来说并没有什么好处。

经验性回避对经验性接受

经验性回避(**experimental avoidance**)是指来访者为从偶发的令人不快的私密事件——想法,情绪和身体感觉——中逃离出来或回避该类事件所作的努力[14]。经验性回避也包括来访者试图通过改变这些事件的形式或发生频率来减少自己的痛苦(也就是说,第一层次改变)[15]。作出这些尝试需要来访者付出巨大的努力,长远看来,这样做可能并不管用。要想体验一番这种感觉,请你跟着下列指令做。花一点时间,"努力不要去想一头粉红色的大象"。试完之后,继续下面的阅读[16]。

你能做到吗? 大多数人都很困难,因为**不要去想什么东西事实上就等于去想这件东西**。你可能也尝试想一些其他的东西,反正不是那头粉红色的大象,来分散自己的注意力。问题是,分散注意力的前提是你知道你所想的用来分散注意力的那个东西不能是粉红色的大象,所以你必须将它与粉红色的大象作比较,所以你又会去想那头粉红色的象了。在工作中我们也会经历相似的过程,比如当人们试图回避厌恶性想法和情绪的时候。

经验性接受(*experiential acceptance*)是经验性回避的反面。它包括(1)与痛苦经历保持接触(2)而不试图改变它们的外在形式或发生频率,以及(3)作出与个人价值观相符的行为。经验性接受能够生成新的与痛苦或不适心理体验有关的应对方法,与经验性回避相比较,它们更灵活,种类更多。接受策略的有效性[17]已在多种问题的治疗中被证实,例如慢性疼痛[18],焦虑障碍[19],自残行为[20],和抽烟行为[21]。

个案14-2 举例说明了治疗师是如何通过经验性接受改变痛苦经历的——而非改变其外在形式和发生频率。

395

个案 14-2　用经验性接受治疗愤怒

拉里(Larry)是一名35岁的卡车司机,他来寻求治疗的原因是,他害怕自己无法控制的怒火会让妻子离开他,子女会不再想与他有任何联系。他说,鸡毛蒜皮的小事情也会触怒他,特别是当他觉得很累的时候。谈到他所说的那些小事,拉里举的例子包括妻子和孩子没有在做他们应该做的事情,晚饭准备晚了和孩子玩耍时太吵。当拉里发怒的时候,他会对着妻子和孩子吼叫,有时候会扔东西,用拳头敲墙和殴打妻子。当他感到紧张的时候,他通常会喝酒,而喝酒又让他变得更加具有攻击性。他原本认为,自己发怒的时候,"事情就解决了"("老婆就不再唠叨了,也不偷懒了,小孩子也不再惹是非")。然而,就在来治疗之前不久,他意识到愤怒只会在短时期内起作用,长远的结果可能是让他失去家庭。

治疗师把一些行为定义为拉里的经验性回避行为——即逃离或回避生活中的痛苦:他不愿承认自己的愤怒及其造成的伤害,用言语或肢体上的攻击性行为来回避家人的要求和家庭责任,用喝酒来使自己平静下来并借此消磨自己不愉快的情绪,责怪妻子和孩子"没有做应做的事情"。

治疗师让拉里反省最近出现的愤怒周期。起初,拉里并不想提起那些痛苦的念头和感觉,但最终他还是同意了。治疗师指导拉里在脑海中想象自己发怒时的景象,并让自己身处其中,好像这件事正在发生。当拉里在想象时,治疗师告诉他关注自己的想法,感受和冲动。治疗师温柔地鼓励着拉里,让他带着好奇心深入感受自己的体验,治疗师问他:"愤怒出现的同时,还有什么?""你注意到了什么?""你当时的感受让人有什么样的感觉,当你有那样的感受时,你心里想的是什么?"

拉里哭了,他对自己的描述是无能,脆弱,孤独,好比众人眼中的失败者。治疗师鼓励拉里只需要注意到自己的体验即可,无须对它加以评判。这对拉里来说很难,因为他显然不喜欢自己的那些感觉。治疗师在认识到这个任务对拉里来说的难度后,便鼓励拉里与这些体验共处,看看自己能不能就这样和他们共存(正念),不要试图解决或离开它们。

根据这些指导行事对拉里来说是全新的体验。他从未让自己探究过自己愤怒的本源,触碰自己心底的那块伤心地,而是一直以某些方式把它表现出来(他典型的经验性回避行为)。为了让拉里理解经验性接受这个概念,治疗师打了一个比方,当你身陷流沙时,应该做什么事:你应该保持静止不动,这样才能使接触面积最大化。如果你挣扎(就像经验性回避),你就会陷下去。同样道理,与愤怒情绪共存,不对它有任何作为也是不容易的,但这样做却是适应性的。治疗师指出,这是拉里可以选择去做的事情。治疗师要求拉里在治疗之外继续练习体验自己所受的伤害和愤怒情绪,带着好奇心和接纳感,而非用回避行为来处理自己情绪上的痛苦,特别是变得愤怒或表现出攻击性行为。

与当下脱节对心智觉知当下

如果来访者一味沉迷于他们过去个人的事件中,那么他们只是"活在自己的脑袋里",而并没有与当下每分每秒的生活中所发生的事情产生联系。他们永远聚焦于自己的内心世界,所想的不是过去就是将来,无时无刻不在回忆或者期许痛苦的事情。如此与当下脱节(*disconnection from the present moment*)的状态,其对立面是用心智觉知当下(*mindful contact with the present moment*)。我们会用到各种策略来培养正念,例如正念呼吸法(参与性练习14-1)。后文中会谈到正念认知疗法,我们会对其他策略加以描述。

价值观模糊对明晰价值观

寻求治疗之初,来访者聚焦于他们自身的心理痛苦,他们经常不清楚自己的价值观——对他们来说什么才是最重要的——因而价值观变得模糊不清。我们的价值观指导了我们的行动方向。因此,价值观模糊(*unclear values*)的来访者在行动上产生了困难。他们感觉自己如困兽一般,自己的行为机械而趋于惯性,这就是心理僵化的一种形式。ACT 的目标之一即是帮助来访者聚焦于自己的价值观并将它们理清。只有价值观明晰(clear values),来访者才能指导自己的行为向着那些真正有生活意义的方向发展。

对价值观的不作为对以价值观为导向的行动

对价值观的不作为(*inaction with respect to values*)是心理僵化的一个明显指标。不作为的产生源头多种多样,其中就包括了模糊的价值观。它也是经验性回避的一个副作用,因为来访者习惯于捍卫自己,不受痛苦经历的折磨,所以他们根本无法采取行动。或者,即便他们有所行为,这些行动也很有可能是无效的或是适应不良的,并会进一步加重他们的问题。ACT 的主要目标是让来访者有所行为,但他们所作的行为必须是为自身的价值观服务的——换句话说,是以价值观为导向的行动(*value guided action*)。

另外,来访者对行动必须做出承诺(commitment),这与来访者说他们会尝试(try)以价值观为导向的行动不同。你只要花一分钟时间完成参与性练习 14-3,就能发现这种方法的好处,你可以在完成练习后继续下文的阅读。

参与性练习 14-3　我尝试——因此失败

把一支笔(或其他小东西)放在你面前的桌子或书桌上。然后,*试着拿起笔*。尽你的全力把笔拿起来。

如果你拿起笔了,再把它放下。

现在,试第二次,然后放下笔,然后再试一次,把它拿起来。

如果你没有拿起笔,那么你是按照要求做事的——顾名思义,试着拿起笔。我们没有要求你拿起笔,只是让你*试着拿起笔*。

那么"试着拿起笔"会是什么样子呢? 你说不出来,因为根本没有办法*试着拿起笔*——或试着做任何事。你能做的就是要么拿起笔,要么不要拿起来。尝试着做什么事并不是一个选择。

你可能想要(不是想尝试)与一个或多个朋友做这个练习。很可能他们会失败,就像你很可能会失败一样,但他们从这堂"尝试"课中获益。

尝试做某事即是不作为的一种,这就是为什么在 ACT 中,治疗师从不鼓励来访者尝试做任何事。相反,治疗师会鼓励他们承诺去做某事,然后就去做,即便他们会失败。

在更宏观的框架下,你没有办法试着去过好自己的生活——你需要的是实实在在的过日子,最好是带着自己的价值观。

以 ACT 为治疗方法

在前文中,我们已描述了在 ACT 中用到的各种具体策略和技术,它们削弱了心理僵化的根基(见表 14-1 第一栏,原书 391 页),创造了心理弹性(见表 14-1 第二栏)。然而,ACT 不仅仅是一套干预策略和技术。它是一种*疗法*(*approach*),它强调对痛苦想法和感受的接受和对自己做出符合自身价值观行为的承诺[22]。ACT 中既有接受也有改变。尽管 ACT 通常能促进第二层次的改变,但这种所发生的变化也能间接地使第一层次发生改变,例如个案 14-3 中所描述的那样。该个案也可为我们提供了一个范例,说明了我们如何用第一代疗法来达到第三代疗法的治疗目标。

398

个案 14-3 **用内感性暴露疗法培养接纳感以治疗惊恐发作[23]**

马克(Mark)是一名 25 岁的商店营业员,已与惊恐发作斗争了 4 年。他报告说,因为自己的惊恐发作,他从大学退学,从事了一份低薪的工作。他还说,自己的病让他裹足于这个中西部的小镇,无法远行。这一缺陷在很大程度上局限了他的生活,因而他来寻求治疗。

治疗师建议用内感性暴露疗法[24](见第九章)来作为治疗的部分内容,并以此来培养他对自己恐惧的惊恐发作的接纳感和正念,这样他就能做自己关心的事情了,比如旅行。

为了唤起马克在惊恐发作期间所会出现的各种症状,治疗师让他对着一根吸管吸气,一次 30 秒,但是同时要忍住不用鼻腔呼吸。(这项技术能够引起短时的气急,憋闷,窒息,心跳加快或心悸和晕眩[25],这与自然发生的惊恐发作时个体所感受到的身体反应相似。)在暴露过程中,治疗师不断提醒马克他这样被暴露于惊恐症状之下的原因:这样他就可以练习如何近距离接触那些他正在遭受的不愉快感受,而不把它们判定为痛苦(正念)。治疗师还提醒马克,这项练习的目的在于让他能够享受有价值的生活。

在每次接受完内感性暴露疗法治疗后,马克和治疗师都会对这番体验进行讨论。治疗师指出,虽然马克不能控制自己惊恐发作时的症状,但他却对自己体验惊恐的意愿拥有控制权。马克学会了认识心悸和心跳加快的本质——身体感觉——而非他脑海中对这些恐怖情景的念头(例如,"我要发疯了"和"我心脏病犯了")。通过其他的正念和接受练习,马克学会了如何经验性接受自己在惊恐发作过程中所出现的剧烈不适感,只要观察正在发生的事情即可。马克学习了一种新的方法,可以将自己的身体感觉与评价性思维联系起来:即接纳当下自己所有的恐怖和恐惧。有趣的是,这种接纳感无意中降低了马克惊恐发作的频率和严重程度。

在六个月的跟踪调查中,马克报告说自己有时仍旧会经历惊恐体验的症状,但他再也没有回避过自己的这种不适感。用他自己的话说,"我已经收回了本就属于自己的东西:充实的生活——并非没有烦恼或没有忧愁——只是我们把烦恼和忧愁放在一个安全的地方,这样我觉得还行。"马克如愿回到了大学校园和旅行。

内感性暴露疗法是第一代行为疗法,它常被用来减少焦虑。在马克的个案中,它被改编为第三代行为疗法服务:接纳自己的惊恐症状,让自己能"好好过自己的生活"——即追求对他来说重要的事情(回到大学生活和旅行)。当第二层次的改变发生后,马克生理及情绪上的不适感的发生频率减少了,严重程度也减轻了,这属于第一层次的改变,也并非 ACT 干预的目标。然而,这一切都归功于马克开始做对他来说重要的事情了,总体来说,他感觉好多了。并且,无论是不是有意为之,暴露于这些恼人和适应不良的感觉下的确能消灭这些不适感。

接纳与承诺疗法面面观

ACT 被应用与治疗多种形式的痛苦,包括一般焦虑障碍[26],强迫障碍[27],焦虑抑郁并发障碍[28],工作障碍[29],抑郁[30],与物质有关的障碍[31],慢性疼痛[32],糖尿病[33],癫痫[34],进食障碍[35],和精神分裂症[36]。截至目前,已有人约 20 个随机抽样的对照研究对 ACT 的治疗结果进行了评价[37]。尽管样本量较小,研究结果普遍支持其有效性——尽管按标准来说,ACT 还未被定性为受实证支持的疗法[38]。

也有学者对 ACT 的效率与效力进行了研究,其基本研究针对一些 ACT 的核心治疗程序。这些研究检验了接纳[39]和去融合[40]的优点,以及经验性回避的有害作用,它会加重情绪的不安,限制适应性功能的发挥[41]。尽管这些针对基本程序的研究尚处于初级阶段,但它们对于 ACT 仍很关键,因为 ACT 相当于一种理论驱动型疗法,其干预程序基于早先发展起来的心理僵化/弹性模型[42]。

辩证行为疗法(DBT)

辩证行为疗法(Dialectical behavior therapy, DBT;以首字母发音)最初由玛莎·林

内翰发展起来,她改编了第一代和第二代行为疗法,并用它来治疗自杀行为[43]。企图自杀的人们缺乏建构有价值生活的技能。因此,在其初始形成阶段,DBT 的训练内容包括暴露疗法及契约管理的技能训练。然而,有自杀倾向的人倾向于对批评高度敏感,难以控制自己的情绪。在她的早期研究中,林内翰发现一味强调第一层次的改变往往会导致来访者处于高度唤起状态,并表现出各种抗治疗行为,例如对她发怒,满含怒气离开治疗或者封闭情绪。当她把重心转移到接纳感上时(而非改变),来访者感到自己的问题被忽视了,导致他们感到极度的绝望或狂怒。林内翰意识到,两个极端——改变或接受——都不可取,但两者的结合体似乎能够奏效,这样就促成了当今 DBT 的发展和应用[44]。

400　　　DBT 的名称中的关键词是*辩证*(*dialectical*),它指每个论点都有一个主张(论题)及其对立面(反论题)。最佳解决方案往往用一种有意义的方式融合了各个立场的重要特性——换句话说,一个综合体(*synthesis*)。在 DBT 中,主要的辩证或极性包括改变一方面,同时接纳另一方面。DBT 融合或综合了来访者接纳自我的需要和他们改变自身生活方式的需要。

DBT 主要被人们用来治疗患有边缘型人格障碍(BPD)的来访者,其特点为来访者会表现出慢性自杀行为;其他的自我伤害行为,例如自残和鲁莽驾驶;情绪不受控制,包括冲动行为;较差的自我形象;以及不稳定的人际间关系。患有 BPD 的个体常患有多种心理障碍,并且生活中永远有麻烦。他们接受了过多的心理治疗服务,治疗也经常失败[45]。毫不意外,边缘型人格障碍难以治愈,DBT 对其治疗有巨大贡献。

我们将在门诊治疗背景中描述治疗师用 DBT 治疗边缘型人格障碍的过程。在住院环境中使用 DBT,或用它来治疗其他障碍时,我们可能有必要对其进行改编[46]。DBT 的首要治疗目标不仅仅是要减少症状的出现,还要帮助来访者创造有意义的生活。

DBT 生物社会论对边缘型人格障碍的解释

林内翰相信,BPD 的核心问题是由于来访者在情绪管理方面存在广泛的问题,这些问题受生物因素和环境因素的交互作用影响,是症状产生和维持的原因[47]。她的**生物社会论**(*biosocial theory*)假设,基因、孕期条件和早期创伤都会导致中央神经系统的发生改变,导致人们无力进行情绪管理,导致了问题的出现。患有 BPD 的人们会对环境中的应激源以夸张的方式做出回应,需要花较多的时间才能回到机能运作的基线水平[48]。当个体身处无效环境时,神经系统各部分会出现特别多的问题。

在一个无效环境(*invalidating environment*)中,主要的监护人和生命中的重要他人会向人们证明其痛苦经历和情绪反应不成立,或对其进行贬低、最小化和惩罚[49]。例如,他们可能会给出类似这样的言语或非言语信息,"事情还没那么坏","你不是真的想自杀","每个人都有自己的麻烦","别老是抱怨"。另外,无效环境强调了自控能力和自助能力,它说明了情绪管理的困难只是由于缺乏意志力,动力较弱和其他的"性格缺陷。"[50]我们不难发现,身处无效环境中的人会把自己看作是有缺陷的。由于生物因素和环境因素中的多种原因相互作用,导致了与 BPD 有关的情绪管理广泛产生各类问题,阻碍了个体问题解决能力的发展,同时也使人际关系出现问题,损害了个体参与以目标为导向的行动的能力——如此种种形成了一个恶性的自循环系统。

DBT 核心治疗策略 401

在 DBT 中,我们用到了两种核心治疗策略:确认/接受策略和问题解决/改变策略。治疗成功与否,关键在于治疗师能否根据特定来访者的需要,在恰当时候灵活运用两种策略。

确认/接受策略

确认/接受策略要求治疗师与来访者在沟通过程中,通过共情理解他们的情绪、想法和行为,并把它们确认为真实可信。在任何治疗背景中,这些干预手段对于建立融洽关系起着重要作用。对于在情绪管理方面存在广泛问题的个体来说,在接受 DBT 治疗时,我们还需要使用这些策略来对抗那些无效行为,无论是外界加于来访者的无效行为还是自无效行为。[51]为理解来访者的问题行为,确认行为所起的作用至关重要。想一想,一位女士经常以割伤自己的手臂作为情绪压力的反应,她的这一行为常见于 BPD 来访者[52]。我们很容易把割伤行为记作适应不良或问题行为,因此它是无根据的或者是有缺陷的。然而,如果割伤行为能让来访者缓解本来无法忍受的情绪(通常是这样),那么某种意义上来说割伤行为就是有根据的,因为它的作用是调节她的情绪。通过接受和确认来访者所具有的情绪紊乱和她割伤自己的原因,治疗师可以为使用问题解决策略提供空间,这样就能帮助来访者找到更多的技术方法来调节自己的情绪。实质上,治疗师会这样与来访者进行沟通:"你可能感到非常痛苦,我能理解你想要缓解这种痛苦,所以你就通过割伤自己来让自己好受些。但你也许可以学会其他的一些方法,不用这样伤害自己,也能达到同样的目的。"上文中,我们可以看到接受与改变策略的相互作用。除非来访者相信,治疗师能够理解他们所有的体验以及他们当下如此表现的原因,否则他们不会轻易接受治疗师的建议,采取其他的问题解决/改变策略[53]。

问题解决/改变策略

在 DBT 中,我们会用到许多第一代和第二代疗法来使行为改变有效化,包括技能训练、暴露疗法、契约管理和认知重建。行为改变技术的具体选择取决于来访者问题行为的维持原因。如果问题的维持是由于技能缺陷,那么我们就需要使用技能训练。如果来访者有能力行使其他适应性行为所需的技能,但由于情绪,认知和契约的干扰,以致他们不愿参与其中,那么比较合适的做法是分别采用暴露疗法,认知重建和契约管理。

由于 BPD 来访者的特殊性,我们在应用标准行为疗法程序时往往有必要对其进行修改。例如,在情绪管理方面存在问题的来访者往往也难以进行信息处理,这就意味着,与一般程序实施过程相比,治疗师可能需要更多地对来访者进行指导[54]。治疗 BPD 来访者的另一挑战在于,治疗的聚焦点可能在会不断变化,疗程与疗程之间的聚焦点会不同,因为来访者的生活中会不断地出现需要治疗师立即关注的危机。例如,如果原定的疗程计划是继上次的治疗,继续用暴露疗法治疗焦虑,那么可能会改成处理其他事件,例如来访者失业、配偶离开、重新开始酗酒或者被房主驱逐。因此,DBT 治疗的过程极少是按线性发展的,DBT 治疗师必须有能力处理来访者的"本周危机",这样能让来访者继续接受治疗,最终回归到治疗伊始所定下的治疗目标和目标行为。同时,DBT 治疗师要帮助来访者洞察危机与适应不良行为的发生模式,以及确定其他更具有适应性的行为表现方式以对生活中出现的危机做出反应。

DBT 治疗模式

DBT 有两种主要的整合治疗模式:个人门诊治疗和小组技能训练[55]另外,在疗程与疗程之间,治疗师可能还会向来访者提供电话咨询,以帮助他们把在治疗中学到的技能应用到日常生活和处理危机中去。

个人治疗

在 DBT 中,个人治疗包括了四个阶段,其内容有部分的重合[56]。来访者的治疗起始于哪个阶段取决于来访者当时的机能运作水平。尽管各阶段按减少来访者问题严重性程度的顺序排列,但来访者在各阶段所取得的进步却不一定是按线性发展的,他们有时会复习一些过去阶段中已接触过的事项或治疗程序[57]。

在治疗师决定来访者的治疗应从哪个阶段开始之前,应首先进行一次全面的行为评估以确定来访者问题的本质及其可能的维持原因。然后,治疗师与来访者在目标,目标行为和治疗方法上达成一致。最后,本着治疗的合作精神,来访者和治疗师共同做出承诺,保证参与一些特定的行为[58]。例如,来访者可能会保证参与一定数量的个人治疗和小组技能训练疗程;同时,治疗师可能保证从另一治疗师处获得对来访者的治疗进程的定期咨询[e]。前治疗任务一旦完成,治疗师则能根据来访者当下的机能运作水平,决定对来访者来说最为合适的治疗起始阶段。

DBT 第一阶段治疗机能运作水平最低的来访者。在这个阶段中,有一套分层的行为目标,包括让来访者生存,安全和与治疗相联系[59]。按重要顺序排列,分别是:

1. 自杀和其他威胁生命的行为

2. 干扰治疗的行为

3. 降低来访者生活质量的行为(例如,焦虑或心境障碍,物质滥用和日常生活中所有的问题,包括关系问题、工作问题和住房问题)

4. 阻碍来访者做出适应性生活改变的技能缺陷

由于 BPD 来访者是出现自残行为的高危人群,保证他们的安全是第一要务。让来访者继续参与治疗是第二要务,因为 BPD 与多种治疗失败相关联,并且中途退出率很高[60]。治疗的第三要务是治疗与 BPD 相关的主要共存障碍(例如抑郁和物质滥用)。最后的要务包括技能训练,它使来访者具备创造有意义生活的必要行为条件。第一阶段的总体目标是帮助来访者控制自己的生活。

一旦达到了以上目标,我们就有可能处理来访者生活各方面的痛苦情绪(例如那些由过去的创伤性事件所引起的痛苦),包括在人际关系方面、工作和日常活动方面,这些痛苦情绪使得来访者无法过有意义的生活。第二阶段的治疗目标是让来访者学习如何带着较少的困扰去体验情绪,增加他们与环境的联系。对于来访者来说,第二阶段是困难的,因为其中包括了使用暴露疗法来对干扰他们生活的创伤性事件和其他痛苦经历进行脱敏。如果没有明智而审慎地进行脱敏过程,来访者可能会回到前阶段水平,用自残的方式应对痛苦和困扰,那样就需要额外进行第一阶段的干预。

在第三阶段,来访者巩固他们在第一阶段和第二阶段中所学到的知识。他们努力增加自己的自尊,自我效能感,能力和与环境的连接,以及生活的整体质量。最后,第四阶段超越了传统行为治疗的界限,帮助来访者发展自由意识,快乐生活和精神实现[61]。

小组技能训练

每周进行的个人 DBT 疗程聚焦于来访者的行为及情绪问题,特别强调威胁生命行为和干扰治疗的行为。另外,鉴于许多边缘型人格障碍来访者所具有问题的广度及严

---

e 对于心理治疗师来说,定期接受另一治疗师对个案的监督是惯例。但来访者对此通常无从察觉。相反,DBT 治疗师会特意告诉来访者他们正在接受此类监督,这样能从一方面证明治疗师对医患合作关系所作的贡献。

重性,接受 DBT 治疗的来访者通常还要接受每周 2.5 小时的小组技能训练[62]。

小组技能训练疗程由一名技能训练师指导,此人是来访者个人治疗师以外的他人。治疗通常会持续一年,并提供一份涵盖了各个疗程操作细节和治疗指导原则的手册,以及每节技能训练练习课的讲义[63]。技能的教授过程遵照第十一章中描述的标准技能训练程序。来访者需学习四种技能:核心正念,人际效能,情绪调节和痛苦忍受。

核心正念技能　核心正念技能是基于禅宗发展起来的技术,它涵盖了注意集中技术,假设非评判性的立场,并将意识集中于当下。这些技能是 DBT 的中心(因此用核心(*core*)一词),在技能训练的一整年中都要对其进行训练。

核心正念所基于的模型认为思维有三种状态:合理思维,情绪思维和智慧思维。合理思维(*reasonable mind*)包括理性思考,会参考实证性事实——一种解决问题的"冷"方法。相反,情绪思维(*emotional mind*)是指非理性思考,不以事实为参考,导致思维夸张或扭曲,它决定于个人暂时出现的情绪——一种解决问题的"热"方法。智慧思维(*wise mind*)是以上两个极端的综合体(见图 14-3),它融合了理性,情绪性和直觉。人们用正念技术来达到智慧思维的平衡态。

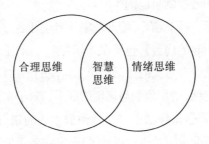

合理思维　　智慧思维　　情绪思维

图 14-3　智慧思维是合理思维与情绪思维的综合体

人际效能技能　自信行为和问题解决技能帮助来访者获得他们想要的东西,让他们不被利用,帮助他们处理人际矛盾。治疗目标是让来访者得到想要的东西,解决其问题的同时让他们保持关系(而非疏远他人)并重获自尊。来访者还需学习如何平衡生活中欲望与义务的比例,这样他们就不会因他们"必须"要做的事情而感到挫败,也不会因此而少做他们想做的事(与第十三章中所描述的复发预防中的平衡的生活方式同理)。

情绪调节技能　学习调节情绪技能对患有边缘型人格障碍的人来说很关键。然而,这对他们来说往往又很困难,因为他们剧烈又不稳定的情绪经常被他人看作是站不住脚的(例如,"你就平静一点,好好控制自己。")因此,情绪调节技能的教授必须在情绪的自我评价背景下进行[64]。

情绪调节需要正念,而情绪调节技能包含观察个体的情绪而不对其加以评判,对个体当下的情绪反应加以描述而不加以诠释。训练内容包括教授来访者认识情绪的本质，情绪在人们生活中所起的作用，以及解释人们对情绪所普遍存在的迷信，如表 14-3 所示。

表 14-3　DBT 技能训练中所揭示的对情绪的普遍迷信 　　405

在每种情境中，总会有一种对的感觉。 消极感觉是不好的，并具有破坏性。 如果我变得感性，那么我就失去了控制。 所有的情绪都是不良态度的结果。 其他人比我自己更有资格评价我现在的感受。 应该避免痛苦情绪。

来源：摘自 Linehan, 1993b。

痛苦忍受技能　鉴于 DBT 和其他第三代行为疗法把不适感与痛苦看作生活中不可避免的部分，那么学习忍受不适感的特定方法就显得很重要了。有四套技术可以帮助来访者处理危机，接受当下的生活：(1)分散注意力(以调节情绪反应)，(2)自我安抚，(3)改进当下(比如通过认知重建)，和(4)思考忍受痛苦的优点和缺点[65]。

辩证性说服

辩证观和辩证哲学——在两个极端之间找到综合体——是 DBT 的指导原则。从广义上看，该原则可以从整个治疗过程中所表现出的接受与改变之间的精妙关系中窥见一斑。下文中给出了**辩证性说服**的两个例子，并可以让你初尝辩证性交换，它常见于个人疗程中的治疗师—来访者对话。

为了矫正来访者适应不良的看法，DBT 有时可能会用到理性情绪行为疗法中的理性争论(第十二章)。然而，DBT 治疗师们更倾向使用**辩证性说服**(**dialectical persuasion**)，它微妙地突出了来访者行为，信念和价值观中的不协调部分。它的目的是帮助来访者建立与自身价值观相符的平衡观念(例如，智慧思维而不是合理思维或者情绪思维)。

思考一下习惯用点燃的烟头烫伤自己手臂的女士的个案，她这样做是因为这能立刻缓解她强烈的情绪上的痛苦[66]。不出所料，她不情愿放弃这种行为，因为该行为起到了减少情绪痛苦的作用。在探索过往事件是如何催化最近事态变化的过程中，女士不经意间提起，"这次烧伤真的没那么严重。"治疗师接着这个话题开始了辩证性说服。

治疗师：所以你的意思是，如果你看到别人深受精神痛苦的时候，比如你的小外甥女，她心情也很糟糕，就像你那天烧伤自己胳膊一样，所以你也会烫伤她的手臂来帮助她感觉好一点。

来访者:不,我不会。

406　治疗师:为什么不呢?

来访者:我就是不会。

治疗师:我相信你不会,但是为什么呢?

来访者:我会安慰她,或者做点其他的事情来帮她感觉好过些。

治疗师:但如果你安慰不了她,而且你做什么都不能让她变得好起来,怎么办呢?而且,你又不会那样烫伤她。

来访者:我就是不会那样做。那样做是不对的。我会做一些其他事,但不会那样做。

治疗师:(你的表述)很有趣,你觉得呢?

　　辩证性说服的另一个实例是**唱反调技术**(*devil's advocate technique*)[67],治疗师(1)提出一个有效的极端建议,(2)询问来访者,他/她是否相信该提议的有效性,然后(3)反驳来访者对该极端提议的反对意见。目的是为了以**辩证**(*dialectically*)的方式说服来访者采纳适中的观点,而非来访者现在所持的极端观点。为使该技术有效,治疗师必须警惕来访者功能失调的认知,与来访者以一种貌似幼稚的方式进行交谈,用一丝轻率来平衡其严肃性[68]。下文中,治疗师与来访者之间的对话说明了唱反调技术的应用。

治疗师:我们从昨晚你与男友之间的争执开始,好吗?

来访者:嗯,他昨天晚上下班到家已经很晚了,错过了我为彼此精心准备的晚餐,尽管我们从一星期前就开始准备这次约会了。

治疗师:你一定会感觉很受伤,准备了那么精美的晚餐,最后一场空。

来访者:不,我是气疯了!我的意思是,他老是这个样子——打破我的计划(说话的时候语气非常不安)。好像他不爱我。我觉得他那样做就是为了伤害我。

治疗师:我肯定他就是不在乎你们之间的关系(说的时候不带任何感情色彩)。

来访者:你什么意思(困惑)?

治疗师:嗯,因为他明显知道你准备了一个浪漫的夜晚,然后好像它不是什么大事,没有就没有,它肯定代表了他并不关心你。

来访者:我不知道。但,如果他爱我的话……(说的时候带有犹豫)。

407　治疗师:他回到家的时候说什么?

来访者:他编了点理由,说自己因为要替老板完成一份报告或者其他什么东西,说他下周会补偿我的。

治疗师:所以他不是不想回家吃饭,只是工作耽搁了。

来访者:嗯,我们一直在存钱,准备去旅行,他也一直想给老板留下一个好的印象,

　　　　　　这样才能升职。

　　治疗师:所以他错过了晚饭,并且为完成老板的一份报告留到很晚,可能这样做会
　　　　　　让他得到晋升。

　　来访者:我猜是这样的。

　　请注意愤怒的来访者起初是如何把男友的行为归因于他对她的缺乏关心和不爱她
的。通过唱反调技术,治疗师尝试着通过呈现一个她功能失调信念的极端形式,来让来
访者"震惊"地看到一个不一样的视角,然后继续沿着这条推理的思路进行进一步的辩
论——来访者的态度有一定软化即可停止。治疗师之所以要采取这样的立场是为了帮
助来访者获得一个更为平衡的视角(智慧思维),即允许自己因为男友错过了晚饭而感
到自己受伤,同时对男友因错过晚餐而为她进行的其他付出感到感激。

辩证行为疗法面面观

　　在过去的 15 年中,已有许多研究为 DBT 在治疗边缘型人格障碍方面所取得的疗
效提供了实证性证据,其数量之大令人惊讶。所提供的证据包括众多控制良好的随机
抽样临床试验,由四个独立研究小组进行[69]。

　　尽管 DBT 已被确立为具有实证支持的治疗边缘型人格障碍疗法,DBT 研究的重心
已从确认其积极治疗成分转移到了支持 DBT 对治疗其他问题行为的有效性上[70]。截
至目前,已有少量实证支持 DBT 可作为其他几种心理问题的治疗方法,包括抑郁[71],进
食障碍[72],亲密伴侣间的暴力[73],和与物质滥用共存的 BPD[74]。

　　与大部分行为疗法相对,DBT 对边缘型人格障碍的治疗疗程不短,一般要历时一
年以上。DBT 的长度主要决定于 BPD 的严重程度,复杂程度及其本身长期形成的和弥
散的本质特点。因此,它对多种治疗具有抵抗力。DBT 能够成功治疗边缘型人格障
碍,在争议中,它也成为了该障碍的治疗选择[75]。

正念认知疗法(MBCT)

　　正念认知疗法(mindfulness-based cognitive therapy,简称 MBCT),同 DBT 一样专为
治疗特定问题而设计——在本例中为一名从重度抑郁症中康复,却又复发的病人[76]。
由津德尔·西格尔(Zindel Segal),约翰·蒂斯代尔(John Teasdale)和马克·威廉姆斯
(Mark Williams)共同发展提出。MBCT 使用正念练习,教授来访者更加意识到自己的
消极想法,与此同时更少纠结于这些消极想法。

　　MBCT 对重度抑郁症的复发周期进行了理论解释,它从贝克的认知理论发展而

408

来[77],该理论暗示抑郁症复发的易发性与功能失调的消极认知有关(见第十二章)。该理论认为,即便重度抑郁症来访者已从上一周期中康复,个体仍维持了较高的消极认知水平。然而,有证据表明,实际情况并非如此[78]。相反,未来的悲伤心境重新激活(*reactivated*)了对来访者而言熟悉的消极认知模式[79]。接二连三的抑郁周期加强了悲伤心境和消极认知之间的联系,那么接下来的周期则可能变得更严重。

在对抑郁症的治疗中,认知疗法通过使用认知重建来改变适应不良认知的内容,用更加现实的积极想法来替代不现实的,缺乏根据的消极想法。但是,认知疗法也可能会含蓄地改变来访者对自身消极想法的认识和关联。

尤其是当消极念头涌现时,来访者需要不断加以确认,以第三者的视角评价其内容的精确性和适应性,因此,来访者往往会转变自己看待消极想法和感受的*视角*。病人可以把这些消极想法和感觉看作是头脑中储存的过去事件,它们不一定是对现实的真实反映或者(自身)核心方面,也不是绝对正确的或对自身特质重要方面的描述……[80]

因此,认知疗法可能可以预防抑郁症的复发,通过教授来访者如何启动这个过程,他们便可以正确处理将来所会遇到的应激源[81]。然而,认知疗法强调改变消极认知的内容或意义。与此相反,正念认知疗法是第三代行为疗法,它聚焦于改变来访者对消极认知的注意力(包括感受和身体感觉)以及如何处理它们的方法。MBCT融合了认知疗法的各元素,目前广泛被人们所应用的正念减压项目(Mindfulness-Based Sress Reducion program)是由乔·卡巴金(Jon Kabat-Zinn)和他的同事们所建立的[82]。

MBCT疗法及其干预策略

MBCT的目标是培养对痛苦想法和感觉的去中心化视角。**去中心化**(*decentering*)意为把你的想法仅仅视作想法,并逐渐意识到它们不等同于你,也不等同于现实[83]。正如本章开始时所提到的,你对自己说,"我是个柠檬";你知道自己不是个柠檬,尽管你抱有那样的想法。

相反,抑郁症病人经常无法分清自己的消极自我评价和他们自身。例如,他们相信自己的想法——例如,"我没有价值","我无能,"和"我是个坏人"——是准确的自我形容。他们需要在想法与真实自我之间创造一些心理空间,而通过进行正念练习可以做到这一点。通过正念练习,抑郁症来访者学习如何*较少纠缠于消极想法和感受*,同时*更加清醒地认识到消极想法和感受可能是抑郁复发即将到来的前兆*。提高对消极想法和感受的认识非常重要,因为抑郁本身非常痛苦,人们可能因此回避或否认复发的早期警告信号。这样的回避行为似乎会增加个体旧病复发的可能性,因为我们没有对此采取任何行动,并且它也意味着新的一波抑郁复发周期可能会比往常更严重[84]。

MBCT 团体训练项目

MBCT 有一套标准的实施规则，整个疗程持续 8 周，每周一次，每次 2 小时。小组内成员最多 12 名，他们都经历了多次抑郁周期，且均处于康复期。同其他第三代行为疗法一样，MBCT 也要求对接受和改变之间的平衡予以关注。有趣的是，放弃控制那些不受欢迎的想法、感受和身体感觉并接纳他们，本身也是一种改变。

疗程 1 到 4 聚焦于学习基本概念和练习正念技能，其核心是注意当下内在和外在体验，而不对其加以评价。疗程 5 到 8 聚焦于让心境转变到更有意义的境地。来访者学着注意这些想法及其对身心体验的影响，原原本本接纳这些想法和体验（即它们只是一些想法和经历），而非对来访者本身的正确描述。 410

家庭作业练习对 MBCT 的成功与否有着关键作用，由于 16 小时的治疗不足以让来访者学会正念技术，更无法让他们能够熟练运用这些技能。另外，家庭作业练习培养了来访者的迁移能力，即把正念技能应用于日常活动中去。

MBCT 的后阶段元素包括注意复发预防策略，例如让家庭成员检测复发的早期警告信号，参与可帮助阻止复发的练习以及继续练习正念技能。治疗项目还包括在疗程结束后的四个月里继续每月一次的跟踪回访。

正念是 MBCT 的核心，对任何人来说学会正念都是不容易的，因为大多数人不习惯正念。想一想，很多时候我们是多重任务同时进行的。例如，我们可以同时开车，用手机通话和喝咖啡。我们一边跑步一边听音乐。另外，我们除了会想当下正在做的事情，还会同时思考其他无数的东西。听上去是不是耳熟？ 在以卜每个例子中，我们都没有做到正念。

MBCT 中所教授的正念技术帮助来访者以一种全新方式将生活中的种种事件建立联系，包括抑郁想法和感受。参与性练习 14-4 是 MBCT 中所会用到的众多练习中的一个。你可能想要稍后再做这个练习，但你有必要先读一读，它是正念练习的一个实例。

参与性练习 14-4 **用正念法吃一颗葡萄干**

在本练习中，你大概需要 5 分钟时间和一颗葡萄干。葡萄干是最佳选择，但你也可以用其他东西代替，比如一颗葡萄，一小片橙或者一颗小熊软糖。有一条重要的一般规则：一旦你的思维游离于目前任务之外时，你只需慢慢地把转移力转回葡萄干以及你正在做的事情上即可。阅读下文的具体指示，然后从第一个指导语开始做。

1. 首先,把葡萄干放在掌心。花一点时间看着它。带着好奇心和敬畏心认真地看它,好像是你第一次看见这颗葡萄干一样。(事实上,很有可能这真的是你第一次真正地看一颗葡萄干。)

2. 用拇指和食指轻轻地拿起葡萄干并让它在两指之间旋转。葡萄干摸上去怎么样? 它的质地怎么样? 在这部分练习和以下的练习中,最好闭上你的眼睛,因为这样你就不再会有其他的视觉感受。

3. 把葡萄干在双唇之间摩擦,注意这样做时的感觉。

4. 轻轻地把葡萄干放到舌头上。让它在舌头上待一段时间。不要咀嚼。只要让它待在舌头上,并注意葡萄干给你的感觉。

411

5. 当你准备好了的时候,开始咀嚼。慢慢地,轻轻地咬葡萄干,把咀嚼的时间尽可能地延长。什么感觉? 葡萄干在牙齿之间是什么感觉? 你注意到了什么感觉,质地,味道和气味? 如果你有冲动马上要把葡萄干吞下去,那就注意那种冲动,慢慢地咀嚼葡萄干一分钟左右的时间,不要吞下去。最后,服从冲动吞下葡萄干。

治疗师在 MBCT 中会用正念法吃葡萄干这一内容教授来访者正念的一般技能。一旦来访者通过此练习或其他练习体验并了解了正念的意义,他们就能在日常生活中练习正念技能。正念可被应用于任何个体所进行的活动中,从我们每天所做的枯燥乏味的任务,到那些具有重要意义的里程碑式的事件。在日常生活中保持正念可以让我们全身心地体验他们,并真正活在当下。对于那些为防止重度抑郁症复发的来访者来说,收获颇为丰厚。

你可以稍后完成以下参与性练习,但你必须现在就对其进行阅读。该练习罗列了日常行为中可以用到新方式——正念体验的实例。

参与性练习 14-5 **以正念对待日常事务**

下表罗列了一些日常俗事,大多数人可以自动做这些事——即非正念(mindlessly)。下次你发现自己在做其中一件事的时候,刻意将注意力集中在你正在做的这件事上并体验当下。在完成任务的时候带着好奇心,敞开心胸接受你所经历的任何事。注意在你身边和你身上所发生的任何事。并且,一旦当你的思维游离于目前任务之外时,你只需慢慢地把注意力转回你正在做的事情上即可。

1. 正念沐浴(Mindful Showering)。这项日常活动对我们来说是一个不错的开端,因为很多人觉得洗澡是令人愉悦的体验,它甚至能打开感官。下次你洗澡的时候,注意当水流滑过你身体的不同部位时,是什么样的感觉。注意水流的温度,但不要评判它是太烫还是太冷，或是水温刚刚好——它只是水的温度而已。注意当水流喷射向你的身体不同部位时，是什么样的感觉，但不要评价水流到底是太急还是太缓。当用香皂擦拭你的身体，香波揉搓你的头发时，是什么样的感觉。注意香皂和香波的味道。并且，当思维从洗澡中飘离的时候，慢慢地重新聚焦到洗澡这件事上就可以。

2. 正念刷牙(*Mindfully Brushing Your Teeth*)。对，你甚至可以正念刷牙。在你刷牙齿的正面，顶部，背部的时候，刷毛是什么样的感觉，刷毛在刷你的牙龈和舌头的时候是什么样的感觉。注意牙膏的味道。只要聚焦于刷牙这个简单任务即可。

3. 正念进食(*Mindful Eating*)。放下报纸，书本或杂志——甚至是这本教科书。关闭电脑，电视和收音机。然后，如同你在参与性练习14-4中所做的正念吃一颗葡萄干那样，打开全部的感官，全身心的体验进食过程。当食物在口腔里的时候，闭上眼睛，细嚼慢咽，品味食物的质地、味道和整个体验过程。

4. 正念洗碗(*Mindful Dishwashing*)。当你只剩下几个碗碟要洗的时候，开始正念洗碗的过程。从你打开水龙头到关闭水龙头这段时间期间，把注意力聚焦于洗碗碟这件事上。注意擦拭碗碟的时候感觉怎么样，看上去什么样，听上去声音怎么样，然后用一块海绵和洗碗布来洗他们。当你冲洗每只杯碟的时候，看着水流滑落下来，顺着边缘流进水池里。聆听水流冲击在碗碟上的声音。尽管平时我们在做这项日常杂物的时候很容易胡思乱想，但我们只要这样做一次，就只是洗碗，把自己的全身心都投入其中。

5. 正念铺床(*Mindfully Making Your Bed*)。有些人铺床的时候速度很快，但粗枝大叶，有些人一丝不苟，有些人根本不铺床。几乎没有人会以正念的方式铺床。注意铺床的每个步骤，从铺平床单到最后对枕头、被子和床罩作微调。观察自己所做的事情，注意这张床的画面是如何变化的。注意床的不同结构质地。注意自己在拉被罩和塞床单时候肌肉运动的感觉。把自己融入铺床的整个体验中。

6. 正念锻炼(*Mindful Exercising*)。下次你锻炼的时候，无论活动内容是什么，把注意力完全集中于活动上以做到正念。也就是说，没有耳机，没有音乐，不能看电视，不要和别人说话。只要注意所牵涉的运动感觉，你的肌肉感觉怎么样，你的呼吸怎么样。不要对这些感觉做出评价，例如对自己说，"好痛"，"太难了"或者是"感觉好极了。"如果你能以正念进行锻炼，你就可以全身心的体验整个锻炼过程，而非仅仅体验了它的部分内容(比如当你被疼痛或费力呼吸分散注意力的时候)。

上面的例子只是众多可以用正念方式进行全身心体验的日常行为中的几个。从上表中选择一个或几个，或者将此类指导普及到日常生活中的其他任务中去。在生活中，你能以正念做的事越多，你就越能接近生活的真谛。事实上，有些你原本觉得无趣的事情会变得不那么令人烦闷，因为你将会体验到一个简单任务中所包括的所有细枝末节。

412

正念认知疗法面面观

MBCT 是我们已讨论过的三种第三代行为疗法中,最为"年轻"的一种,因此,这也就意味着我们没有很多时间来评价其有效性。尽管如此,还是有越来越多实证证据支持了 MBCT 对重度抑郁症复发的预防作用[85]。研究者已进行了两项随机抽样的临床研究。第一项研究比较了一般疗法(treatment as usual,简称 TAU),例如药物治疗,与 MBCT 结合 TAU 治疗所得到的疗效,研究者希望知道额外的 MBCT 治疗是否能减少抑郁症的复发概率[86]。研究结果显示,对于那些抑郁症复发史更广泛的病人来说,与仅接受 TAU 治疗的病人的复发率(66%)相比较,MBCT 结合 TAU 能显著减少复发率(37%)。另一随机抽样对照试验中也得到了同样的基本研究发现,对于那些曾出现过三次或三次以上重度抑郁症复发的病人而言,接受 MBCT 的病人复发率比仅接受 TAU 治疗的病人复发率减少了一半以上(36%对 78%)[87]。

尽管我们需要更多的研究来证明 MBCT 对重度抑郁症复发的预防作用,但这些初步的研究结果表明,该疗法具有其发展前景[88]。MBCT 具有疗程短,以小组形式进行的特点,这使得它成为了一种有效且性价比较高的干预手段[89],并且来访者认为它是一种可接受的疗法[90]。也有研究表明,如果对 MBCT 的标准程序作一定的修改,它可能亦适用于治疗老人[91]和儿童的抑郁症[92]。MBCT 的原则和练习也可应用于自助模式以帮助轻度抑郁症来访者。已有一本关于这方面的刊物面世,尽管该疗法在此方面的应用还未得到广泛的评价[93]。MBCT 以技能为基础,以模块为实施模式,这一特点能帮助它更好地与其他疗法融合,人们正在探索它与其他不同疗法相结合,例如 DBT[94]和阿德勒疗法[95]。最后,除了将 MBCT 应用于预防重度抑郁症,研究者还在测试 MBCT 在其他障碍和问题上的灵活应用程度,包括双相障碍[96],自杀行为[97],焦虑障碍[98],失眠[99],和暴食症[100]。

综述:第三代行为疗法

在本章的开始,我们提到第三代行为疗法某种程度上具有争议性[101]。既然我们已经学习了它们,你应该能意识到了争议的一个显而易见的来源——即第三代疗法似乎与第一代和第二代疗法有很多不同点。这一点可从贯穿第三代疗法的主题中看到,对心理健康和可接受的治疗效果的广义理解,对接受和正念策略的强调以及对有意义生活的培养。所以,一方面,它们似乎与第一代和第二代行为疗法截然不同——如果你以传统观点来看的话。另一方面,第三代行为疗法的定义主题和特征符合一般行为疗的特点(在第一章中有所讨论)。

　　第三代疗法的争议点之二在于 ACT——第三代疗法中的杰出代表——已被引入并在领域内进行宣传，人们把这个过程形容为"席卷整个行为疗法领域"。在某些个案中，疗法的支持者宣称，随着第三代疗法的到来，弥赛亚(救世主)也已来到我们身边(或即将来到)。某些批评家把第三代疗法形容为一种狂热的崇拜[102]。虽然这些描述略有夸张，但也不无道理。诚然，第三代疗法引领当今行为疗法的风潮，它所具有的新鲜感和创造性治疗途径是部分原因，还有部分原因是第三代疗法具有做出显著贡献的潜力。然而，一些行为治疗师，特别是第三代行为疗法的创始者们，则以更谦逊的观点看待他们，并认为第三代疗法尚处婴儿期[103]。

414

　　第三个争议点在于，除却对第三代疗法成功个案的夸夸其谈，对治疗效率和效果的确准证据却乏善可陈[104]。在我们已讨论过的三个主要第三代行为疗法中，只有 DBT 所取得的实证支持已满足了传统标准(如理论点 4-2 所描述)，而 ACT 和 MBCT 正在大踏步向该目标前进。

　　值得称道的是，以上三种行为疗法都有其精妙的理论，他们植根于基本的行为科学中，指导了行为治疗方法和干预手段的发展。以 ACT 为例，对其潜在理论根基的评价的研究数量远超对由理论衍生出来的治疗程序的研究数量[105]。尽管研究能增进我们对心理痛苦和困扰的基本理解，并且一些 ACT 支持者把这一研究成果直接用作对从理论衍生出来的治疗程序的实证支持，但我们并不能这样做。

　　科学界新理念的出现往往伴随着争议，这些理念的支持者和反对者在争议的旋涡中相互拉扯，使得新理念也渐渐变得不再那么客观和开放。当硝烟散尽，第三代行为疗法的优劣便能得到公正的评价。直到那时，以上争议点才会明朗化。

　　第　代和第二代疗法无法解决一些重要的临床挑战，它们的失败是第三代疗法发展的源动力。DBT 为边缘型人格障碍来访者点燃了希望，MBCT 为预防重度抑郁症的复发提供了治疗途径。以往的行为疗法对这些恶疾无能为力。ACT 以广泛的障碍为治疗目标，提供了除传统的第一层次改变之外的另一治疗途径，特别是对那些已被证明第一层次改变对其无效的来访者。在此类个案中，基于接纳和正念的第二层次改变可能能够帮助来访者处理自己的痛苦和实现自己的生活价值。正如你在第六章到第十四章中所读到的，我们常常可以用各种不同的办法来解决同一个问题。这样就使得特定来访者和他/她的特定问题有可能得到最恰当的治疗。所以，当第一层次改变不奏效时，ACT 和其他第三代行为疗法作为有效方法可被应用于特定来访者和问题中。

小 结

1. 第一代行为疗法(第六章至第十一章)和第二代行为疗法(第十二章至第十三章)聚焦于改变来访者的问题行为。第三代行为疗法出现于 20 世纪 90 年代,聚焦于帮助来访者接纳心理痛苦与不适(心理问题)——而非试图改变它们——来访者可以在这个过程中追求他们所认为的生命中重要的东西。

2. 第三代行为疗法的定义主题和特点与其他行为疗法相同,它还具有五个相关联的核心主题:(1)以拓展性视角看待心理健康,把接纳无法避免的心理痛苦与不适看作适应性行为;(2)广义看待治疗所得的可接受结果,该主题包括致力于改变问题行为功能的第二层次改变,而非致力于改变行为形式或频率的第一层次改变;(3)接纳(包容个体的体验)和(4)正念(有意而非判断性地注意当下经历)作为一般策略;(5)创造生活质量(有价值的生活)。

3. 接受与承诺疗法(ACT)假设,心理僵化——即行为选择面狭窄——是心理痛苦的核心,它的维持原因由六个相互关联的过程组成:(1)认知融合(从字面意义上理解想法而并非单纯地把想法看成想法而已),(2)依恋于概念化自我(我们如何看待自己),(3)经验性回避(逃离或回避令人不悦的想法和感觉),(4)与当下脱节,(5)个人价值观模糊和(6)对价值观的不作为(不做对个体来说重要的事)。以上是心理僵化的六个源头,ACT 通过对它们的治疗来培养来访者的心理弹性。

4. ACT 被人们用来缓解多种形式的痛苦,它也是应用范围最广的第三代疗法。尽管研究已支持了它的有效性,但 ACT 还不被人们认为是受实证支持的疗法。

5. 辩证行为疗法(DBT)是专为治疗边缘型人格障碍而发展出的疗法。DBT 综合了接受的需要和改变的需要,既使用确认/接受策略,也要使用问题解决/改变策略。

6. DBT 的实施主要有两种主要模式。每周进行的个人 DBT 疗程聚焦于来访者的行为和情绪问题,特别强调威胁生命行为与干扰治疗的行为。另外,在每周进行的小组技能训练疗程中,来访者学习核心技能,包括正念、人际效能、情绪调节和痛苦忍受。训练一般会持续一整年,并分发印有每节疗程课程所包含细节内容的手册。

7. 辩证的观点致力于在极端与极端之间得到一个综合体。通过使用辩证性说服,DBT 治疗师以细致入微的方式凸显了来访者在行动、信念和价值观上的不协调部分,它旨在帮助来访者形成一种平衡的视角。

8. DBT 已被人们确立为具有实证支持的治疗 BPD 的疗法,它对其他障碍的应用仍在探索阶段。

9. 正念认知疗法(MBCT)是为治疗重度抑郁症复发而设的疗法。它融合了认知疗法的各元素和正念减压程序。MBCT 聚焦于改变来访者对其消极想法的认识和自己与消极想法之间的关系，而不是像认知疗法一样直接改变消极想法的内容。

10. MBCT 的实施以小组形式进行，它遵循一套规章，疗程长度为 8 周，每周进行一次两个小时的治疗，并且需完成家庭作业。治疗师通过一系列正念练习，训练来访者以正念方式看待（密切注意）自己的想法、情绪和身体感觉。

11. 研究者对 MBCT 在预防重度抑郁症复发方面的疗效进行了初步研究，结果发现其未来发展前景可观。并且，MBCT 疗程短和以小组形式进行的特点使得它既高效又具有较高的性价比。

12. 尽管第三代行为疗法出现时间较短，且具争议性，它们对行为疗法的影响不可忽视，尤其是为疑难临床问题（边缘型人格障碍和重度抑郁症的复发）提供了解决途径。并且，第三代行为疗法提供了与第一代和第二代行为疗法不同的，非传统的干预策略。

文献注释

1. For example, Hayes, 2002, 2004b.

2. Compare with DiGiuseppe, 2008.

3. Anderson, 2008; Arch & Craske, 2008; McCloud, 2006; Hofmann & Asmundson, 2008; Öst, 2008.

4. Hayes, Follette, & Linehan, 2004.

5. Gross, 2002; Gross & Muñoz, 1995; Gutiérrez-Martínez, Luciano-Soriano, Rodríguez-Valverde, & Fink, 2004; Hayes, Luoma, Bond, Masuda, & Lillis, 2006; John & Gross, 2004; Purdon, 1999; Wegner, 1994.

6. Hayes, Follette, & Linehan, 2004.

7. Eifert & Forsyth, 2005; Hayes et al., 1999.

8. Baer, 2003, 2006; Kabat-Zinn, 2003.

9. Roemer & Orsillo, 2008.

10. Baer, 2005.

11. Hayes et al., 1999.

12. Blackledge & Hayes, 2001.

13. Hayes et al., 1999.

14. Hayes et al., 1999; Hayes, Wilson, Gifford, Follette, & Strosahl, 1996.

15. Hayes, 2004a.

16. Compare with Forsyth & Eifert, 2008.

17. Hayes, Luoma, Bond, Masuda, & Lillis, 2006.

18. For example, McCracken, Vowles, & Eccleston, 2005; Vowles & McCracken, 2008.

19. For example, Orsillo & Roemer, 2005; Roemer & Orsillo, 2007.

20. Gratz & Gunderson, 2006.

21. Gifford et al., 2004.

22. Hayes et al., 1999.

23. Adapted from Forsyth & Eifert, 2008.

24. Forsyth, Fusé, & Acheson, in press.

25. Antony, Ledley, Liss, & Swinson, 2006.

26. Dalrymple & Herbert, 2007.

27. Twohig, Hayes, & Masuda, 2006.

28. Forman, Herbert, Moitra, Yeomans, & Geller, 2007.

29. Bond & Bunce, 2000.

30. Dougher & Hackbert, 1994; Zettle, 2007; Zettle & Rains, 1989.

31. Gifford et al., 2004; Hayes et al., 2004; Twohig, Schoenberger, & Hayes, 2007.

32. Dahl, Wilson, & Nilsson, 2004; McCracken, Vowles, & Eccleston, 2005.

33. Gregg, Callaghan, Hayes, & Glenn-Law-

son, 2007.

34. Lundgren, Dahl, & Hayes, 2008; Lundgren, Dahl, Melin, & Kies, 2006.

35. Baer, Fischer, & Huss, 2005a; Heffner, Sperry, & Eifert, 2002.

36. Bach & Hayes, 2002; Gaudiano & Herbert, 2006.

37. Hayes, Luoma, Bond, Masuda, & Lillis, 2006.

38. Leahy, 2008; Öst, 2008.

39. Campbell-Sills, Barlow, Brown, & Hofmann, 2006a, 2006b; Eifert & Heffner, 2003; Hayes et al., 1999; Levitt, Brown, Orsillo, & Barlow, 2004.

40. Gutiérrez-Martínez, Luciano-Soriano, Rodríguez-Valverde, & Fink, 2004; Masuda, Hayes, Sackett, & Twohig, 2004.

41. Karekla, Forsyth, & Kelly, 2004; Kashdan, Barrios, Forsyth, & Steger, 2006; Kashdan, Morina, & Priebe, in press; Sloan, 2004.

42. Hayes, Wilson, Gifford, Follette, & Strosahl, 1996; Hayes, Luoma, Bond, Masuda, & Lillis, 2006.

43. Linehan, 1987.

44. Robins, Schmidt, & Linehan, 2004.

45. Linehan, 1993a.

46. Dimeff & Koerner, 2007.

47. Linehan, 1993a.

48. Koerner & Dimeff, 2007.

49. Linehan, 1993a.

50. Koerner & Dimeff, 2007.

51. Linehan, 1993a.

52. Koerner & Dimeff, 2007.

53. Koerner & Dimeff, 2007.

54. Koerner & Dimeff, 2007.

55. Linehan, 1993a.

56. Linehan, 1993a.

57. Koerner & Dimeff, 2007.

58. Koerner & Dimeff, 2007.

59. Koerner & Dimeff, 2007.

60. Linehan, 1993a.

61. Koerner & Dimeff, 2007; Linehan, 1993a.

62. Linehan, 1993a.

63. Linehan, 1993b.

64. Linehan, 1993a.

65. Linehan, 1993a.

66. Koerner & Dimeff, 2007; dialogue p.11.

67. Goldfried, Linehan, & Smith, 1978.

68. Linehan, 1993a.

69. Lynch, Trost, Salsman, & Linehan, 2007.

70. For example, Lynch, Trost, Salsman, & Linehan, 2007.

71. Lynch, Morse, Mendelson, & Robins, 2003.

72. Safer, Telch, & Agras, 2001; Telch, Agras, & Linehan, 2001.

73. Rathus, Cavuoto, & Passarelli, 2006.

74. Linehan, Schmidt, Dimeff, Craft, Kanter, & Comtois, 1999.

75. For example, Comer, 2008; Lynch, Trost, Salsman, & Linehan, 2007.

76. Segal, Williams, & Teasdale, 2001; Segal, Teasdale, & Williams, 2004.

77. Kovacs & Beck, 1978.

78. Haaga, Dyck, & Ernst, 1991.

79. Segal, Teasdale, & Williams, 2004.

80. Segal, Teasdale, & Williams, 2004, p.51.

81. Ingram & Hollon, 1986.

82. Kabat-Zinn, 1990.

83. Ingram & Hollon, 1986.

84. Segal, Teasdale, & Williams, 2004.

85. Barnhofer, Duggan, Crane, Hepburn, Fennell, & Williams, 2007; Kenny & Williams, 2007; Kingston, Dooley, Bates, Lawlor, & Malone, 2007; Williams, Russell, & Russell, 2008.

86. Teasdale, Segal, Williams, Ridgeway, Soulsby, & Lau, 2000.

87. Ma & Teasdale, 2004.

88. Williams, Russell, & Russell, 2008.

89. For example, Smith, Graham, & Senthinathan, 2007.

90. Kenny & Williams, 2007.

91. Smith, Graham, & Senthinathan, 2007.

92. Semple, Lee, & Miller, 2006.

93. Williams, Teasdale, Segal, & Kabat-Zinn, 2007.

94. Huss & Baer, 2007.

95. Waller, Carlson, & Englar-Carlson, 2006.

96. Williams et al., 2008.

97. Williams, Duggan, Crane, & Fennell, 2006.

98. Evans, Ferrando, Findler, Stowell, Smart, & Haglin, 2008; Ree & Craigie, 2007.

99. Yook et al., 2008.

100. Baer, Fischer, & Huss, 2005a, 2005b.

101. Anderson, 2008; Arch & Craske, 2008; McCloud, 2006; Hofmann & Asmundson, 2008; Öst, 2008.

102. McCloud, 2006.

103. For example, Segal, Teasdale, & Williams, 2004.

104. Leahy, 2008; Öst, 2008.

105. Hayes, 2008.

第三部分

当代行为疗法应用于躯体问题及其综述

消化了前菜(基本原则)和主菜(行为疗法),现在到了甜点时间。享受甜点是一件乐事——它与众不同——并且我们希望自己口袋里的银子够花。鉴于第六章到第十四章是由不同的行为疗法组成(我们用它们来治疗各种障碍),第十五章和第十六章是由不同的障碍组成(我们用各种行为疗法来治疗它们)。第十五章涵盖了医学障碍,而第十六章针对表征为生理问题的心理疾病。读者对大多数行为治疗程序都已熟悉,但它们的应用属于新的内容。这些应用说明了行为疗法原则和程序的多样性和广度,并且也能够作为读者在前章所读到的众多疗法的综述。

在享用完甜点之后,是时间让我们靠在椅背上,回味一下精致的晚宴。我们在最后一章奉上大厨精选咖啡或茶,即行为疗法旺盛的生命力和它诱人的挑战。

第十五章　行为疗法应用于医学障碍

422   把行为疗法的原则和操作程序应用于生理健康和疾病的治疗起始于20世纪后20年,盛于新千年。大多数这方面的工作从属于被称为**行为医学**(*behavioral medicine*)的交叉学科领域[1]。行为疗法属于行为科学应用的一个方面,其内容包括评估、治疗、管理、康复和对生理疾病及生理功能失调所引起的相关行为反应的预防[2]。

      在治疗医学障碍方面,行为疗法起了四个作用:(1)治疗医学障碍;(2)帮助病人坚持医学治疗,例如服药;(3)帮助病人应对治疗和疾病;和(4)预防医学障碍。表5-1以实例描述了这四种作用。为了说明每项功能,我们将分别呈现医学障碍不同的代表性实例,然后说明所应用的行为疗法。

表15-1 行为疗法在处理医学障碍方面的作用

作 用	描 述	实 例
治 疗	矫正或缓解身体状况,疼痛和与之有关的痛苦	对原发性高血压来访者使用放松训练以降低血压
坚 持	让来访者坚持遵守医嘱,接受医学治疗(例如服药,节食和锻炼)	每天按时服药,这样能将刺激控制在可控范围内
应 对	减少与医学治疗程序有关的焦虑,不安和困扰	用自我指导训练减少与口腔治疗有关的焦虑感
预 防	减少发病风险,包括鼓励人们参与有利身体健康的行为	自信训练以促进安全的性行为(例如拒绝缺乏安全措施的性行为)

对医学障碍的治疗

      行为疗法可以借助三种方式加入到已有的医学治疗中。第一,行为疗法可以与医学治疗相结合(例如,放松训练和药物疗法都可用来控制高血压)。第二,某些医学治疗具有风险(例如手术)或不良副作用(例如药物治疗),行为疗法与之相比可能是较为理想的治疗手段。第三,某些个案的治疗目前尚无可行的医学治疗手段(例如对某些类型的慢性疼痛),此时,行为疗法能起到特别重要的作用。我们将通过描述行为疗法对两种医学问题的治疗:慢性疼痛与无法用医学解释的症状,来说明行为疗法在治疗医学障碍方面的应用。

423 ## 慢性疼痛

      疼痛是病人向内科医生报告得最多的问题,也是最常见的致残原因。急性疼痛与慢性疼痛之间常有明显的区别。**急性疼痛**(*acute pain*)通常由身体外伤引起,当外伤痊愈后,疼痛也随之消失了。急性疼痛通常是适应性的,它是身体受到伤害的信号(比如拉动肌肉时感到疼痛,那是在警告你停止跑步)。**慢性疼痛**(*chronic pain*)在伤口愈合后或没有外伤时出现。疼痛持续 6 个月以上时我们就认为它是慢性的[3]。大约 30％的美国人患有慢性疼痛[4]。

药物治疗是目前为止最常见的对疼痛的治疗手段,但它也有一些局限性,特别是对慢性疼痛的治疗。第一,药物可能无法完全缓解病人的痛苦。第二,随着时光流逝,许多药物可能会失去药性。第三,长期服用止疼药可能会降低人对轻度疼痛的忍耐力。第四,药物经常带有不良的副作用(例如嗜睡)。第五,药性较强的药物可能会导致生理和心理上的依赖[5]。因此,除药物治疗外,其他的治疗方法对于缓解慢性疼痛起着重要作用。

行为疗法对慢性疼痛的治疗目标有两个:(1)减少病人的主观不适感(例如,减少头痛的剧烈程度和频率)或者,当这条目标无法达到时,(2)通过各种应对策略增加病人对疼痛的耐受力。

把疼痛看作行为

对疼痛的看待方式起着作用。我们通常把疼痛看作是剧烈身体不适的主观感受。行为治疗师们发现,把疼痛看作是一种行为更具有实用性,因为我们可以轻而易举地评估和改变行为[6]。**疼痛行为**(**pain behaviors**)是显性行为,它通常表明个体正在体验强烈的生理不适——例如,皱着眉头说,"哎哟!"相反,**健康行为**(**well behaviors**)一般表示个体没有感受到疼痛的显性行为,例如笑着说,"我今天感觉很好。"健康行为与疼痛行为相竞争。表 15-2 列举了疼痛行为和健康行为的常见例子。

表 15-2　疼痛行为和健康行为的实例

疼痛行为	健康行为
呻吟,尖叫	大笑,歌唱
皱眉,(由于疼痛,吃惊等)畏缩	微笑
诉说不适感或无法忍受的感觉	诉说自己感觉良好
以防卫的姿态和不自然的方式运动,表明具有身体不适(例如,跛行)	自由移动,不受限制
为了缓解疼痛躺下或坐着	站立或步行
限制可能会导致疼痛的活动	参与可能会导致疼痛的活动
要求并服用止疼药	拒绝服用止疼药
要求别人帮助自己移动身体	自行移动
用拐杖,手杖,助步车或轮椅	不用其他工具支持步行

424

如同其他行为一样,疼痛行为也有它们的维持前因和维持后果。我们用一个简单的例子来说明这一概念。

　　维尼(Vinny)正在和朋友们进行一场激烈的足球赛,他的身体满是瘀青。
然而,他并没有抱怨。他继续踢球,好像没有受伤一样。如果他抱怨的话,朋
友们可能会叫他懦夫。

　　一旦维尼到家,情况就不一样了。他倒在椅子上,"一动不动"。他跟母亲
说自己浑身都是伤,于是她扶着他上了楼,服侍儿子在床上吃完了晚饭。

　　显然,在以上两个情境中,前因和后果是不同的,而且我们也很容易地看出他们是
如何影响维尼的疼痛行为的。

　　对疼痛的行为概念并没有忽略由疼痛感受器接收到的刺激所带来的躯体不适感。
对疼痛的躯体感受是疼痛行为的维持前因之一,但不是那些可以通过行为疗法直接进
行改变的前因。相反,情境因素(如维尼的个案中)和个人应对不适感的能力是可以由
行为疗法改变的。

　　展现疼痛行为的后果通常是重要的维持条件[7]。重要后果包括:(1)社会强化物,尤
其是注意和同情;(2)对责任的回避(例如,不去上班);(3)经济补偿(例如,残疾补助);
和(4)收到止疼药。如果你看一看图15-1,你就会清楚地看到男性所展示疼痛行为的数
量随医护人员注意的出现或消失而变化。

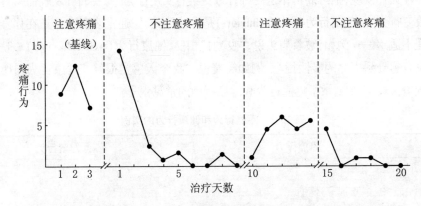

图 15-1　专业人员的注意对一名患有慢性后腰疼痛的 47 岁男性的疼痛行为的影响

来源:摘自 Fordyce,1976, p.89。

改变疼痛行为的后果

　　行为主义对疼痛的治疗途径是改变后病人疼痛行为的维持后果。该方法的原型是
由维尔伯特·福代斯 Wilbert Fordyce 和他的同事们在华盛顿大学疼痛诊所发展起来
的[8]。我们将详细描述该方法,因为它是行为疗法基本原理应用于复杂问题的优秀例证。

425　　该项目首先在医院进行,而后延伸至病人的家庭环境中。首先,工作人员需要评估

病人疼痛行为的维持原因。通常,病人的疼痛行为受到了强化,但健康行为没有受到强化[9]。当事实确是如此时,治疗则需颠倒其契约条件:健康行为是强化物实施的依据,疼痛行为则会抑制强化物的给予。

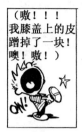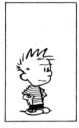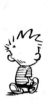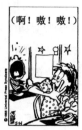

最常见的疼痛行为强化物是来自他人的注意。因此,治疗项目的一个主要关注点是鼓励与来访者有接触的任何人忽略病人的疼痛行为,或只对疼痛行为的事实部分做出反应,以此消退这些行为。同时,治疗师要求人们强化——比如表扬和关注——病人的健康行为。 `426`

休息是疼痛的另一强化后果。因此,我们要使休息变成活动(健康行为)的后果,而非疼痛行为的后果。第一,我们要评估病人能够忍受且不会感到疼痛的活动量大小(我们把它叫做痛阈)。然后,病人起始的活动量略低于痛阈。当起始的活动量达标以后,治疗师允许病人休息,然后再进行下一个活动。医院的员工给予病人关注,并对完成活动标准的个体予以表扬。随着病人痛阈的上升,休息所需的活动量也逐渐增加。

接受药物治疗也会导致各种强化后果的出现。积极的强化物包括止痛药所带来的令人愉悦的副作用,例如感到自己很"嗨"(high,在这里有尽情地、爽快地、拘无束的意思),以及实施药物治疗的人给予病人的关注。消极强化物包括从生理不适感中解脱出来,回避令人不快的责任(例如家务活)。

止痛药物治疗的实施一般以需要为基础。疼痛治疗项目则与此相反,药物的给予以时间为契约条件而非疼痛。治疗师以固定时间间隔给予病人药物,不管他们是否有要求。在治疗过程中,药物的剂量逐步减少(在许多个案中,最后的药量为零)。

在住院治疗结束以后,病人在家中继续接受治疗。人们建立了系统的程序来确保在医院环境中减少的疼痛行为能迁移到病人的家庭环境中,随着时间的流逝,治疗成果也能维持。治疗师要求病人的亲朋好友都加入治疗之中,并对他们进行治疗程序的训练。例如,他们要学习在病人的疼痛行为出现时抑制强化物,而在病人表现出健康行为时实施强化物。

尽管家人和朋友的帮助可能可以靠他们观察到病人的进步来强化,但这些强化物可能还不能足以维持他们为之付出的长期努力。针对这种情况,我们建立了相应的程序以确保来自亲属和好友的帮助能够得到足够的强化。例如,治疗师教导病人家长要对他人的帮助表达明确的感谢之情。

项目的部分内容还包括重建以往病人生活中所有的强化活动。这些活动,常常是自然强化物,是以健康行为为条件的。例如,假设一位住院女士的步行,身体拉伸和举重行为数量有所增加。如果她喜欢购物,那么只有当她步行去商店的时候才被允许购物。如果她最喜欢的活动是邀请朋友来参加聚会,那么只有当她做了一些预备性的家务活的时候才能被允许邀请朋友来家里。

慢性疼痛的整体治疗包

由于疼痛行为具有多面性,所以整体治疗包通常比单一的治疗手段更为有效。例如,在一项研究中,与单独使用改变后果相比,来访者结合使用应对技能和改变疼痛的后果能使得疼痛管理产生了更大的效果[10]。治疗疼痛的整体治疗包包括改变疼痛行为的维持后果,认知行为应对技能疗法,放松训练,和生物反馈(即非行为治疗,例如药物治疗、理疗和锻炼)[11]。

生物反馈(biofeedback)提供了生理机能的(反馈)信息,例如与头痛有关的肌肉紧张度,以帮助个体对该技能进行矫正。个体"被骗去"参加电机仪器的测试,例如心电图,这种测试可以提供个体即时的生理机能运作信息(见照片 15-1)。例如,一个音调或一副图像被用来表示肌肉紧张的程度。治疗师指导病人将他们的肌肉紧张程度维持在可接受范围内(尽管如何做到这一点取决于病人)。病人要学习在家庭环境中达到同样

427
428

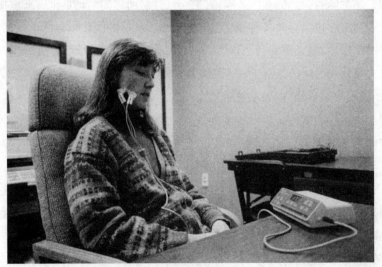

© 1997 · Michael D.Spiegler and David C.Guevremont

照片 15-1　在生物反馈训练中,与来访者相连的电极传递关于生理机能运作的信息,例如肌肉紧张度,与电机设备相连的电极提供来访者关于自己生理状态的反馈信息。

的效果,由于在家庭环境中没有生物反馈的仪器,所以来访者就要通过联系最优生理水平,确认自己的感觉,然后把这些感觉作为信号,调整生理水平(所使用的策略与生物反馈训练中用到的策略相同)。

人们常用生物反馈和放松训练来治疗和预防慢性头痛[12]。对于紧张性头痛,放松训练和肌电图(肌肉紧张)反馈似乎同样有效[13]。对于成人偏头痛,放松训练和热能(皮肤温度)反馈能大大减少偏头痛,而两种疗法单独使用则没有此功效[14]。人们将生物反馈设备模拟成适合儿童与青少年的电脑游戏[15],它可以增加病人进行和继续治疗的动力[16]。最近有一项研究对用生物反馈技术治疗紧张性头痛的功效做了元分析研究,研究结果不仅清楚地证明了它的效用,还表明疗效的保持时间长度平均超过了18个月[17]。尽管生物反馈优于放松训练,但两者结合疗效最佳,特别是对儿童和青少年。

在生物反馈治疗中加入家长行为训练用以治疗偏头痛能减少儿童的头痛频率,其疗效显著优于单独使用生物反馈治疗[18]。当孩子头痛时,治疗师指导家长:(1)表扬孩子使用应对技能,(2)鼓励孩子继续做正常的活动(例如,去学校上学和完成日常杂务),(3)将注意力从与疼痛有关的行为上移开(例如,不要去询问孩子头痛的程度),(4)只遵医嘱给予药物,而非根据孩子的要求,(5)以普通疾病的对待方式对待头痛,要求减少日常活动量(例如,孩子必须卧床),和(6)动员其他人(例如老师)提供帮助,遵守相同的指导原则。

偏头痛和紧张性头痛的相关训练和生物反馈治疗的研究表明平均减少头痛情况50%,而对照组的相关数据是5%,接受安慰剂治疗组的数据是15%。[19]生物反馈治疗和放松训练被证明在最少治疗状态下的自我管理时也是有效的。[20]

为减少头痛和药物剂量,在治疗时用生物反馈技术辅助放松,其效果优于单独使用自我放松,放松训练的内容包括每天10到15分钟的放松时间,同时在脑海中思考平和的想法[21]。用认知疗法和其他认知行为疗法来治疗偏头痛似乎不能加强生物反馈技术辅助放松训练治疗的疗效[22]。生物反馈技术辅助放松训练进行治疗的操作机制,似乎改变了与头痛有关的重要生理机能运作,例如大脑血流速度[23]。

以药物治疗治疗头痛,其长期维持效果通常不理想。与此相反,跟踪研究表明,行为治疗的维持疗效至少可以保持3年[24]。并且,用行为治疗头痛与一些积极副作用相联系,例如减少焦虑感和抑郁,而服用止痛药则不会有这种效果[25]。

认知行为应对技能整体治疗包中包含放松和认知重建,它们是可以对与风湿性疾病有关的疼痛进行有效管理的治疗手段[26]。青少年风湿性疾病是一种慢性病,它伴有疼痛症状的反复发作。通过放松训练,呼吸练习和情绪性意象法,能成功治疗该类疾病[27]。融合了认知重建,放松训练和情绪性意象法的整体治疗包可有效减少纤维肌痛(一种慢性的,弥漫性的疼痛症状)[28]。

一些认知行为应对技能整体训练包非常简洁,例如人们用来帮助非洲裔美国儿童

429

应对与镰状细胞血症有关的疼痛的应激接种训练项目仅包含一个疗程,你在第十三章读到过相关内容(原书 364 页)[29]。在另一项目中包含了三个 45 分钟的疗程,它帮助患有镰状细胞血症的非洲裔美国成年人学习在平静的心境中进行自我指导,通过示范法和行为预演法应对疼痛[30]。该整体治疗包还包括了放松训练和自我分散注意技术。67 名病人被分配至两个小组中,一个小组接受认知行为应对技能训练,另一个小组是对照组,组员接受疾病教育。在三个月的跟踪调查中,参与应对技能治疗小组的病人所报告的疼痛显著减少,与对照组相比,他们也更愿意尝试应对疼痛。并且,在体验疼痛的日子里,接受认知行为治疗的病人比对照组的病人更少要求联系健康保健专家。

学习差别放松可以让病人使用肌肉放松训练来应对日常活动中所遇到的疼痛[31]。疼痛发生之前往往有一些可识别的信号,人们可以利用这些信号作为开始差别放松的线索。例如,压力唤起情境和焦虑往往能加速已有疾患所引起的疼痛和加重其疼痛症状,例如湿疹(皮肤炎症)所引起的瘙痒或者更年期所引起的身体不适,放松训练都可成功治愈以上问题[32]。有些病人对头痛特别易感,那么为了帮助他们更好地确认自己的情况,病人学习如何监控自己的头痛;他们会将信息记录在疼痛日志(*pain diary*)中,信息的内容可以是疼痛发生的情境,当时他们所做的事情和所想的东西,以及疼痛的后果[33]。

在许多个案中,最现实的治疗目标是学习忍受慢性疼痛,而非减少疼痛。认知行为应对技能疗法能帮助病人达到这一目标。丹尼斯·特克(Dennis Turk)为治疗疼痛而设的应激接种训练便是一例,它结合了放松训练,呼吸练习,注意分散和情绪性意象[34]。这些程序与拉玛泽的自然顺产法相似[35]。在一项针对慢性疼痛和外伤性颈部综合征(whiplash-associated disorders)的研究中,接受接纳与承诺疗法治疗的病人在疼痛致残,生活质量,对动作的恐惧,抑郁和心理僵硬方面与等待组中的对照组病人有显著的不同——尽管二者的疼痛剧烈程度都没有降低[36]。

慢性疼痛行为治疗面面观

430

尽管行为疗法程序被人们用来治疗各种疼痛症状,但大多数的研究集中于腰部疼痛和头痛。一般来说,对慢性疼痛的行为治疗已取得成功[37]。但在大多数的个案中,病人能体验到疼痛的减少,而无法彻底消除疼痛[38]。尽管病人仍会有一些生理上的不适感,但他们在治疗中所取得的进步足以让他们继续进行一般活动。在治疗头痛方面,疗效可保持 1 年到 4 年,无需其他任何特定维持程序[39]。大多数治疗疼痛的门诊提供给病人的整体治疗包中包含了行为疗法程序,它可以作为评估行为治疗有效性的间接测量方法。

一些针对特定治疗程序的研究结果表明,改变疼痛行为的维持后果是有效的[40]。然而,其应用范围目前来说较为狭窄。它的应用对象仅针对于与肢体活动有关的疼痛(主要是慢性的腰部疼痛),它聚焦于增加练习量和活动量,减少药物剂量,同时忽略疼痛的情绪和认知方面[41]。后果治疗方法的另一个局限性在于,治疗效果在来访者自然环境中的迁移能力和长期维持能力有限[42]。治疗最后成功与否可能取决于所实施的特定操作程序所培养的迁移能力和维持能力(例如家庭成员继续遵守恰当的契约),这一点总是未知数。

生物反馈和放松训练能有效治疗头痛[43]。认知行为应对技能方法已成功治疗了各种形式的疼痛[44]。当治疗师教给病人细节信息(包括何时和如何使用应对技能)[45],以及所教授的应对技能具有个性化的时候[46],对饱受慢性疼痛之苦的病患来说,其治疗结果似乎能得到加强。

总之,我们在治疗慢性疼痛时所用到的四种行为干预手段分别为:改变维持后果,生物反馈,放松训练和认知行为应对技能疗法。目前,这四种治疗手段孰优孰劣尚无定论[47]。这样的状态也不一定是坏事,因为病人对治疗的反应各有不同,这就意味着人们需要各种各样的有效的治疗程序[48]。并且,结合了四种疗法的整体治疗包一般而言是有效的[49]。

医学无法解释的症状

医学无法解释的症状(*Medically unexplained symptoms*)是指病人因生理原因而发出抱怨,但其所抱怨的生理原因却无法找到根源,也不符合任何已知的心理障碍标准(例如,因惊恐发作而引起的心悸)。症状为慢性,且导致病人的活动力下降,社会行为减少,工作表现降低。

医学无法解释的症状非常常见。根据某些研究,在超过75%的个案中,人们所作出的生理抱怨,包括疲劳、背疼、头痛、头昏眼化、胸痛和腹痛并不能找到器质性原因[50]。由于症状持续存在且无法得到解释,病人往往会不断寻求"正确"的诊断,耗时耗力,这样做的结果是接受多种诊断性测试和住院治疗。并且,此类病人往往还是心理障碍的共病来访者,最明显的症状是焦虑和抑郁[51],他们也有治疗躯体障碍的需要[52]。

人们用认知行为疗法来辅助正在进行中的药物干预,替换侵入性治疗和具有消极副作用的药物治疗,在缺乏有效药物干预手段时作为备选治疗手段。认知行为疗法包括放松训练,生物反馈,认知重建,问题解决训练,自信训练以及协同检验练习(由认知疗法转化而来)[53]。我们将简要描述认知行为疗法在治疗三种常见医学无法解释的症状上的成功应用:慢性疲劳综合征,非心源性胸痛和纤维肌痛综合征。

慢性疲劳综合征(chronic fatigue syndrome)以使人无力的疲劳为特征,持续时间超过六个月,日常活动量减少50%。认知行为干预能减少情绪困扰,增加日常活动量,提高机体能力(例如日常自我照料能力)[54],该干预手段似乎比单独使用药物治疗更有

431

助益[55]。

非心源性胸痛(noncardiac chest pain)是指没有任何可确定的心源性病因的持续性胸痛。对此用认知行为疗法进行治疗的优势包括胸部疼痛的减少和停止,活动量增加,情绪困扰减少和药物服用量的减少[56]。然而,还未有研究证实认知行为疗法优于其他疗法及以关注为安慰剂的对照组[57]。

纤维肌痛综合征(*fibromyalgia syndrom*)是指肌肉与骨骼出现弥散性疼痛,并持续长达三个月。全身压痛点的痛感增强,肌肉及相连组织经常僵硬。某种形式的纤维肌痛综合征无法找到确切的生理学病因。认知行为疗法治疗纤维肌痛综合征,可预期的疗效包括减少疼痛和情绪困扰,以及增进自我效能感和生活质量[58]。在某些个案中,通过认知行为疗法所获得的改变并没有超过那些花费较少的,仅用教育为干预手段的治疗方法[59]。然而,最近一项在西班牙进行的研究中获得了喜人的成果,其研究结果表明,应激接种训练是一种高度有效的治疗纤维肌痛综合征的疗法,它也优于药物治疗[60]。

以认知行为疗法治疗医学无法解释的症状是一项令人兴奋的新应用。当今的研究结果似乎支持干预有着光明前景的结论,但在将来我们还需要更多的研究来明确其疗效[61]。

432

谨遵医嘱

病人不听从医生的建议——例如服药和进行身体康复练习——对于医学专家来说是一个主要问题[62]。事实上,70%的普通病人可能会出现不遵从医嘱的情况[63],儿科病人不遵从医嘱的情况高达87%[64]。显然,如果病人不遵照治疗的规定,那么再有效的治疗也无济于事,在某些个案中,对医嘱的遵照与否甚至决定了生与死。例如,对于艾滋病管理来说,几近严苛地遵守医嘱具有举足轻重的地位[65]。

早期对如何增强病人对医嘱的遵守程度的研究试图确定不遵守医嘱病人的特质,例如教育程度和人格特质。但研究结果发现,病人人格特质与其不遵守医嘱行为之间的关联微乎其微,几乎可以忽略不计[66]。把谨遵医嘱看作是行为而非一种特质是更为有用的角度[67],这样就可以发展出一些程序来加速具体的遵医嘱行为,例如施以频繁、即刻的和有意义的积极强化物来加强父母坚持满足孩子保健需要的行为[68]。

对于许多医嘱来说,"遵照医生的吩咐"所产生的及时后果充其量也很微弱,因为所带来的好处通常是滞后的。最糟的情况是,主观上被动遵照医嘱行事可能带来强烈的厌恶感,例如服用抗生素会导致恶心,身体康复练习让人筋疲力尽[69]。相反,病人以积极主动的态度谨遵医嘱时就会受到即刻的好处,例如服用止痛药。

只有当病人在第一时间记得服药,且服药动机足够强大,使得病人愿意遵照医生所给出的处方进行治疗,谨遵医嘱行为才会发生。人们用提示来帮助病人记得行使与治疗有关的行为,用强化来提供动机[70]。

我们将说明如何使用行为主义干预手段来增强三个方面的谨遵医嘱的行为:服药、保健行为(例如按处方减肥)和坚持去医院就诊。

服药

在病人总体人群中,不遵照医嘱进行服药的行为是典型行为,其出现频率颇高[71]。内科医生经常为病人开具可以供他们在很长时间里以正常剂量服用的药物,时间跨度可以从一周到一年(例如高血压,癫痫和糖尿病)。提示病人服药的环境提示可能很简单,比如在药瓶上贴上特殊的标签,标签可以画着一只钟,钟上的被圈起来的数字表示病人需要服药的时间[72],或者如照片 15-2 所示,一个大药盒由许多单个的小盒子组成,每个小盒子代表一星期中的每一天。一个更为复杂的提示仪器是由一个可移动式计时器和一个自动提示给药机组成的,每当到了该服药的时间,机器就会发出一种声音[73]。这个声音会一直鸣响,直到病人转动把手,一粒药丸倒进病人的手掌为止。先进的手提式电脑和电话能够进一步细化提示何时应服药,它们可能包含了详细的步骤指导以帮助病人实施操作程序[74]。

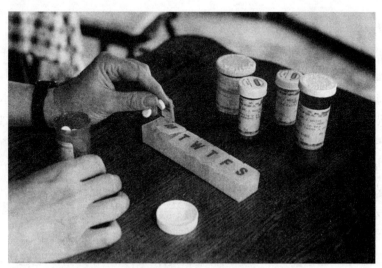

© 1997 · Michael D.Spiegler and David C.Guevremont

照片 15-2 病人正在使用一个日常药盒,它是一个简单的刺激控制设备,能提示病人每天服药 433

自然刺激控制物被用来根据病患的日常生活规律来定制服药时间表,这样,日常发生的规律性活动就可以作为服药的提示。这些提示包括在每天同一时间服药[75]，就餐时服药或在早晨离开家前服药[76]。

仅靠记忆来服药不足以确保病人能坚持下去。针对这种情况，刺激控制程序通常被用来作为强化程序的辅助手段。例如，在一项研究中，研究者结合了电话提醒和乐透彩券为强化物，病人服用抗惊厥药物的比率上升了43%[77]。另一则例子是为儿童(8岁到10岁)设计的代币系统，使用该系统的儿童使用吸入器的次数每天增加了三次[78]。

尽管提示和强化在帮助病人坚持服药方面是有效的，但一旦当这些程序不再进行，病人就可能不会再坚持服药[79]。如果在刺激控制和强化程序中加入自我控制技能，病人很可能就会继续坚持服药。以一个项目为例，研究者教授高血压病人使用刺激控制程序(例如，把服药与早餐相联系)和自我监控(监控服药和血压)[80]。并且，医生每隔两周就会检查病人的血压。当他们的血压值低于某一标准时，病人就会收到价值四美元的信用分数，用来购买血压记录设备。经过了六个月的干预后，病人的坚持服药率达到了80%，而不参加项目的病人服药率为39%。

惩罚程序也被用来增加服药的持久度。例如，因没有服用戒酒硫(在对酒精依赖治疗中所用到的药品)而实施的反应代价程序被证明是有效的[81]。在一项研究中，具有长期酗酒问题的病人留给治疗师一笔"保证金"，在三个月的治疗期中，病人每错过服药一次，就扣除5美金到10美金。结果显示，病人仅缺席了8%的门诊预约，在95%的门诊治疗期间保持戒酒状态。

保健行为

除了服用处方药，医生还会指导病人进行一系列的与健康有关的行为，例如坚持实施具体的减肥计划，进行规律的体育锻炼，监控身体机能的指标(例如血糖水平)。然而，单靠医生的指导可能还不足以改变病人的保健行为[82]。让儿童和青少年坚持进行必要的保健活动特别困难，特别是当医生要求他们进行多项活动的时候[83]。例如，糖尿病病人可能必须要参加各种常规的医疗保健活动，包括严格规定的食谱，自我注射胰岛素，检测尿液，照顾双脚(肢体末端的血液循环变差使得双足更易受侵害)。以视觉形式出现的提示对促进病人坚持保健行为的帮助不大[84]；然而，研究表明，书面提示能够增加个体对血糖水平的自我监控[85]。

人们研制了一份包含56个步骤的检查表，它是更为精确的提示。它已成功帮助一位患有严重记忆缺陷的女士进行血糖监测[86]。通过言语提示，病人逐条阅读指令，然后按照指令进行操作，逐步完成所有的步骤。每当她能正确行使一项步骤后，就能得到治疗师的表扬；犯错后能得到矫正性的反馈。当正确率达到90%以后，渐隐提示和反馈。

干预开始前,病人正确行使行为的正确率仅为40%;干预后,她的正确率能稳定在90%,甚至更高。

自我监控可能是促使病人坚持简单医疗程序的有效干预手段,例如参与一次锻炼[87]。然而,对于那些复杂的医疗程序来说,自我监控很可能是无效的,例如那些对治疗糖尿病的要求[88]。

强化是促进保健行为最稳定的干预手段[89]。代币经济项目被用来增加患有糖尿病的儿童[90]和正在进行血液透析(一种净化血液的程序)的儿童[91]对医嘱的坚持力度。在个案8-1(原书193页)中,我们描述了如何用代币经济来帮助一位82岁的老人保持饮食健康,锻炼身体,在心脏病发作之后服药。研究证明,后效契约法适用于儿童,青少年和成年人。例如,在一项治疗患有血友病(一种血液凝固障碍)的儿童和青少年的研究中,研究者结合后效契约法和代币强化物,使得81%到90%病人在长达六个月的时间里坚持锻炼和健康饮食[92]。其他能够加强病人坚持按医嘱饮食和进行锻炼的方法是自我监控,刺激控制和复发预防程序[93]。

如果来访者对医嘱的坚持力度较低,且其维持原因是技能缺陷导致无法实施医疗程序,那么示范法可以增加其坚持力度[94]。例如,患有血友病的儿童家长学习实施凝血因子替代法来治疗出血现象,凝血因子替代法是一种复杂的急救治疗法[95]。一位护士向家长展示整个程序,并在家长预演该程序后向他们提供反馈。在干预前,家长的技能水平为15%,干预后达到了92%,在跟踪调查中技能水平为97%。通过教授社交技能和应对技能,示范法还能帮助患儿克服可能会经历到的社交障碍(例如因无法参与体育运动而被叫做"病鬼")以坚持遵照医嘱[96]。家长行为训练是另一个加强儿童遵守医嘱行为的策略,例如患有囊肿性纤维化的儿童坚持按处方饮食[97]。

坚持去医院就诊

坚持按约定去医院赴约就诊是获得医疗保健和治疗的关键环节。电话[98]和邮件提醒[99]是简单和相对廉价的提示手段,但它们并不总是成功的[100]。如同对其他的目标行为一样,强化通常是最有效的策略,它能让人们按时赴约参加治疗。例如,在一项为海洛因依赖而设的治疗项目中,如果来访者能坚持每周参加门诊治疗,那么他们就可以得到一个特权:周末在家服用美沙酮(一种用来治疗海洛因依赖的药物)。这一干预手段使得门诊率从先前的45%增加到了89%[101]。在一所儿科诊所中,预约门诊赴约率的增加是通过为那些凭提醒邮件准时赴约的病人提供停车证[102];停车证能让病人的车停在紧邻诊所的地方,节省了他们的时间。相似地,在家庭诊疗中心很难靠提示卡片来使病人参加后续的治疗,然而医院通过提供免费的或者打折的预约服务则能显著提高病人的赴约率[103]。

应对医疗程序、口腔治疗程序和疾病

对于许多个体而言,接受医学治疗,住院,甚至去医生或牙医那儿接受常规检查或也能产生巨大的压力和焦虑感。人们害怕痛苦,陌生的仪器和周遭环境,与爱人分离和确诊严重的疾病。儿童对这些恐惧源尤其易感。

正如你在第十一章中所读到的,示范疗法被用来帮助儿童和成年人对即将进行的医疗程序做好准备。另一策略是在病人准备治疗和进行治疗的过程中,教授他们应对技能以积极地减少其焦虑感和不适感。应对技能的使用能辅助医疗程序的进行(如在腰椎穿刺时平躺并保持静止),帮助来访者更好地康复。对于手术的进行,应对技能可以:(1)在治疗前,治疗中和治疗后促进病人的合作行为;(2)减少手术后止痛剂的用量;(3)加速复原,减少住院时间;(4)在康复阶段,减少病人要求他人支持与陪护的时间[104]。

为应对痛苦的医疗程序,医生教授儿童认知行为应对技能,例如渐进式放松、呼吸练习、情绪性/注意分散意象和使用积极的自我陈述[105]。人们使用现实脱敏法来降低儿童因反复接受痛苦的治疗而产生的痛苦感。在该疗法中,与侵入式医疗程序有关的刺激物与儿童喜爱的活动相配对(例如电子游戏)[106]。人们还常常使用整体治疗包来教授病患如何应对医疗程序,此方法似乎比其他的单一疗法更有效[107]。

无痛苦的治疗程序也会给病人带来困扰。例如,核磁共振成像技术(MRI)用于诊断时可能会导致幽闭恐怖症(害怕处于紧闭空间中),因为病人会被安置于一根狭长的管道中,且在一段时间内保持静止不动。减少此类焦虑感的方法之一是,在病人接受MRI程序时施以令人愉悦的香味,它可以帮助分散病患的注意力,放松下来[108]。另一个方法适用于儿童来访者,如果他们能在MRI程序进行期间保持静卧,就能得到医生分发的代币强化物[109]。结束后,儿童可以用代币换取后援强化物。

有一个刺激控制程序与上文中所描述的应用相似,名叫行为惯性服从训练。它结合了差别强化和消退技术,人们用它来帮助22个月大的艾伦(Aaron)在进行医疗程序时保持静止[110]。人们用**行为惯性服从训练(behavioral momentum compliance training)**来让来访者完成一个低可能性要求(即来访者不太可能服从的要求),在此之前,治疗师会给出一系列的高可能性要求(即来访者很可能服从的要求)。艾伦的妈妈先向艾伦提出了一系列高可能性的要求(例如,"摸摸你的头","叫,'妈妈'"和"给妈妈一个飞吻")并对艾伦的服从行为予以表扬。在一系列的高可能性要求完成之后,艾伦的妈妈告诉他,"别动",这是一个低可能性要求。整体治疗包显著增加了艾伦保持静止的行为,从

44％增长到了 78％。

　　家长参与干预旨在减少孩子因医学治疗而产生的压力,因此它是有益的。例如,癌症儿童需接受静脉穿刺(刺入血管),当家长对孩子(用表扬和代币强化物)进行提示和强化以鼓励其进行呼吸分散注意力技术,孩子的苦恼行为会显著减少[111]。家长的参与不仅能够帮助到自己的孩子,还能替代性地减少家长自己的焦虑感(例如个案 11-3,一个母亲参与感应式学习消除过程,帮助女儿减少对牙科治疗程序的恐惧感)[112]。自己的孩子饱受病魔的折磨,不断接受医学治疗,家长经常会深陷高强度的压力中,这些巨大的压力可能会导致或甚至加重孩子的焦虑感和压力。相反,镇定的家长能够有效处理自己的压力,从而更好地帮助自己的孩子,其中包括让自己成为孩子的榜样。

437

　　研究者已发展了各种项目以直接帮助家长治疗因孩子的疾患而引起的焦虑感。例如,因患白血病而需接受骨髓穿刺或腰椎穿刺治疗的孩子的家长接受应激接种训练以应对自己的焦虑感[113]。整个训练包括三个环节,每个环节 15 分钟,包括:(1)观看一个示范性的电影,它提供了相关信息以及应对行为的实例,(2)指导个体如何用应对性自我陈述对抗灾难性自我陈述,(3)放松训练(包括家庭练习)。其他家长没有直接接受针对交流感的干预措施,但参加了孩子的认知行为治疗。与这些家长相比较,接受应激接种训练的家长所报告的焦虑感更低,所使用的积极自我陈述也更多。另一个例子是研究者为孩子被诊断患有癌症的家长专设了问题解决训练项目,这些家长是发生严重情绪困扰问题的高危人群[114]。

　　人们发现有许多治疗手段能有效帮助儿童和成人应对与口腔治疗有关的压力[115]。例如,一些低收入家庭的学前儿童从没有接受过牙科治疗,他们可以通过学习使用放松练习,呼吸练习和应对词语(例如"镇定"和"真好")来使自己获益[116]。治疗师还向这些儿童描述了与牙科治疗有关的信息,包括他们即将体验到的景象,声音和身体感觉。这些干预手段减少了儿童的焦虑感和不适感、生理唤起和破坏性行为数目,也增加了儿童的合作程度。

　　患有真正牙科恐怖症的成年人对牙科治疗程序会感到非常焦虑,甚至在他们需要治疗时也不愿去见医生。在此类个案中,系统脱敏法是有帮助的[117]。在一项研究中,研究人员比较了三组治疗方法,一组包含了系统脱敏法和应激接种训练的单疗程的整体治疗包,一组服用抗焦虑药物(苯二氮平),另一组为不接受治疗的控制组。两组积极治疗组都显著减少了来访者在牙科治疗过程中所产生的焦虑感,其疗效远大于控制组。然而,在两个月的跟踪调查中发现,接受药物治疗的来访者所具有的焦虑水平恢复到了治疗前水平,而接受行为干预治疗的来访者依旧保持了疗效。最为重要的是,70％的接受行为治疗的来访者继续进行牙科保健治疗,而接受药物治疗的来访者继续接受牙科保健治疗的人数比率仅为 20％——显然该实验结果具有临床显著性[118]。

当人们的身体健康出现危机,比如知道自己需要进行侵入性手术时,他们可能会体验到焦虑和抑郁症状,症状的起因是他们不切实际的信念,认知扭曲和不良的应对策略。认知行为疗法,包括应激接种训练,问题解决训练和认知重建尤其适用于治疗因健康危机而引起的困扰[119]。

艾滋病来访者经常会有焦虑、抑郁、愤怒和压力的体验,这些体验不止是心理状态的不断恶化,也与艾滋病的急剧恶化有关。最近一项对认知行为干预的元分析研究结果已证实该疗法对减轻情绪(消极)状态的效用[120]。例如,人们用团体认知行为整体治疗包来帮助男同性恋来访者应对艾滋病,整体治疗包中的内容包括放松训练,认知重建,自信训练和愤怒管理。与等待名单中的对照组来访者相比,接受了为期 10 周干预的来访者显著减少了抑郁心境和焦虑感;感染疱疹病毒的个案也较少——感染疱疹病毒在艾滋病来访者中很常见,它也许与艾滋病的发病有关[121]。

除了能帮助人们应对因疾患和医学治疗所可能引起的心理困扰,行为疗法还被用来减少医学治疗所产生的消极副作用。例如,癌症来访者在接受化疗时常会出现恶心和呕吐。在接受注射化学药剂 1 小时到 2 小时后,这些极其有害的副作用就会开始,持续时间长达 24 小时[122]。放松训练已被证实能够减少出现恶心和呕吐的频率并减少其严重程度[123]。一些病人还会出现预期性恶心和呕吐[124],这可以用系统脱敏法来进行治疗[125]。

即使癌症治疗所带来的生理上的副作用以及癌症本身的病痛与疲惫还不够恐怖,癌症病人也经常会对医院的环境感到绝望,这会导致心理障碍(包括焦虑与抑郁)[126]。癌症病人可能会失去社会强化物[127],特别对于接受隔离治疗的病人来说(由于化疗过程会使免疫系统陷入危险,因此病人需要接受隔离治疗)。这些病人的社会强化物来源仅限于与照顾他们需要的义务工作人员。针对这种情况,病人能够控制社会强化物的方法不多,其中一种就是通过表现症状从而要求得到更多的关注[128]。个案 5-1 描述了由护士的关注而维持的针对生理症状的治疗。

个案 15-1　用消退法和差别强化缓解与癌症治疗有关的生理症状[129]

两位患有急性白血病的来访者所发展出的症状无法找到生理性原因。病人 1 是一位 24 岁的男士,他有低沉嘶哑的咳嗽症状,且用药物治疗无效。病人 2 是一位 63 岁的女士,她会过多地反胃,吐出口水。人们形容两位病人开朗,友善并能很好地调适自己的疾病。症状的发展是当他们被安置到限制性隔离环境中去以后。

在护士出现之后,病人的症状似乎会进一步的恶化。通过进行复杂的系统性自然观察,研究者进一步确立了这一信念。研究者还对病人的症状进行了 16 小时的影像记录,记录了在 2 天里病房中所发生的情况。研究者分析了以下片断,每个片段为三分钟,(1)症状的出现(例如,大声的,重复性的吸气或吐口水的声音),(2)护士进入房间(例如,开门的声音和脚步声),以及(3)谈话。评估揭示了病人的症状是由护士的出现与否维持的,也就是说,护士的出现与否起了环境事件的作用。当护士与病人在一起时,症状更有可能出现(对于病人 1 和病人 2 概率分别为 0.75 和 0.82);相反,当护士没有与病人在一起时,症状则较少可能出现(概率分别为 0.25 和 0.18)。

439

治疗过程包括消退和(对其他行为)的差别强化。护士在任何时间都不会与病人讨论其症状。如果在标准护理程序进行期间,症状持续出现,那么护士在完成治疗程序后即刻离开房间(消退)。然而,如果症状停止或没有发生,护士则停留在房间里,在治疗程序结束后与病人交谈至少 10 分钟时间(对其他行为进行差别强化)。两位病人的症状在两周内均得到消除。

生理疾病的预防

行为治疗程序不仅适用于治疗医学障碍,还被用来预防生理疾病[130]。行为预防项目有两个主要目标。一是教育人们了解导致和加重疾病的可控因素,以及能减少疾病发展风险的具体特定行为。二是激励人们参与预防性行为。乳腺癌和 HIV/AIDS 是两个行为预防的目标领域。

乳腺癌的预防

乳腺癌是导致妇女死亡的主要原因,如能得到早期诊断,它通常能够得到治愈[131]。早期诊断的最简单和性价比最高的方法是常规的胸部自我检查。尽管胸部自检简单易行,但许多妇女并不进行该项检查。有一个项目利用每两周一次的明信片或电话提醒来提示妇女进行胸部的自检[132]。起初,妇女需参加一个一小时的工作坊培训,通过培训学习如何检查自己的乳房。该程序包括将婴儿油涂抹于自己的手指,触摸胸部,然后用一片纸巾来吸收胸部所残留的婴儿油。项目要求妇女在每次进行完自检程序之后,在使用过的纸巾上签名,署上日期,然后将纸巾邮寄回工作坊,这样做提供了自检频率的测量数据。与那些没有收到提示的妇女相比,通过邮件或电话进行提示的妇女会回邮更多的自检纸巾。然而,无论是收到提示还是没有收到提示的妇女,她们的自检频率随时间流逝而递减。强化物的给予可能会增加乳房自检行为。例如,有一项研究发现,如果妇女在进行了胸部自检后,每月能收到一枚银币,那么她们参与胸部自检的可能性会更高[133]。

440　HIV/AIDS 的预防

自 1981 年被首次证实以来,获得性免疫缺陷综合征(即艾滋病,英文简称 AIDS)成为了美国最严重的流行病[134],其感染率在女性异性恋中上升速度最快[135]。一如其名,艾滋病能使免疫系统衰竭,致使个体易感众多疾病。它由人类免疫缺陷病毒(HIV)导致,主要通过性接触传播(精液和阴道分泌物)和直接输入污染血液传播(通过公用的皮下注射器、输血和分娩)[136]。根据联合国艾滋病规划署的报告,截至 2000 年底,估计超过 3 600 万人已携带有艾滋病病毒;2000 年,估计有 300 万人死于艾滋病。在美国,在 1980 年到 2000 年间,超过 75 万人染上艾滋病,其中大约二分之一的人死于该疾病[137]。

由于 HIV 的感染尚无特效药,因此预防为主要干预手段。幸运的是,不同于其他无法治愈的威胁生命的疾病,HIV 的传播行为是特定的,可识别的,且其模式具有可改变的潜力[138]。预防性措施聚焦于减少高风险行为(见表 15-3),特别是对于男同性恋来访者。在美国,半数以上的艾滋病来访者为男同性恋[139]。

表 15-3　艾滋病高危来访者的高风险行为及其替代性低风险行为

高风险行为	低风险行为
令血流暴露于精液或者血液制品中的性活动(例如无保护的肛交和口交)	无插入的性行为(例如按摩和手淫)和使用避孕套
接触多个性伙伴	建立稳定的关系
随意或匿名的性接触频繁发生的地点(例如浴室和某些情色影剧院)	回避高风险的环境,发展社会支持,培养无滥交的生活方式
过度使用化学药物来促进行为/性行为的去抑制,或者削弱判断力	减少使用削弱判断力和培养去抑制力的化学物质

来源:摘自 Kelly & St. Lawrence, 1987, p.9.

人们尝试用适度的和具有性价比的项目来鼓励简单的安全性行为,例如使用安全套。例如,为了增加男同性恋酒吧中领取免费安全套的普及,人们树立了标识并把它们作为提示[140]。标识字体为蓝色和红色字母,这些字母被印在一张巨大的海报板上,海
441　报板长 2 英尺,宽 1 英尺。标语内容为,"阿拉斯加州已有 38 人死于艾滋。许多人的检测结果为阳性。安全套可减少艾滋病的传播。"在干预期间,洗手间里贴有商业标识,其内容为进行安全性行为以预防 HIV 感染,提醒顾客酒吧内提供有免费安全套。在标识贴出期间,在三个不同的酒吧里,安全套的领取数量比往常高了 47%。(当然,这并不意

味着人们使用了更多的安全套。)

行为艾滋预防项目的主要目标一直是致力于改变复杂的高风险性行为模式,它所用的整体治疗包基于由杰弗瑞·凯利和珍妮特·圣·劳伦斯所发展的模型[141]。他们的认知行为应对技能模型以广泛的个体评估开始,包括对风险行为的知识测试,近期性活动的自陈报告,自我监控当下的风险行为以及自信行为的角色扮演测试(例如,拒绝参与不安全性交的提议)。项目以小组形式进行,其中包含了四个基本组成部分:

1. **HIV 风险教育**涉及对风险因素和降低风险办法的直接教育指导。

2. **认知行为自我管理**由参与者确认其高风险行为的维持前因开始(例如环境,心境和致醉物质的服用)。然后,参与者会学习改变个人和环境前因以减少风险。参与者要生成和练习一些自我陈述,这些自我陈述强调安全性行为是可能并且值得去做的,还能减少焦虑感(例如,"我能改变我的性行为";"如果我能改变我的性行为方式,那样会感觉更好";和"在避免高风险情境方面我做得不错")。

3. **自信训练**教授参与者拒绝高峰风险性行为的提议,坚持参与更安全的性活动。

4. **社交技能训练**教授参与者如何发展一段稳定的关系,双方约定进行健康的性行为。

在小组治疗的最后一个疗程中,参与者确认在项目进行过程中减少的风险。该疗程让参与者接触多个应对榜样,让他们对如何矫正自己的行为有更多的想法和理念,加强减少生活中高风险行为的自我效能感[142]。

人们用认知行为应对技能疗法来预防 HIV 感染,它适用于高风险青少年人群,例如患有其他性传播疾病的,有物质滥用问题[143]和因缺乏必要的社会行为能力而无法发起、维持和终止与异性之间性关系的青少年[144]。其他目标小组包括离家出走[145]和住在 HIV 中心的青少年[146];城中低收入男性[147]和女性[148];男同性恋者与双性恋者[149];大学生[150];患有慢性精神障碍,例如精神分裂症和抑郁症的成人[151];智力障碍人士[152]。总体而言,此类干预手段似乎能在各年龄组和各类人群中减少高风险性行为,其疗效优于以信息传播为主的治疗和无治疗组[153]。在研究中,最常见的测量用数据结果是:(1)性同伴数量;(2)受保护的或不受保护的口交,肛交,和阴道性交数量;(3)使用安全套百分比;和(4)与高风险同伴性接触次数[154]。不幸的是,这些测量都是在自陈报告基础上的,因此结果很容易杜撰。理想情况下,这些自陈报告的测量应得到其他类型的测量方法的支持,但在性活动研究中,这点极少做到。

认知行为应对技能疗法在减少高风险性行为方面所得到的疗效是否能被长期保持下来还未得到全面的评价。初步的研究结果显示,该疗法的治疗效果随时间推移而减少[155]。例如,一项跟踪调查以 68 名男同性恋和双性恋者为研究对象,对认知行为治疗项目进行了评估。在研究对象完成了该项目的 16 个月后,40%的被调查者重新开始进

442

429

行不安全性行为。复发更多见于年轻男性以及在进行高风险性行为时饮酒或服用其他药物的人群中[156]。

综述：行为医学应用

正如你所见，行为疗法的原则和治疗程序在广泛的保健领域都有其重要贡献。在帮助病人应对医学治疗和增加他们对医疗程序的坚持力度方面，行为疗法有其特别重要的价值。对于某些医学障碍和疾病的预防方面，行为疗法作为替代性疗法也发挥了作用。

传统医药聚焦于治疗——也就是说，治愈来访者。对病人心理健康的担忧往往是事后才被人们想起。例如，在病床上把病人唤醒给他们吃安眠药就是一个老掉牙的笑话。许多人可能忍受着医学治疗所带来的不便与不适感，因为他们秉持着"没有痛苦，也就没有收获"的哲学理念。癌症治疗，手术进行所带来的恐惧感，慢性疾病及其护理所带来的绝望感与无助感，这些极度不适感与痛苦与许多严重的心理问题有关。行为疗法已开始着手缓解此类问题。

长久以来，医生们已认识到病人不遵照医嘱进行治疗是病人得到足够健康照料的主要障碍。然而，无论是医生的医术水平还是医疗技术，都对病人不遵照医嘱行事的高发比例束手无策。与此相反，行为治疗师拥有一个装备齐全的武器库，里面装满了能够增加病人遵照医嘱行事概率的有效治疗手段。

通过促进健康行为和健康的生活方式可以预防生理疾病，这也是行为治疗程序发挥作用的领域之一。例如，行为疗法可以使个体进行恰当的饮食，规律的锻炼和消除有害的服用成瘾物质的习惯（例如抽烟和酗酒），以上所有的因素都可直接增强体质。实施行为干预项目的主要障碍也是所有预防性干预手段所要面临的障碍之一——即人们的普遍态度："东西不坏，无需修补。"预防性干预的优势可能会在干预实施后的若干年以后才能显现出来。另外，由于预防的目标永远是远离疾病，因而人们可能不会意识到预防性干预手段的好处，也不会感谢它所带来的干预结果。想一想这个事实，你在读以上这些文字的时候，自己并没有意识到你能呼吸顺畅，能够清晰地看见这些单词。相反，只有当你患有肺气肿时，你才会意识到自己呼吸困难；只有当你患有白内障时，你才会意识到视野模糊。

行为疗法对医学领域的最后一个贡献是为人们提供了其他的治疗形式。对于一些身体状况来说，例如某些种类的慢性疼痛，现存的医疗手段并不足以将其治愈。在其他的个案中，现存的医疗手段可能会产生严重的消极副作用，例如某些（成瘾）药品就是如此。有时，治疗本身就可能存在威胁生命的潜在威胁，例如某些形式的药物治疗。针对

443

此类情况,行为治疗可能是较理想的方案,特别是当它们能提供给来访者相对较安全的治疗结果时。最后,撇开药物治疗所带来的消极副作用不谈,认知行为干预手段胜于药物治疗的地方在于病人可以学习应对技能。长远看,应对技能的使用可能可以使疗效更好地保持下来[157],所习得的技能也可能被泛化应用于其他日常生活中所会遇到的其他问题中。

小 结

1. 行为疗法的应用是行为医学的部分内容,包括对生理疾病的评估、治疗、管理、康复和预防工作。

2. 在处理医学障碍方面,行为疗法起了四个作用:治疗医学障碍、帮助病人坚持药物治疗、帮助病人应对治疗和疾病,和预防医学障碍。

3. 疼痛行为——表示个体正感到疼痛的显性行为——可被评估和治疗。健康行为是指个体没有感到疼痛的显性行为。

4. 治疗疼痛的途径之一是改变疼痛行为的维持后果。社会关注、休息和药物是常见的针对疼痛的强化物。治疗包括对疼痛行为的消退和对健康行为的强化。治疗师把关注和休息作为健康行为的契约条件,而非疼痛行为的契约条件。止痛药的给予以时间为契约条件,而非以疼痛程度为契约条件。

5. 人们也用认知行为应对技能整体治疗包来治疗疼痛,其内容包括生物反馈和放松训练。

6. 对疼痛的行为治疗一般能够减轻疼痛,而不能消除疼痛。疼痛所减轻的程度足以让病人继续进行正常的日常活动。

7. 人们用认知行为疗法来治疗医学上无法解释的症状,例如慢性疲乏综合征、非心源性胸痛和纤维肌痛综合征。

8. 通过刺激控制,强化和教授病人自我控制技能,使得病人不准时赴约参加治疗的行为得到令人不悦的后果,可以增加病人遵守医嘱行为和参与保健行为的数目。强化是增强病人遵照医嘱行事的坚持力度的最有效策略。当病人因技能缺陷而无法坚持遵照医嘱行事的时候,示范法具有实用性。

9. 人们使用各种策略来帮助病人及其家属处理与医疗、口腔治疗程序、住院和疾病有关的压力,焦虑,不适感和痛苦。他们包括教授病人使用认知行为应对技能和使用强化与消退程序。人们还用相似的程序来减少由医学治疗而带来的消极生理及心理副作用。

10. 通过教育与疾病有关的知识,激励人们参与健康的、预防性的行为,行为干预被

444

用来帮助人们预防生理疾病。

11. 通过提示,人们增加了胸部自检行为,这是行为疗法在乳腺癌预防方面的应用。

12. 为减少高风险行为以降低 HIV 感染风险的治疗项目内容包括,教育、认知行为应对技能疗法,自信训练和社交技能训练。

文献注释

1. Nater, Gaab, Rief, & Ehlert, 2006.

2. Pinkerton, Hughes, & Wenrich, 1982.

3. Black, 1975.

4. Bonica & Loeser, 2000.

5. McGrady, 1994; McGrady, Olson, & Kroon, 1995.

6. Compare with Kaplan, 1990.

7. Fordyce, 1976.

8. Fordyce, 1976, 1988.

9. Doleys, Crocker, & Patton, 1982; Flor, Kerns, & Turk, 1987.

10. Kole-Snijderes, Vlaeyen, Rutten-van Molken, Heuts, van Eek, & van Breukelen, 1999.

11. Turk & Meichenbaum, 1989; Turk & Rudy, 1995.

12. Blanchard, 1992; Holroyd & Penzien, 1994.

13. Andrasik & Blanchard, 1987.

14. Holroyd & Penzien, 1994.

15. Andrasik, Larsson, & Grazzi, 2002; Blanchard, 1992.

16. Andrasik, Larsson, & Grazzi, 2002.

17. Nestoriuc, Reif, & Martin, 2008.

18. Allen & Shriver, 1998.

19. Holroyd & Penzien, 1994; McGrady et al., 1999; Penzien & Holroyd, 1994.

20. Larsson & Andrasik, 2002; McGrady et al., 1999.

21. McGrady, Wauquier, McNeil, & Gerard, 1994.

22. Compas, Haaga, Keefe, Leitenberg, & Williams, 1998.

23. Wauquier, McGrady, Aloe, Klausner, & Collins, 1995.

24. Lake & Pingel, 1988.

25. Blanchard, 1992; Nicholson & Blanchard, 1993.

26. Compas, Haaga, Keefe, Leitenberg, & Williams, 1998.

27. Varni, La Greca, & Spirito, 2000.

28. Mason, Goolkasian, & McCain, 1998.

29. Gil et al., 1997.

30. Gil, Carson, Sedway, Porter, Schaeffer, & Orringer, 2000.

31. Linton, 1982; Linton & Melin, 1983.

32. de L. Horne, Taylor, & Varigos, 1999; Wijma, Melin, Nedstrand, & Hammar, 1997.

33. For example, Peterson & Tremblay, 1999.

34. Turk & Meichenbaum, 1989; Turk, Meichenbaum, & Genest, 1983.

35. Lamaze, 1970.

36. Wicksell, Ahlqvist, Bring, Melin, & Olsson, 2008.

37. For example, Blanchard, 1987; Hoffman, Papas, Chatkoff, & Kerns, 2007; Morley, Eccleston, & Williams, 1999; Rokke & al'Absi, 1992.

38. For example, Feuerstein & Gainer, 1982.

39. Blanchard, 1987.

40. For example, Fordyce, 1976; Fordyce & Steger, 1979; Kerns, Turk, Holzman, & Rudy, 1986; Turner, 1982.

41. Schmidt, Gierlings, & Peters, 1989.

42. Cairns & Pasino, 1977; Dolce, Doleys, Raczynski, Lossie, Poole, & Smith, 1986; Doleys, Crocker, & Patton, 1982.

43. For example, Blanchard, 1987; Blanchard et al., 1990.

44. Blanchard, 1987; Turk & Meichenbaum, 1989; Turk, Meichenbaum, & Genest, 1983; Turk & Rudy, 1995.

45. James, Thorn, & Williams, 1993.

46. For example, Osman, Barrios, Osman, Schnekloth, & Troutman, 1994; Rokke & al'Absi, 1992.

47. For example, Blanchard, Theobald, Williamson, Silver, & Brown, 1978; Silver, Blanchard, Williamson, Theobald, & Brown, 1979.

48. For example, Blanchard et al., 1982.

49. For example, Anderson, Lawrence, & Olson, 1981; Turner & Clancy, 1988.

50. For example, Katon & Walker, 1998; Kroenke & Mangelsdorf, 1989.

51. For example, Ginsburg, Riddle, & Davies, 2006.

52. Reigada, Fisher, Cutler, & Warner, 2008.

53. Nezu, Nezu, & Lombardo, 2001.

54. For example, Bertagnolli & Morris, 1997; Deale, Chalder, Marks, & Wessely, 1997.

55. Nezu, Nezu, & Lombardo, 2001.

56. For example, Nezu, Nezu, & Lombardo, 2001; Van Peski-Oosterbaan, Spinhoven, Van der Does, Brushke, & Rooijmans, 1999.

57. Nezu, Nezu, & Lombardo, 2001.

58. For example, Buckelew et al., 1998; Degotardi, Klass, Rosenberg, Fox, Gallelli, & Gottlieb, 2006; Rossy et al., 1999.

59. Nezu, Nezu, & Lombardo, 2001.

60. García, Simón, Durán, Canceller, & Aneiros, 2006.

61. Nezu, Nezu, & Lombardo, 2001.

62. Dunbar & Stunkard, 1979.

63. Pinkston, Carruth, & Goggin, 2008.

64. Varni, LaGreca, & Spirito, 2000.

65. Levine et al., 2006; Pinkston, Carruth, & Goggin, 2008.

66. Marston, 1970; Sackett & Haynes, 1976.

67. For example, Kasl, 1975; Zifferblatt, 1975.

68. Allen & Warzak, 2000.

69. For example, Rounsaville, Rosen, & Carroll, 2008.

70. Haynes, MacDonald, & Garg, 2002.

71. For example, Haynes, MacDonald, Garg, & Montague, 2000; Weiss, 2004.

72. Lima, Nazarian, Charney, & Lahti, 1976.

73. Azrin & Powell, 1969.

74. Newman, Kenardy, Herman, & Taylor, 1996, 1997.

75. Azrin & Teichner, 1998.

76. Compare with Skinner & Vaughan, 1983.

77. Masek, 1982.

78. Da Costa, Rapoff, & Goldstein, 1997.

79. For example, Masek, 1982.

80. Haynes et al., 1976.

81. Bigelow, Strickler, Liebson, & Griffiths, 1976.

82. Orleans, 2000.

83. LaGreca, 1988.

84. For example, Lowe & Lutzker, 1979; compare with Lima, Nazarian, Charney, & Lahti, 1976.

85. Wagner, 1998.

86. Wong, Seroka, & Ogisi, 2000.

87. For example, LaGreca & Ottinger, 1979; Waggoner & LeLieuvre, 1981.

88. Epstein et al., 1981.

89. Epstein et al., 1981.

90. Lowe & Lutzker, 1979.

91. Magrab & Papadopoulou, 1977.

92. Greenan, Powell, & Varni, 1984.

93. For example, Brownell & Cohen, 1995; Dubbert, 1992.

94. For example, Gilbert, Johnson, Spillar, McCallum, Silverstein, & Rosenbloom, 1982.

95. Sergis-Deavenport & Varni, 1982, 1983.

96. Follansbee, LaGreca, & Citrin, 1983; Gross, Johnson, Wildman, & Mullett, 1981.

97. Stark et al., 1993.

98. For example, Turner & Vernon, 1976.

99. For example, Nazarian, Mechaber, Charney, & Coulter, 1974.

100. For example, Barkin & Duncan, 1975; Kidd & Euphrat, 1971.

101. Stitzer, Bigelow, Lawrence, Cohen, D'Lugoff, & Hawthorne, 1977.

102. Friman, Finney, Rapoff, & Christophersen, 1985.

103. Rice & Lutzker, 1984.

104. de L. Horne, Vatmanidis, & Careri, 1994.

105. Dahlquist, Gil, Armstrong, Ginsberg, & Jones, 1985; Jay, Elliott, Katz, & Siegel, 1987; Manne, Redd, Jacobsen, Gorfinkle, Schorr, & Rabkin, 1990; Peterson & Shigetomi, 1981; Rains, 1995.

106. Slifer, Babbitt, & Cataldo, 1995.

107. For example, Peterson & Shigetomi, 1981.

108. Redd, Manne, Peters, Jacobsen, & Schmidt, 1994.

109. Slifer, Cataldo, Cataldo, Llorente, & Gerson, 1993.

110. McComas, Wacker, & Cooper, 1998.

111. Manne, Bakeman, Jacobsen, Gorfinkle, & Redd, 1994.

112. For example, Manne, Redd, Jacobsen, Gorfinkle, Schorr, & Rabkin, 1990; Peterson & Shigetomi, 1981.

113. Jay & Elliott, 1990.

114. Varni, LaGreca, & Spirito, 2000.

115. For example, Nocella & Kaplan, 1982.

116. Siegel & Peterson, 1980.

117. For example, Gatchel, 1980.

118. Thom, Sartory, & Johren, 2000.

119. DiTomasso, Martin, & Kovnat, 2000.

120. Crepaz et al., 2008.

121. Lutgendorf et al., 1997.

122. Redd & Andrykowski, 1982.

123. For example, Compas, Haaga, Keefe, Leitenberg, & Williams, 1998; Lyles, Burish, Krozely, & Oldham, 1982.

124. Morrow & Morrell, 1982.

125. Morrow et al., 1992; Morrow & Morrell, 1982.

126. Cullen, Fox, & Isom, 1976; Holand et al., 1977.

127. Agras, 1976.

128. Redd, 1980.

129. Redd, 1980.

130. Fekete, Antoni, & Schneiderman, 2007.

131. Jansen, 1987.

132. Mayer & Frederiksen, 1986.

133. Solomon et al., 1998.

134. Kelly & St. Lawrence, 1987.

135. Centers for Disease Control and Prevention, 1994.

136. Hall, 1988.

137. National Center for HIV, STD and TB Prevention, 2001.

138. Kelly & St. Lawrence, 1988a.

139. National Center for HIV, STD and TB Prevention, 2001.

140. Honnen & Kleinke, 1990.

141. Kelly, St. Lawrence, Hood, & Brasfield, 1989.

142. McKusick, Wiley, Coates, & Morin, 1986.

143. Metzler, Biglan, Noell, Ary, & Ochs, 2000; St. Lawrence, Brasfield, Jefferson, Alleyne, O'Bannon, & Shirley, 1995; St. Lawrence, Jefferson, Alleyne, & Brasfield, 1995.

144. Nangle & Hansen, 1998.

145. Rotheram-Borus, Koopman, Haignere, & Davies, 1991.

146. Walter & Vaughan, 1993.

147. Kalichman, Cherry, & Browne-Sperling, 1999.

148. For example, Carey et al., 2000; Hobfoll, Jackson, Lavin, Britton, & Shepherd, 1994; Kelly et al., 1994.

149. For example, Kelly, St. Lawrence, Hood, & Brasfield, 1989.

150. For example, Sikkema, Winett, & Lombard, 1995.

151. Kalichman, Sikkema, Kelly, & Bulto, 1995; Weinhardt, Carey, Carey, & Verdecias, 1998.

152. Miltenberger et al., 1999.

153. For example, Carey et al., 2000; Herbst, Kay, Passin, Lyles, Crepaz, & Marin, 2007; Lyles et al., 2007; Metzler, Biglan, Noell, Ary, & Ochs, 2000; St. Lawrence, Jefferson, Alleyne, & Brasfield, 1995; Weinhardt, Carey, Carey, & Verdecias, 1998.

154. For example, Carey et al., 2000; Kalichman, Carey, & Johnson, 1996; Metzler, Biglan, Noell, Ary, & Ochs, 2000.

155. Kalichman, Carey, & Johnson, 1996.

156. Kelly, St. Lawrence, Hood, & Brasfield, 1989.

157. For example, Otto & Gould, 1995; Otto, Gould, & Pollack, 1994.

第十六章 行为疗法应用于以生理特征为主的心理障碍

△ **遗尿**

尿湿报警器

干床训练

干裤法

△ **抽动症和神经性习惯**

用习惯消除治疗抽动症

用习惯消除治疗神经性习惯

△ **失眠和睡眠问题**

婴儿与儿童睡眠问题

成人失眠

参与性练习 16-1　矫正环境事件以加强学习行为

△ **神经性贪食**

△ **综述：行为疗法应用于以生理特征为主的心理障碍**

小结

文献注释

448　　除了在前一章我们已描述过的行为医学所作出的贡献,行为医学在治疗其他各种以生理特征为主的心理障碍方面也发挥了重要的作用。为了更好说明行为疗法在这一领域的应用,我们将主要描述它对四类障碍的治疗:遗尿、抽动症和神经性习惯,失眠和神经性贪食症。

这些心理障碍与第十五章所讨论的医学问题之间的区别是基于健康专家对此的划分[1]。例如,疼痛和医学无法解释的症状被认为是医学障碍,而遗尿和失眠被看作是心理障碍。我们承认,两者之间的区别某些程度上说有些随意武端,也是人为划分的结果。已有越来越多的人把以生理特征为主的心理障碍和医学障碍看作是生理因素和心理因素相互作用的结果[2]。

遗尿

遗尿(enuresis)是指 5 岁以上的人无力控制排尿而找不到生理性病因。遗尿最常发生于睡眠时,因此治疗聚焦于夜间遗尿(nocturnal enuresis),或尿床。该问题常见于儿童,5 岁儿童的发病率大约为 15％至 20％,10 岁儿童的发病率为 5％,12 岁至 14 岁儿童的发病率为 2％[3]。与女孩相比,夜间遗尿更多见于男孩[4]。

排尿过程是膀胱充盈,受到压力时的自然反应。一般,膀胱的紧张感会唤醒睡眠中的我们,于是我们起身去上厕所。当膀胱的紧张感没能唤醒个体时,排尿问题就出现了。传统的言语心理治疗通常不能治愈遗尿[5]。相反,两种行为治疗程序——尿湿报警器和干床训练——被证实疗效显著。

尿湿报警器

尿湿报警器(urine alarm)是一种报警装置,它能在儿童开始排尿时发出警报以唤醒儿童。原始的尿湿报警器用的是警铃—尿垫法(bell-and-pad method);当尿液接触当床单下的一块特殊垫子时,就会触发一个使报警器鸣响的电路[6]。通过报警和膀胱紧张两者间不断地建立联系,膀胱紧张本身就会变为在孩子尿床之前就唤醒他们的刺激物。(在经典条件反射中,报警声是唤醒孩子[非条件反射]的非条件刺激,而膀胱紧张是唤醒孩子[条件反射]的条件刺激。)

尽管警铃和尿垫仍是可用的设备,但如今人们通常使用另一种更为便捷的方法。它由一个湿度感应开关系统组成;感应器的末端被放置在个体的内裤里面,另一端连接到一个小型的报警器上,这个小型报警器以自然服帖的方式系在外衣上,例如睡衣。这个装置可以在药房柜台上买到,它也可被应用于治疗日间(白天)遗尿症,日间遗尿症影响了大约1%的5岁以上孩子[7]。

尿湿报警器非常易于使用。其使用历史超过70年[8],如今,它在70%到80%的时间里都是有效的[9]。其疗效优于药物治疗(丙咪嗪)[10]和传统心理疗法[11]。6个月后,遗尿症的复发率为33%,复发的主要原因是没有很好地遵守治疗程序[12]。尿湿报警器既可以作为单独的治疗方法,也可作为整体治疗包的部分内容[13]。有趣的是,尿湿报警器在单独使用时的疗效与结合其他行为治疗方法时所产生的疗效相同[14]。

干床训练

干床训练(dry-bed training)是由内森·阿兹林(Nathan Azrin)和他的同事们发展出的方法。[15]它是一个内容广泛的整体治疗包,使用塑造和过度矫正技术来教授儿童整夜保持床干所需的行为。表16-1罗列了干床训练中所涉及的步骤。这些程序说明了许多行为治疗程序的执行细节及其精确性。

表16-1 家长担任训练员,为6岁男孩制订的干床训练协议

I. 训练日

  A. 下午

    1. 鼓励儿童喝喜欢的饮料来增加排尿

    2. 要求儿童每隔半小时尝试小便

      a. 如果儿童急着要小便,那么就要求他多等一些时候再去上厕所

      b. 如果儿童必须小便,那么就要求他躺在床上,好像睡着时一样,然后跳起来去厕所(角色扮演他在晚上应该做的事);然后用饮料和表扬来强化该行为

    3. 鼓励儿童保持床的干燥

      a. 家长和儿童一起回顾尿床带来的种种不便

      b. 家长与儿童签订协议,规定第一晚干床后会得到的强化物,以及在规定天数的干床夜晚后会得到的强化物

      c. 儿童说明他愿意与谁分享自己不尿床的经历

      d. 儿童得到一张简表以记录自己的进步

  B. 睡觉前的一个小时由家长陪同观察

    1. 告知儿童所有阶段的程序

    2. 儿童角色扮演打扫清理过程并进行训练(假设尿床行为发生)

      a. 要求儿童穿上自己的睡衣

      b. 要求儿童移去床单,然后再铺好

    3. 儿童角色扮演如厕训练并对之加以积极练习(假设尿床行为发生)

      a. 儿童平躺在床上,好像睡着了一样(关灯)

      b. 儿童数到50

      c. 儿童坐起身,快速冲到他想要小便的厕所里

      d. 儿童回到床上

      e. 步骤a—d重复20次,家长计数

  C. 就寝时间

    1. 儿童指导家长

    2. 儿童继续喝饮料

    3. 家长与儿童谈论强化物,并表示对孩子充满信心

    4. 家长对干燥的床单给予评价

    5. 儿童休息入眠

  D. 凌晨1点以前,家长每隔一小时就唤醒儿童

    1. 如果孩子是干的

      a. 用最小化提示(轻触)来唤醒(如果孩子不能醒来则用较强的提示)

b. 询问孩子是否要小便
　i. 如果他能再等一个小时以后(去
　　小便)
　　(a) 家长表扬他对排尿的控制
　　　　能力
　　(b) 儿童回到床上
　ii. 如果他必须小便
　　(a) 儿童去洗手间
　　(b) 家长表扬儿童能正确如厕
　　(c) 儿童回到床上
c. 儿童感觉床单并对它的干燥作出
　评价
d. 家长表扬儿童能保持床单干燥
e. 给儿童喝饮料(晚上11点以后停止)
f. 儿童重新睡觉
2. 当意外发生的时候
a. 家长叫醒儿童并责备他弄湿床单
　的行为
b. 家长指引儿童去洗手间继续小便
c. 给予儿童清洁训练
　i. 儿童更换睡衣
　ii. 儿童移去湿掉的床单,并把它们
　　放到洗衣篮里
　iii. 儿童拿上干净的床单,并重新
　　铺床
d. 在清洁训练完成后,积极练习正确
　如厕行为(20次)
e. 提醒儿童,明天晚上睡觉前有必要
　进行积极的练习

E. 次日早晨,家长应提前半小时检查儿童
　如果床单是湿的,应实施步骤 IIB(见下
　文)
II. 训练后(在训练日之后)
A. 如果早晨床单是干的
　1. 家长向孩子指出,在上床前半个小时
　　的时间里,他无需进行练习(因为那
　　天床单是干的),所以在上床前的半
　　个小时里他可以做任何他想做的事
　2. 家长通过表中的强化物标识向孩子展
　　示他所取得的进步
　3. 家长告诉来家拜访的客人,孩子是如
　　何保持床单干燥的
　4. 家长在一天内至少要提到三次孩子所
　　取得的成功
B. 如果床单早晨是湿的
　1. 家长提前半小时叫醒孩子,提示他检
　　查床单,让他说出他应该做的事
　2. 要求儿童换床单和睡衣
　3. 儿童参与积极的正确如厕训练
　　(20次)
　4. 在当晚入睡前半个小时里,儿童参与
　　积极训练(20次)
　5. 儿童在表格上作标记,并被告知"我们
　　明天还会试一试"
　6. 家长告诉告诉来家拜访的客人,孩子
　　正在学习如何保持床单干燥

来源:基于 Azrin & Thienes, 1978。

　　一天晚上,治疗师对孩子进行了密集训练,治疗也由此开始。在必要时,孩子每隔一小时就被唤醒一次,如果没有尿床就给予鼓励。如果尿床了,孩子会进行两个阶段的过度矫正程序训练。第一是**清洁训练**(*cleanliness training*),即来访者通过更换潮湿的睡衣和床单来恢复原状。第二是重复性的**积极练习**(*positive practice*),它包括(1)儿童躺在床上,默数到50,然后(2)冲到洗手间里,尝试着小便,最后(3)回到床上。另外,在白天,儿童需练习憋尿,它被叫做**闭尿控制训练**(*retention control training*)[16]。该程序主要是通过增加尿量(频繁喝喜爱的饮料),在较长的时间里塑造闭尿行为。

　　在治疗师对家长进行了干床训练的培训之后,儿童家长就可以担任该训练的实施者,整个训练过程需花去约一个半小时[17]。然而,实施干床训练主要程序的主要负责人是儿童本人。例如,治疗师首先向儿童教授该训练程序,然后由儿童向家长进行解释,

并要求在实施过程中得到他们的帮助[18]。干床训练的重点在于儿童自我控制技能的发展和所取得的成就得到强化。当儿童尿床时,儿童本人需承担起矫正的主要责任,他们需要打扫干净,然后不断练习所需的行为技能以预防尿床行为在将来再度出现。

　　与尿湿报警器相比,干床训练能更快地消除遗尿现象,其疗效的保留时间也更长[19]。有一项研究对 44 名年龄在 3 岁到 15 岁之间(平均年龄为 7 岁)的儿童作了研究,结果说明干床训练见效快,疗效持久[20]。在进行干床训练前,儿童夜晚尿床的比例平均为 92%。在进行密集训练的第一天,尿床行为比率减少到了 18%,且从那天开始逐渐下降。在 5 个月后的跟踪调查中,尿床行为出现的比例仅占总天数的 4%,该治疗水平在一年后仍继续保持。

452

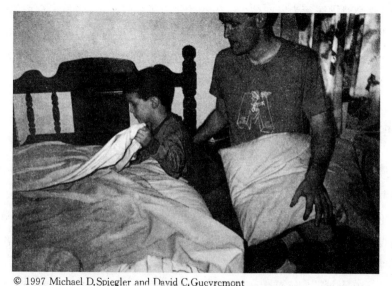

© 1997 Michael D.Spiegler and David C.Guevremont

照片 16-1　作为干床训练的一部分,儿童负责在尿床后更换床上用品。

　　干床训练的主要局限性在于它具有劳动密集性和复杂性,因此人们在选择时多倾向于使用更简单的疗法,例如尿湿报警器[21]。人们对干床训练进行了修正,发展出了较短版本的训练方法[22],研究表明它依旧是有效的,且优于单独使用尿湿报警器[23]。干床训练偶尔被用于治疗成人,一项研究揭示,8/9 的有较长遗尿病史的来访者在进行了该项训练后,在 6 年的跟踪调查中仍能保持自制力[24]。

干裤法

　　干床训练的原理已被延伸应用于日常如厕训练中,并取得了令人惊叹的效果[25]。大多数的儿童需要用几个月的时间来学习如何用马桶,父母企图加快此进程的尝试几乎都无疾而终[26]。有几种形式的密集强化训练可成功把训练时间缩短为 1 个月。[27] 与此相反,利用**干裤法(dry-pants method)**,干床训练的白天模式,年龄段在 20 到 36 个月的儿童可在 4 个小时内完成如厕训练,对于 26 个月以上的儿童,所需平均训练时间仅为 2 小时[28]。

治疗师用了干裤法的一个简易版本来对约翰(John)进行如厕训练。约翰是一位 21 岁的男士,患有严重的智力障碍,居住于一家寄宿机构[29]。在过去的岁月中,无数次如厕训练尝试约翰都失败了。一天,治疗师给了约翰一大杯水,然后每隔 30 分钟就带约翰去洗手间。在马桶的内侧装了个报警装置,少量的尿液就可以启动这个装置。当铃声响起时,一名员工就会表扬约翰,并用食物对其进行强化。约翰身上还带了一个干裤报警装置,它会对排尿行为发出信号。当约翰尿裤子的时候,一名员工会把约翰带到一个私密的区域,轻微地指责他(例如,"不,不要尿裤子")"然后在约翰换衣服的时候以及之后的 10 分钟里撤去社会关注。该干预手段显著增加了约翰正确小便的行为,减少了尿裤子的次数。3 个月后的跟踪调查表明,约翰已能够完全自制。"

抽动症和神经性习惯

抽动是指动作与发声的反复,突然和快速地出现。**运动性抽动(*motor tics*)**便是一例,它的表现有歪颈,耸肩,做鬼脸和自己扇自己耳光。**发声性抽动(*vocal tics*)**的表现有重复性的清嗓,喷气和发出咕哝声。尽管大部分的抽动是不由自主的,但人们有能力抑制它们,只是时间长短不同。抽动症发病于童年,男性发病率为女性的三倍,压力增大时症状加重。患有抽动症的儿童和青少年会被同伴以负面的眼光看待[30],对于成人来说,他们会因抽动行为而受到社会的排斥,会因在他人面前表现该类行为而感到焦虑,造成了社交功能和职业功能的损害。在严重的个案中,抽动行为可能会直接干扰个体的日常技能运作,比如当眼睛不停眨动的时候,就会使得阅读产生困难。**妥瑞氏症**(*Tourette's disorder*,也被译作秽语综合征)是最严重的抽动障碍,它包括多重的运动性抽动和发生性抽动(有时包括不由自主的,不合时宜的嘟囔下流的言语)[31]。

药物治疗是抽动症最常见的治疗途径,但它的使用是有问题的。以妥瑞氏症为例,药物治疗可减少 50% 的抽动行为[32],但 80% 的服用药物的儿童会出现不良副作用[33]。另外,只有 20% 到 30% 的来访者会长期服用药物[34]。显然,我们需要替代性的治疗方法。已有五种行为治疗方法被人们用来治疗抽动症:集结消极练习,改变维持后果,渐进式放松,自我监控和习惯消除。

集结消极练习(massed negative practice)是治疗抽动症最常用的行为方法。它让来访者蓄意表现抽动行为,且速度越快越好。练习会持续一段时间(例如,30 分钟),在练习期间，每隔一小段时间就休息一次（例如，在练习抽动的时候，每隔4分钟就休息1分钟）[35]。对于某些人群，用消极练习法来减少抽动的频率已取得了一定程度的成功[36]，平均行为数量减少了60%[37]。

改变维持后果以治疗抽动症是第二大为人们所用的行为疗法。在减少儿童抽动行为方面，以差别强化[38]作为核心的治疗方法是有效的[39]，当它与其他疗法相结合时，差别强化也同样有效[40]。惩罚，包括条件电击[41]和暂停正强化[42]，都能有效减少抽动频率。然而，惩罚的治疗效果可能无法从治疗环境迁移到来访者的自然环境中，且它的疗效可能只是暂时的[43]；另外，与强化程序相比，人们一般认为惩罚程序是较不理想的治疗程序。

使用渐进式放松能在来访者放松的同时，有效减少抽动行为的发生[44]。然而，当放松疗程结束后不久，抽动行为将会重新出现[45]。

自我监控法能有效治疗抽动症[46]。尽管一般说来，自我监控属于评估程序（见第五章），它有时被专门用来矫正某个目标行为。自我监控让来访者更加清楚地意识到自己的抽动行为，它是有效治疗的一个重要组成部分。

总而言之，集结消极练习，改变维持后果，渐进式放松和自我监控都能有效治疗抽动症。为增强其疗效，人们通常会将它们进行组合，再加以使用。然而，目前为止，治疗抽动症最有效的整体治疗包是习惯消除。

用习惯消除治疗抽动症

习惯消除（**habit reversal**）是由阿兹林和他的同事们发展的另一有效疗法[47]。它包含了四个组成部分：(1)意识训练，(2)竞争性反应训练，(3)放松训练，和(4)强化。似乎意识训练和竞争性反应强化是最重要的内容。

意识训练（*awareness training*）其中包括了自我监控，它是指进行广泛的自我评估以确定来访者对抽动行为发生频率及其严重性，环境前因和造成抽动症的个体反应的意识程度。来访者和家庭成员对抽动发生的时间，地点，频率及抽动时何人在场作记录。因为对具体反应的了解是控制抽动症的必要内容，因此治疗师会要求来访者通过看镜子中的自己和录像来观察抽动行为的发生。来访者学习侦测抽动症发作的首要信号，这样他们就能及时悬崖勒马。[48]

在**竞争性反应训练**（*competing response training*）中，来访者会作出某个反应进行练习，该反应(1)与抽动行为相竞争，(2)持续时间长达几分钟，(3)与日常活动相协调，(4)对他人来说较隐蔽[49]。表6-2提供了针对不同抽动行为的竞争性反应的例子[50]。

454

表 16-2　使用习惯消除对抽动行为作出竞争性反应的例子

抽动行为	竞争性反应
扭　头	等长收缩颈部屈肌:下巴向下、向内伸,脸部向内,眼睛向前看
耸　肩	等长收缩肩部降肌:肘部推向臀部
摇　头	缓慢等长收缩颈部肌肉,眼睛向前,直到头部能保持完成静止
手臂扭曲	用手按压大腿或胃部,肘部向臀部方向收紧
腿部扭曲	坐姿时,双脚用力踩地;站姿时,收紧膝关节不动
眨　眼	每隔 3 到 5 秒钟时间,有规律地、轻柔地眨眼;每隔 5 到 10 秒钟,快速向下瞥视
口腔发声抽动	通过鼻和口和开合持续进行缓慢,有节奏的呼吸
鼻腔发生抽动	通过口腔进行缓慢,有节奏的呼吸

来源:基于 Azrin & Peterson, 1988b。

　　来访者学习渐进式放松,并在治疗师的指导下每天练习。另外,治疗师教授来访者一旦在生活中感到焦虑或出现抽动行为时,就要进行差别放松。治疗师要求来访者的家庭成员在观察到来访者没有抽动行为发作或抽动行为发作次数显著减少时,给予其表扬。来访者需收集表现抽动行为所会带来的消极后果(例如会感到尴尬,活动过程中会受到限制)和消除抽动行为所会带来的积极后果(例如感到自信,并能如愿参加各种活动),并将这些优点和缺点归纳成表。他们把这张表誊写在一张卡片上,随身携带并定期参照该表以提醒自己参与习惯消除程序的好处。治疗师会给予儿童特定的具体强化物,对他们完成治疗任务和将抽动行为数目减少到先决目标水平以下进行强化。

　　习惯消除被一直证明对治疗抽动症有很好的疗效[51],它能减少 90% 的抽动行为,而药物治疗只能减少大约 50% 的抽动行为[52]。除了治疗抽动症,习惯消除还被用来治疗其他各种神经性习惯[53]。

用习惯消除治疗神经性习惯

　　用习惯消除可治愈的神经性习惯包括吸吮拇指[54],咬手指甲[55],和磨牙症[56]。我们将以拔毛症[57]和口吃[58]为例,说明习惯消除对治疗神经性习惯的应用。

　　拔毛症(*trichotillomania*)是一种冲动控制障碍,是指人们反复地从身体的不同部位拔除毛发。为说明使用习惯消除治疗慢性拔毛症的过程,我们以三名 12 岁儿童的治疗过程为例(二女一男)[59]。在意识训练阶段,来访者学习洞察他们的拔毛行为。首先,在不拔出头发的情况下,描述头发在二指之间的感觉。在竞争性反应训练中,每个来访者都要定义几个与拔毛行为不协调的行为(例如双臂交叉和坐在自己的手上)。治疗师指导来访者,每当他们意识到自己在拔毛发或有冲动要这样做的时候,就要作出这些竞争性反应。来访者模拟拔毛动作，然后表现竞争性反应 1 分钟，这样重复 12 到 15 次。治疗师教授儿童家长，在观察到孩子的拔毛行为时提示他们作出竞争性反应，然后对孩子作出的竞争性反应予以表扬。习惯消除显著减少了三名来访者的拔毛行为。

口吃影响了约 1％的成人和 5％到 10％的儿童[60]。并且，它也是最常见的智力障碍个体的适应不良行为习惯，占该人群总数的 32％[61]。在习惯消除治疗口吃方面，人们使用最多的竞争性反应是**规律呼吸练习**，它包括放松，慢慢通过鼻腔进行深呼吸，然后慢慢把气从口腔吐出。习惯消除不仅减少了口吃行为的出现，同时增加了言语的自然流畅程度，包括言语的速率(口吃来访者通常言语速率慢，且说话结巴)[62]。

行为消除的一个局限性在于它一般要求大量的时间投入——包括治疗师，来访者及其家庭成员(当他们参与治疗时)。然后，也并非一直如此。在一项研究中，5 名年龄范围为 5 岁到 11 岁的孩子在家中接受了一个疗程的习惯消除训练，以治疗口吃[63]。在意识训练阶段，治疗师事先录制好儿童的言语录像片段，孩子和家长通过录像，练习确定口吃行为的发生。儿童和家长一起学习并练习规律呼吸，并把它作为竞争性反应。治疗师教授儿童，在口吃发生的时候就停止说话，开始规律呼吸。家长提供社会支持，并在儿子们使用习惯消除程序时给予表扬。在五个孩子中，有四个孩子在接受了行为消除训练后，口吃行为显著减少，其中三个孩子在至少 9 个月里保持了疗效。家长，作为治疗的组成人员的一部分，认为行为消除是一种可接受的疗法。

尽管习惯消除经常足以减少来访者的适应不良习惯，但有时我们还需要加入其他额外的程序以扩大其疗效，从而达到理想的治疗结果。例如，当行为消除只能在最低程度上减少一个 6 岁女孩拔毛症和拇指吸吮行为时，就需要加入差别强化和反应代价治疗，它们能将减速目标行为降低到接近零水平[64]。与此类似，在进行习惯消除的同时加入反应代价，进一步减少了一个 14 岁男孩在体育赛事中所表现出来的破坏性行为大爆发[65]。在习惯消除治疗结束后，加入简短的强化培训疗程可以加强治疗的长期保持效果[66]。

尽管行为消除主要用来治疗抽动症和神经性习惯，它还被应用于治疗其他各种问题，包括过度进食[67]，湿疹(皮肤炎症)[68]，和颞下颌障碍(简称 TMD 或 TMJ；指下巴及周围组织的疼痛)[69]。例如，有人将习惯消除法与标准口腔干预手段在治疗 TMD 的疗效方面进行了比较。在标准的口腔干预手段中，病人需要在口腔中佩戴一个设备(夹板)，每天佩戴的时间超过 20 小时[70]。在进行习惯消除的小组中，病人需携带一个电子寻呼机，每天这个寻呼机每隔 2 小时就会发出提示音，提示病人进行规定的治疗程序：首先，注意牙齿的位置和咀嚼(嚼)肌肉的紧张感，然后张开嘴巴(这样就不会咬紧牙关了)，放松咀嚼肌肉。两种治疗手段都是有效的，且疗效能保持一年以上。尽管习惯消除并没有优于标准治疗手段，但它的优势在于侵入性较小，花费也较少。

456

失眠和睡眠问题

失眠(*insomnia*)是指个体难以入眠或无法保持睡眠状态从而造成个人困扰,影响个体日常表现,心境和一般心理健康。医学原因并非是失眠的直接原因,失眠也不是药物的作用[71]。据估计,15%到20%的成人深受慢性失眠之苦,30%到40%的成人或多或少经历过失眠[72]。镇静剂和其他安眠药是治疗失眠最常见的方法。镇静类药物——通常是抗组织胺药——也通常被用作治疗婴儿和儿童睡眠困难的处方[73]。使用睡眠类药物存在一些潜在的问题,包括白天技能运作不良,反跳性失眠(停止服用睡眠类药物后,睡眠问题愈加严重),对药物的生理和心理依赖以及额外的经济花费[74]。鉴于睡眠问题在儿童与成人之间的流行程度以及药物疗法的缺陷,心理治疗在治疗慢性睡眠问题方面起到了重要作用。在众多最有效的心理疗法中,行为疗法是其中之一[75]。

457 婴儿与儿童睡眠问题

婴儿及6岁以下的儿童所具有的睡眠问题通常包括拒绝上床睡觉,难以稳定下来和入睡困难,夜间觉醒和哭泣。有15%到35%的5岁以下儿童有类似的睡眠困扰[76]。毫不意外,家长对孩子睡眠问题的典型反应是投入某种形式的关注,它会强化睡眠困扰。当家长的关注成为婴儿和学步儿睡眠困扰的主要维持条件时,消退是主要的治疗选择[77]。

在婴儿睡眠问题的标准消退程序应用中,家长将儿童安置在床上后需抑制自己对孩子的关注(如个案7-1,原书151页)。如果儿童拒绝上床,拒绝睡觉或在夜间惊醒或哭闹,家长则需忍住不去关注孩子。这个简易程序能够减少儿童拒绝上床睡觉的行为,降低夜间觉醒的频率和时长,它还能增进儿童的睡眠质量,具有很好的疗效。该疗法所取得的疗效能够在治疗结束后至少保持两年[78]。消退法的一个主要优势在于,它对于家长来说简单易行。另外,除利用消退法之外,再改变环境事件能有效预防婴儿睡眠问题的出现[79]。

尽管消退法在解决儿童睡眠问题上的有效性已得到证实,一些家长还是不愿使用它。我们可以理解,因为他们对孩子的哭闹和睡眠问题感到不安,迫不得已给予孩子安慰。消退法不为一些家长所接受的另一个因素是偶尔会发生的消退爆发——在消退过程中,减速目标行为常会出现暂时的增加(例如,当把孩子放到床上时,哭闹会增加)[80]。另外,有一些批评认为消退法违背了伦理道德,因为它损害了家长与孩子之间的关系,例如减少了婴儿的安全感[81]。事实上,实证证据显示了恰恰相反的结果。研究揭示,用消退法进行治疗的婴儿似乎更具有安全感，与其他未经治疗而患有睡眠问题的婴儿相比，他们所表现的消极情绪反应(例如哭闹)更少[82]。

　　研究者为应对家长对使用消退法来治疗儿童睡眠问题的反对，对消退程序进行了修改，发展了更为理想的治疗程序。最简单的矫正，是如果孩子被放到床上后开始哭闹，那么可以允许家长每隔一段时间就去检查一下孩子的情况，查看的次数和时间长短都是规定的(例如，每次查看孩子的时间不能大于 15 秒，每次查看之间的时间间隔不能小于 20 分钟)[83]。

　　渐进式消退(*graduated extinction*)是一个比较复杂的矫正程序，它是指家长逐渐增加忽视孩子在夜间哭闹的时间长度[84]或者逐渐减少孩子在晚上觉醒时，家长给予关注的时间长度[85]。对于每个家庭来说，关注或忽略的时间长短都是个性化的。家长倾向于通过矫正消退程序使得它们变得更容易接受[86]，但通常，经过矫正的程序不如标准消退程序那样有效[87]。

　　当家长的关注不是儿童睡眠困扰的维持原因时，我们就需要其他的干预手段了。以周期性的夜惊(*sleep terror*)为例，它是指小儿夜间惊醒，伴随尖叫，紧张恐惧。儿童不能说出梦境内容，对发作也不能回忆。有夜惊问题的孩子难以被安抚。据估计，约 1% 到 6% 的儿童有夜惊体验[88]，其确切发病原因也不清楚。人们认为，家长的关注不是儿童夜惊问题的维持原因，他们的维持原因可能是睡眠周期的紊乱。

458

　　定时唤醒(*scheduled awakenings*)是治疗夜惊的有效行为干预手段。对于某个特定儿童来说，夜惊的发作时间固定于每晚的同一时间(通常是儿童睡眠周期的前三分之一时间里)。治疗师指导家长在预期夜惊发作之前，约每隔 30 分钟就唤醒儿童一次。家长轻抚儿童或轻轻挪动儿童，直到他/她的眼睛睁开为止，然后允许孩子再度入眠。定时唤醒干预要一直坚持实施，直到儿童在一定天数内不再经历夜惊为止。定时唤醒能显著减少儿童的夜惊发作[89]。

成人失眠

　　成人失眠主要有三个维持前因：不恰当的睡眠环境事件，过度肌肉紧张和过度担忧。人们可使用三种行为疗法以改变这些维持前因：分别为改变环境事件，渐进式放松训练和认知重建。

改变环境事件

　　有些人难以入睡的原因是，对于他们来说，躺在床上与其他许许多多活动相联系，而与睡觉无关，包括阅读，看电视，吃零食，讲电话和担心无法入睡。当失眠问题是由以上这些与睡眠无关的环境事件维持的时候,矫正环境事件会起到效果。

用来治疗失眠的调整环境事件程序是由理查德·布特辛(Richard Bootzin)发展提出[90],他把来访者的床设立为睡眠的明确线索,并且它只能用来睡觉。治疗师指导来访者遵循以下三个基本规则[91]。

1. 只有在有睡意的时候才去上床睡觉。

2. 床的唯一用途就是睡觉。(性行为例外,但只有在事后感到放松或有睡意时才能破例。如果性行为能让你完全清醒,那就在除了睡眠用床以外的其他地方进行性行为。)

3. 如果在 15 分钟内无法入眠,起身走到其他房间去。只有当你感到睡意的时候才能回到床上。如果你还不能入睡,则重复这一步骤。(起身之后去做什么似乎没有什么关系,只要该活动不是刺激性的就可以,例如看电视或在电脑上工作。)

除了以上三条可建立恰当环境事件的规则,治疗师还要求来访者遵循其他两条规则以培养良好的睡眠习惯。

4. 每天早晨在同一时间起床,无论昨晚何时入睡。(该作息习惯能让你建立规律的睡眠节律。)

5. 白天不打瞌睡。(小睡会破坏正常的睡眠节律,让晚上入睡变得愈加困难。)

这些程序在治疗开始时失眠(sleep-onset insomnia)方面有很好的疗效。[92]研究表明,它们能缩短开始睡眠的延迟时间(即入睡所需要的时间),其疗效优于无治疗小组和安慰剂控制小组。

矫正环境事件能为老年来访者提供有效的治疗,他们往往会有入睡问题,并经历频繁的夜间觉醒[93]。有一项研究对年龄在 47 岁到 76 岁之间的老人进行了治疗,研究者将改变环境事件与睡眠教育(sleep education)相结合。在睡眠教育中,治疗师告诉来访者哪些行为可以帮助睡眠(例如日常锻炼),哪些行为会干扰睡眠(例如在就寝前饮酒)[94]。研究者将接受整体治疗包治疗的小组与仅仅进行睡眠教育的小组,接受睡眠教育和放松训练的小组和无治疗控制组相比较。

有趣的是,在接受治疗后,所有的来访者,包括控制组的来访者,都在自陈测验中表示睡眠问题有所改善,包括夜间觉醒的次数、抑郁的感觉和醒后的头脑清醒感。由于控制组的来访者也报告了这些改变,因此我们不可能推导出任一疗法对睡眠问题的积极改变负责的结论。然而,在两年后的跟踪调查发现,学习了改变环境事件的来访者入睡时间更短,睡眠质量最高。值得注意的是,这些来访者仍旧使用着环境事件改变的干预手段。该治疗手段取得长效的原因可能有两个:改变环境事件易于实施,新的、恰当的环境事件可能自然而然地成为了来访者生活的一部分。

这些原因可能可以解释,为什么在一般情况下,矫正环境事件本身就是治疗成人失眠的最有效治疗方法[95]。当失眠问题的重要性次于其他问题时,例如慢性疼痛,建立环境事件以促进睡眠被用作整体治疗包的组成部分[96]。

除了入睡,还有其他许多日常行为都是由环境事件来维持的,也就是说,改变环境事件就能影响这些日常行为。学习行为是一则常见的例子,你可能会从参与性练习16-1中获益(现在或将来)。

参与性练习 16-1　矫正环境事件以加强学习行为

学习行为的维持依赖许多环境事件,包括时间,物理环境设置和其他学生在场与否。如果你的学习习惯是由不恰当的环境事件维持的,矫正这些事件可能会提高你学习的效率和效果。借鉴前文已描述过的治疗失眠的规则,以它们为模板,把能够促进你学习和提高学习生产力的环境事件罗列成表,包括集中注意力和减少使人分心的事物。考量以下情境因素,思考它们之间的不同点以及它们是如何影响你的学习的。

1. 何时学习。它包括每周学习的天数,每天何时学习,以及学习和休息的时间长度。对你而言,最佳的时间参数是什么?

2. 何地学习。它包括一般的学习地点(例如,在你房间里或在图书馆里)和具体的物理设置(例如,在书桌旁或在床上)。哪些因素可以促进你的学习(例如充足的光线和理想的温度),哪些因素会抑制你的学习(例如噪音和干扰)?

3. 和谁学习。哪种方式可以让你的学习更有效率,与一个人一起合作学习,与多个其他学生一起学习,还是自己学习? 如果你自己学习,那么哪种方式有助于你的学习,别人在场(例如在学习室里)还是你单独一个人学习?

在你整理完自己的这些规则后,参看《学生资源手册》中所列的可能的规则。最后,你可能想要遵循自己所定的规则,看看它们是否会影响你的学习。如果你的一些低效率或低成效的学习习惯是由环境事件所维持的,那么合理地对它们进行矫正会使你的学习发生改变。

放松训练

有睡眠问题的人经常报告说自己在上床前"总是很紧张"和"神经绷紧"。当失眠问题的维持原因是肌肉紧张时,渐进式放松训练是治疗的选择。一旦来访者学会了渐进式放松,他们就可以在上床睡觉前使用放松技能。在系统脱敏法中使用渐进式放松的来访者有时会感到无比放松,以至于他们在脑海中想象放松场景的时候就睡着了。尽管这样的结果会干扰系统脱敏法的正常实施,但它确是患有入睡困难的来访者想要的理想治疗结果。

在减少入睡时间方面,接受渐进式放松一直被认为是优于无治疗的[97],但它的疗效不能稳定优于安慰剂的疗效[98]。接受渐进式放松的来访者可能无法在日常技能运作方面取得进步(例如,在白天保持警觉)[99]。然而,放松训练可以作为一个用来处理应急预案的日常应对技能[100],这对许多患有慢性失眠症的来访者很有好处,因为他们报告说自己在白天承受了高水平的焦虑感。最后,放松训练可以促进来访者尝试停止服用安眠药[101]。

以下方法可增强放松训练治疗失眠的效果,(1)治疗进一步个性化,(2)增加疗程数,[102]和(3)在疗程与疗程之间增加放松练习的数量[103]。标准的渐进式放松训练似乎与以肌动电流图(肌紧张度)作为生物反馈辅助手段的放松训练疗效相同,特别适用于有开始睡眠问题的来访者们。因此,花费额外的金钱使用生物反馈方面来进行治疗似乎没有根据[104]。

461　　**认知重建**

担忧是睡眠问题的一个常见维持前因。担忧的内容可以是任何事,包括人际问题,工作或健康。并且,人们偶尔还会担心自己的睡眠困难——就像经典双关语所说的那样:要不是我躺在床上胡思乱想,担心自己的睡眠问题,它也不至于会那么糟糕。我们将聚焦于最后这个问题,说明如何使用认知重建来处理干扰睡眠的担忧。

当睡眠问题的前因是对睡眠的过多担忧以及对因缺少睡眠而可能产生的消极后果的担忧时,我们可以选择认知重建作为治疗手段。通常,担忧是来访者对睡眠产生的错误信念或扭曲信念所导致的结果,一般包含以下主题:对睡眠缺失而造成的消极后果的夸张念头(例如,"如果我今天不睡个好觉,明天的测验就会被我搞砸"),对可接受的睡眠条件组成部分的不现实期待(例如,如果我的睡眠时间少于 9 小时,我就没法正常活动),以及对自己的睡眠无法控制的信念(例如,"每次上床的时候,越想睡着就越紧张,越紧张就越睡不着,结果无论如何都睡不着")。首先,我们要用直接的睡眠自陈量表来评估来访者具体的,与睡眠有关的认知。例如,《个人睡眠态度与信念量表》包含了人们对睡眠问题的一些普遍看法(见表 16-3),来访者对它们进行评分,评分等级从强烈同意到强烈不同意[105]。

表 16-3　来访者对条目进行等级评分,从"强烈同意"到"强烈不同意",条目节选自《个人睡眠态度与信念量表》

我担心,如果我再有一个或两个晚上不睡觉,我可能会"神经衰竭"。
如果前一晚睡得不好,我就知道它会影响我第二天的日常活动。
我觉得失眠的产生主要是因为年龄渐长,我觉得这个问题没有什么解决办法。
这些天睡眠问题越来越严重,我觉得没人可以帮得上忙。
要是某天晚上我没睡好,那么它就会打乱整个星期的睡眠规律。

来源:摘自 Sloan, Hauris, Bootzin, Morin, Stevenson, & Shapiro, 1993。

对失眠的认知重建包含了三个步骤:(1)确定与睡眠有关的不现实且适应不良的认知;(2)挑战认知的正确性;以及(3)用现实的,具有适应性的认知取代不现实的,适应不良的认知。例如,"如果我不马上睡着,明天我就什么事都做不了了"可以通过重建变得更现实,更具有适应性,"如果我不马上睡着,明天我可能会有些累,但我还是能做事。"注意,适应性的想法会在现实层面上承认缺少睡眠可能会产生一些消极的后果,但绝非适应不良的想法会预测的灾难性后果。用更现实的观点看问题,对睡眠缺乏的担忧会减少,这样做会反过来会让个体更可能睡着。

研究表明,与无治疗控制条件相比,认知重建法治疗失眠是有效的[106]。尽管认知重建在治疗失眠时可被单独作为治疗方法,但在一般情况下,它往往是整体治疗包的一部分[107]。

用认知行为整体治疗包治疗成人失眠

462

我们将以一个实例为开头,讨论认知行为整体治疗包对成人失眠的治疗。在该个案中,治疗对象的平均失眠史超过 11 年[108]。治疗以个体形式进行,一般需要进行 8 到 10 个疗程。整体治疗包由认知重建,改变环境事件,睡眠教育和睡眠限制组成。**睡眠限制**(*sleep restriction*)是指把来访者花在床上的时间限制在该来访者真正需要睡眠的时间范围内。例如,如果一个来访者一般要花 10 个小时在床上,但真正的睡眠时间仅为 5 个小时,那么治疗师将指导来访者在床上只能待 5 个小时,而不管来访者到底在床上睡了多久。来访者还需要记录**睡眠日记**(*sleep diary*),日记的内容包括就寝时间,起床时间,白天打瞌睡,夜间觉醒次数,睡眠质量(5 级评分),和服用的药物(见图 16-1,它摘自一份睡眠日记)。最后,治疗师提供给那些服用安眠药的来访者一份撤销药物计划书,以减少或消除药物用量。

日期:星期一,2/14	
小　　睡	早晨 11:15—下午 12:05(50 分钟) 下午 3:30—下午 4:00(30 分钟)
服用药物	无
就寝时间	晚上 10:30
夜间觉醒	凌晨 12:50 凌晨 3:35
睡眠质量 (5 级评分)	2
起床时间	早晨 7:10
日期:星期二,2/15	
小　　睡	早晨 11:30—下午 12:15(45 分钟)
服用药物	晚上 10:30 服用两粒盐酸苯海拉明
就寝时间	晚上 11:20
夜间觉醒	凌晨 1:20 凌晨 4:10
睡眠质量 (5 级评分)	2
起床时间	早晨 7:45

图 16-1　摘自一则睡眠日记

463　　　　整体治疗包能显著减少来访者的入睡时间,夜间觉醒次数和凌晨觉醒次数。来访者对安眠药物的服用也显著减少;在治疗结束后,习惯服用安眠药的来访者服药量减少了54%。对于老年人(平均年龄为67岁)使用短期认知行为疗法治疗失眠也取得了相似的结果[109]。

认知行为整体治疗包的实施可以以小组形式[110](5到7名来访者)进行,也可以以间断的电话咨询方式进行[111]。有一组来访者的失眠问题与慢性疼痛有关,针对他们的整体治疗包由睡眠教育(包括与疼痛有关的睡眠问题的具体信息),改变环境事件,放松训练和认知重建组成[112]。治疗实施时间为7周,每周两小时。与等待名单中的对照组相比,接受整体治疗包治疗的来访者的自陈报告显示,他们的入睡时间,入睡后的觉醒次数和睡眠质量都得到了改善;整体治疗包也减少了在睡眠过程中干扰睡眠的动作(用一个监测仪进行测量,它被绑在手腕上,持续记录来访者的动作)。

老年人多受慢性失眠之苦,其频率和严重性也高于其他人群(据估计,该人群中的发病率为20%到30%)[113]。一项针对认知行为整体治疗包对治疗晚年失眠症的疗效的元分析研究结果显示,整体治疗包是有效的[114]。另外,还有一些研究表明认知行为干预比服用安眠药疗效更显著[115]。

尽管研究者对各种认知行为干预疗法在治疗失眠方面的效力进行了对照研究,其研究结果也被详细记录在案,但由于这些研究都是在实验室环境下进行的[116],而对于我们来说,更重要的是了解这些干预手段在睡眠门诊中应用时能否也起到效果,因为大多数的来访者是在这些门诊中收到帮助的。研究者对47个失眠症来访者在睡眠门诊中接受治疗的个案进行了检验,解决了这个问题[117]。(该调查是使用一系列个案研究来为某干预手段提供其疗效证据的实例。)治疗包括睡眠限制,矫正环境事件,放松训练,认知疗法和睡眠教育。平均说来,在睡眠诊所接受治疗的来访者入睡时间减少了65%,夜间觉醒次数减少了45%,在入睡后再度醒来的情况减少了48%,总睡眠时间增加了13%。这些数据与在实验室环境下得到的实验结果相比具有可比性。在治疗所取得的成果中,受影响最小的是睡眠总时间长度,仅仅增加了13%。这点在预计之内,因为睡眠限制和矫正环境事件(例如如果个体在床上没有睡着则需要起床)可能已经减少了睡眠时间。幸运的是,至少已有证据证明总的睡眠时间延长了。

用整体治疗包治疗失眠可能比单一的疗法更有效,特别是当来访者的睡眠问题是由多种维持条件所引起时。例如,研究表明将改变环境事件与放松训练相结合比仅使

464　用改变环境事件更有效[118]。结合了药物渐消时间表和认知行为程序的整体治疗包被证明能成功减少来访者对安眠药物的依赖[119]。尽管用整体治疗包治疗失眠确有其疗效,且整体治疗包的疗效优于单一疗法的疗效,但最佳的具体疗法结合方式及来访者可获益最多的整体治疗包形式仍不确定[120]。

神经性贪食

神经性贪食(*bulimia nervosa*,或简称 *bulimia*,即贪食)是一种严重的进食障碍,特征为暴食,然后呕吐出已吃下去的食物[121]。暴食行为(*binge eating*)是指在短时内摄入大量高卡路里的食物(例如垃圾食品)。个体会在之后清除已吃下去的食物,通常是通过自我引吐,也有靠滥用泻药和利尿剂达到呕吐的目的。患有神经性贪食症的来访者通常对自己的体型和体重有先占性意象,他们通过呕吐来防止在暴食阶段后增加体重。贪食症会影响 1%到 3%的女性(男性中极少见),常见于发达国家,通常在青春期后期和成年期早期发病。在暴食后反复呕吐会导致严重的医学问题,包括体液和电解质流失,反胃过程中流出的胃酸伤害食道和牙齿[122]。

对贪食症的治疗通常使用具有多面性的认知行为整体治疗包,它的实施仅需要 20 个疗程即可,治疗形式既可以是个体的,也可以是小组的[123]。该治疗整合了丰富的行为及认知内容,表现了当代行为疗法的大多数特点,因此具有代表性。

治疗师提供给来访者关于暴食,营养和体重控制方面的信息后[124],综合使用以下八个程序。

1. 自我监测。来访者的首要任务是自我监测暴食行为,呕吐的周期,和暴食及呕吐时周边所发生的情况,在治疗的进行过程中,来访者也要继续这样做。来访者还需记录他们摄入的食物和液体,有时还需记录食物的类型,进食的时间和地点。这些自我监控记录能有助于确认暴食行为和呕吐周期的维持前因,以及为行为的改变提供测量数据。

2. 改变环境事件。治疗师教授来访者调整与进食有关的环境事件,例如在特定时间进食,在特定地点进食和购买来访者不可能呕吐的食物。执行该类程序的目的在于让来访者发展一日三餐及按计划吃零食的进食习惯。

3. 规划竞争性活动。来访者学习在每餐之间进行令人愉悦的活动以减少过度进食的可能性。类似的竞争性行为包括参与适度的锻炼和工作以吸引来访者的注意力。

4. 认知重建。治疗师指导来访者认识和改变自己对进食,食物和身体意象的功能失调的想法和态度。贪食症来访者一般对自己的形体,体重,进食及节食行为抱有僵化而又完美主义的态度(例如,"如果我瘦不下来,我永远也不可能幸福")[125]。

5. 协同检验。来访者参与实证假设检验,这些假设是为挑战他们功能失调的信念和想法而设的(如认知疗法中所做)。例如,如果一位来访者错误地认为她的体重远超正常体重的话,那么,就应该让她查看正常体重范围表。

6. 问题解决。来访者通过学习问题解决技能,来帮助自己应对与暴食相关的压力唤起事件。治疗师鼓励来访者对这些应激源做出预估,这样就能在暴食行为出现之前

465

解决问题[126]。

7. **反应预防冲击疗法**。对贪食症来访者而言,过度进食和增重的危险往往会唤起大量的焦虑感。呕吐行为能减少焦虑感,对呕吐行为起了负强化的作用。冲击疗法能够打破这种恶性循环[127]。治疗师在场的情况下,鼓励来访者吃他们通常会暴食的食物(通常是甜味的,质地绵软,易于吞咽的食物),但不能过量。在暴露过后,治疗师指导来访者不要呕吐(反应预防)。只有当呕吐的强烈冲动消失后,冲击疗程才能终止。尽管冲击疗法具有其疗效,但它似乎并非整体治疗包的必要组成部分[128]。在某些个案中,冲击过程可能会令治疗包的疗效减弱[129],因为来访者不愿意进行令人不快的冲击程序[130]。

8. **复发预防**。贪食症的发作倾向于以周期循环方式出现[131],复发是它的特点之一[132]。因此,让来访者作好心理准备,了解病症将来复发的可能性是重要的[133]。针对这种情况,来访者需要确认暴食的高危环境,并对应对策略进行行为预演以备不时只需,包括让家人和朋友参与治疗,并得到来自他们的社会支持。

以上认知行为整体治疗包内容广泛全面,一般我们把它当作是治疗贪食症的选择[134]。设计精良的对照实验结果证实了它的疗效。其结果表明,来访者的贪食行为从93%减少到了73%,呕吐行为从94%减少到了77%[135]。对于那些在体验了标准治疗程序后,其暴食行为习惯并无过多改变的来访者来说,额外的疗程可能会有帮助[136]。

一直以来,人们认为用于治疗贪食的认知行为整体治疗包优于传统的言语/人际间心理疗法[137]和抗抑郁药物的服用(人们服用该类药物来治疗与贪食症有关的抑郁)[138]。与药物治疗相比,整体治疗包能更有效地减少暴饮暴食,呕吐和感到抑郁的频率[139]。与其他疗法相比,整体治疗包能快速改变来访者的暴饮暴食行为和呕吐行为[140]。另外,整体治疗包能持续改进来访者对他们形体和体重的信念和态度[141],大多数研究表明,整体治疗包能显著提高自尊与社交功能[142]。并且,用认知行为干预手段来治疗贪食症还可以通过性价比较高的自助形式进行[143]。

一些研究[144]发现认知行为整体治疗包可取得长期的疗效,但并非所有的研究都得到了相同的结果[145]。在认知干预过程中,以来访者适应不良的认知作为目标可能特别重要,因为它们是过度进食和呕吐行为的维持原因,这些目标的确定有助于收到长期的疗效[146]。

综述:行为疗法应用于以生理特征为主的心理障碍

在治疗以生理特征为主的心理障碍方面,传统的医学干预具有较强的侵入性,消极副作用也更多;行为疗法为人们提供了一个新的治疗选择。最好的例子是当下人们主要使用镇静类药物和安眠类药物来治疗失眠。长期服用安眠药实际上会干扰(正常的)睡眠,导致日常技能运作减损,也可能导致心理和生理上的药物依赖。

尽管在本章中所讨论的诸多问题类属于心理问题而非医学问题,但在生理方面严重受到了医学的影响。因此,生理因素可能会导致/恶化心理障碍,也可能是心理障碍的来源。我们必须对生理因素进行评估,因为它们可能需要以直接的方式进行治疗。例如,尿床可能是由来访者正在服用的药物所导致的(例如利尿剂),也可能是由一般的医学问题所导致的(例如糖尿病);睡眠困难可能是由药物使用(例如,安非他命)和医学问题(例如,甲状腺机能亢进)引起的;神经性贪食多引发口腔问题,食道损伤,重复性反胃导致电解质低水平。

患有遗尿症,抽动障碍和神经性贪食症的来访者很可能会感到羞愧,尴尬和耻辱,对这些来访者进行治疗时需要建立特别良好的医患关系。例如,来访者需要对治疗师有足够的信任,这样才会揭示自己尴尬的行为,治疗师也必须给予来访者充分的信任,直截了当地对这些个人敏感问题进行报告。

在许多用来治疗以生理特征为主的心理障碍的行为治疗干预手段中,包含了自我控制技巧。例如,在用习惯消除治疗抽动症时,来访者要学习在早期阶段就"抓住"适应不良行为,然后用竞争性行为对抗他们。对所谓的"不由自主"的生理障碍(例如抽动)获得自我控制感,很可能可以增加来访者对自己矫正他们(行为)的自我效能感,越来越强的自我效能感可能是习惯消除法能够成功治疗抽动症的原因之一(见理论点11-2,原书275页)。

在用行为疗法对以生理特征为主的心理障碍进行治疗的过程中,整体治疗包的使用是另一共通元素。用干床训练法治疗遗尿,用行为消除治疗抽动,用认知行为整体治疗包治疗失眠和神经性贪食,这些疗法都包含了多重的治疗手段。 467

小 结

1. 行为疗法被应用于治疗各种以生理特征为主的心理障碍。

2. 尿湿报警器能有效治疗夜间遗尿症,且效率高。在儿童的床单下或者内裤里安置有一块特殊的垫子,当尿液接触到垫子时,警报器就启动了。通过将报警声和膀胱紧张感反复配对,膀胱紧张感本身就变成了在排尿前就唤醒儿童的刺激。

3. 干床训练是一个整体治疗包,对治疗夜间遗尿有高度的疗效。它利用塑造法和过度矫正法来教授儿童保持他们床单整夜干爽所需的行为技能。干裤法是干床训练法的一种延伸,它被用来作为日常的如厕训练。

4. 治疗抽动症的行为治疗方法包括集结消极训练,改变维持后果,渐进式放松和自我监控。习惯消除是最有效的治疗方法,它包含了四个组成部分:意识训练,放松训练,竞争性反应训练和强化。意识训练和竞争性反应训练是关键内容。人们还用习惯消除来治疗神经性习惯,例如强迫性拔毛和口吃。

5. 当婴儿和儿童的睡眠问题是由家长的关注维持的时候,消退法是一种既简单又有效的治疗方法,它是指家长需抑制自己对儿童的夜间哭闹行为的关注。消退法的矫正形式可能更为家长所接受,但效果却不那么明显。夜惊的维持原因不是关注,通过在夜惊周期开始时定时唤醒儿童,就能将其治愈。

6. 针对成人失眠,改变环境事件将来访者躺在床上的行为设为且仅为睡眠的明显线索。放松训练帮助来访者在上床之前缓解与失眠有关的肌肉紧张。认知重建通过确定,挑战适应不良的认知,以及用具有适应性的认知来替代适应不良的认知来减少担忧,例如对睡眠的担忧。

7. 治疗失眠的整体治疗包由改变环境事件、放松训练、认知重建、睡眠限制和睡眠教育组成,它适用于治疗因多重维持前因而引起的睡眠问题。

8. 神经性贪食的治疗选择是一个内容广泛而全面的认知行为整体治疗包,它包括自我监控,改变环境事件,竞争性活动,认知重建,协同检验,问题解决,反应预防冲击和复发预防。

文献注释

1. American Psychiatric Association, 1994; World Health Organization, 1992.

2. Friedman, Sobel, Myers, Caudill, & Benson, 1995; Schell, 1996.

3. Lovibond & Coote, 1970; Oppel, Harper, & Rider, 1968; Yates, 1970.

4. American Psychiatric Association, 1994.

5. For example, Deleon & Mandell, 1966; Werry & Cohrssen, 1965; Yates, 1970.

6. Mowrer & Mowrer, 1938.

7. Friman & Vollmer, 1995.

8. Houts, 2003.

9. Houts, Berman, & Abramson, 1994; Rushton, 1989; Walker, Milling, & Bonner, 1988.

10. Wagner, Johnson, Walker, Carter, & Witner, 1982.

11. Novick, 1966; Werry & Cohrssen, 1965.

12. Deleon & Sacks, 1972; Doleys, 1977.

13. Azrin, Sneed, & Foxx, 1973; Houts, Peterson, & Whelan, 1986; Ikeda, Koga, & Minami, 2006.

14. Houts, Berman, & Abramson, 1994.

15. Azrin, Sneed, & Foxx, 1973.

16. Kimmel & Kimmel, 1970; Paschalis, Kimmel, & Kimmel, 1972.

17. Azrin, Thienes-Hontos, & Besalel-Azrin, 1979.

18. Azrin, Thienes-Hontos, & Besalel-Azrin, 1979.

19. Azrin, Sneed, & Foxx, 1974; Nawaz, Griffiths, & Tappin, 2002.

20. Azrin, Thienes-Hontos, & Besalel-Azrin, 1979.

21. Rushton, 1989.

22. Mellon & McGrath, 2000.

23. Nawaz, Griffiths, & Tappin, 2002.

24. Van Son, Van Heesch, Mulder, & Van Londen, 1995.

25. Foxx & Azrin, 1973a, 1973b.

26. For example, Madsen, Hoffman, Thomas, Karopsak, & Madsen, 1969.

27. For example, Madsen, Hoffman, Thomas, Karopsak, & Madsen, 1969; Mahoney, Van Wagenen, & Meyerson, 1971.

28. Foxx & Azrin, 1973a.

29. Wilder, Higbeen, Williams, & Nachtwey, 1997.

30. Boudjouk, Woods, Miltenberger, & Long, 2000; Long, Woods, Miltenberger, Fuqua, & Boudjouk, 1999.

31. American Psychiatric Association, 1994; Bauer & Shea, 1984; Cohen, Leckman, & Shaywitz, 1984.

32. Peterson & Azrin, 1993; Shapiro & Shapiro, 1984; Shapiro et al., 1989.

33. Shapiro & Shapiro, 1984.

34. Cohen, Leckman, & Shaywitz, 1984.

35. Yates, 1958.

36. For example, Browning & Stover, 1971; Storms, 1985.

37. Azrin & Peterson, 1988a; Turpin, 1983.

38. For example, Schulman, 1974; Tophoff, 1973; Varni, Boyd, & Cataldo, 1978; Wagaman, Miltenberger, & Woods, 1995.

39. Wagaman, Miltenberger, & Williams, 1995.

40. Azrin & Peterson, 1988a.

41. For example, Barr, Lovibond, & Katsaros, 1972; Clark, 1966.

42. For example, Canavan & Powell, 1981; Varni, Boyd, & Cataldo, 1978.

43. For example, Barr, Lovibond, & Katsaros, 1972; Canavan & Powell, 1981; Lahey, McNees, & McNees, 1973.

44. For example, Franco, 1981; Friedman, 1980.

45. Peterson & Azrin, 1990.

46. For example, Billings, 1978; Hutzell, Platzek, & Logue, 1974; Thomas, Abrams, & Johnson, 1971.

47. Azrin & Nunn, 1973.

48. Miltenberger, Fuqua, & McKinley, 1985.

49. Carr, 1995.

50. See Carr, 1995.

51. Cook & Blacher, 2007; Himle, Wood, Piacentini, & Walkup, 2006; Peterson, 2007; Peterson & Azrin, 1993.

52. Peterson & Azrin, 1993.

53. Miltenberger, Fuqua, & Woods, 1998; Peterson, Campise, & Azrin, 1994; Woods & Miltenberger, 1995.

54. For example, Long, Miltenberger, & Rapp, 1999; Rapp, Miltenberger, Galensky, Roberts, & Ellingson, 1999; Woods, Murray, Fuqua, Seif, Boyer, & Siah, 1999.

55. Long, Miltenberger, Ellingson, & Ott, 1999.

56. Bebko & Lennox, 1988; Miltenberger, Fuqua, & Woods, 1998.

57. For example, Lerner, Franklin, Meadows, Hembree, & Foa, 1998; Tarnowski, Rosen, McGrath, & Drabman, 1987.

58. For example, Wagaman, Miltenberger, & Arndorfer, 1993; Wagaman, Miltenberger, & Woods, 1995.

59. Rapp, Miltenberger, Long, Elliott, & Lumley, 1998.

60. Elliott, Miltenberger, Rapp, Long, & McDonald, 1998.

61. Long, Miltenberger, & Rapp, 1998.

62. de Kinkelder & Boelens, 1998.

63. Elliott, Miltenberger, Rapp, Long, & McDonald, 1998.

64. Long, Miltenberger, & Rapp, 1999.

65. Allen, 1998.

66. Elliott, Miltenberger, Rapp, Long, & McDonald, 1998; Rapp, Miltenberger, Galensky, Roberts, & Ellingson, 1999.

67. Nunn, Newton, & Faucher, 1992.

68. de L. Horne, White, & Varigos, 1989.

69. Peterson, Dixon, Talcott, & Kelleher, 1993.

70. Glaros, Lausten, & Franklin, 2007.

71. For example, Murtagh & Greenwood, 1995; Sloan & Shapiro, 1993.

72. For example, Murtagh & Greenwood, 1995.

73. For example, France & Hudson, 1993.

74. For example, Murtagh & Greenwood, 1995.

75. Lichstein & Riedel, 1994.

76. For example, Blampied & France, 1993; France & Hudson, 1993.

77. For example, Didden, Curfs, Sikkema, & de Moor, 1998; France & Hudson, 1990, 1993; Williams, 1959.

78. For example, France & Hudson, 1990.

79. For example, Ashbaugh & Peck, 1998; Wolfson, Lacks, & Futterman, 1992.

80. France & Hudson, 1990, 1993.

81. France, 1992.

82. France, 1992.

83. For example, Pritchard & Appleton, 1988.

84. For example, Durand & Mindell, 1990; Rolider & Van Houten, 1984.

85. For example, Lawton, France, & Blampied, 1991.

86. For example, Hall & Nathan, 1992.

87. For example, Lawton, France, & Blampied, 1991.

88. American Psychiatric Association, 2000a.

89. Durand & Mindell, 1999; Johnson & Lerner, 1985.

90. Bootzin, 1972; Bootzin, Epstein, & Wood, 1991.

91. Bootzin & Engle-Friedman, 1987; France & Hudson, 1990.

92. Bootzin & Perlis, 1992; Espie, Lindsay, Brooks, Hood, & Turvey, 1989; Lichstein & Riedel, 1994.

93. Backhaus, Hohagen, Voderholzer, & Riemann, 2001; Bootzin & Epstein, 2000; King, Dudley, Melvin, Pallant, & Morawetz, 2001; Reidel & Lichstein, 2000.

94. Engle-Friedman, Bootzin, Hazlewood, & Tsao, 1992.

95. Lichstein & Riedel, 1994.

96. Degotardi, Klass, Rosenberg, Fox, Gallelli, & Gottlieb, 2006.

97. Nicassio, Boylan, & McCabe, 1982.

98. Lacks, Bertelson, Gans, & Kunkel, 1983; Nicassio, Boylan, & McCabe, 1982.

99. Means, Lichstein, Epperson, & Johnson, 2000.

100. Bootzin & Perlis, 1992.

101. Lichstein, Peterson, Riedel, Means, Epperson, & Aguillard, 1999.

102. Carlson & Hoyle, 1993.

103. Lichstein, 1988; Lichstein & Riedel, 1994.

104. Bootzin & Perlis, 1992; Borkovec, Grayson, & O'Brien, 1979; Hauri, 1981.

105. Sloan, Hauris, Bootzin, Morin, Stevenson, & Shapiro, 1993.

106. Morin, 1993; Morin, Kowatch, Barry, & Walton, 1993.

107. For example, Jacobs, Benson, & Friedman, 1993; Lichstein & Riedel, 1994.

108. Morin, Stone, McDonald, & Jones, 1994.

109. Morin, Kowatch, Barry, & Walton, 1993.

110. Jansson & Linton, 2005; Rosenlicht, 2007; Verbeek, Konings, Aldenkamp, Declerck, & Klip, 2006.

111. Bastien, Morin, Ouellet, Blais, & Bouchard, 2004.

112. Currie, Wilson, Pontefract, & deLaplante, 2000.

113. Irwin, Cole, & Nicassio, 2006.

114. Irwin, Cole, & Nicassio, 2006; McCurry, Logsdon, Teri, & Vitiello, 2007.

115. Cook, Nau, & Lichstein, 2005; Sivertsen et al., 2006.

116. Morin, 2004; Morin, Culvert, & Schwartz, 1994; Murtagh & Greenwood, 1995.

117. Perlis et al., 2000.

118. Jacobs et al., 1993.

119. Morin, Stone, McDonald, & Jones, 1994.

120. Lacks & Morin, 1992; Murtagh & Greenwood, 1995; Smith & Perlis, 2006.

121. American Psychiatric Association, 1994.

122. American Psychiatric Association, 1994.

123. Smith, Marcus, & Eldredge, 1994.

124. Olmsted, Davis, Rockert, Irvine, Eagle, & Garner, 1991.

125. For example, Heatherton & Baumeister, 1991.

126. Smith, Marcus, & Eldredge, 1994.

127. Kennedy, Katz, Neitzert, Ralevski, & Mendlowitz, 1995; Leitenberg, 1993.

128. Wilson, Eldredge, Smith, & Niles, 1991.

129. Agras, Schneider, Arnow, Raeburn, & Telch, 1989.

130. Smith, Marcus, & Eldredge, 1994; Sturmey, 1992.

131. Keller, Herzog, Lavori, Bradburn, & Mahoney, 1992.

132. Mitchell, Pyle, Hatsukami, Goff, Glotter, & Harper, 1989.

133. Wilson et al., 1999.

134. Agras, 1993; American Psychiatric Association, 2000b; Fairburn, Marcus, & Wilson, 1993; Latner & Wilson, 2000.

135. Wilson & Fairburn, 1993, 1998.

136. Eldredge et al., 1997.

137. Agras, Walsh, Fairburn, Wilson, & Kraemer, 2000; DeAngelis, 2002; Kirkley, Schneider, Agras, & Bachman, 1985.

138. Leitenberg, Rosen, Wolf, Vara, Detzer, & Srebnik, 1994; Wilson & Fairburn, 1993.

139. Whital, Agras, & Gould, 1999.

140. Wilson et al., 1999.

141. For example, Garner, Rockert, Davis, Garner, Olmsted, & Eagle, 1993.

142. For example, DeAnglis, 2002; Shiina et al., 2005.

143. Carter & Fairburn, 1998; Fairburn, 1995; Wilson, Vitousek, & Loeb, 2000.

144. For example, Fairburn, Jones, Peveler, Hope, & O'Connor, 1993.

145. For example, Agras, Telch, Arnow, Eldredge, & Marnell, 1997; Agras, Walsh, Fairburn, Wilson, & Kraemer, 2000; Eldredge et al., 1997.

146. Thackwray, Smith, Bodfish, & Meyers, 1993; compare with Wolf & Crowther, 1992.

第十七章　当代行为疗法面面观：优势与挑战

△ **行为疗法的主要优势**

　　治疗目标、目标行为和治疗程序精准具体

　　效力和效果

　　高效率

　　应用范围广且应用形式复杂

　　治疗实践符合道德观

△ **挑战**

　　增强变化的耐久性

　　预防心理障碍和问题

　　治疗多元文化来访者

　　为老年来访者提供行为治疗

　　在行为治疗中使用科学技术

　　使用精确的术语

　　促进受实证支持的行为疗法的广泛应用

△ **综述：行为疗法**

参与性练习 17-1　消除对当代行为疗法的误解

小结

文献注释

至此,你已对行为疗法及其应用的诸多评估程序与治疗程序有所了解;你也对它所治疗的广泛问题有了一些概念。那么本章的内容又是什么? 我们选取了两个话题。首先,我们认为对当代行为疗法的优势作综述非常重要。另外,为避免固步自封,我们还要对行为疗法所必需处理的重要的挑战提一些建议。本质上,本章将讨论行为疗法的现状及未来的发展趋势。

行为疗法的主要优势

你认为行为疗法的主要优势是什么? 在阅读下文之前,花一点时间回答这个问题。

我们着重选取了五个行为疗法的优势:(1)治疗目标,目标行为和治疗程序精准具体;(2)效力和效果;(3)高效率;(4)应用范围广且应用形式复杂;和(5)治疗实践符合道德观。

治疗目标、目标行为和治疗程序精准具体

在行为疗法中,治疗目标的确定非常具体,且目标行为的定义是以行为疗法中的测量性术语进行定义的,杜绝模棱两可,这使得对于治疗成功与否的评价有着明晰的评判标准。这就允许来访者和治疗师能够客观决定治疗的进程以及治疗何时可以终止。相反,许多其他心理疗法所使用的治疗目标具有暗示性,定义也比较模糊(例如,对个人的问题"有所见地"或者"感觉好一些"),选取具体的治疗目标也不被认作是治疗的一个关键内容。在这种情况下,治疗的进展和成功是由治疗师的主观"测量"的。

在行为疗法中所使用的治疗程序也被详细具体地定义下来。(见表 16-1 中的干床训练程序原书 449 页,它是一个很好的例子。)这能带来四点益处:第一,治疗师能够使用已被证实为有效的特定治疗程序。第二,治疗师向来访者具体解释治疗所包含的内容,这就能让来访者得到真正意义上的知情同意。第三,在行为治疗师的训练过程中,治疗程序的详细描述有举足轻重的重要意义。最后,独立研究者可对行为干预程序的效力和效果进行检验,因为程序的定义是清晰具体的。

效力和效果

任何心理疗法的底线是治疗成功,而治疗的成功是通过改变多少为测量指标的。问题是:来访者在治疗目标方面发生了多大的改变? 由于行为疗法的治疗目标是具体、

明确、可测量的，因此对于个体来访者而言，比较容易得出治疗成功与否的结论[a]。相
反，要对行为疗法的效力和效果做出**一般**（*general*）的断言是复杂的。它要求回答一系
列质性问题，包括：所需治疗的问题或者障碍是什么？来访者所属人群是哪类？其所在
环境是怎样的？

　　甚至就算我们详细回答了以上的质性问题，其他许多实际的，方法论上的和道德层
面上的问题也会阻碍研究成果的获得[1]。首先，研究中用多重标准来评估治疗的效果：
改变的意义，改变的迁移和泛化，随时间推移所发生改变的维持程度以及治疗的可接受
度。值得赞扬的是，越来越多的治疗师用这些评估标准来检验治疗的实用性[2]。

　　在心理治疗界，行为疗法争议性地具有最广泛和最强有力的实证基础[3]。用暴露疗
法来治疗焦虑障碍和用认知疗法来治疗抑郁症便是两个绝佳的例子。当今，管理式医
疗机构规定了可用于治疗特定障碍的几种可接受疗法。因此，（病人）只有接受这几种
疗法才能够得到（医疗费用的）补偿。由于许多种行为疗法受到了强有力的实证支持，
因此位列于最常见的"受批准"疗法[4]。

　　值得我们注意的是，虽然药物治疗是治疗心理障碍最常用的治疗手段，但将之与行
为疗法相比仍稍逊一筹[5]。尽管许多药物疗法具有有效性，但行为疗法经常是一种更理
想的治疗形式，因为它们不仅具有与药物治疗相比不相上下的疗效，并且可能可以更好
地减少复发率。

　　坚实的实证基础支持了行为疗法实施程序的有效性，这让行为治疗师们更坚定了
信念：对治疗程序的评价必须同样遵循科学的原则。另外，行为治疗师们不仅接受了心
理疗法结果研究的巨大挑战，还对自己的研究进行了犀利而深刻的批评[6]。并且在不经
意间，行为疗法所带来的研究精神也影响了除行为疗法之外的其他领域，鼓励各心理流
派的研究者们对各种心理疗法作结果研究[7]。

高效率

　　一个疗法的效力如何是评价它价值的另一个重要因素。高效率的疗法（1）能快速
达到治疗目标，（2）对治疗师和来访者来说都是高性价比的，既节约时间又节约金钱。

　　行为疗法常能相对较快地带来改变，特别是将它与传统言语心理治疗相比。这个
结果归因于两个因素。第一，许多行为治疗技术能被快速实施，因为它们旨在直接改变
目标行为当下的维持前因。偶尔，治疗也会即刻改变目标行为（例如，当适应不良行为

---

　　[a] 严格来说，来访者目标的达成不一定意味着是治疗导致了变化的发生。也有可能在治疗的同时，其他
因素的出现起了作用（例如关系的改变或工作变化）。有必要进行对照研究，例如单被试翻转研究或者多基线
研究，来得出更肯定的结论，以确定该治疗程序对个体来访者是否有效。

的强大强化物被彻底消除,而仅对替代性的适应性行为加以同等强度的强化物时)。

能在短时间内发生改变的第二个因素是行为治疗不仅发生于疗程进行时,参与行为治疗的来访者往往还需要在治疗外完成一些治疗作业。例如,疗程进行的 4 小时里可能包含了来访者 3 小时的家庭作业时间。如果治疗需进行 20 周,每次治疗进行几小时,那么治疗的总时长是 80 个小时(而非 20 小时)[8]。相反,接受言语心理治疗的来访者需要花一年半的时间,每周进行治疗,所接受到的总治疗小时数才能相同。并参与行为治疗的来访者可能一年以前就已完成了治疗。家庭作业不仅缩短了治疗的时间长度,且提高了治疗的性价比,因为治疗师并不需要在场。相似地,治疗师可以训练非专业的行为改变代理人——例如家长,老师,朋友和配偶——这样他们就可以在来访者的自然环境中实施治疗程序,从而节省了治疗师的时间。通过电话指导行为治疗程序[9]和通过移动式的掌上(手提)电脑或家庭电脑(我们将稍后予以描述)是提高治疗性价比的另一种方法。

除了评价疗法所具有的效率,管理式医疗服务机构还对来访者是否能收到简短的,性价比较高的治疗感兴趣(显然是出于经济原因)[10]。大多数行为疗法是短期的[11]。尽管如此,医疗业还是要求疗程要继续缩短——有利于来访者个人因素,实际情况和经济条件——因此不断要求行为治疗师们将治疗简约化,将原有疗程进行删减,只保留核心部分[12]。

应用范围广且应用形式复杂

行为疗法的应用范围广泛,它可服务于各年龄层的来访者,也可服务于具有不同文化背景,患有各种心理障碍的来访者[13]。当言语疗法对某些特定群组的来访者(包括婴儿,年幼儿童,老年人[14],智力低下人群,和无法说话的人[15])无效时,行为疗法能够满足他们的治疗需要。那些无力承担昂贵的,长期治疗的来访者们可以从相对效率较高,费用较少的行为治疗干预中获益。某些心理障碍对除行为疗法之外的其他形式的心理治疗相对反应较小,例如精神分裂症,注意力缺陷及多动障碍,边缘型人格障碍,和一些以生理症状为主的心理障碍,比如疼痛,遗尿和抽动症,行为疗法则能独辟蹊径,取得疗效。最后,行为治疗的实施环境与传统心理治疗的典型实施环境不同,它包括家庭环境,学校环境和工作环境。

对行为疗法的早期批评之一是它只处理简单的问题。从你所读到的内容来看,事实并非如此。你可以很清楚地看到,当代行为疗法已被人们用来治疗许多复杂的问题。创伤后应激障碍,抑郁症,进食障碍和配偶关系的治疗仅是其中的几个例子。

475

治疗实践符合道德观

对行为疗法实施过程中所具有的道德事宜的批评声主要集中在两点上：剥夺来访者的权利和对来访者的伤害。本书对行为疗法道德伦理层面的讨论也针对这两点。行为疗法的优势之一在于它致力于**保护**来访者的权利，为他们提供有益的治疗。行为治疗师们发展了具体的，而非严苛的指导原则以保证治疗伦理的践行（见表 1-1，原书 13 页）。

行为疗法的标志是科学观，它以各种方式促进了行为疗法的道德实践。治疗目标及目标行为的细节化和具体化描述使得各方参与人员对治疗成功与否的评价有了清晰的评价标准。这个标准也使治疗的时间长度控制在最小的必要范围内。有时来访者会变得过于依赖治疗师，导致心理治疗的疗程延长。尽管这种依赖是不恰当的，但它并非是不道德的。相反，如果治疗师延长治疗的原因是他们对来访者的依赖，那么这样才是真正的不道德。治疗师无力抗拒这一诱惑，因为来访者能给他们太多具有吸引力的强化物，包括帮助他人得到的满足感，当然还有来访者所支付的费用。行为疗法要求在治疗师在治疗过程中持续评价来访者所取得的进步，这样作为来访者提供了部分的保障，使得他们免于接受不恰当的延长治疗。并且，与其他心理疗法相比，行为疗法的治疗时间相对较短。因此，来访者的问题能以最快的速度得到缓解，这显然也属于符合道德观的实践。

行为疗法都经过了实证检验以确保来访者所接受的治疗是有效的。另外，行为治疗程序从表面上看有害的，例如用长时的、强烈的暴露疗法来唤起暂时的焦虑感，但行为治疗师们已用实证证据证明，这样的伤害并不存在。在极少数的情况下，治疗师会用到生理厌恶刺激，例如电击，但治疗师总会对此作成本效益分析，并且会取得来访者对所进行的治疗程序的知情同意书，还会实施一系列的特定程序来保证治疗是在符合道德观的条件下进行的（第七章，原书 174 页）。

治疗师与来访者之间的合作——行为疗法的关键元素——也起了保护来访者权利的作用。来访者决定治疗目标。治疗师针对来访者的特定问题给出适合来访者的详细具体的治疗程序信息，来访者参与选择所要使用的具体治疗程序[16]。来访者积极参与治疗过程，包括自行实施部分治疗。这些举措减少了来访者成为道德违例牺牲品的可能性。

在第二章中，我们谈到行为疗法在形成阶段受到道德伦理方面的严格审查，并对此进行了评论。值得引起我们注意的是，行为疗法在这种"特殊关照"下反而可能因祸得福。早期对行为疗法的审查时时提醒行为治疗师对道德违例保持警觉，从而提高了治疗师保护来访者福利的敏感性,使它成为行为治疗实践中的一个关键核心元素。

挑　战

尽管行为疗法有许多优势,但它也面临着一些挑战。在继续下文的阅读之前,请你再一次想一想,你认为存在哪些重要挑战?

我们将强调七个重要挑战:(1)增强变化的耐久性,(2)预防心理障碍和问题,(3)治疗多元文化来访者,(4)为老年来访者提供行为治疗,(5)在行为治疗中使用科学技术,(6)使用精确的术语和(7)促进受实证支持的行为疗法的广泛应用。

增强变化的耐久性

理想中,行为疗法使得来访者问题发生的改变能够延续至治疗结束后。然而,达到这个目标,也是行为疗法与其他心理疗法共有的目标,却并非易事[17]。原因之一是治疗聚焦于发起来访者行为的改变,而改变的**发起**过程与改变的**维持**过程往往是不同的。在某些个案中,治疗所得到的改变的确能够持续存在;然而,在大多数情况下,还是有必要引入特定的策略来促进改变的长期维持。我们可以在治疗中或治疗后为此做努力。

治疗中进行干预以增强变化的持久性

在行为治疗中用到了两种策略来培养治疗成果的持久性:(1)提供来访者自我控制应对技能和(2)对来访者的自然环境进行建构,使得治疗成果能在其中得以维持。教授来访者自我控制应对技能是比较简单的策略,也是最常被使用的策略。来访者使用应对技能的目的在于处理将来可能会遇到的问题的反复出现。问题解决,自我指导,认知重建和肌肉放松都是恰当可用的自我控制应对技能。决定该方法成功与否的核心要素在于来访者需理解,行为疗法是一项教育事业,它能帮助他们以更具有适应性的方式应对问题,而非"治愈"他们的疾患[18]。最近的证据表明,在治疗后持续使用在治疗过程中学会的技能能够增加治疗成果的维持程度[19]。

在治疗中用来促进治疗成果持久性的第二个策略是确保来访者所在的自然环境能够提供必要的前因和后果,使得在治疗中发展起来的新的适应性行为能够被维持下来。与教授来访者应对技能相比较,这个策略比较复杂,也需要更多的时间。第一,来访者可能需要在他们的自然环境中建立环境事件,以支持在治疗中所得到的改变。第二,来访者生活中的重要他人需要接受一定的训练以继续实施治疗程序。例如,治疗师可能会教授家长应用在治疗中所用到的同样的强化契约,这样,他们孩子的适应性行为就会

477

持续保持下去。

即便我们努力采用各种策略来促进疗效的长期保持,治疗成效的持久度仍不能得到保证。我们无法对未来的生活事件做出预测,他们也可能会干扰来访者,使他们无法有效处理那些曾被治疗的问题。再进一步说,如果来访者未来的问题与治疗中所针对的问题相似程度越小,那么治疗成果被延续下来的可能性也越小。最后,如果旧的问题复发,或者新的问题在治疗终结后出现,那么来访者很可能会对曾经在疗程中学习过的应对技能感到生疏(因而操作上遇到困难),或者会忘记应用这些技能。

尽管存在种种障碍,行为疗法在疗效的长期维持方面仍等同于或优于其他的许多疗法。(对此下确定性的结论是不可能的,因为研究者无法取得其他许多疗法的长期维持数据。)行为干预对某些障碍的治疗效果,无论是即时的还是长期的,都令人惊叹。例如,对用认知行为疗法治疗惊恐障碍的结果研究表明,不仅 80% 的来访者在接受治疗后,惊恐发作立刻消失了(这个结果等同于或优于现有的药物治疗),并且来访者至少在 2 年内再也没有出现过惊恐发作[20]。

尽管如此,对于许多个案,如果用绝对的标准来衡量行为疗法所取得的治疗成果的长期维持效果,它仍然还称不上是最理想的[21]。换句话说,尽管行为疗法与其他治疗手段相比,疗效相当或更优,但它的长期维持水平可能仍称不上是令人满意的。例如,接受了传统认知行为配偶疗法的配偶,只有半数的人在结束治疗的 2 年后仍继续受益于治疗[22]。

治疗后进行干预以增强变化的持久性

行为治疗师们已越来越依赖于治疗后干预以增强治疗成果的长期维持。**复发预防**已经成为促进疗效长期维持的最广泛的治疗后干预手段(见第十三章)。干预手段之二是在治疗结束后给予来访者助推疗程。本质上,治疗师让来访者进行一次或多次简短的复习疗程。例如,通常在厌恶治疗结束后需要进行助推治疗,因为随着时间的推移,在厌恶治疗结束中得到的疗效会变差,但经过周期性的助推治疗后,疗效可得到更新(见第七章)[23]。物质依赖类障碍和性欲倒错常用厌恶疗法进行治疗,此类问题难以被轻易改变。其他还有一些问题也难以治疗,例如强迫障碍,也需要进行助推治疗[24]。

培养改变持久性的第三个潜在手段是在治疗后的一段延伸时间里进行 **维持治疗**——在某些个案中,维持治疗可延续来访者的一生。对于行为治疗师而言,维持治疗的理念是激进的,因为行为疗法的传统是为来访者提供相对较短的疗程。并且,该治疗手段初看与传统的长期心理疗法相似。然而,维持治疗与传统的长期心理治疗不同。其区别在于治疗**本身**——即发起改变的过程——需要许多年才能完成。 478

维持治疗的强度和频率要比起始治疗的强度和频率弱。这样就给了来访者两种选择,既可以选择进行常规治疗(例如,每六个月一次),也可以按需要进行治疗,经常几年一次。维持治疗适用于各类人群和各种问题,例如配偶关系问题[25]和青少年行为失当[26]。许多个案都需要进行维持治疗,其原因根源于以下发人警醒的事实:

> 无论当时的治疗技术有多强,在治疗结束后,其他的生活事件逐渐占据了重要地位,他们慢慢开始影响……(来访者的)机能运作……单靠在积极治疗阶段运用更多更好的治疗技术不能解决问题。相反,维持治疗可能有助于创造一个更好的环境条件,使得治疗师的角色能在……(来访者的)生命中持续发挥作用……[27]

维持治疗是一个吸引人的理念,但它还需要进一步的检验。

行为疗法是最有效的障碍干预形式之一,但它的疗效会随着时间的推移退化[28]。因此,促进治疗变化的长期维持曾是,也一直是行为疗法最大的挑战(也是其他心理疗法的最大挑战)[29]。

预防心理障碍和问题

行为疗法的主要目标是缓解人类因心理障碍而生的痛苦。显然,在这一方面,行为疗法已取得了长足的进展。如果人们将行为疗法的应用范围进一步扩大至心理障碍的预防,那么行为治疗的原理和实施程序甚至能发挥更大的作用。一些行为治疗程序能被直接应用于预防工作,例如应激接种训练和问题解决训练。另一些治疗程序则需经过改编后才能投入使用,因为治疗和预防之间存在着一些根本差别[30](就如变化的起始与维持阶段不同一样[31])。

预防措施与那些使用行为疗法进行治疗却收效甚微的问题密切相关。例如,物质依赖障碍因其难以改变而臭名昭著,很大一部分原因在于它在使用后会即刻产生强大的后果。尽管行为疗法位列治疗成瘾行为的最佳疗法之一[32],但对该障碍的治愈率仍远低于用行为疗法治疗的许多其他问题的治愈率。在一些个案中,即便治疗师持续努力改进治疗手段也无济于事[33]。并且,成瘾行为不仅会让来访者付出巨大的经济代价,其本身的治疗费用也十分昂贵。所以,成瘾行为的预防很可能是性价比更高的选择[34]。因此,对物质依赖障碍的防患于未然可能是更好的策略。

现有针对学龄儿童和青少年物质滥用的预防项目,然而,这些项目往往只提供一些信息,建议或者警告。以流行的"我只想说'不'!"运动为例,它就不是一个有效的项目,因为它并没有教授年轻人怎样用自信行为来拒绝毒品,而这才是干预成功所必需的要素。与之相反,在一些旨在预防抑郁症的认知行为项目中,儿童和青少年学习应对技能以处理可能会引发抑郁的压力唤起事件[35]。这些项目通常为那些鉴定为抑郁症危险人

479

群服务,例如父母间有剧烈冲突的儿童[36]和父母患有抑郁症的青少年[37]。相似的应对技能干预手段可能可以有效预防焦虑症[38],甚至预防高危青少年的物质类障碍。

行为预防的理念由来已久[39]。在前文,你已读了一些预防性的行为干预项目,其干预对象包括配偶关系问题(第十三章),抑郁症(第十四章)和医学障碍(第十五章)。最近,行为治疗师们开始探索用以预防受害者患创伤后应激障碍的干预手段[40]。然而,与人们在治疗方面所付出的努力相比,预防措施的力度仍相对较小[41]。并且,行为干预中的预防部分所针对的范围狭小,通常只聚焦于儿童和青少年[42],医学障碍及其相关的心理障碍(例如手术后抑郁)。

行为干预在心理障碍的预防方面具有很大的潜力,同时,它也是未来发展的一个重要挑战。预防性措施的发展主要存在四个障碍[43]。第一,人们一般没有强烈的动机参与预防性项目,因为当时他们并没有体验到接受帮助的需要,因此项目的参与率可能会低至20%到30%[44]。第二,由于预防的对象可能在多年内不会出现,所以进行预防干预以获得长期疗效的好处也不为人所知[45]。第三,许多预防性项目起始于研究,因此,当研究终结时,也往往就没有再继续进行下去[46]。最后,由于干预措施的目标在于预防障碍的未来发展,因此,需要外界对其努力进行长期的评价,但这与社会与政界产生了矛盾,它们会对治疗的即时成功与否施以压力。例如,对预防性项目的资金拨给具有审批权的立法者们期待能很快看到它的疗效,而这点是不可能做到的。

治疗多元文化来访者

在过去的20年里,行为治疗师们越来越意识到有必要对少数族裔和非主流文化人群的特定事宜作出回应,在前面的章节中,你已读到了许多这样的例子。多渠道的实证证据也指向了这一需要。美国正向着多元文化的方向发展,少数族裔的人数占到了总人数的25%左右[47]。然而,一份研究对1970年代至1990年代早期三大主流行为疗法期刊上的研究作了内容分析,其结果表明,只有1.3%的研究内容聚焦于美国少数族裔[48]。研究发现,尽管美国人口趋于多元化,但接受行为疗法训练的学生和服务于行为治疗训练机构的工作人员的人口结构一直是稳定单一的,因此,该研究的作者发出呼吁,社会需要更多的少数族裔行为治疗师[49]。

在强调行为治疗师需注意的多元文化挑战之前,有一点我们必须时刻牢记心中。鉴于行为疗法基本原理的实质,行为疗法适用于对多种族和多文化背景的来访者的评估和治疗。行为治疗师强调环境的作用,包括来访者的社会文化背景和独一无二的生活经历,在评估每个来访者问题的维持条件的过程中,这些环境因素扮演了关键的角色。一些行为评估程序——特别是系统的自然观察,自我监测和生理学测量——带有

480

文化偏见的可能性很小[50]。治疗的设计基于来访者目标行为的独特的维持条件,标准治疗程序也是根据每个来访者的不同情况而进行定制的[51]。这些都是行为干预方法在治疗不同来访者问题方面所具有的优势,尽管如此,还是有许多具体问题需要引起我们的注意[52]。

文化身份——还有种族,性别和性取向——都会影响治疗的过程和结果[53]。例如,某些非洲裔美国来访者对欧洲裔美国治疗师的不信任,就反映了现实中的种族(歧视)问题。然而,对文化元素缺乏敏感性的治疗师可能把这种正常现象误读为偏执行为。儿童的教养问题也是一个例子,不同的文化对此存在着重大差异,例如管教的方法和家庭隐私。不幸的是,目前学术界缺乏这方面的数据,因此无法对如何矫正和定制家长行为训练以适应少数族裔家庭提供建议。研究需要(1)对不同族裔人群如何看待,定义和诠释问题行为作更深刻的理解(例如,非欧洲裔美国人是否把(孩子)不服从家长要求的行为视作问题行为);(2)不同文化对特定行为治疗内容的可接受度信息,例如以强化为基础的治疗对以惩罚为基础的治疗[54];对少数族裔家庭而进行的家长行为训练所产生的相对疗效的数据[55]。

在选择评估方法时,我们也应将来访者的文化背景考虑在内。例如,许多土著美国人把"行动胜于空谈"作为价值观,他们认为问问题是一种粗鲁的行为[56]。针对这种情况,一个土著美国人可能会在系统自然观察中表现自如,而当治疗师以访谈为评估方法时则不会那么自信。一个对文化保持敏感度的评估还要求治疗师对患有特定障碍的来访者所表现出来的初级症状有所意识,因为在不同的文化背景下,症状的表现可能不同。例如,在美国,患有抑郁症的中国人和东南亚人会抱怨躯体的不适,例如头痛和胸痛,而非悲伤的心境[57]。

481　　　为不同文化背景的来访者提供具有文化敏感性的行为治疗干预手段和治疗环境是有挑战性的[58]。首先,来访者的文化身份影响了他们对治疗类型和治疗师类型的偏好。例如,许多亚裔美国人喜欢有着权威身份的治疗师[59]。日裔美国女性不习惯与陌生人直接沟通消极情感和私密的话题,更可能倾向于选择间接的沟通方式,例如通过使用思维日记而非通过言语报告[60]。在对西班牙来访者在治疗之前,治疗师如果能花一段时间,与来访者"拉家常"聊天,拉近距离,尔后再进行以目的为导向的干预活动的话,治疗效果会更好。

在选择特定的治疗程序时,必须把来访者总体文化身份中的特殊方面考虑在内[61]。例如,由于土著美国人重行动胜于言语,他们更可能对认知疗法中的协同检验(即为个人的信念收集证据)接受度较高,而对理性情绪行为疗法中的理性争论接受度较低。某些文化会把心理问题耻辱化看待(例如葡萄牙人,巴基斯坦人和超正统派犹太教徒),也有文化认为寻求心理治疗是耻辱(例如德国人,日本人和加拿大人)。[62]这些来访者可能会认为问题解决疗法是可接受的,因为**解决问题**并不含有**治疗**一词所带有的负面意味。并且,对于纳瓦霍人来说,试图将增加眼神接触作为社会技能训练的部分内容是不合适的,因为在他们的文化中,过多的眼神接触会被视作挑衅行为[63]。

对多元文化来访者进行有效治疗要求治疗师具备相关的知识,并对下列事宜具有敏感性,以开放的心态看待(1)来访者文化中对正常行为和变态行为的界定(例如,看见或与灵魂世界的个体谈话可能被视作正常行为),(2)来访者在文化的基础上对心理问题的概念,(3)对于可接受社交行为的文化差异(例如,日本女性传统表现为不自信),和(4)合适或不合适的改变代理人(例如,在一些东南亚文化中,女性不允许与除自己丈夫以外的其他男性独处)[64]。

除了对多元文化影响的关注以外,行为治疗师还开始关注其他形式的多元性,例如年龄[65],性别[66]和性取向[67]。截至目前,大多数的作品都包含了指导性方针,包括对来自特定文化和种族背景的来访者采取何种恰当的治疗技术提出建议。遗憾的是,这些指导性方针都存在一些严重的缺陷[68]。第一,在许多个案中,为不同少数族裔人群提出的建议性活动都十分相似。例如,治疗师建议,问题解决的、聚焦当下的治疗手段对拉丁美洲人[69],日裔美国人[70]和非洲裔美国人[71]都是理想的治疗选择。第二,所提出的建议已经是行为治疗实践的一个组成部分。在前面的例子中,行为治疗本身就是以问题为中心的,聚焦于当下的治疗方法。因此,在已有的治疗实践中并没有加入新的内容。第三,研究中为来自特定种族背景的来访者所提出的指导方针植根于文化原型[72],这样可能就难以区分具有实用性的泛化推导和误导性的原型[73]。第四,研究建议行为治疗师对拉丁美洲来访者在称谓上使用敬语,称呼他们时在姓氏后加上小姐(Señorita),夫人(Señora)或者先生(Señor),并在同他们互动的时候保持谦逊的态度[74]。第五,也是最重要的一点,目前为止在研究中所提出的指导方针是对义化常模的琐碎推测[75]。未来研究的一个重要任务是在实证的基础上提出建议,起到服务不同来访者的最佳效果。这将需要研究者以多元文化来访者为对象,具体检验行为疗法对他们产生的效力和效果。截至目前,这项工作还没有普遍开展开来(除了你在本书中所读到的一些特例)[76]。

482

为老年来访者提供行为治疗

如文化少数群体一样,老年人的人数也逐年增加,但该群体并没有从行为治疗师那里得到应有的服务。一位评论家曾这样认为:

如果外星人登陆地球,调查行为治疗师的活动……外星人轻易就可以得出行为疗法是针对年龄从 18 岁到 40 岁成人的结论……尽管这个结论可能会存在争议,但从某些方面来说,外星人的观察准确反映了大多数……(行为治疗师的)研究和临床工作[77]。

造成这种状况的原因之一是,老年人被束缚于家庭环境中,而无从接触治疗。一个解决办法是在来访者的家中进行治疗,比如通过高质量的自助手册和互动计算机项目(下部分将会作介绍)[78]。

人们对如何将行为疗法进行改制以适应老年来访者的需要作出了一般和具体的指导方针。一般的考量包括(1)治疗进度减慢,(2)使用多种呈现方式(例如既有视觉又有听觉),(3)增加示范法和行为预演的使用,(4)使用记忆辅助(例如录音和笔记本)和(5)跨学科的治疗协作(例如,与医疗和社会福利保障人员)[79]。

行为治疗师们已开始着手检验行为疗法对治疗老年人特定障碍的疗效,包括精神分裂症[80],抑郁症[81],性功能紊乱[82]和焦虑症[83]。治疗师所作的努力还包括将标准程序进行适当的改编以更适合老年来访者的需要。例如,患有焦虑症的老年人似乎对短时的/逐级上升的暴露疗法有更多的积极反应,对长时的/强烈的暴露疗法的积极反应较少。另外,对于患有肌肉与骨骼问题的老年来访者(例如关节炎),竞争性反应比渐进式放松(肌肉紧张时可能会产生疼痛)更合适;所包括的例子有听令人放松的音乐和情绪性意象法[84]。

483 研究已证明,患有抑郁症的老年人对短时的认知行为干预反应较好,其基本程序无需做修改[85]。然而,在向老年来访者介绍治疗时,可能有必要向他们解释清楚人们普遍存在的对老年人,心理障碍和心理疗法的一些谜团和误解。这些需要解释的内容包括,"抑郁是年龄增长的一个正常部分","治疗只针对'疯子'",和"你知道老狗学不会新把戏。"[86]

在大多数养老院,较少数量的工作人员必须要照顾大量的住户。当患有老年痴呆症的住户表现出破坏性行为时,对他们的处理就成了主要问题。典型的解决办法是让病人服用精神科药物以达到"化学克制"的目的,但这样做往往会引起严重的道德问题[87]。行为治疗干预可能是可以减少破坏性行为的另一方法。它的疗效在一家养老院中得以证实。在这家养老院中,工作人员常用精神类药物来控制行为问题(而非治疗精神类障碍)。三分之一的住户(平均年龄 80 岁)患有老年痴呆症,治疗师将他们的药量减少,并对其行为进行治疗。所治疗的行为对象是工作人员所认为的,对住户的机能运作影响最大的那些行为(言语破坏性行为,高要求和争斗行为)[88]。治疗内容包括示范恰当的替代性行为,内隐行为预演和强化。这个整体治疗包改善了住户的整体机能运作水平,且员工报告的破坏性行为数目下降。

为生理和认知能力受限的老年人提供保健服务是令人感到压力的工作,特别当照料对象是家庭成员时,压力会更大。帮助家庭照料者处理他们的压力是行为疗法应用的另一领域,且研究已证明行为疗法能在其中发挥积极作用[89]。例如,在一个项目中,照料者们学习认知行为应对技能,以管理自己令人困扰的想法和行为,以及应对其照料对象所作出的问题行为,结果证实照料者所承受的情绪压力减小了[90]。

在行为治疗中使用科学技术

行为治疗中用到了多种简易技术,例如记录行为装备(见第五章),用一个以电池操作的设备来帮助学生个体在教室中实施反应代价(见第七章),自残行为抑制系统(见第七章)和用视频进行示范(第十一章)。偶尔,在治疗中会使用较复杂和较昂贵的技术,例如对疼痛的生物反馈(第十五章)和虚拟现实暴露疗法(第九章)。

然而,在大部分情况下,行为治疗中并没有广泛用到科学技术。一方面,这是优点。科学技术往往会使程序复杂而又昂贵,简易治疗具有明显的优势。在其他条件等同的情况下,治疗程序越简单,他们起作用的可能性就越大,特别是当由来访者进行自我实施程序的时候。

尽管如此,行为治疗还是可以通过各种方法利用现存或未来技术,特别是使用那些触手可及且相对较便宜的技术[91]。例如,来访者可以使用个人电脑或移动电话来与治疗师通过电子邮件或网络传递信息。在治疗的开始阶段,来访者可以上传填写完整的评估表格,例如直接的自陈量表。在治疗的进行阶段,来访者可以让治疗师知晓家庭作业的进展情况,例如他们的自我监控技能和对应应对技能的实践。这样做就能让治疗师在下个疗程开始之前对来访者提出反馈意见,并对作业进行修改。在一些个案中,这样做还可能减少治疗所需的总疗程数。

在对焦虑症的治疗过程中使用到了掌上电脑[92]。以惊恐障碍的治疗为例,治疗师指导来访者随身携带掌上电脑,它有七个作用:(1)提示来访者自我监控惊恐发作的频率和严重程度;(2)提示他们完成家庭作业;(3)通过进行内感性暴露,认知重建和呼吸练习指导来访者[93]。

在治疗的实现过程中也越来越多地用到了计算机[94]。已有初步的研究证据证实了**基于计算机的认知行为疗法**(治疗仅靠计算机进行)和**计算机辅助疗法**(集合了人与人面对面的治疗和计算机治疗)在治疗各类成人障碍上的疗效,包括焦虑症[95]和抑郁症[96]。虽然初步的研究结果表明,以计算机为基础的治疗项目对儿童与青少年治疗具有光明的前景,但对它的研究检验数量还相对较少,不足以得出确切结论[97]。

研究者发展了一个互动视频项目来向青少年父母或准父母教授抚养技能[98]。项目通过对问题情境中可选的正确和不正确的解决方案作示范,行为预演和反馈,最终达到教授技能的目的。参与者控制课程进行的节奏,他们在每个单元中所取得的成功决定了下一单元的课程内容。在另一个以计算机为基础的互动项目中,减少酗酒来访者的酒精消费量是治疗目标[99]。自我控制的整体训练包内容包括目标设定,自我监控,自我

484

强化,刺激控制程序,应对技能训练和复发预防。

一个以网络指导的自助项目已取得了一些成功,它所针对的治疗对象是恐怖症病人和惊恐障碍病人[100]。在某一临床机构中,前来寻求帮助的来访者都被分配了一个认知行为整体治疗包(包括放松训练和认知重建)。治疗师对全体来访者进行了随机分配,一组来访者接受自我暴露练习,另一组则没有接受自我暴露练习,治疗时间超过 10周。所有参加网络项目的来访者都会接到六个简短的支持电话。两组来访者都取得了进步,但参与自我暴露的来访者进步明显较大。

以上例子表明,计算机辅助治疗的使用可能具有光明的发展前景,它减少了治疗师与来访者的接触时间,从而增加了治疗的性价比。另外,计算机辅助治疗还(1)可以提供标准的治疗程序,促进受实证支持的疗法的传播;(2)可能适用于英语能力有限的大量来访者,因为计算机程序可翻译成任何语言;(3)允许来访者控制治疗的节奏;(4)保护来访者的隐私,可能会因此增加治疗的可接受度;和(5)使那些无法参与面对面行为治疗的来访者能够有机会接受治疗(例如住在偏远地区的来访者)。计算机辅助行为疗法的缺点在于(1)缺乏面对面的医患关系;(2)减少治疗个性化制作的可能性;(3)在监控来访者对规定治疗程序的遵守方面存在更大的潜在困难;和(4)以网络为基础的治疗存在违反保密协议的危险[101]。

使用精确的术语

在行为疗法的固有科学伦理观中,精确性扮演了至关重要的角色。治疗目标,目标行为和治疗程序的具体精确是行为疗法的优势之一。然而,行为治疗师经常会使用不准确的术语,表现形式至少有以下三种。

第一,业内一些标准术语是不精准的,它有潜在的误导性。*暂停正强化(time out from positive reinforcement)*就是一个最佳例子。与这项技术的实践相符的正确说法是*暂停一般强化物(time out from generalized reinforcers)*。这是因为,来访者被暂时剥夺的一般强化物(例如,参加一个有趣的活动)还没有被确认是来访者的**强化物**(换句话说,它是否会增加未来行为出现的次数还是未知)。而在典型的暂停环境中(一个空房间或面壁)移去了来访者所有的**潜在强化物**,这些潜在强化物是指在一般情况下,会对相似来访者起作用的强化物——也就是一般强化物。并且不幸的是,该术语的缩写形式"暂停(time out)"带有"隔离"的消极含义,其语义与单独监禁相似。这种联系是错误的,因为暂停的时间是短暂的。

另一个使用不准确术语的例子是把**奖赏(reward)**作为**强化物(reinforcer)**的同义词,混淆使用。奖赏专指个体在参与行为后得到了一个令人愉快的后果,但这个后果并不一定会增加个体再次表现该行为的可能性(而这才是强化物的定义)。

　　术语使用不精确的第二个问题是在行为治疗师的书面作品与口头表述中,对行为治疗程序的标签常出现不一致的现象。结果造成人们对所指代的具体治疗程序感到模糊不清。在理论点 10-2 中,我们就暴露疗法中的一些问题做了讨论。在认知行为疗法中,这个问题更严重。许多出版的研究报告显示,来访者接受了"认知行为疗法"的治疗,但报告却没有说清文中所指的是哪一种认知行为疗法的变式。出现这个问题的原因是人们所持的错误假设认为,行为治疗师会了解所谓的疗法标签所指代的内容,而事实上,治疗师对此定义往往没有统一的共识。一个典型的例子是人们用通用术语认知行为疗法(它包括了许多种治疗手段)来指代认知疗法(它原是由贝克发展的一种特定疗法)[102]。有些人把术语认知疗法作为所有改变来访者认知或世界观的疗法的一个通用标签,但它们之中的一些并不属于行为疗法,例如设定角色治疗和建构主义心理疗法。

　　由于对标签缺乏共识,标签与标签之间也不统一,导致了行为治疗师对行为疗法研究结果的诠释可能是模糊的,具有误导性的[103]。当某个研究报告了整体治疗包的使用,却没有对它的具体组成部分作出说明时,问题会更严重。最近,资深行为治疗师埃塞克·马克思(Isaac Marks)领导了一支由各国心理治疗师组成的队伍,开始研究撰写一本集合了所有心理疗法常用术语的词汇大全。此书的面世将能够缓解治疗程序缺乏标准型定义的问题[104]。当然,人们是否会使用标准型定义仍是未知数。

486

　　行为治疗师草率使用术语的第三个方面是指代来访者的用词不准确。行为疗法的处理对象是行为——也就是人们所做的事情——而非假想特质或心理自我状态。这就意味着行为治疗师应该把来访者看作是表现出适应不良行为的人类,他们所表现的适应不良行为是他们障碍的一部分,或者也可以把来访者看作是承受着心理障碍痛苦的人类。来访者并不是他们所患有的障碍,他们之间没有等同的关系(只有糖尿病来访者或癌症来访者可以被完全看作是他们所患的生理疾病)。因此,严禁行为治疗师用所患障碍作为来访者的标签(如理论点 5-1 所讨论,原书 82 页),但我们常常会见到治疗师这么做。用一个精神分裂症(*schizophrenic*)或者一个强迫症(*obsessive-compulsive*)来指代一个来访者是容易的,说一个来访者"患有精神分裂症"或"受强迫症的折磨"就没那么顺口了。然而,正是因为语言习惯上的懒惰,往往造成了人们单纯地将来访者视作他们所具有的问题,而非带有问题的人。将这两种说法加以区别是有意义的,混淆二者会造成严重的消极后果,包括对人标签化和侮辱他人的恶劣影响。但人们已把这样做看成理所当然,在所有理论流派的心理健康工作者和专业人员中,对来访者冠以标签已成了一种普遍的做法。为验证在与来访者沟通时,不对他们冠以标签的可行性,本书在写作过程中成功做到将来访者形容成他们所患的障碍。

　　精确使用术语的挑战明明白白地放在了我们面前。行为治疗师们必须以身作则，所作所为应与治疗中的科学性相一致，这其中就包括了精确性。

促进受实证支持的行为疗法的广泛应用

　　针对大量问题和来访者人群，绝大多数受到实证支持的心理疗法是行为疗法[105]。尽管如此，普通心理健康实践工作者还没有广泛采纳这些治疗方法[106]。

　　思考一下几个受到实证支持却利用不足的行为疗法的例子。尽管内感性暴露疗法（见第九章）是治疗惊恐障碍的治疗选择，但大多数患有惊恐障碍的来访者都没有接受此项治疗[107]。与此相似，尽管认知行为方法列于神经性贪食症的治疗选择中，但它们仍没有被广泛实施[108]。并且，尽管70％的患有遗尿症的儿童通过尿湿报警器得到治愈，但只有不到5％的初级护理医师推荐使用它[109]。受到实证支持却利用不足的疗法列表还很长，显然，增加对这些有效行为疗法的使用是重要的。毕竟，只有当我们使用这些疗法的时候，这些最有效的治疗手段才能发挥其作用。

　　那么，有效疗法使用不足的原因是什么呢？首先，非行为主义取向的治疗师可能不会选择，无论是理论层面还是理想层面，都不会使用受实证支持的行为疗法。例如，从一名心理分析师的角度看，有必要探索来访者的无意识记忆，因为无意识记忆是解决来访者问题的钥匙，当然，行为治疗师们不会这么做。

　　第二个解释根源于以下这个事实：与行为治疗师相反，大多数的非行为主义临床工作者没有接受过相关的训练，他们没有意识到实证的治疗方法在治疗来访者中的价值[110]，也不会使用这些得到实证支持的治疗程序[111]。大多数的开业心理治疗师们自认为是折衷的，也就是说，他们会使用各种不同流派的心理治疗技术。折衷的心理治疗师们在针对每个来访者选择治疗技术时，所依据的是自己的直觉和过往的临床经验——他们相信这对来访者来说是最好的选择。显然，折衷的治疗师和行为治疗师在选择恰当的治疗手段方面有着很大的不同，后者所选的治疗方法是针对某一特定障碍，已被证明受实证支持的疗法。

　　最后，实践临床工作者可能对受实证支持的行为疗法不甚了解，或对此没有接触。最近，行为治疗师们开始注意到了这个问题，并开始思考通过各种方法传播有效治疗方法[112]。

　　使用治疗手册是增加受实证支持的行为疗法的宣传力度的主要策略[113]。治疗手册对某种特定障碍的治疗进行细节化描述，一个疗程接着一个疗程地说明对该障碍的治疗程序。在临床实践中所用的手册由效力研究中的研究方案演变而来[114]，研究者对其进行改编，使其成为适合社区背景的治疗手册。以一个学校咨询师项目为例，该项目旨在训练咨询师治疗市中心区学生的焦虑障碍,所用的是修订版认知行为疗法,在随机临床抽样研究中,该疗法已被证明有效[115]。

制作精良的治疗手册的一个主要优势在于,未曾接受过行为治疗训练的治疗师们也可以使用该手册实施行为治疗[116]。尽管治疗手册使得临床工作者使用受实证支持的疗法成为可能,但这并不意味着它的存在就能保证临床工作者就一定会使用他们。例如,最近的一份研究对治疗师治疗进食障碍的状况进行了调查,结果发现,只有6%的临床工作者表示他们曾使用治疗手册[117]。

对治疗手册的使用的主要批评在于,对标准程序的严格遵守让治疗师无法针对来访者的独特问题进行程序的个性化修改[118]。然而,治疗手册的支持者们认为,使用治疗手册并没有剥夺治疗师的临床判断和对程序进行修正的权利,以至于所定程序无法适用于个体来访者[119]。我们所面临的挑战是如何在保留产生疗效的关键因素的前提下,对标准程序进行调整。

治疗手册使得临床工作者可以在诊所内使用受实证支持的行为疗法,但在宣传方面存在的主要障碍是如何影响治疗师使用它们[120]。我们需要对那些与行为治疗师相比,较少受科学取向影响的治疗师进行教育和说服,向他们中的大多数说明使用受实证支持的治疗方法有些什么优点。显然,这是我们未来的主要挑战。

综述:行为疗法

很久以前——实际上是50年以前,行为疗法就像一个孩子,跟随父母搬入了一个新的心理疗法小区,小区里住着一个大户人家,心理分析。可以想象,行为疗法在刚开始很难被人接受。被讥讽嘲笑时(例如行为疗法医治的仅仅是最简单的问题或者导致了症状的替代),行为治疗师们并没有因此而畏缩,守旧派在它前进的道路上设置了似乎难以逾越的障碍。行为治疗师所被允许治疗的个案都是当时最困难的,当时已建立的疗法也对之束手无策。新生代的孩子们相信自己无所不能,年轻人义无反顾地接受了挑战。治疗结果取得了辉煌的胜利,他们拯救了那些所谓的不可救药的来访者。大家族没有别的选择,只能接受这个新家庭,赋予其合法的居住权。与此同时,这个家庭的成员数目也与日俱增。

这时,曾经的孩童已成长为少年,他们之间开始有了争斗(这点我们可以预见得到,因为他们共同的外部敌人已远离他们)。一些少年开始思考——同伴中的大多数并不信任这个过程,因为他们不懂"思考"。内部斗争的结果使得家庭以非官方的形式分裂成了两个派别,行为派和认知行为派。最终,认知行为派的人数超过了行为派的人数[121]。时至今日,兄弟姐妹间仍偶有不合[122],但在大多数的时候,他们之间是和谐的,

488

因为大家都认识到所有人都来自于同一个家族——行为疗法[123]。

最近,家族内部有了一股新的力量,第三代行为疗法蓬勃诞生。虽然第三代疗法的大多数成员们都承认,他们与前辈们有关联,但也有一些声音声称自己应有独立的地位,并且提出了自身优越性的假设,这些声音无疑出于年轻的浮夸与傲慢,随着年龄的增长可能会消失殆尽。

无论是在数量上还是质量上,行为疗法在过去的50年中都得到了迅速的发展。如今,它已是心理治疗社区中的一个显赫家族。行为疗法在当今心理治疗领域的建树得益于它的疗效,而它的疗效正是基于庞大数量的实证基础上的。尽管各种行为疗法所具有的实证支持程度高低不一,但行为治疗师们正致力于让自己的干预手段能经得起实证的验证,这项事业需要耗费大量的时间和金钱。行为疗法中的科学观可能是它最具统一力量的信条。

489

尽管行为疗法有许多优势,但它也不是包治百病的灵药。对于不同的障碍,不同的来访者人群,行为疗法的疗效也各有不同。另外,也不是所有的来访者都喜欢行为疗法这种直接针对心理问题进行治疗的风格。

展望未来,管理式医疗保健的问世带来了许多关于心理障碍治疗未来发展的问题。尽管,了解管理式医疗系统的主要含义还为时过早,但有三个问题迫切需要关注。第一,问责制是核心。治疗师必须明确(1)所要治疗的问题,(2)治疗目标,治疗目标达成与否的标准和(3)所使用的具体治疗程序[124]。对于行为治疗师而言,做到问责制并不难,精确性和可测量性本就是本疗法的核心元素。第二,用于治疗某些心理障碍的疗法必须得到实证的支持[125]。幸运的是,行为疗法是众多障碍的治疗选择[126]。第三,管理式医疗强调治疗时间段,性价比高。一般而言,与其他种类的疗法相比,行为疗法的疗程相对较短,所涉及的疗程数目较少,专业人员所付出的总体时间也较少[127]。另外,对来访者掌握自我控制应对技能的强调随着时间的流逝逐渐提升治疗的性价比。以上种种表明,行为疗法能在管理式医疗时代游刃自如[128]。

行为疗法中对实证的坚持使得领域内不断出现新变化。行为治疗师们的思维相对开放,依靠实证证据的检验来决定疗法的优越性。例如,行为疗法起初只关注显性行为,而最近随着越来越多的研究证据表明认知行为疗法的有效性,行为疗法也逐渐接受了认知因素。

行为治疗师的自我批判精神也是他们开放思想的一个反应。就如前文已提到的诸多挑战,行为治疗师们已越来越清醒地认识到疗法中存在的一些弊端[129]。以其中的一点为例,治疗师已经认识到,在治疗中实施的治疗程序并不是疗效后续保持的保障。因此,治疗后程序,包括延长维持治疗,可能对某些问题和某些来访者群体来说是必要的。另一个例子是,治疗师承认传统行为疗法中的改变策略可能并不总是最佳的策略。在某些个案中,接受策略,例如第三代行为疗法中所使用的策略,可能可以更有效地帮助来访者应对自身问题,使得个人生活更有意义。

　　持续的自我评估和改变意愿构成了行为疗法动态部分的特点。对于我们来说,正是这些实践活动让行为治疗师的工作充满了激情与挑战。在本书结束之前,我们希望能与你分享一些我们的工作热情。

参与性练习 17-1　消除对当代行为疗法的误解　　490

　　在开始对行为疗法作介绍时,我们对 14 条关于行为疗法的陈述作了正误判断(参与性练习 1-1)。你也学习到了所有的陈述都带有致命的错误——它们都是常见的对行为疗法的误解与杜撰。现在,你应该知道这些陈述为什么是错误的。作为你对当代行为疗法理解程度的最后检查,请再读一遍以下的陈述,并写下他们错误的具体原因。完成后,将你的答案与《学生资源手册》中的答案相比较。

　　1. 行为疗法是对已有学习律的应用。

　　2. 行为疗法直接改变障碍的症状。

　　3. 对于行为疗法最终是否取得疗效,医患间的信任关系并不是必要条件。

　　4. 行为疗法不针对情绪问题,例如抑郁或者愤怒。

　　5. 通常,在治疗过程中,治疗师和来访者之间鲜有语言交流。

　　6. 来访者的合作对于治疗是否会取得成功来说,并非必要条件。

　　7. 大多数来访者在 5 个疗程之内就可取得痊愈。

　　8. 行为疗法不适用于改变心理过程,例如思维和信念。

　　9. 相对成年人来说,正强化更适用于儿童。

　　10. 行为疗法程序采用了许多令人痛苦或令人反感的治疗方法。

　　11. 行为疗法主要针对相对简单的问题,例如恐怖症(例如,怕蛇),或摆脱不良的习惯(例如,抽烟)。

　　12. 治疗师制定治疗目标。

　　13. 治疗师对治疗的成败负主要责任。

　　14. 由于行为疗法针对的是障碍症状而非背后的原因,因此,一旦某个症状消失,其他新的症状会随之出现,其根本原因是行为疗法治标不治本。

小　结

　　1. 行为疗法的五个主要优势是:治疗目标、目标行为和治疗程序准确具体,它的效力和效果,高效率,应用范围广且应用形式复杂,和治疗实践符合道德观。

2. 行为疗法的一个主要挑战是,治疗结束后,需要设计特定的程序来增加变化的持久性。在行为疗法中,用来增强持久性的主要策略有两个,教授来访者自我控制应对技能和确保来访者所在的自然环境能够提供必要的前因和后果,以维持治疗成果。治疗师使用三种治疗后策略来促进治疗成果的持久性:复发预防,助推治疗和维持治疗。

3. 行为疗法的第二个主要挑战在于使用行为原理和技术发展预防项目。对于那些行为治疗收效甚微或目前没有可用治疗手段的障碍来说,预防项目有着极其重要的作用。

4. 第三个挑战是为多元文化来访者提供灵敏度较高的评估与治疗程序。一般而言,行为治疗实践对多元性是敏感的,因为它的评估和治疗程序是根据每个来访者的独特需要而量身定做的。然而,对少数族裔人群的行为治疗方法还需得到实证的检验支持。许多研究都为来自特定文化背景的来访者提供了建议,但截至目前,这些建议还未得到实证支持。

5. 为老年人群提供有效的行为治疗是第四个挑战。

6. 在行为治疗程序中使用更多的科学技术以提高治疗的效力和效果是第五个挑战。

7. 术语使用的精确性是第六个挑战。业界的一些标准术语并不准确且存在误导性,对行为治疗程序的分类也存在不一致的现象,行为治疗师经常用来访者所患的障碍来作为标签指代他们,而非将他们形容为患有某种障碍的来访者。

8. 行为疗法的最后一个挑战是促进受实证支持的行为疗法的广泛使用。治疗手册是促进这些疗法广泛传播的主要途径。

9. 行为疗法强调问责制,其疗效已为人们所证明,它的疗程相对较短,因此行为疗法能在管理式医疗保健领域蓬勃开展。

文献注释

1. Bergin & Strupp, 1972; Gottman & Markman, 1978; Strupp, 1978.

2. For example, Risley, 1995.

3. American Psychological Association, 1995; Crits-Christoph, Wilson, & Hollon, 2005; Deacon & Abramowitz, 2004; Kroenke, 2007; Sanderson, 2003; Weisz, Weersing, & Henggeler, 2005.

4. Addis & Carpenter, 1997; Kendall & Chambless, 1998.

5. DeAngelis, 2008.

6. Christensen, Jacobson, & Babcock, 1995; Franks, 1995; Jacobson, 1989, 1991.

7. Goldfried & Castonguay, 1993.

8. Compare with White, 1995.

9. For example, Lovell, Fullalove, Garvey, & Brooker, 2000.

10. For example, Barnett, 1996; Bracero, 1996;

Cantor, 1995.

11. For example, Giles, 1991; Giles, Prial, & Neims, 1993.

12. For example, Weersing, Gonzalez, Campo, & Lucas, 2008.

13. For example, Agras & Berkowitz, 1994; Chen, 1995; Cottraux, 1993; Simos & Dimitriou, 1994.

14. For example, Beck, 1997; Dick-Siskin, 2002; Lemsky, 1996.

15. For example, Cottraux, 1993.

16. Compare with Richard, 1995.

17. For example, Barlow, 1994; Milne & Kennedy, 1993.

18. For example, Nelson & Politano, 1993.

19. Powers, Thompson, & Gallagher-Thompson, 2008.

20. Barlow, 1994.

21. For example, Chorpita, 1995; Shea et al., 1992.

22. Christensen, Jacobson & Babcock, 1995.

23. Rachman & Teasdale, 1969; Voegtlin, Lemere, Broz, & O'Hollaren, 1941.

24. Turner, Beidel, Spaulding, & Brown, 1995.

25. Jacobson, 1989.

26. Wolf, Braukmann, & Ramp, 1987.

27. Jacobson, 1989, p.329.

28. Kendall, 1989.

29. Barlow, 1994; Chorpita, 1995; Shea et al., 1992.

30. Spiegler, 1983.

31. Jacobson, 1989.

32. For example, Foreyt, 1987, 1990.

33. For example, Bennett, 1987.

34. Compare with Foster, Jones, & Group, 2006.

35. Wolfe, Dozois, Fisman, & DePace, 2008.

36. Jaycox, Reivich, Gillham, & Seligman, 1994.

37. Clarke, Hawkins, Murphy, Sheeber, Lewinsohn, & Seeley, 1995.

38. Miller, 2008.

39. Poser, 1970; Spiegler, 1980.

40. Gray & Litz, 2005; Resnick, Acierno, Kilpatrick, & Holmes, 2005.

41. Rapee, 2008; Whittal, 2008.

42. For example, Clarke, Hawkins, Murphy, Sheeber, Lewinsohn, & Seeley, 1995; Jaycox, Reivich, Gillham, & Seligman, 1994; Miller, 2008; Wolfe, Dozois, Fisman, & DePace, 2008.

43. Rapee, 2008.

44. Gillham, Reivich, Jaycox, & Seligman, 1995; Heinrichs, Bertram, Kuschel, & Hahlweg, 2005.

45. Spence, Sheffield, & Donovan, 2005.

46. For example, Headey et al., 2006.

47. Iwamasa, 1997.

48. Iwamasa & Smith, 1996.

49. Neal-Barnett & Smith, 1996; Safren, 2001.

50. Paniagua, 1998.

51. For example, Hanson, Zamboanga, & Sedlar, 2000; Tanaka-Matsumi, Seiden, & Lam, 1996.

52. For example, Hanson, Zamboanga, & Sedlar, 2000; Harper & Iwamasa, 2000; Paniagua, 1998.

53. Hatch, Friedman, & Paradis, 1996; Landrine & Klonoff, 1995; Paradis, Friedman, Hatch, & Ackerman, 1996.

54. For example, Borrego, Ibanez, Spendlove, & Pemberton, 2007.

55. Forehand & Kotchik, 1996.

56. Reyna, 1996.

57. Tanaka-Matsumi & Higginbotham, 1994.

58. Iwamasa, 1996; Martin, 1995.

59. Chen, 1995; Toyokawa & Nedate, 1996.

60. Toyokawa & Nedate, 1996.

61. Fudge, 1996; Simos & Dimitriou, 1994; Tanaka-Matsumi & Higginbotham, 1994.

62. McGoldrick, Giordano, & Garcia-Preto, 2005.

63. Tanaka-Matsumi, Higginbotham, & Chang, 2002.

64. Tanaka-Matsumi, Higginbotham, & Chang, 2002; Tanaka-Matsumi & Seiden, 1994; Tanaka-Matsumi, Seiden, & Lam, 1996.

65. For example, Lemsky, 1996; Malec, 1995; Zeiss & Steffen, 1996.

66. For example, McNair, 1996; Thase, Reynolds, Frank, Simons, McGeary, 1994.

67. Chesney & Folkman, 1994; Hunter & Schaecher, 1994; Mylott, 1994; Purcell, Campos, & Perilla, 1996.

68. Compare with Iwamasa, 1999.

69. Organista & Muñoz, 1996.

70. Toyokawa & Nedate, 1996.

71. McNair, 1996.

72. For example, Abudabbeh & Hays, 2006; McNair, 1996; Organista & Muñoz, 1996; Paradis, Cukor, & Friedman, 2006.

73. Preciado, 1999.

74. Organista & Muñoz, 1996.

75. Huey & Pan, 2006.

76. For example, Horrell, 2008.

77. Beck, 1997, p.1.

78. Azar, 2002.

79. Beck, 1997; Dick-Siskin, 2002.

80. Bartels, Mueser, & Miles, 1997.

81. Beck, 1997.

82. Fisher, Swingen, & O'Donahue, 1997; Sorocco, Kasl-Godley, & Zeiss, 2002.

83. Beck & Stanley, 1997.

84. Wetherell, 2002.

85. For example, Scogin & McElreath, 1994; Teri, Curtis, Gallagher-Thompson, & Thompson, 1994.

86. Dick-Siskin, 2002.

87. Office of Inspector General, 1996.

88. Mansdorf, Calapai, Caselli, Burstein, & Dimant, 1999.

89. Coon & Thompson, 2002.

90. Gallagher-Thompson et al., 2000.

91. For example, Gale, 1996.

92. Newman, Consoli, & Taylor, 1997, 1999.

93. Newman, Kenardy, Herman, & Taylor, 1997.

94. Marks, Cavanagh, Gega, 2007.

95. For example, Anderson, Jacobs, & Rothbaum, 2004; Klein, Richards, & Austin, 2006; Marks, Kenwright, McDonough, Whittaker, & Mataix-Cols, 2004.

96. For example, Anderson, Bergström, Holländare, Carlbring, Kaldo, & Ekeliusm, 2005; Christensen, Griffiths, & Jorm, 2004.

97. Khanna & Kendall, 2008; Ritterband, Andersson, Christensen, Carlbring, & Cuijpers, 2006; Spence, Holmes, March, & Lipp, 2006.

98. Lagges & Gordon, 1999.

99. Hester & Delaney, 1997.

100. Schneider, Mataix-Cols, Marks, & Bachofen, 2005.

101. Newman, Consoli, & Taylor, 1997.

102. Beck, 2005.

103. For example, Rao, Beidel, & Murray, 2008.

104. Common Language for Psychotherapy, 2008; Marks, Goldfried, Sungur, Newman, Moore, & Stricker, 2005.

105. Kendall & Chambless, 1998.

106. Becker, Zayfert, & Anderson, 2004; Cook, Schnurr, & Foa, 2004; Persons, 1997.

107. Barlow, 1994.

108. Wilson, 1997b.

109. Rushton, 1989.

110. Date, 1996.

111. Task Force, 1995.

112. Hansen, 2001; Persons, 1995, 1997; Wilson, 1997b.

113. For example, Addis & Carpenter, 1997; Heimberg, 1998.

114. Carroll & Rounsaville, 2008; Nezu & Nezu, 2008.

115. Ginsburg, Becker, Kingery, & Nichols, 2008.

116. McCulloch & McMurran, 2007.

117. Tobin, Banker, Weisberg, & Bowers, 2007.

118. Westin, Novotny, & Thompson-Brenner, 2004.

119. For example, Fairburn, Cooper, Shafran, & Wilson, 2008; Kendall & Beidas, 2007; Levitt, Malta, Martin, Davis, & Cloitre, 2007.

120. DiGiuseppe, 2007; Young, Connolly, & Lohr, 2008.

121. Craighead, 1990.

122. For example, Hawkins, 1997.

123. Compare with Hawkins, 1997.

124. For example, Cavaliere, 1995.

125. For example, Strosahl, 1995, 1996.

126. For example, Kendall & Chambless, 1998.

127. For example, Bergan, 1995; Strosahl, 1995.

128. For example, Giles, 1991; Giles, Prial, Neims, 1993; compare with Cone, Alexander, Lichtszajn, & Mason, 1996.

129. Goldfried & Castonguay, 1993.

选择行为治疗师的指导方针[*]

个体做出寻求治疗的决定之后,他/她可能会对如何选择一名治疗师感到困惑。寻求治疗的个人往往不清楚可以用哪些评估标准来评价潜在的治疗师。在各理论流派中,有许多很有能力的治疗师。本指导方针旨在提供你一些可能有用的信息,用以选择一名(合适)的行为治疗师。没有指导方针可以给出绝对严格的规则来帮助特定个体选择最佳的治疗师。但我们能做的是为你提出一些建议性的问题,这些问题涵盖了一名潜在行为治疗师的方方面面,尔后你可以做出最终的决定。

什么是行为疗法?

行为疗法并没有一个单一的简单定义。尽管行为治疗师之间对这个问题取得了一些共识,但治疗师与治疗师之间对它的定义仍千差万别。下面这个定义只是让你对行为治疗有一个大致的概念。但它不是一个绝对的概念。你选择的行为治疗师可能对它部分肯定,也有可能对它持部分否定意见。以下定义节选自《行为矫正:对当前问题的审视》(Behavior Modification: Perspective on a Current Issue),由美国国家心理健康研究所出版:

行为疗法是一种特定形式的疗法,它是指应用行为科学研究领域所取得研究成果,帮助人们以他们所希望的方式进行改变。行为疗法强调通过监控和评价个体在治疗中取得的进步来检验治疗的有效性。大多数以行为主义为取向的治疗师相信,当下的环境是影响个体现时行为的最重要因素。早年的生活经历,长期的内心斗争或者个体的人格建构的重要性都不及当下个体生活中所发生的事来得重要。行为疗法中所用到的程序通过增强个体的技能、能力和独立性,达到增强个体自我控制力的一般目的。

---

[*] 该指导方针由玛莎·林内翰博士(Marsha Linehan, Ph.D.)撰写(西雅图华盛顿大学),时任行为疗法推进协会主席。该协会委员会包括理查德·伯兹林博士(Richard Bootzin, Ph.D.),约瑟夫·考泰拉博士(Joseph Cautela, Ph.D.),佩里·伦敦博士(Perry London, Ph.D.),莫里斯·佩洛夫博士(Morris Perloff, Ph.D.),理查德·斯图尔特博士(Richard Stuart, D.S.W.)和陶德·里斯利博士(Todd Risley, Ph.D.)。

特定心理健康专业人员的必要资质和职业训练

不同的心理健康从业者都可应用行为疗法。优秀的行为治疗师需要接受多学科的训练,并且,人们有时会对心理健康专业人员之间的不同种类感到困惑。因此,我们简单描述了不同类型的专业工作者所接受的职业训练,他们都能提供来访者行为治疗。

精神科社会工作者

精神科社会工作者必须有大专以上学位,还要参加至少两年的由社会工作教育委员会认可的研究生训练。受社会工作认证委员会(Academy of Certified Social Workers, ACSW)认证的精神科社会工作者必须取得社会工作教育委员会颁发的硕士或博士学位(M.S.W.或者 D.S.W),2 年的社会工作经验并取得国家社会工作者协会会员资质。另外,一名合格的精神科社会工作者必须通过笔试并提交若干专业论文。审批程序各州不同。

心理学家

心理学家通常拥有由美国心理协会所认证的博士学位(Ph.D.,Ed.D.或者 Psy.D.)。国家注册心理健康服务提供机构列出了成为心理学家所需的条件,包括地区认证的大学博士学位,至少两年的健康服务业的受监管工作经验,其中一年为博士后,获国家许可或拥有国家批准的心理学独立从业执照。5 年博士后期满以后,心理学家可申请美国专业心理组委会所颁发的证书。申请过程包括组委会对申请者经历的审查以及一次测试,测试合格者颁发证书。执照或证书获得程序各州不同。

精神科医师

精神科医师必须有医学学位。尽管在理论层面上,个体在精神卫生领域的实践包括了四年在医学院的学习以及 1 年的医疗实习,大多数的精神科医师还是在其领域内接受了为期 3 年的见习训练。精神科医师必须在见习项目结束后再接受 2 年的精神科在岗工作并通过由美国精神病学与神经病学委员会的测试才能获得由该委员会颁发的证书。

治疗师的实践信息

你有权获得以下关于潜在治疗师的信息。信息的获得方式可以是通过转介的个体，也可以是通过与治疗师电话交谈，或者在第一次与治疗师见面时获得。尽管你可能会感到，此类信息的相关度似乎不大，但你需要足够多的信息来评价一个特定治疗师对你来说是否称职。

与治疗师开展的第一个疗程应该永远以咨询为主要内容。这个疗程并不意味着你必须与治疗师共事。第一个疗程的目标在于确定该治疗是否对你实用，且该治疗师对你是否会有帮助。在疗程中，你可能会与治疗师就你所重视的价值内容进行讨论。如果治疗师与你的观点大相径庭，那么你可能会想要找一个与你和协调的治疗师。你与治疗师之间的关系是治疗的一个重要方面。第一次疗程是你决定自己能否与该治疗师坦然共处，自信合作的契机。

以下内容是你需要对一位预期治疗师进行了解的内容。

训练及资质

本指导方针的前部分已对个体获取特定心理健康相关学位所需的资质及训练量作了描述。你应该确认该个体治疗师是否具备你所在州的执照或证书。如果该个体不具有本州所颁发的执照或证书，你可能想要问清楚个体是否正接受另一心理健康专家的指导与监管。

由于行为治疗师所接受的训练各有不同，因此对治疗师所具备的专业资质是否是任何特定来访者的最优选择这一点并没有确切的标准规定。但对于来访者来说，咨询关于潜在治疗师所受的训练，相关经历以及其他专业资质是普遍行为。一位优良的治疗师不会介意别人问询他们的资质，对你所提的要求也会给你详尽的专业解释。如果治疗师没有回答你的问题，那么你应该咨询其他的治疗师。

费用

许多人对询问费用感到尴尬。然而，一位好的治疗师将会很愿意与潜在顾客分享信息，这点很重要。你可能会希望与治疗师分享以下经济问题。信息的获得方式可以通过电话咨询，也可以在第一次与治疗师见面时获得。你将希望了解：

1. 治疗师每进行一个疗程收费多少？

2. 治疗师是否按收入进行收费(按比例增减)?

3. 首次咨询收费与否?(因为很多治疗师第一次是收费的,所以在第一次与治疗师见面之前要了解清楚。)

4. 有没有关于休假,错过治疗或取消治疗的政策? 是否会产生相关的费用?

5. 该治疗师是否在你的保险范围内?

6. 治疗师希望你在每个疗程结束后付费还是定期邮寄给你账单?

其他问题

以下是你可能想咨询潜在治疗师的其他问题:

1. 治疗师希望每周见你几次?

2. 每个疗程时间长度为多少?

3. 治疗师预期治疗过程会持续多久?(有些治疗师只进行有限时间的治疗,而其他人没有这个限制。)

4. 可能用到的治疗程序有哪些?

5. 治疗师接听办公电话还是家庭电话?

6. 当治疗师出游在外或者有其他情况出现而联系不到他/她,而有紧急情况出现时,是否有其他人可以致电?

7. 对保密性是否有所限制规定?

决定选择某位治疗师时需提出的问题

行为治疗师会把最初的几个疗程用在评估你所关心的问题的严重程度及其发生原因上。一般情况下,治疗师会向你提出一些十分具体的问题,包括什么是你担心的事或者什么问题使你产生了困扰,它们发生的时间和地点。随着评估的进行,你会希望自己和治疗师达成一个双方具有共识的治疗目标,即你希望得到怎样的改变。如果你不同意治疗目标,那么你应该考虑换一位治疗师。

一旦我们决定了初始的治疗目标,那么接下来,你就会希望与治疗师讨论通过哪一种或哪几种治疗途径来帮助你达到治疗目标。随着治疗的进行,你希望治疗师继续根据治疗目标对你所取得的进步进行评价。如果你没有进步,或者进步速度太慢,那么治疗师很可能会建议你矫正或改变治疗方案。以下是你可能想要问自己的几个问题:

1. 你是否理解治疗师对你的要求?

2. 治疗师的指导是否与你的目标相一致?

3. 你相信不相信,遵照这些指令就可以帮助你取得显著的进步?

4. 治疗师有没有给你备选的治疗方案?

5. 治疗师有没有解释过治疗可能带来的副作用?

6. 治疗师的个人价值观在多大程度上影响了你的问题?

对治疗师不满意时,该怎么做

与治疗师交谈

有时,人们会对自己所接受的治疗感到愤怒或沮丧。如果你正遭受这样的情绪,你应该与治疗师讨论你的种种担忧,不满与疑惑。一位好的治疗师会敞开心扉,聆听你的心声,并与你讨论你存在的不满情绪。

参考他人的看法

如果你向治疗师提出的问题或事宜没有得到解决,那么你可能会考虑咨询另一个专业人员。通常,治疗师会建议你合适的咨询人选。但如果你的咨询师反对你去咨询其他的专业人士,那么你应该转投其他不会反对你这么做的治疗师。

考虑更换治疗师

许多人认为,一旦治疗开始,更换治疗师是不可取的做法。而事实可能并非这样。优秀的治疗师清楚自己可能并不适合所有人。

当你在决定是否要与一位特定治疗师继续下面的治疗的时候,你需要问自己的最重要的一个问题是"我有没有偏离原定的改变计划?"如果你没有感到自己的情况有所改善,并且,在与自己的治疗师对这个问题进行了讨论之后,情况依旧如此的话,你就应该咨询另一位治疗师。

如何收集行为治疗师名单

如果你还不知道治疗师的名字,那么你可能会想要尝试以下建议:

1. 向家庭医生,朋友和亲属询问推荐建议。

2. 查阅行为与认知疗法协会(Association for Behaviral and Cognitive Therapies,

ABCT)成员目录。ABCT并不是一个认证组织,该目录中速列的治疗师也不全都提供行为治疗服务。但你可以致电目录中的治疗师,询问是否可以提供转介服务。所列成员按所在城市和州的字母顺序排列。你可以写信或致电给ABCT。

地址:纽约第七大道305号16楼,邮编10001(305 Seventh Avenue, 16th Floor, New York, NY 10001)

电话:(212)647-1890

网站:www.ABCT.org

3. 致电你所在州的心理协会或所在区的精神病协会,询问是否能提供转介。你可以通过写信或致电美国心理协会的方式联系到你所在州的心理协会。

地址:华盛顿第一街(东北)750号,邮编:20002(750 First Street, N.E., Washington, DC 20002)

电话:(800)374-2721或者(202)336-5500

网站:www.APA.org

这些组织只会将你转介到持证或具有执照的专业人员处。你可以通过写信或致电美国精神病协会联系到你所在州的精神病协会。

地址:弗吉尼亚州,阿灵顿,威尔森大街1000号,1825室,邮编:22209(1000 Wilson Boulevard, Suite 1825, Arlington, VA 22209)

电话:(703)907-7300

网站:www.psych.org

4. 致电你所在地区的大学心理系,社工或医科大学精神科系,要求转介。要求与临床或咨询心理学专业人士,社会工作系主任或精神卫生系的系主任交谈。

5. 致电你所在社区的心理卫生临床诊所。诊所内可能有行为治疗师,也可以提供转介服务。

6. 查询美国心理协会和美国精神病协会的指南手册。该手册的复印件可在公共图书馆得到。这些组织的成员经常能提供你转介服务。

7. 查询由国家注册心理健康服务提供者协会出版的《国家注册心理健康服务提供者名单》(Natioanl Register of Health Service Providers in Psychology)。

地址:华盛顿"G"街(西北)1120号330室,邮编:20005(1120 "G" Street, N.W., Suite 330, Washiongton, DC 20005)

电话:(202)783-7663

网站:www.nationalregister.org

名单上的人可能会提供你转介服务。

8. 查询国家社会工作者协会的《国家社工协会注册临床社会工作者名单》(Register

of Clinical Social Workers)。

地址:华盛顿第一街(东北)750 号 700 室,邮编 20002(750 First Street, N.E., Suite 700, Washington, DC 20002)

电话:(202)408-8600

网站:www.socialworkers.org

名单上的人可能会提供你转介服务。

行为疗法术语表

ABA 研究:单一被试翻转研究,包括三个阶段:基线(A),治疗(B),翻转(至基线)(A)。

ABAB 研究:单一被试翻转研究,包括四个阶段:基线(A),治疗(B),翻转(至基线)(A)和治疗复原(B)。

ABC 模型:前因,行为和后果的时间顺序。

加速目标行为:治疗中增加的适应性行为。

可接受度:用以测量治疗程序对来访者,治疗师和改变代理人而言的认可程度。

接受:全身心地接纳个体当下的体验,不作删改,不作评判。

接纳与承诺疗法(ACT):第三代行为疗法,旨在培养对不如意想法与感受的接纳感,承诺所做的事情符合个体的价值观。

活动规划表:认知疗法中用到的日常活动表,用以提供来访者生活的结构并激励他们保持积极活力。

适应期:系统自然观察的起始阶段,做观察但不使用所得数据;让来访者逐渐适应观察者的在场以减少其对观察者的反应。

前因:行使行为之前或所发生的事件或在场的事物。

焦虑等级表:唤起焦虑的事件列表,按焦虑唤起程度递增顺序排列。

焦虑引入疗法:暴露疗法的一种,先升高来访者的焦虑程度,目的是为了能最终将它减弱。

自信训练:用来教授自信行为的特定技能训练程序。

自信行为:在不侵犯他人权益的前提下对自身权益的维护与保障。

自动化想法:以条件反射方式出现的适应不良想法,事先并没有经过考虑和推理。

厌恶疗法:通过将适应不良行为与不愉快刺激相联系,直接减少适应不良行为的疗法。

后援强化物:在代币经济中,能用代币进行购买的强化物。

基线:引入治疗之前,对目标行为自然发生率的测量。在治疗被引入后,基线水平是评价目标行

为改变程度的标准。

行为:个人所做的任何事。

行为预演:来访者练习行使某个目标行为的治疗程序。

行为激活:主要用来治疗抑郁症的疗法,首先确定来访者强化活动,然后激励来访者参与这些活动。

行为趋近(回避)测试:评估恐惧感的模拟观察;要求来访者参与一系列恐惧感唤起程度逐级上升的行为步骤。

行为缺陷:来访者表现适应性行为的次数,时间长度和强度不够。

行为过度:来访者表现适应不良行为的次数过多,时间过长或强度过高。

行为惯性服从训练:让来访者先完成一系列高可能性的要求(即来访者很可能服从的要求),然后服从一个低可能性要求(即来访者不太可能服从的要求)的技术。

家长行为训练:用来教授家长的整体治疗包,内容包括用加速和减速行为治疗程序有效管理儿童的行为问题。

生物反馈:来访者收到的关于他们生理运作过程的具体信息。

助推治疗:治疗终止后的额外治疗过程,意在促进治疗成果的长效维持。

短时/逐级上升暴露疗法:对焦虑症的治疗,来访者在短时间内,以逐级上升的方式体验焦虑唤起事件。

日常关爱技术:行为配偶关系治疗程序,配偶双方都致力于表现出对方所认为的表达关爱的行为。

个案研究:一种对个体来访者在治疗过程中所产生变化进行细节化描述的研究方法。

清单:潜在问题行为的列表,由熟悉来访者的人检查这些行为是不是来访者的问题。

临床显著性:随着治疗的进行,来访者的实际生活发生了巨大改变。

认知去融合:摒弃个人想法是对事物的确实描述和

对个体经验的正确解释的想法,并把头脑中的想法仅仅视为思维产物。

认知融合:人们完全相信自己的想法,并认为它们对事物做了精确的描述,而没有认识到这些想法仅仅是思维产物。

认知加工疗法:认知疗法的改编形式,用来访者所描写的创伤性事件来治疗应激障碍。

认知重建:认知行为技术,让来访者认识到适应不良想法并用适应性想法来取代他们。

认知重建疗法:认知行为疗法,扭曲的、缺乏逻辑性的、错误的认知是维持来访者问题行为的原因,该疗法旨在教授来访者用适应性的认知来代替他们。

认知疗法:认知重建疗法,强调对适应不良的信念所基于的假设加以实证性检验。

认知行为应对技能疗法:教授来访者特定的认知技能和显性行为技能以有效处理困难情境的疗法。

认知行为疗法:旨在改变那些维持心理障碍的认知的疗法。

协作性检验:认知治疗程序,治疗师和来访者共同合作,以来访者的非理性信念为假设,搭建框架,设计家庭作业,用"实验"来检验这些假设。

竞争性反应:两个不能被同时表现出来的行为。

后果:所发生的事件是表现行为的结果。

后效契约:来访者与治疗师或其他改变代理人之间的书面协议,对目标行为及其后果之间的关系作了具体化的规定。

连续强化时间表:每次表现出目标行为都能够得到强化的时间表。

控制组:在一个治疗结果实验中,不接受治疗的一组来访者,他们的作用是与接受治疗的来访者组相比较。

应对脱敏:系统脱敏法的变式,来访者利用与焦虑有关的身体感觉来作为线索,积极地应对焦虑。

应对榜样:起先在行为表现方面存在困难,而后逐渐掌握该行为的榜样人物。

隐性行为:无法被直接观察到的他人所做的行为,例如思考和感觉。

隐性行为预演:来访者在头脑中想象自己练习某目标行为的程序。

隐性示范:来访者头脑中想象榜样行为的程序。

内隐致敏法:厌恶疗法,厌恶刺激和适应不良目标行为在来访者的想象中被完全联系起来。

线索暴露:暴露疗法,把来访者暴露于与成瘾行为相联系的线索中,而阻止他们参与该行为。

死人规则:即"从不要求来访者做一个死人也能'做'的事",提醒治疗师使用积极行为而非消极行为的措辞。

减速目标行为:治疗中减少的适应不良行为。

辩证行为疗法(DBT):第三代行为疗法,用来治疗边缘型人格障碍,包括处理来访者紧迫问题的个别治疗和技能训练团体治疗。

辩证性说服:微妙地突出来访者行动、信念和价值观中不一致的部分,帮助来访者建立与自身价值观相协调的视角。

差别强化:通过强化一个替代性加速目标行为来间接减速适应不良行为。

对竞争性行为的差别强化:通过强化替代性加速目标行为,干扰同时出现的减速目标行为从而达到间接减速适应不良行为的目的。

对不相容行为的差别强化:通过强化替代性加速目标行为,消除同时出现的减速目标行为从而达到间接减速适应不良行为的目的。

对低反应率的差别强化:通过强化出现频率较少的行为间接减速适应不良行为。

对其他(或替代性)行为的差别强化:通过强化除减速目标行为以外的其他任何行为,间接减速适应不良行为。

差别放松:放松与行为行使无重要关系的所有肌肉。

直接自陈量表:要求来访者对其中包含的简要陈述和问题分别进行简单反应的问卷;来访者通过完成这些问卷来提供与他们问题行为有关的信息。

干床训练:为遗尿症而设的整体治疗包,包括塑造和过度矫正。

干裤法:干床训练的日间版形式。

有效性/有效:在真实临床环境中,治疗取得成功(比较效力)。

效力/功效:在理想环境中——即在研究环境中采用严格的控制和标准的程序,对治疗进行评估并认为它成功(比较有效性)。

情绪意象:暴露治疗程序,来访者用令人愉悦的想法作为焦虑的竞争性反应。

环境:对行为产生影响的所有外部因素。

经验性回避:努力逃离或回避令人不快的想法、情绪和身体感觉,以及可能会唤起不悦感的情景。

实验:涉及多组来访者的研究方法;在相同条件下,

以两组来访者作为被试对治疗进行检验,一组来访者接受治疗而另一组来访者不接受治疗。

暴露疗法:治疗焦虑(或其他消极情绪反应)的疗法,在严格控制的条件下,将来访者暴露于引起焦虑的刺激中。

消退:撤销或暂停强化物的过程,这样做的目的是减少适应不良行为。

眼动心身重建法(EMDR):建立于暴露疗法之上的整体治疗包,旨在缓解由创伤性体验带来的痛苦记忆;基本组成内容有想象冲击疗法,认知重建和引入快速的、有规律的眼动过程。

渐隐:当来访者表现加速目标行为的频率上升时,逐渐撤销提示的过程。

恐惧调查表:直接自陈量表,对由各种情境或对象唤起的恐惧感和焦虑感的严重程度进行评级。

第一层次改变:改变问题行为的形式和出现频率。

冲击:对高度焦虑唤起刺激进行长时的/强烈的现实暴露与想象暴露。

跟踪评估(或简称跟踪):在治疗中止后,对来访者的机能进行测量以决定疗效的持久度。

功能性分析心理疗法:在医患关系中,对来访者恰当的、具有适应性的人际行为进行塑造的行为疗法。

功能性沟通训练:用各种差别强化来教授来访者用可接受的方式来表达对强化物的需求,并用这种方式替代来访者原有的、典型的、不可接受的沟通方式。

泛化:治疗不仅使特定的行为发生了改变,这种改变也影响了除目标行为之外的其他行为,这个过程被称为泛化。

类化模仿:通过模仿他人进行学习的基本能力。

一般强化物:对许多人都有强化作用的事件。

等级任务布置:认知疗法塑造技术,治疗师鼓励来访者按顺序,以小步骤达到最终目标。

群组应变性:以小组所有成员的行为作为决定每个成员所收到后果的决定因素的程序。

团体等级表:在团体系统脱敏中,用通用的焦虑等级表来整合所有来访者(的信息)。

习惯消除:用来治疗抽动症和神经性习惯的整体治疗包,结合了意识训练、放松训练、竞争性反应训练和强化。

家庭作业:来访者自己在日常环境中实施的特定治疗活动。

模仿:个体根据观察,做出与榜样一样的行为反应。

内爆疗法:想象的、长时的/强烈的暴露疗法,来访者想象夸张化的场景,包括与来访者焦虑相关的假设刺激。

现实(活体):用来指代在来访者自然环境中实施的治疗程序(在拉丁语中是"活生生"的意思)。

现实脱敏:短时/逐级上升地暴露于真实的焦虑唤起事件中。

现实冲击:长时/强烈地暴露暴露于真实的焦虑唤起刺激中。

个体应变性:个体来访者所作的行为决定了该个体所收到的后果的程序。

整合型配偶关系行为疗法:在配偶关系行为疗法中使用一些技术来培养对配偶令人不安的行为的接纳感。

间断强化时间表:只有一些目标行为的出现才会得到强化的强化时间表。

观察者信度:两个或两个以上的观察者对某一来访者的行为表现观察,所得结果的一致程度。

内感性暴露:针对引起惊恐发作的生理感觉的治疗程序,这样做使得来访者能练习使用认知行为应对技能来应对惊恐发作。

评分者信度:两个或两个以上的评分者对来访者行为的等级评分的一致程度。

真人榜样:真实在场的榜样("有血有肉的")。

长期维持(或简称"维持"):治疗所产生的改变在治疗技术后的一段时间内的持久性。

维持前因:先决条件和情境线索,在行为被行使之前出现,为行为的出现或行为的引出作好铺垫。

维持条件:导致行使行为的前因和后果。

维持后果:行为表现后所出现的事件,它是行为表现的结果,它的出现增加了行为重复出现的可能性。

维持:见"长期维持"。

集结消极练习:对抽动症的治疗,在规定时间内,来访者蓄意表现抽动,且速度越快越好。

熟练度与愉悦感评分:认知治疗技术,来访者对成功的程度以及在参与活动过程中所获得的快乐打分。

专家榜样:从一开始就有能力完成目标行为的榜样。

元分析:一种研究方法,针对某一特定研究问题,综合比较多个实证研究的结果。

正念:注意当下正在发生的任何事,但不对它们做评判。

正念认知疗法(MBCT):预防重度抑郁反复发作的第

三代行为疗法:治疗师使用正念练习教授来访者意识到自己的消极想法,并较少卷入这些想法。

榜样:向他人展示行为表现的个体。

行为模型:在行为疗法中,对四种类型的行为进行了评估和治疗:显性行为,认知,情绪和生理反应。

多方法评估:用两种或两种以上的方法来收集关于某目标行为及其维持条件的信息。

多模型评估:在四种行为模型中,选取两种或两种以上的行为模型进行评估。

多基线研究:用多个目标行为、来访者或环境设置来评价某疗法的有效性。

自然榜样:在来访者的自然环境中,能够展现出一些行为使得来访者从观察中得到益处的个人。

自然强化物:来访者在自然环境中即时可得的强化物。

负惩罚:移除一个行为令人愉悦或令人满足的后果,这样做减少了行为再次出现的可能性。

负强化:移除一个行为令人不快或令人不满的后果,这样做增加了行为再次出现的可能性。

负强化物:将某个刺激的移除或回避作为行为表现的后果,它会增加行为再次出现的可能性。

非随因强化:差别强化的变式,确定维持问题行为的强化物,然后按固定时间间隔给出强化物,无论来访者参与减速目标行为与否。

观察者:在示范疗法中,观察榜样展示某一行为的来访者。

过度矫正:惩罚技术之一,来访者先修正由于减速目标行为而造成的不利影响(复原),然后对替代性加速目标行为进行密集练习(积极练习)。

显性行为:可以被他人直接观察到的行为。

痛苦行为:反映个体正在体验痛苦感觉的显性行为(例如,皱眉并说"唉哟!")。

参与示范:治疗师向来访者示范如何完成目标行为,然后用肢体提示来访者表现目标行为的治疗过程。

知觉到的自我效能:个体认为自己能够掌控某个情境或成功完成某项任务的信念。

生理厌恶后因:使用生理痛苦或有害后果来减速一个适应不良的目标行为。

正惩罚:呈现令人不快或令人不满的后果,这样做减少了行为再次出现的可能性。

正强化:呈现令人愉快或令人满足的后果,这样做增加了行为再次出现的可能性。

强化物:增加行为再次出现可能性的行为后果。

正强化物:将某个事件的呈现作为行为表现的后果,它会增加行为再次出现的可能性。

皮墨克原则:该原则认为,一个高概率行为可以作为低概率行为的强化物。

可能的维持条件:某个行为的前因和后果似乎是导致该行为的原因。

问题解决疗法:认知行为应对技能疗法之一,针对访者在治疗中寻求解决的特定问题,采用一系列的系统化步骤来解决该问题。

问题解决训练:认知行为应对技能训练之一,帮助人们做好准备,使用一系列系统化的步骤处理日常生活中可能会遇到的问题。

渐进式放松:系统地放松骨骼肌群。

长时的/强烈的暴露疗法:在该治疗中,来访者在较长的一段时间里体验焦虑唤起程度较高的事件(以达到最终减少焦虑感的目的)。

提示(名词):提醒,指导或引领来访者行使某个行为的线索。

提示(动词):提醒,指导或引领来访者行使某个行为。

心理弹性:个体对想要参与的行为具有选择权。

心理僵化:个体对想要参与的行为选择范围狭窄。

惩罚物:减少某个行为再次出现可能性的后果。

惩罚:某个行为的后果减少了该行为再次出现的可能性的过程。

急速抽烟法:厌恶疗法之一,来访者每隔 6 秒钟就喷出一口烟,其间正常吸气,如此往复直到他们忍受不了这个程序为止。

等级评定表:潜在问题行为的列表;由了解来访者的某些人针对来访者,对列表上的每个行为进行频率或严重程度的打分。

理性情绪行为疗法(REBT):认知重建疗法之一,治疗师直接挑战来访者非理性的想法,并用理性想法将之取代。

理性情绪教育:训练儿童和青少年学习应用理性情绪行为疗法的基本原则和操作程序,并在日常生活中应用他们。

反应性:由于人们知道自己正被他人观察而行为发生改变的现象。

强化:行为的后果增加了行为再次出现可能性的过程。

＊强化物:增加行为再次出现可能性的行为后果。

强化抽样:将一般强化物转变成为适合个体来访者

＊ **强化物**:增加行为再次出现可能性的行为后果。

的强化物的程序。首先,来访者在非随因条件下接受到一般强化物;然后,当来访者认识到它的价值之后,来访者偶尔才能得到该强化物。

强化代理人:实施强化物的个人。

复发预防:促进长期维持的程序,包括确认来访者可能会复发的情境,发展技能以应对此类情境和建立平衡的生活方式以减少复发的几率。

反应代价:惩罚技术之一,来访者被剥夺接触有价物品或特权的接触权利,以此作为适应不良的行为表现的后因。

反应预防:暴露治疗程序之一,来访者被持续暴露于威胁情境中而不表现出一贯的适应不良的焦虑减少反应。

闭尿控制训练:治疗遗尿症的程序,旨在塑造闭尿行为,使得来访者能在越来越长的时间里能够忍受逐渐增大的尿量。

翻转阶段:翻转研究中的一个阶段,当治疗被暂时撤销时,继续对目标行为进行测量。

翻转研究:单被试研究,先将治疗应用于目标行为,然后暂时撤销治疗以确定治疗是否对目标行为的改变负责。

角色扮演:评估或治疗技术之一,来访者的行为表现如同在真实问题情境中一般,治疗师借此得到来访者在情境中的典型行为表现实例(评估)或者让来访者练习适应性行为(治疗)。

图式:对于自身、他人和世界广泛的认知结构,它可能植根于童年的经历,可以发展贯穿于人的一生。

第二层次改变:改变问题行为的功能而非形式或频率。

自我控制的途径:训练来访者自行发起,实施和评价行为疗法程序。

自我效能感:见知觉到的自我效能。

自我指导训练:认知行为应对技能训练之一,指导来访者用言语(通常是无声的)来有效应对困难情境。

自我示范:来访者通过观察自己在视频中的表现或在头脑中想象自己表现加速目标行为,使得自己成为自己的榜样。

自我记录(自我监控):来访者观察自己的目标行为并进行记录。

自我强化:来访者对自己目标行为的表现实施强化的过程。

自我对话:当人们在思考时,对自己"说"的话。

环境事件:引起某一行为的环境条件。

塑造:对逐渐接近完整目标行为的组成部分加以强化。

模拟观察:建立与来访者自然环境相似的环境条件,并在其中对来访者的行为进行观察。

情境特定:表示特定的环境因素影响了行为表现。

技能训练:用来教授来访者技能的整体治疗,包括示范、行为预演和强化。

社会强化物:由关注和他人的肯定组成的强化物。

社交技能:与他人成功互动所需要的人际能力。

社会效度:治疗结果测量指标,用以评价来访者的行为是否与功能适应性的行为相似。

刺激控制:为行为的出现作好"铺垫"的提示或环境事件。

刺激控制程序:通过修改提示或环境事件来改变行为的程序。

应激接种训练:认知行为应对技能疗法之一,来访者首先学习应对技能以处理压力情境,然后在暴露于应激源的情况下练习该技能。

主观困扰程度量表(SUDs):来访者用来对自己在焦虑唤起情境中所体验到的焦虑感进行等级评定的量表;通常该量表的评分范围从 0 分(代表完全冷静镇定)到 100 分(代表来访者所能想象的最高等级焦虑感)。

象征榜样:被间接观察的榜样,例如在电视上、书中和个体的想象里。

系统脱敏法:短时的/逐级上升的暴露疗法之一,来访者一边连续想象焦虑唤起程度逐渐增强的情境,一边参与与焦虑感相竞争的行为。

系统自然观察:事先决定一组显性行为,然后对来访者在其自然环境中表现出的这一组行为进行观察和记录。

有形强化物:作为强化物的物质对象。

目标行为:来访者问题的一个方面,由于它的狭隘性与具体性,因此能相对容易地对其进行定义和测量;是行为治疗中的焦点。

偷窃逆转:为治疗偷窃行为而进行的过度矫正治疗,它包括夸张化的复原,治疗师不仅要求来访者归还受害者被偷窃的物品,还要求他们为受害者购买额外的类似物品。

思维阻断:认知行为疗法之一,来访者通过说"停!"(通常是无声的)来打断令人困扰的想法,然后用一个准备好的令人愉快的想法来取代令人困扰的想法。

暂停正强化(或简称"暂停"):惩罚技术之一,在参与一个适应不良行为后,来访者被剥夺一般强化物,在几分钟内不与其相接触,来访者经常被安置在一间暂停室里或某一暂停区域内。

暂停室:一个被隔离的房间,来访者在里面度过暂停时间,不与一般强化物接触。

代币经济:为激励来访者而设的系统,来访者可因为适应性行为而得到代币强化物,因适应不良行为而失去代币;代币可被用来换成后援强化物。

代币强化物:象征性强化物之一,例如金钱和点数,可被用来换取令人满足的有形强化物和强化活动。

代币:在代币经济中,来访者可因为表现适应性行为而赢得象征性强化物,例如金钱和点数,也可因为表现出适应不良行为而失去他们。

传统型配偶关系行为疗法:配偶关系行为疗法之一,聚焦于沟通、问题解决技能训练和增加积极的行为互换。

迁移:在某一情境中(例如,在治疗中)习得或练习的内容在另一情境中进行实施(例如,在家中)。

治疗小组:在治疗结果实验中,接受治疗的那组来访者。

治疗手册(或协议):治疗师在特定疗法使用过程中所遵照的细节化的、按疗程划分的程序。

整体治疗包:包括了两个或两个以上治疗程序的治疗。

治疗计划:针对某一特定来访者,如何实施治疗程序的具体的个人化细节描述。

尿湿报警器:治疗夜间遗尿症的设备,儿童一开始小便警报就响起;最终儿童将膀胱紧张与从睡梦中醒来相联系。

替代性后果:榜样的行为后果,表示模仿榜样做出该行为后可能会受到的后果。

感应式学习消除:榜样表现出某个令人害怕的行为但在榜样身上没有发生消极后果,通过对此的观察减少来访者的恐惧感的过程。

替代性惩罚:榜样的行为表现所产生的后果,它会减少观察者模仿榜样的可能性。

替代性强化:榜样的行为表现所产生的后果,它会增加观察者模仿榜样的可能性。

健康行为:反映个体没有感受到疼痛的显性行为。

心理障碍与问题术语表

成瘾行为：由于对物质(例如，酒精)或参与其他活动(例如，强迫赌博)有生理或心理依赖，致使反复使用这些物质或参与这些活动，从而对个体和他人造成适应不良的后果。

广场恐怖症：焦虑障碍的一种，其特点是个体因难以逃离公开场合或其他情境而会产生剧烈的恐惧感和出现回避行为，个体会体验到预期中的惊恐发作类症状(见惊恐发作)但却对此无能为力。

神经性厌食：进食障碍的一种，其特点是扭曲的身体意象，对体重增加有强烈的恐惧感，刻意减少食物摄入和过度运动，导致个体的体重低于正常标准且身体状况存在危险。

反社会行为：以无视他人观感，侵犯他人权益为特点的行为。

阿斯伯格综合征(障碍)：广泛性发育障碍的一种，社会互动不良，行为表现模式具有局限性和重复性，但无明显的认知功能与语言障碍。

注意力缺陷及多动障碍(ADHD)：出现于儿童早期的障碍，其特点是儿童具有与年龄不符的注意力缺失、多动及冲动行为。

自闭障碍：起始于婴儿期的发展障碍，其特点是社会互动功能严重受损，语言能力和沟通能力发展迟缓，行为表现模式具有高度的局限性与重复性。

过度进食：适应不良的进食方式之一，个体在短期内消耗过量食物(通常是高卡路里食物)。

双相障碍：心境障碍的一种，在抑郁与躁狂发作之间波动。

躯体变形障碍：个体对其外貌中的瑕疵或臆想中的缺陷有适应不良的先占观念。

边缘型人格障碍：不稳定的人际间关系，扭曲的自我意象，情绪管理不良和极端冲动行为的一种慢性和弥漫性形态。

神经性贪食：进食障碍的一种，在无法控制的暴饮暴食阶段反复发作后，通过呕吐(通过自我引吐或过度导泻)来避免增加体重。

慢性疲劳综合征：超过六个月的弥漫性疲劳，会导致日常活动减少50％。

慢性疼痛：在伤口愈合后，或在没有外伤存在的条件下，疼痛出现的持续时间至少有6个月。

慢性精神病性障碍：以长期和严重的心理损伤为特征的精神病类障碍，它会妨碍个体独立的技能运作能力(例如精神分裂症)。

强迫：为了压抑强迫观念而进行的重复动作和仪式性行为。

转化障碍：与心理障碍因素相关联的躯体障碍，例如瘫痪或失明，且该障碍的发作无法用已知的医学原因进行解释。

妄想：尽管存在相反的证据，但人们还是坚信一些明显错误的、适应不良的、令人困扰的信念(常与精神分裂症有关)。

痴呆：大脑功能的逐步衰退，以记忆、抽象思维、问题解决、判断力和机能控制方面存在缺陷为特点。

抑郁症：心境障碍的一种，以强烈的悲伤情绪、绝望与无望感、无法体验愉悦感、体能减少、缺乏动机、扭曲思维和经常抱怨身体不适为特征。

发展障碍：个体发展存在一方面或多方面的残疾(例如，智力、语言和运动残疾)，与其他同龄人相比，个体发展严重迟缓。

进食障碍：个体进食模式紊乱，伴随对躯体形态与体重的扭曲化感知。

遗尿症：个体在5岁以后反复出现不由自主的尿床或尿湿衣服行为，且没有器质性原因。

原发性高血压：一种以血压持续升高但病因尚不明确的独立疾病。

广泛性焦虑症：以过度的弥散性不安、紧张、担忧和抱怨躯体不适为主要特征的焦虑障碍。

幻觉：人们所体验到的且信以为真的错误感知觉(一般与精神分裂症相关联)。

高血压：见原发性高血压。

冲动行为：以缺乏对个体行为后果事先的思考为

特征的行为。

失眠：发起和维持睡眠困难。

肠易激综合征：与压力相关的障碍，导致肠道功能性紊乱，包括便秘和腹泻。

智力障碍：智力运作水平显著低于平均水平，且伴有日常适应性功能运作困难。

神经性习惯：重复性地操作物体或移动身体部分，通常发生于个人处于焦虑状态或应激状态时。

肥胖：个体的体重超过合理范围内的体重上限（基于年龄，性别，身高和体型）20％甚至更多。

强迫想法：持续存在的，个体企图摆脱的侵入性想法。

强迫障碍：焦虑障碍的一种，其症状包括个体企图摆脱却持续存在的侵入性想法（强迫想法）和用来压抑强迫想法的重复的仪式性行为（强迫行为）。

对立行为：破坏性行为，所作所为与权威人物的期望或要求相反。

惊恐发作：个体突然出现强烈的惊慌感和恐惧感，伴随躯体症状，例如呼吸急促、头晕、心悸和胸闷。

惊恐障碍：以反复出现的惊恐发作为特征的焦虑障碍（见惊恐发作）。

性欲倒错：性偏离障碍，个体因社会所认为的不恰当的物体或个人产生性兴奋。

人格障碍：长期存在的适应不良的行为方式，具有弥散和僵化的特点，令人感到痛苦且使个体收到损伤。

恐怖症：焦虑障碍的一种，来访者会对特定物体、活动或场景产生强烈的、不合理的恐惧感，导致个体采取主动的方式来回避这种恐惧刺激。

创伤后应激障碍：焦虑障碍的一种，出现于经历了创伤性事件后的一段时间；其特点为情感麻木，警觉性高且易唤起和通过心理闪回和梦魇重现创伤性事件。

反刍性呕吐（反刍症）：反复吐出和吞咽已经过部分消化的食物，该症干扰了营养摄入和体重的增加。

精神分裂症：严重的慢性精神病障碍，以幻觉和妄想、情绪迟钝、思维和语言混乱、社会退缩和奇异的举止为特点。

选择性缄默：尽管者有能力说话，但在特定场合拒绝说话。

自残行为：指人们蓄意施加于自身的肢体伤害行为（例如撞击头部）。

分离焦虑：出现于儿童期的焦虑，当来访者与主要照料者分离后，会过分害怕自己或照料者受到伤害，导致儿童与主要照料者分离时产生极端的不安。

性功能紊乱：性关系中的功能受损：包括性唤起和性需要减少，无法达到性高潮，或者在性交过程中感到疼痛。

技能缺陷：适应性技能缺失导致个体功能受损。

社交焦虑：对社交情境不合理的害怕和回避。

社交恐怖症：焦虑障碍之一，害怕别人对自己的审视以及在社交情境中出丑。

社会退缩：刻意回避有他人在场的情境。

物质滥用：对物质的反复使用导致个体受到严重的困扰或造成恶性的后果。

物质依赖：由于反复使用某物质所引起的障碍，个体对该物质产生了生理或心理需要，造成了个体的困扰并导致恶性的后果。

抽动障碍：反复，突然，快速，不由自主的运动或发声行为模式。

抽动秽语综合征：严重的抽动障碍，包括多重的不由自主的运动及发声行为。

异装行为（异装癖）：性欲倒错的一种，个体通过穿着异性的服装达到性唤起。

A型行为：行为模式的一种，以竞争性强，以成就为取向行为特点；同时参与多项任务；持续监控时间。

索　引

图书在版编目(CIP)数据

当代行为疗法:第五版/(美)迈克尔·D.斯宾格
勒(Michael D.Spiegler)著;胡彦玮译.—上海:
上海社会科学院出版社,2016
书名原文:Contemporary Behavior Therapy
ISBN 978-7-5520-0870-8

Ⅰ.①当… Ⅱ.①迈… ②胡… Ⅲ.①行为疗法-研
究 Ⅳ.①R749.055

中国版本图书馆 CIP 数据核字(2016)第 314076 号

Contemporary Behavior Therapy. 5th edition
Michael D.Spiegler & David C.Guevremont, Hu Yanwei

Copyright © 2010 by Cengage Learning.

Original edition published by Cengage Learning. All Rights reserved.本书原版由圣智学习出版公司出版。版
权所有,盗印必究。

Shanghai Academy of Social Science Press is authorized by Cengage Learning to publish and distribute exclu-
sively this simplified Chinese edition. This edition is authorized for sale in the People's Republic of China only
(excluding Hong Kong, Macao SAR and Taiwan). Unauthorized export of this edition is a violation of the
Copyright Act. No part of this publication may be reproduced or distributed by any means, or stored in a data-
base or retrieval system, without the prior written permission of the publisher.
本书中文简体字翻译版由圣智学习出版公司授权上海社会科学院出版社独家出版发行。此版本仅限在中华
人民共和国境内(不包括中国香港、澳门特别行政区及中国台湾)销售。未经授权的本书出口将被视为违反版
权法的行为。未经出版者预先书面许可,不得以任何方式复制或发行本书的任何部分。
ISBN 978-7-5520-0870-8

Cengage Learning Asia Pte. Ltd.
151 Lorong Chuan, #02-08 New Tech Park, Singapore 556741

本书封面贴有 **Cengage Learning** 防伪标签,无标签者不得销售。

上海市版权局著作权合同登记号:图字 09-2013-250 号

当代行为疗法(第五版)

作　　者:(美)迈克尔·D.斯宾格勒等
译　　者:胡彦玮
责任编辑:杜颖颖
封面设计:黄婧昉
出版发行:上海社会科学院出版社
　　　　　上海顺昌路 622 号　邮编 200025
　　　　　电话总机 021-63315900　销售热线 021-53063735
　　　　　http://www.sassp.org.cn　E-mail:sassp@sass.org.cn
照　　排:南京理工出版信息技术有限公司
印　　刷:上海新文印刷厂
开　　本:710×1010 毫米　1/16 开
印　　张:33.5
插　　页:1
字　　数:655 千字
版　　次:2017 年 1 月第 1 版　2017 年 1 月第 1 次印刷

ISBN 978-7-5520-0870-8/R·036　　　定价:99.80 元